제3판

보건사업기획

배 상 수 저

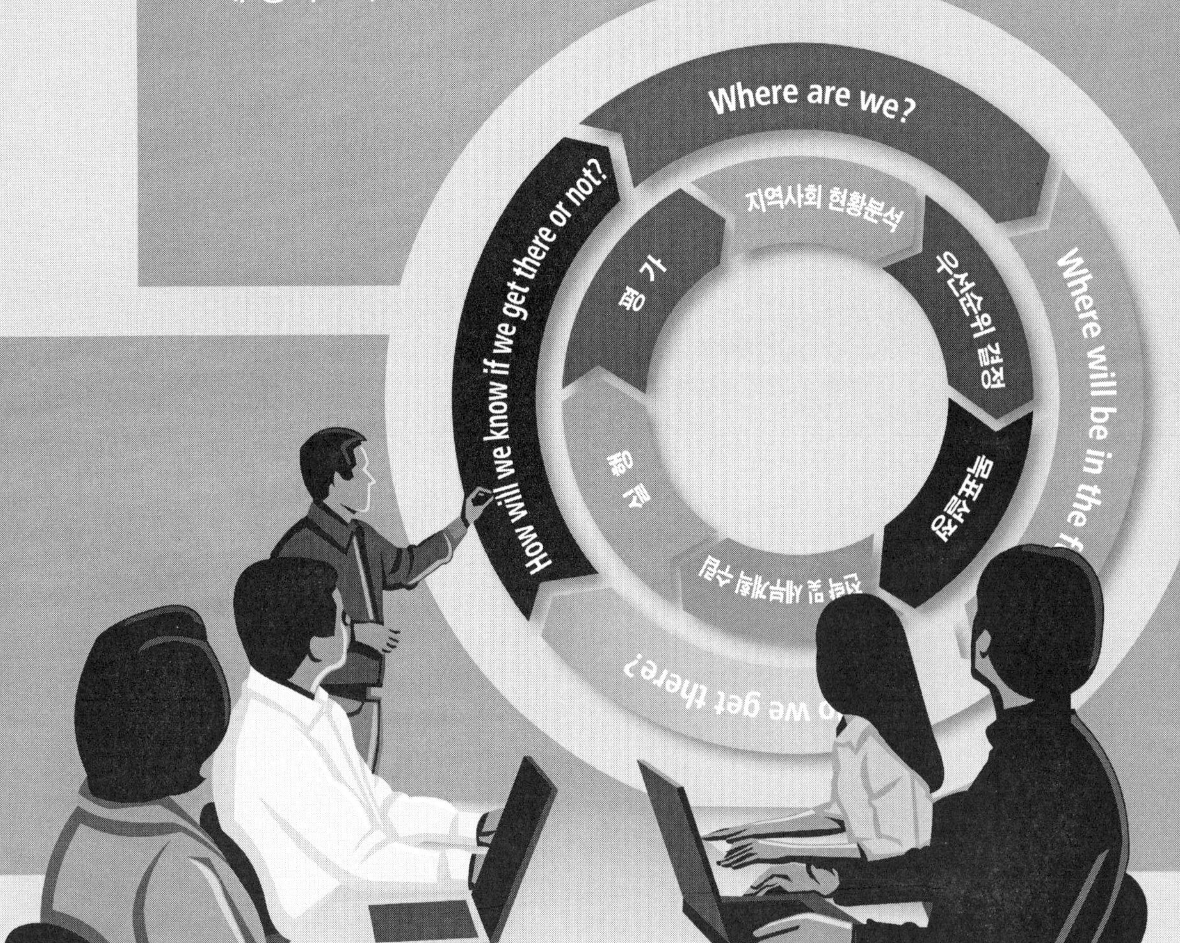

계축문화사

제3판 머리말 Preface

보건사업 기획의 초판은 2004년 출판되었다. 보건사업 기획에 대한 지식과 경험을 보건사업 현장에 계시는 분들과 나누고자 하는 희망에서 가능한 보건사업의 현장에 계시는 분들이 보건사업 기획을 쉽게 이해할 수 있도록 나름대로 주의를 기울였다. 우리나라에서 최초로 출간된 보건사업기획 서적이라는 점에서 많은 분들이 이 책의 가치를 인정해 주셨다. 그리고 학교나 현장에서 널리 이용해 주셨다.

2판은 초판이 출간된 지 4년이 지난 2008년 출판되었다. 초판에 남아있던 생경한 개념이나 이론을 수정하여 보건사업 기획을 좀 더 쉽게 이해할 수 있도록 노력하였다. 2판의 장점은 무엇보다도 필자가 지역보건의 현장에서 축적한 경험을 바탕으로 가능한 보건사업 기획 사례를 많이 소개하였다는 것이다. 또한 보건사업 기획과 관련하여 독자들이 알아두면 좋은 사항은 Tip이라는 박스에, 추가로 생각해 볼만한 사항은 쉼터라는 박스에 기술함으로써 기획에 대한 이해를 높이는데 도움을 주고자 편집하였다.

그동안 출판사나 학계, 현장으로부터 3판을 저술해 달라는 요청을 많이 받았으나 필자의 노력 부족으로 새로운 판의 출판이 지연되어 왔다. 그러나 이미 2판이 출판된 지 6년이나 지나 더 이상 미룰 수 없는 일이라 생각되어 보건사업 기획 3판을 출간하게 되었다.

3판의 특징은 보건사업 기획에 대한 새로운 이론의 보완이다. 책의 큰 틀은 유지하였으나 몇 개의 장을 추가하고, 거의 모든 장을 새로 쓰다시피 수정하였다. 보건사업 기획의 역사와 보건사업 기획이 보건기획에서 차지하는 위치를 독자들이 이해할 수 알 수 있도록 "2장 기획의 역사와 종류"를 추가하였으며, "3장 이해관계자의 참여"는 사업기획에서 이해관계자의 참여에 대한 설명을 확대하여 보건 분야에서 주민참여와 이해관계자의 사업기획 참여를 연결시켜 설명하였다. "11장 논리적 모형"을 통해 보건사업의 논리적 모형에 대한 이해뿐만이 아니라 이 책을 통해 학습한 보건사업 기획에 대한 복습이 가능하도록 배려하였다. 그리고 이미 설명한 바와 같이 거의 모든 장에서 기획의 이론들을 대폭 보강하였다.

3판을 저술하면서 아쉬웠던 점은 2판의 발간 이후 보건사업 기획과 관련된 국내의 좋은 사례들을 추가하지 못한 것이다. 이는 그동안 우리나라의 보건사업이 점차 형식적이고, 기계적으로 변한 것과 관련이 있다. 필자는 보건사업 기획에서 전략의 중요성을 누누이 강조한바 있다. 다시 현장에서 창의적인 보건사업들이 확대되어 다음 판에는 좋은 보건사업 사례들로 이 책을 보완할 수 있게 되기를 바란다.

어려운 여건 속에서도 국민 건강증진을 위해 헌신한 지역 보건사업 관계자 여러분들과 3판 출판을 맡아주신 계축문화사에 감사드린다.

2015. 2.
배 상 수

제2판 머리말 Preface

4년 전에 지금까지의 보건사업 기획에 대한 지식과 경험을 보건사업 현장에 계시는 분들과 나누고자 하는 희망에서 "보건사업기획" 1판을 출간하였다. 가능한 보건사업의 현장에 계시는 분들이 보건사업 기획을 쉽게 이해할 수 있도록 나름대로 주의를 기울였다. 그런 노력이 헛되지 않아 지난 4년간 "보건사업기획"에 대해 많은 분들이 애정을 보여주셨다. 현장에서 보건사업을 시행하시는 분들은 물론이거니와 학교나 연구기관에서 이 분야에 종사하시는 분, 대학이나 대학원에서 보건사업을 강의하고, 공부하시는 분들께서도 이 책을 보건사업기획의 교재로 활용하여 주셨다.

그러나 아쉽게도 "보건사업기획" 1판에는 이곳저곳에 생경한 개념이나 이론이 그대로 남아 있어 이 책을 사랑해주신 분들께 필자로서 항상 죄송스러운 마음을 금할 수 없었다. 2년 전부터 1판을 대대적으로 수정하여 보건사업기획의 새로운 내용을 추가하고, 많은 분들이 좀 더 쉽게 기획을 이해할 수 있도록 해야겠다고 생각하고 부분부분 내용을 보완해왔다. 그 결과를 "보건사업기획" 2판으로 출간하게 되었다.

2판에서도 1판과 마찬가지로 가능한 보건사업 기획 사례를 많이 소개하고, 필자의 경험을 기초로 각 장마다 기획 시 유의하여야 할 점을 기술하였으며, 실습 자료도 수록함으로써 이 책을 읽는 독자들이 얼마나 제대로 이해하였는지를 스스로 평가할 수 있도록 하였다. 또한 보건사업 기획과 관련하여 독자들이 알아두면 좋은 사항은 Tip이라는 박스에, 추가로 생각해 볼만한 사항은 쉼터라는 박스에 기술함으로써 기획에 대한 이해를 높이는데 도움을 주고자 편집하였다. 모든 장은 새로운 내용을 추가하고, 난해한 부분은 수정하여 거의 완전히 새로 집필하였다.

1판을 기술하는 데는 필자가 지역보건의 현장에서 축적한 경험이 기반이 되었다. 다행스럽게도 지난 4년간도 중앙정부 및 많은 지방자치단체와 계속 보건사업을 할 수 있었으며, 보건복지가족부의 요청으로 "건강증진전문인력 교육"의 대표교수로 현장 경험을 계속 축적할 수 있었다. 이 책은 지난 4년간 현장에서 사업을 통해 발전시킨 보건사업기획의 실체이다.

어려운 여건 속에서도 국민 건강증진을 위해 헌신한 보건관계자 여러분이 없었다면 이 책은 발간되지 못하였을 것이다. 다시 한 번 지역 보건사업 관계자 여러분에게 감사의 말씀을 올린다. 이번에도 2판 출판을 맡아주신 계축문화사에도 역시 감사드린다.

마지막으로 이 책이 보건사업 기획에 관심이 있으신 분들에게 실제적인 도움이 될 수 있기를 바란다.

2008. 8

배 상 수

머리말 Preface

필자가 보건사업 기획에 대한 교재를 집필하여야겠다고 생각한 것은 1995년이었다. 지역보건법의 제정으로 광역자치단체와 기초자치단체가 지역보건계획을 작성하게 되었지만 마땅한 지침서가 없어 보건사업 관계자들이 고민하는 것을 보면서 지역보건을 전공하는 교수로서 책임감을 느꼈다. 마침 일본 국제협력지원단(JICA)의 도움으로 일본 岡山대학과 후생성 산하 공중위생원에서 지역보건과 노인보건에 대한 공부를 하던 중이어서 일본의 보건의료계획 작성 과정을 살펴보고, 지침서를 검토할 수 있었다. 그러나 우리나라의 현실에 적합한 지침서를 집필하기에는 필자의 공부나 경험이 부족하다 판단되어 집필을 시작하지 못하였다.

다행히 필자는 그동안 강원도 화천군 시범사업, 경기도 광명시의 치매관리사업, 경기도 정신보건사업, 서울특별시 영등포구의 모자보건사업과 건강증진사업의 기술지원을 수행하면서 보건사업을 직접 기획할 수 있는 기회를 가질 수 있었다. 또한 보건복지부와 질병관리본부, 한국보건산업진흥원의 농어촌 보건의료기술지원단, 서울특별시, 경기도, 강원도 등의 광역자치단체와 기초자치단체의 자문교수로서 활약하면서 지역보건의 현장에서 경험을 계속 축적할 수 있었다.

이러한 경험을 바탕으로 2002년 한림대학교 보건대학원을 개원하면서 "보건사업기획"이라는 강좌를 개설하였다. 또한 작년부터 교육을 희망하는 보건소를 대상으로 "보건사업기획 교육" 단기과정을 개설하여 운영하게 되었다.

이 교재는 필자의 지금까지의 지역보건 기획에 대한 지식과 경험을 보건사업 현장에 계시는 분들과 나누고자 하는 희망에서 출판을 결심하였다. 따라서 가능한 보건사업의 현장에 계시는 분들이 보건사업 기획의 요체를 쉽게 이해할 수 있도록 기술에 주의를 기울였다. 가능한 보건사업 기획 사례를 많이 소개하고, 필자의 경험을 기초로 각 장마다 기획 시 유의하여야 할 점을 기술하였으며, 필요한 경우에는 실습 자료도 수록함으로써 이 책을 읽는 독자들이 얼마나 제대로 이해하였는지를 스스로 평가할 수 있도록 하였다. 또한 보건사업 기획과 관련하여 독자들이 알아두면 좋은 사항은 Tip이라는 박스에, 추가로 생각해 볼만한 사항은 쉼터라는 박스를 기술함으로써 기획에 대한 이해를 높이는데 도움을 주고자 편집하였다. 물론 이 책은 보건사업의 현장에 계시는 분들 이외에도 학교나 연구기관에서 이 분야에 종사하시는 분, 대학이나 대학원에서 보건사업을 공부하시는 분들께서 보건사업 기획의 입문서로 활용하여도 가치가 있을 것으로 자평한다.

이 책을 출판하면서 많은 아쉬움도 있다. 훌륭한 보건사업 기획의 사례를 더 많이 확보할 수 없었던 것이 가장 아쉽다. 가능한 독자들이 쉽게 이해할 수 있도록 노력하였으나 독자들이 이해하기 어려운 부분이 남아 있다면 이는 필자의 사변적 성격 탓이거나 보건사업 기획에 대한 필자의 이해 부족 때문일 것이다. 만일 이 책의 반응이 좋아 개정이 가능하게 된다면 그 때는 독자들의 비판을 받아들여 한 단계 더 발전된 교재를 만들도록 노력할 것을 약속드린다.

이 책의 출판을 도와주신 분들에게 감사드린다. 한림대학교 보건대학원의 최용준 교수, 인하대학교 의과대학 사회의학교실의 이훈재 교수는 필자와 함께 보건소 직원들을 위한 보건사업 기획 교육과정을 운영하면서 많은 조언을 해 주셨다. 한림대학교 사회의학연구소의 백윤미 선생, 김정연 선생, 기현옥선생, 조애나 양은 지역보건사업을 같이 수행하였고, 이 책의 집필과정에서 자료의 정리를 도와주셨다. 어려운 환경에도 불구하고 출판을 쾌히 승낙해 주신 계축문화사의 주상룡 사장님에게도 감사드린다.

무엇보다도 이 책은 지난 15년간 필자의 연구와 활동을 도와주신 지역보건 관계자들이 없었다면 세상에 나오지 못하였을 것이다. 모든 분들이 귀중하기 짝이 없지만 광명시 치매관리사업팀과 영등포구 모자보건사업팀에서 필자와 함께 일하셨던 지역 관계자들과 한림대학교 사회의학연구소의 전임 직원들에게는 이 자리를 빌려 다시 한 번 감사의 말씀을 드린다. 한 분, 한 분 성함을 밝히지는 않겠으나 이 분들과 함께한 시간은 지역보건사업을 전공하는 필자에게는 행복한 시간이었으며, 이 분들이 없었다면 이 책도 없었을 것이다.

끝으로 이 책이 지역보건의 현장에서 고생하시는 분들에게 보건사업 기획에 대한 열정을 불러일으키고, 사업기획 시 실제적인 도움이 될 수 있기를 간곡히 바란다.

2004. 5
배 상 수

차 례 Contents

제 1 장

보건사업 기획이란 무엇인가?

1. 기획의 정의와 구성요소
2. 기획의 특성
3. 기획의 유용성
4. 기획의 과정

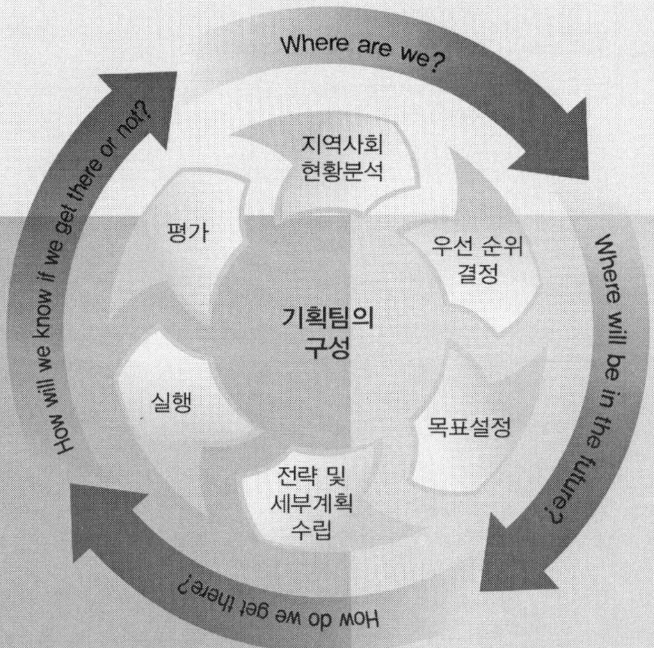

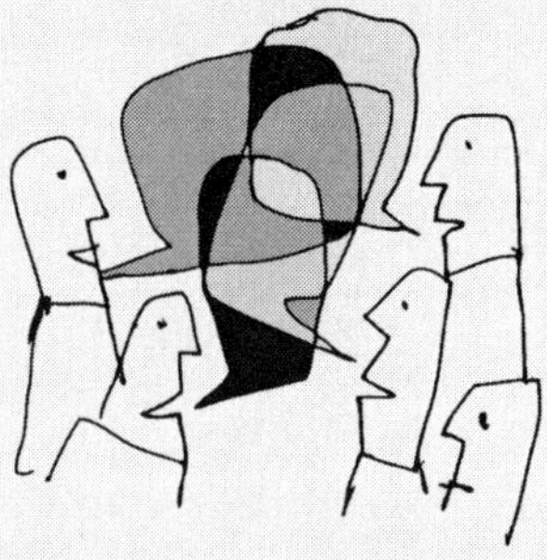

제1장

보건사업 기획이란 무엇인가?

학습목표

- 기획의 정의를 이해하고 기획의 특성을 설명할 수 있다.
- 기획의 필요성을 이해한다.
- 기획의 과정을 이해한다.
- 보건사업의 문제점을 기획을 통해 해결 가능한 이유를 안다.

학습내용

- 기획의 정의와 구성요소
- 기획의 특성
- 기획의 필요성
- 기획의 과정
- 보건사업의 문제와 기획을 통한 해결

정부는 공공부문의 성과 향상을 위해 성과평가를 도입하고 있다. 특히 보건사업 분야는 1990년도 중반부터 지역보건법을 비롯한 각종 관계 법령과 정책을 통해 사업기획과 평가를 중시한 결과 이에 대한 관계자들의 관심이 매우 높다. 많은 지역에서 건강문제를 진단하고 해결하기 위한 수단의 하나로 보건사업계획을 작성하고 있다.

그러나 보건사업 관계자들을 교육하고, 사업계획서를 작성하는 과정을 지켜보면서 필자는 현장요원들이 기획에 대해 관심이 높은 것에 비해 기획의 본질에 대해서는 이해가 부족하다는 인상을 받고 있다. 형식에 치우쳐 보기 좋은 사업계획서를 만드는 데만 관심을 기울여서는 보건문제를 해결하기 어렵다. 기획이란 본질적으로 **전략적인 의사결정 과정**인데 지역보건 관계자들이 의식적이든 무의식적이든 전략적인 측면은 도외시하고 과거의 사업을 연장하려는 **관습적인 의사결정 과정**으로 기획을 전락시키고 있는 것이 아닌가 하는 걱정스러운 마음도 든다.

책상 속이나 책장 속에서 계획서가 잠자는 이유는 대부분 기획의 본질을 이해하지 못한 채, 규정이나 상사의 지시 등을 따르기 위해 타율적으로 사업을 기획한 까닭이다. 이 장에서는 보건사업의 현장에서 살아서 움직이는 사업기획을 위해 기획의 본질에 대해서 살펴보고자 한다. 그리고 기획이 왜 필요한지? 어떤 과정을 거쳐 기획을 진행하게 되는지에 대해서도 살펴볼 것이다.

본론에 들어가기 전에 먼저 기획(planning)과 계획(plan)이라는 용어를 구분하고자 한다. 일상생활 속에서 우리는 기획과 계획을 구분하지 않고 동일한 의미로 사용하고 있다. 그러나 기획과 계획은 동일한 것이 아니다. **기획**이란 사회나 조직을 위한 목표, 정책, 그리고 절차나 방법 같은 수단들을 선택하고 결정하는 과정이며, **계획**은 그 과정의 결과로 나타난 최종산물을 의미한다(따라서 보다 엄격한 의미로 계획은 기획서이다). 따라서 일련의 과정으로서의 기획은 계획과는 명백히 구분되어야 한다.

1. 기획의 정의와 구성요소

1) 기획의 정의

우리는 평소 자주 기획이란 단어를 사용하지만 그 정의가 일치되어 있지는 않다. 어떤 사람은 인류가 지금까지 알고 있는 모든 관리 수단을 기획이라고 생각하는가 하면, 어떤 사람은 단지 업무계획을 작성하는 것을 기획이라 생각한다.

기획이 무엇인가에 대해서는 사람마다 제각기 견해가 상이할 수 있다. Henry Hightower는 "기획이란 무엇인가라는 질문이 기획에 관한 모든 논의의 시발점"이라고 언급한 바 있다(Alexander, 1992). 이는 기획에 관한 정의가 통일되어 있지 않음을 시사함과 동시에 기획이 무엇인가를 탐구함으로써 우리가 기획의 본질에 도달할 수 있음을 의미한다.

첫째, 기획을 기획의 과정, 즉 계획이 수립되고 집행되는 과정으로 보고 정의할 수 있다. 아래의 Hogarth의 정의는 기획을 절차와 과정을 중심으로 정의한 좋은 예이다.

- 보건 기획은 건강문제를 정의하고, 미충족 필요를 확인함과 동시에 이를 충족할 수 있는 자원을 조사하고, 현실적이며 달성 가능한 우선순위가 높은 목적을 정하고, 보건서비스의 적합성, 효과성, 효율성뿐만이 아니라 개인과 지역사회의 건강에 영향을 미치는 생태, 사회, 그리고 개인의 행태요인들을 고려하여 실행계획을 수립하는 과정(Hogarth, 1975).

둘째, 기획을 계획을 수립하는 목적을 중심으로 정의할 수 있다. 다음 두 가지 기획에 대한 정의를 살펴보자.

- 기획이란 복잡한 상황 하에서 발생하는 새로운 문제들을 해결함으로써 바람직한 목표를 달성하기 위하여 최적의 전략을 개발하려는 의도적인 사회활동 또는 조직활동이라고 정의할 수 있으며, 이 활동들은 선택된 전략을 집행하는 데 필요한 자원과 권한을 수반하여야 한다(Alexander, 1995).
- 기획은 미리 정해진 방법으로 대상에 변화를 발생시켜 줄 '행동을 설계하는 것'이다(Ozbekhan, 1991).

이 2가지 정의를 분석하여 보면 우리는 공통된 내용을 발견할 수 있는데, 즉 **기획이란 의도된 미래의 상에 맞추기 위하여 현재를 변화시키기 위한 방법**임을 알 수 있다.

쉼터 | 기획에 대한 4가지 견해

기획을 개인적인 또는 모든 사회계층적인 차원에서의 인간행위의 기초적 행동이라고 보는 견해가 있다. 이러한 견해에 따르면 "기획이란 미래에 대한 예측에 기초하여 인간이 생각하고 행동하는 하나의 과정으로 이는 매우 일반적인 인간의 행동인 것이다." 기획을 이처럼 인간행위의 기초적 행동이라고 보는 접근법은 기획에 보편성을 부여하여 기획가들로 하여금 자신들이 어떤 신비로운 활동을 하고 있다는 잘못된 생각을 깨닫도록 해 준다. 하지만 기획의 개념에 이처럼 보편성을 부여한다면 즉, 기획이 모든 인간행위의 필수적인 한 부분이라면 기획을 다른 행위와 구분하거나 특별한 주의를 기울여야 할 이유를 발견할 수 없다.

기획에 대한 두 번째 견해는 기획의 예시적 성격을 강조하는 것으로서 이는 기획을 프로그램이나 정책의 수립과 집행을 위한 예측이나 세부적인 프로그램을 구체적으로 설계하는 것과 같다고 보는 것이다. 이러한 접근방법은 기획의 미래지향성을 강조하나, 기획에 대한 개념정의가 너무 광범위하고 포괄적이어서 개념의 유용성이 제한 받을 수밖에 없다.

기획에 대한 세 번째 접근방법은 "기획이란 한 가지 목적을 달성하기 위해 일련의 행동을 의도적으로 맞추기 위한 절차"라고 보거나 "일련의 선택을 통해서 적절하다고 생각되는 미래의 행동을 결정하기 위한 절차"라고 보는 것이다. 이러한 접근 방법에 의한 개념정의는 기획과 합리적 의사결정을 명확히 구분하지 못한다는 비판을 받고 있다.

기획을 미래의 행동에 대한 통제라고 정의함으로써 기획과 행동을 연계시키고자 하는 견해도 있다. "통제로서의 기획"을 옹호하는 사람들은 기획이란 사업의 집행으로부터 분리될 수 없다고 간주하며, 기획과 집행의 분리는 이를 실천하는 주체의 의지의 결핍으로부터 파생되는 것으로 보고 있다.

E. R. 알렉산더/박우서・박경원 공역, 현대기획이론(나남출판, 1995)의 제3장 일부를 정리하였음

2) 기획의 구성요소

기획이 의도된 미래의 상에 맞추기 위하여 현재를 변화시키는 과정이라는 정의에 동의한다면 모든 기획에는 현재의 상태, 미래에 원하는 변화(목적), 원하는 변화를 달성하기 위한 방법(전략과 세부사업)과 성과를 어떻게 모니터링하고, 목적을 달성했는지를 어떻게 알 수 있는가(모니터링 및 평가계획)가 기본적인 구성요소로 포함되어 있어야 한다(WHO, 2006).

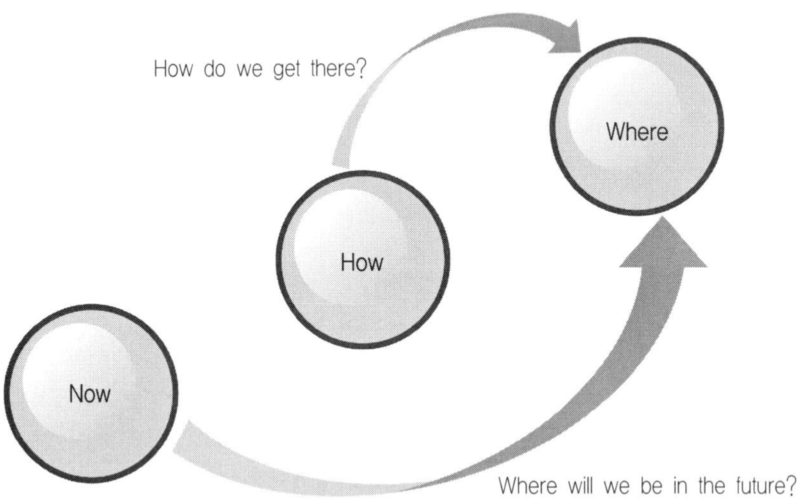

[그림 1-1] 기획의 구성요소

정리 기획의 기본 구성요소

- **현재의 상태**: Where are we now?

- **미래에 원하는 방향(목적)**: Where will we be in the future?
- **원하는 방향으로 가기 위한 방법(전략과 세부사업)**: How do we get there?
  - 무엇을 해야 하는가? (What action to take?)
  - 필요한 행동을 어떻게 지원할 것인가? (How to get support for that action?)
- **성과의 모니터링과 목적달성의 확인 방법(모니터링 및 평가계획)**
  - 목적 달성여부를 어떻게 알 수 있는가? (How will we know if we get there or not?)
  - 성과를 어떻게 추적할 것인가? (How will we track progress?)

2. 기획의 특성

그렇다면 기획의 본질적 특성은 무엇인가? 필자는 기획의 특성을 다음의 4가지로 정리하고자 한다(Alexander, 1992: Waterston, 1965).

첫째, 기획은 본질적으로 **목표 지향적이며 미래 지향적**이다. 기획은 미래에 대한 불확실성을 최소화하면서 미래를 우리의 의도(목표)에 맞게끔 변화시키고자 하는 수단이다. 따라서 기획은 목표 지향적이다. 기획은 현재를 무시하지는 않으나 결코 현재에 안주하지 않는다. 기획이란 우리의 미래가 인간의 힘 밖에 있다고 생각하지 않는다. 우리가 얼마나 미래를 잘 예측하고 통제할 수 있을지 모르나, 거의 모든 경우에 기획이란 미래의 행동에 관한 것이다. 기획이란 미래에 대한 불확실성을 최소화하면서 우리의 미래를 건설하고자 하는 인간의 노력인 것이다. 이런 의미에서 기획은 결코 현재 지향적이 아니라 미래 지향적이다.

둘째, 기획은 본질적으로 목표달성을 위한 **최적의 수단을 제시**한다. 기획은 막연히 바람직한 미래를 상상하는 것과는 다른 것이다. 우리가 이상향을 꿈꾸는 것과 마찬가지로 기획도 어떤 현상이나 사건의 바람직한 미래를 그린다. 그러나 기획이 꿈과 다른 것은 기획은 그것을 달성하는 구체적인 수단을 제시한다는 점이다. 그리고 기획은 여러 번의 시행착오를 거듭함으로써 우연히 문제를 해결하려는 접근방법과도 다르다. 기획이란 목표에 도달하기 위한 최적의 수단을 계획적으로 제시하는 것이다.

셋째, 기획은 본질적으로 권한과 자원을 동반하는 **행동 지향적**이다. 어떤 전략을 실행할 의도가 없거나 실행할 권한이 없더라도 변화를 위한 전략을 강구하는 것을 바람직하지 못하다 할 수는 없다. 그러나 기획이 이런 무책임한 생각과 다른 것은 기획이 단지 계획을 수립하기만 하는 것은 아니라는 점이다. 기획이 나름대로 가치를 가지기 위해서는 기획가에게 권한을 부여하여 계획을 성공적으로 수행할 수 있도록 하여야 한다.

넷째, 기획은 본질적으로 **체계적인 일련의 의사결정 과정**이다. 즉, 기획은 일회적이거나 단편적인 의사결정들이 아니라 하나의 연속적인 과정으로 이루어지며, 기획과정의 여러 단계는 체계적으로 연결되어 상호 영향을 미친다.

정리 **기획의 본질적 특성**

- 목표 지향적, 미래 지향적
- 최적의 수단을 제시
- 행동 지향적: 권한과 자원을 동반
- 체계적인 일련의 의사결정 과정

3. 기획의 유용성

Levy는 우리를 둘러싸고 있는 현상에 내재하고 있는 "상호연결성(interconnectedness)과 복잡성(complexity) 때문에 기획이 필요하다고 설명한다(Levy, 2012). 우리가 하고자 하는 일들이 생각한 대로 간단하게 해결된다면 구태여 기획이 필요하지는 않을 것이다. 그러나 세상사는 그렇게 간단하지 않고 서로 상호간에 영향을 주고받으며 복잡하게 얽혀있다. 그렇기 때문에 주먹구구식으로 문제를 해결하려 하다 보면 낭패를 보기 쉽다. 이렇게 낭패를 당하지 않기 위해서는 현상을 대하는 우리의 생각을 체계화시키고 논리화시킬 뿐만 아니라 일의 순서를 일목요연하게 정하여 문제를 보다 체계적으로 진단하고, 이에 입각하여 효율적이고 생산적인 대책을 세우고자 노력하여야 한다. 바로 이러한 체계적이고 논리적이며 수순에 따른 일의 처리 방식이 바로 기획적인 사고라고 할 수 있다(이병철, 2010).

기획을 하지 않는다는 것은 비능률적이고, 비생산적이고, 비효과적이라는 위의 글에서 우리는 기획의 가치를 짐작할 수 있다. 아무리 기획이 필요하다고 주장하여도 실제 사업담당자들이 기획이 유용하다는 인식을 하지 못하면 기획은 널리 활용되지 않을 것이다. 따라서 기획을 시작하기 이해서는 기획의 유용성에 대해서 사업담당자들이 먼저 자각하여야만 한다.

기획의 유용성은 조직 차원과 개인 차원으로 나누어 생각할 수 있다. 먼저 조직 차원에서 기획의 유용성은 다음과 같다.

1) 조직 차원에서의 기획의 유용성

(1) 지휘의 수단

자원에 대한 제한을 비롯한 여러 가지의 제약 하에서 미래의 불확실성에 대처하고, 변화를 추구하여야 하는 조직에 있어 기획은 지휘의 수단으로서 중요성을 갖는다. 기획과정이야말로 조직의 목표와 이것을 달성하는데 필요한 전략적 요소에 대하여 조직 내의 주의를 집중시킨다. 주어진 목표에 대한 성과가 측정되고, 목표가 제시하는 테두리 안에서 의사결정을 하여야 하므로 관리자들은 조직의 일반목표나 방침에 대해서 의식적으로 주의를 집중하지 않을 수 없게 된다. 그 결과 즉흥적이고 우발적인 태도로 업무를 집행하는 일은 감소되고, 조직 내의 제 요소와 힘이 조직의 최종목표를 향해서 움직여 나가도록 제반활동이 조정될 수 있게 된다.

(2) 효과적 통제의 수단

조직적 노력의 목적이 제시되고 조직 전체를 통하여 이것이 이해된다면 구성원에 대한 효과적 통제가 가능하다. 기획은 조직 목표를 결정할 뿐만 아니라 일정한 시간과 공간의 범위 내에서 수행되어야 할 업무를 명확하게 확인해 준다. 따라서 좋은 기획일수록 업무성과에 대한 올바른 측정을 가능하게 해준다. 그 결과 기획은 효과적 통제의 수단도 된다.

(3) 자원의 효율적 사용

기획에 의해서 조직 내에 단합된 분위기가 조성되고 가용자원의 상태와 그 사용에 대한 계획이 모든 구성원에게 의사전달이 되는 상황 하에서는 내용을 잘 모르고 일하는 경우가 감소되기 때문에 결과적으로 조직 내의 가용자원은 최대한 효과적으로 사용되며 제반경비의 절약을 초래하게 된다.

또 기획은 여러 가지 대안 중에서 가장 효과적인 방안을 선택하도록 하므로 예산을 절약하고 비생산적인 업무활동을 억제할 수 있다. 기획은 개별적 또는 단편적 활동 보다는 통합적 활동을 촉진시키는 경향이 있으므로 그 결과 업무의 흐름을 개선하고 잘못된 업무의 착수를 감소시켜 준다. 효과적인 기획은 즉흥적인 판단에 따르는 위험성을 배제하고, 계획성 있는 행동 및 그 행동의 지속성을 확보해 준다.

(4) 업무수행능력의 강화

기획은 업무수행의 성과를 증진시키는 새로운 창안을 하고, 의욕을 북돋으며, 의사전달을 촉진하기 때문에 이러한 자극에 의하여 구성원들의 업무수행의 역량을 증가시키는데 이바지한다.

(5) 미래에의 대비

기획의 가치 중 하나는 장래에 있어 발생할 가능성이 높은 사태에 대처하는 전략을 준비한다는 것이다. 즉, 기획은 상이한 기획가정에 토대를 둔 대체가 가능한 복수의 계획을 수립해서 예측하지 못한 사태가 발생하더라도 허둥대지 않고 대처할 수 있도록 해준다.

정리 조직 차원에서 기획의 유용성

- **지휘의 수단**: 조직목표와 필수적인 전략적 요소에 주의를 집중
- **효과적 통제의 수단**: 업무의 명확화와 성과의 명확한 측정
- **자원의 효율적 사용**: 효과적인 전략, 통합적 활동의 촉진
- **업무수행능력의 강화**: 새로운 창안을 중시, 의사전달을 촉진
- 미래에의 대비

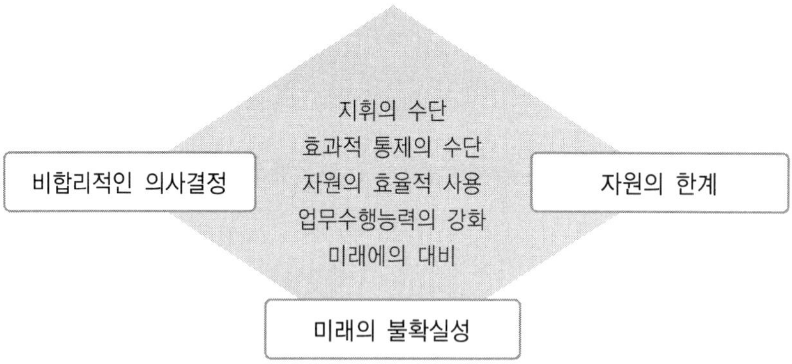

[그림 1-2] 조직 차원에서의 기획의 필요성

2) 개인 차원에서 기획의 유용성

지금까지 조직 차원에서 기획의 유용성에 대하여 알아보았다. 일부 독자들은 조직 차원의 기획의 유용성에 대하여서는 공감하나, 내가 왜 기획을 해야 하는지는 모르겠다고 생각할지

모르겠다. 왜냐하면 조직 차원의 필요성이 반드시 개인 차원의 필요성과 일치하는 것은 아니기 때문이다. 따라서 여러분들은 조직 차원에서 기획이 필요하다면 조직 내·외의 전문가에게 기획을 위탁하는 것이 좋은 계획서를 가질 수 있는 방법이라 생각할지도 모른다.

지금부터는 왜 당신이 직접 기획을 하여야 하는지 알기 위해서 개인 차원에서 기획의 유용성에 대해서 살펴보도록 하겠다.

자발적으로 기획을 하고 계획서를 만드는 일은 조직 뿐 아니라 자신에게도 다음과 같은 영향을 미친다.

- 업무의 본질을 이해하는 데 도움이 된다.

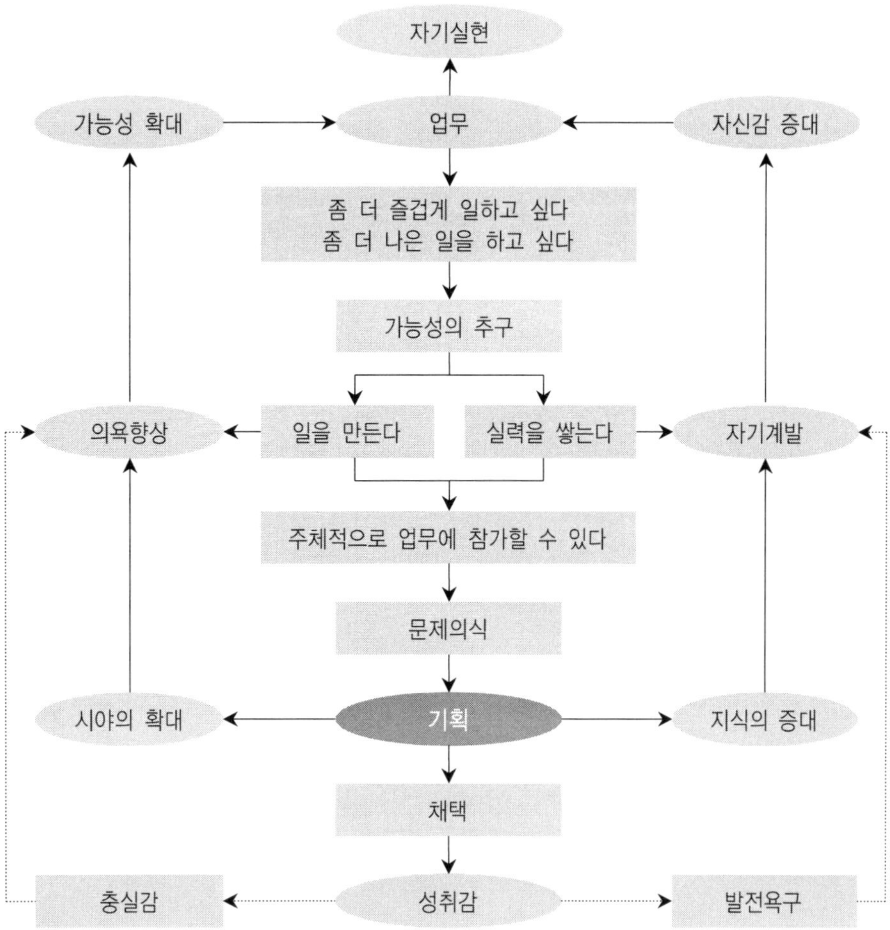

[그림 1-3] 개인 차원에서의 기획의 필요성

자료: Akio N. 지음, 나상억·김원중 옮김. (2000). 기획서 잘 쓰는 법, 21세기 북스

- 시야가 넓어지고 문제의식을 키울 수 있다.
- 기본적인 업무능력을 강화할 수 있다.
- 자신감이 늘어나고 일에 대한 의욕이 증가한다.

따라서 기획은 **자아실현의 수단**이라 할 수 있다. 즉, 기획은 조직의 발전뿐만이 아니라 자신의 발전을 위해서 필요한 것이다.

3) 보건사업을 비롯한 공공서비스 분야에서 기획의 유용성

보건사업을 비롯한 공공서비스는 [그림 1-4]에서 보듯이 3가지 업무상실의 문제를 겪고 있다(손무권, 2006).

- 첫째는 목적의 상실로 공공서비스가 "올바른 일을 하고 있는가?"에 대한 의문이 제기되고 있다.
- 둘째는 방법의 상실로 공공서비스 종사자들이 "올바르게 일을 하고 있는가?"에 대한 의문이 제기되고 있다.

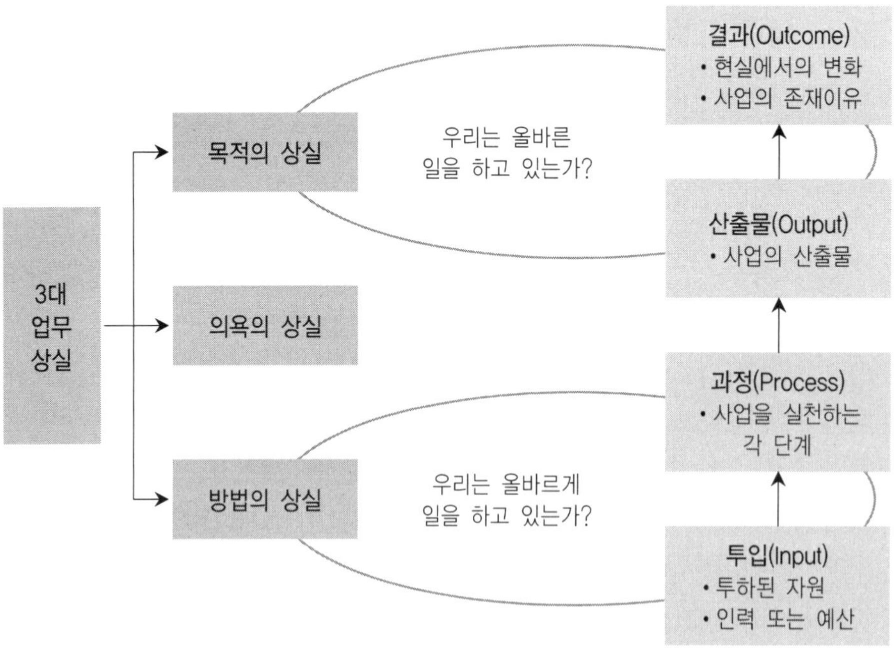

[그림 1-4] 보건사업을 비롯한 공공서비스의 업무상실 문제
자료: 손무권, 2006.

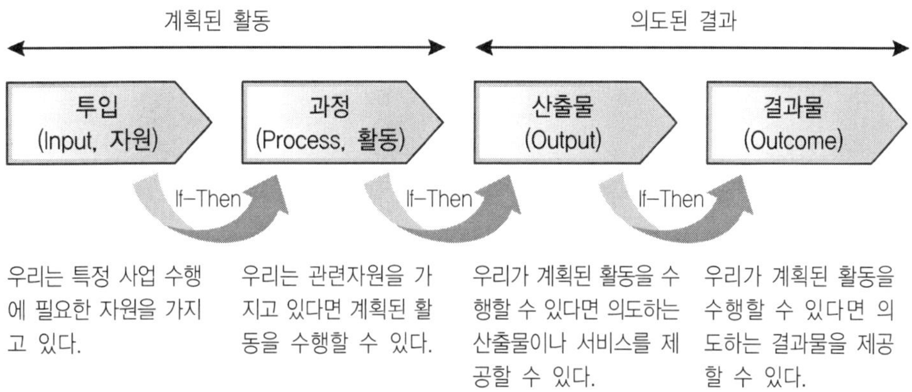

[그림 1–5] 보건사업의 논리적 모형

- 셋째는 의욕의 상실로 공공서비스 종사자들이 "내가 왜 이 일을 해야 하는가?"에 대한 의문이 제기되고 있다.

그런데 공공서비스의 3대 문제점은 보건사업 기획을 통해 예방이나 관리가 가능하다. 보건사업 기획은 우리가 의도한 결과를 달성하려면 ① 사업 수행에 필요한 적절한 자원을 투입하면 계획된 활동을 수행할 수 있고, ② 계획된 활동을 수행하게 되면 의도한 산출물을 생산, 제공할 수 있을 것이고, ③ 그렇게 되면 의도한 결과가 달성된다는 논리적 모형을 가정하고 있다[그림 1–5].

이와 같은 가정이, 즉 논리가 타당하다면 사업 기획이야말로 보건사업이 올바른 목표(산출물과 결과)를 설정할 수 있도록 도와주고, 올바른 사업 방법(적합한 자원 투입과 사업 활동)을 선정할 수 있도록 도와주며, 사업 평가를 통해 관계자들의 의욕을 향상시키는데 기여할 수 있다. 대부분의 보건사업이 소기의 성과를 거두지 못하는 것은 앞에서 지적한 바와 같이 ① 무슨 일을 해야 하는지와 관련된 목적의 손실, ② 어떻게 일을 하여야 하는지와 관련된 방법의 손실, ③ 왜 일을 해야 하는지와 관련된 의욕의 손실과 같은 3대 상실이 공공분야에서 자주 발생하기 때문이다[그림 1–4]. 그런데 우리가 올바른 일을 하는지(목적 상실의 예방)는 결과와 산출물에 대한 검증을 통해 확인할 수 있으며, 우리가 올바르게 일을 하는지(방법 상실의 예방)는 투입과 과정에 대한 평가를 통해 확인이 가능하다. 또 평가를 통해 관련자들의 동기부여를 할 수 있다면 의욕의 상실을 예방할 수 있다. 따라서 논리적 모형을 잘 활용한다면 보건 업무의 혁신이 가능하고, 성과를 높일 수 있는 것이다.

이러한 관점에서 보건사업 기획과정이 공공서비스의 3대 문제점 해결에 어떻게 공헌하는지를 정리하면 [그림 1–6]과 같다.

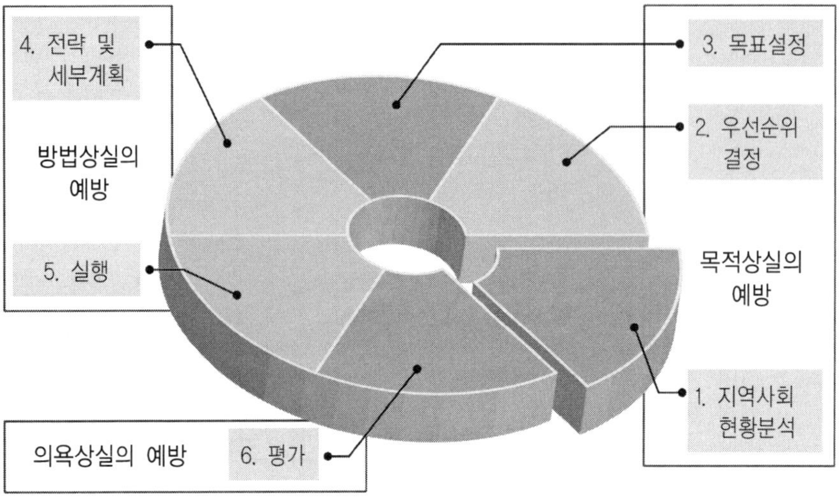

[그림 1-6] 보건사업기획의 과정에 따른 공공서비스 문제의 해결

4. 기획의 과정

실제 보건사업 기획을 하게 될 경우 어떤 단계를 거쳐 기획을 진행하여야 할까? 기획의 과정에 대해서 모든 사람이 동의할 수 있는 정답은 없다. 기획의 본질을 이해하고 기획 목적과 상황에 따라 합당한 과정을 기획가들이 선택하여야 한다.

그러나 기획에 대해 조예가 깊지 않은 사람들에게 알아서 기획과정을 선택하라는 것은 오히려 혼란을 야기할 수도 있다. 보건사업 담당자들이 사업기획의 과정을 이해할 수 있도록 기획 전문가들이 주장하는 기획과정을 먼저 소개하도록 하겠다. 그리고 보건 분야에서 흔히 사용되는 기획모형은 어떠한 과정을 거쳐 기획을 진행하는지에 대해서도 소개하겠다. 마지막으로 이를 종합하여 바람직한 기획과정을 제시하겠다.

1) 전문가들이 제시하는 기획과정

(1) Galloway

① 목표의 설정
② 조사연구

③ 대안의 발견
④ 정책 작성
⑤ 집행

(2) Millet

① 목표의 설정
② 현황의 측정
③ 명백한 활동을 위한 기획의 설계

(3) Morrison

① 기획 수립에 대한 결심
② 필요한 사실의 수집과 미래예측
③ 대안의 작성과 비용의 비교
④ 대안적 기획의 결정
⑤ 시행

(4) Koonz and O'Donnell

① 목표의 설정
② 기획 가정의 설정
③ 대안적 행동노선의 모색과 시험
④ 대안적 행동노선의 평가
⑤ 하나 또는 복수의 행동노선의 선택
⑥ 필요한 파생기획의 수립

2) 보건 분야에서 흔히 사용되는 기획모형에서의 기획과정[1)]

(1) Precede – Proceed Model

① 1단계 : 사회 진단(Social Diagnosis)

1) 여기에서 기획모형을 보여주는 것은 독자들에게 기획모형을 상세히 설명하려는 의도가 아니다. 단지 각 모형에서 어떠한 과정을 거쳐 기획을 진행하는가를 소개하기 위해서이다. 따라서 이 장에서 제시된 기획모형에 대해 관심이 있는 독자들은 배상수(2012). 건강증진의 이론과 접근방법. 제4부 1장을 참조하기 바란다.

② 2단계 : 역학 진단(Epidemiological Diagnosis)

③ 3단계 : 행태/환경 진단(Behavioral/Environmental Diagnosis)

④ 4단계 : 교육/조직 진단(Educational/Organizational Diagnosis)

⑤ 5단계 : 행정 및 정책 진단(Administrative and Policy Diagnosis)

⑥ 6단계 : 실행준비(Ready for Program Implementation)

⑦ 7–9단계 : 자료 수집 및 평가(Data collection and evaluation)

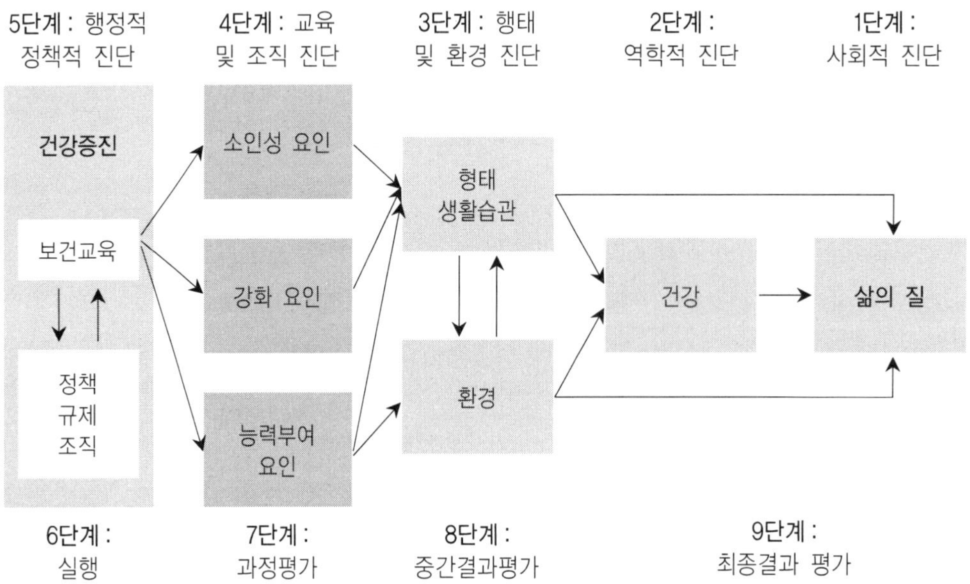

[그림 1–7] Precede – Proceed Model의 기획단계

(2) PATCH(Planned Approach To Community Health) : 미국 CDC가 개발한 지역사회 보건기획 지침

① 1단계 : 지역자원의 동원

② 2단계 : 자료 수집 및 분석

③ 3단계 : 우선순위 결정

④ 4단계 : 실행(개입)사업 개발

⑤ 5단계 : 평가

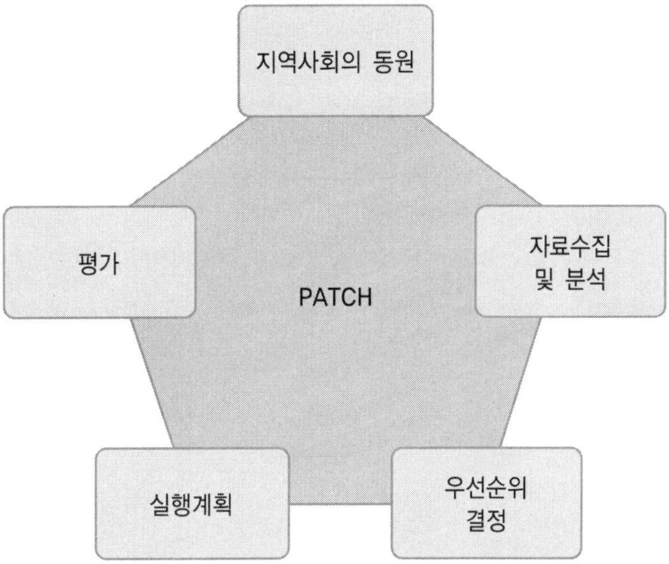

[그림 1-8] PATCH Model의 기획단계

(3) MAPP(Mobilizing for Action through Planning and Partnerships) : 미국의 National Association of County and City Health Officials(NACCHO)가 CDC와 함께 개발한 지역보건사업 기획지침

① 1단계 : 기획의 성공을 위한 조직화와 협력체계의 개발

② 2단계 : 비전의 확립

③ 3단계 : 지역현황 평가(4 MAPP assessments)

- 지역의 건강수준 평가(community health status assessment)
- 지역사회의 관심과 장점(community concern and strength assessment)
- 지역보건체계의 평가(local public health system assessment)
- 건강문제와 해결능력에 영향을 미치는 환경의 변화(forces of change assessment)

④ 4단계 : 전략적 과제의 확인

⑤ 5단계 : 목표와 전략의 개발

⑥ 6단계 : 행동(Action)

- 기획 - 실행 - 평가

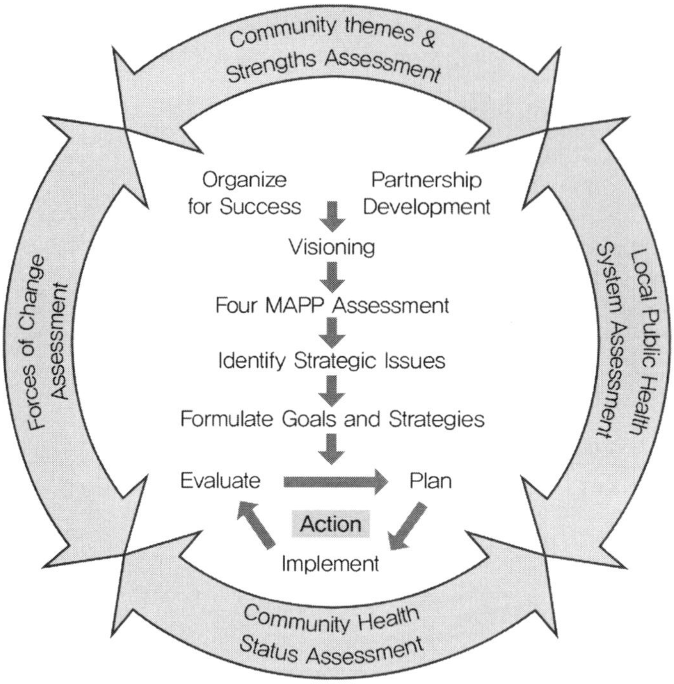
Community themes & Strengths Assessment
Local Public Health System Assessment
Community Health Status Assessment
Forces of Change Assessment
Organize for Success
Partnership Development
Visioning
Four MAPP Assessment
Identify Strategic Issues
Formulate Goals and Strategies
Evaluate
Plan
Action
Implement

[그림 1-9] MAPP Model의 기획단계

(4) **NIBP(Needs/Impact-Based Planning):** 캐나다의 Metropolitan Toronto District Health Council(MTDHC)이 개발한 보건사업 기획 방법

① 1단계 : 문제의 발견(Asses Need)

② 2단계 : 전략의 효과 평가(Assess Impact of Strategies)

③ 3단계 : 우선순위의 결정(Prioritize Issues)

④ 4단계 : 서비스의 수급 불균형 분석(Analyze Service Gaps)

⑤ 5단계 : 자원의 배분(Allocate Resources)

⑥ 6단계 : 실행(Take Action)

⑦ 7단계 : 모니터링과 결과의 평가(Monitor & Evaluation Impact)

(5) **캐나다 토론토 대학의 The Health Communication Unit에서 사용하는 기획과정**

① 1단계 : 사전단계 및 프로젝트 관리

② 2단계 : 상황분석

③ 3단계 : 목적, 목표, 이해관계자의 확인
④ 4단계 : 전략, 세부 활동, 자원의 확인
⑤ 5단계 : 지표의 개발
⑥ 6단계 : 프로그램의 재검토
⑦ 7단계 : 실행
⑧ 8단계 : 결과평가

3) 바람직한 보건사업의 기획과정

지금까지 살펴본 바와 같이 보건사업의 기획과정은 전문가에 따라 조금씩 상이하다. 그러나 보건사업의 기획을 위해 가장 선행되어야 할 단계는 지역사회의 이해관계자가 두루 참여한 기획팀을 조직하는 것이다. 최근 보건사업 기획에서 가장 중시하는 특징 중의 하나는 기획 및 평가의 활용성을 높이기 위하여 주요 이해관계자의 기획 및 평가과정에 대해 참여를 확대하는 것이다. 따라서 모든 보건사업 기획과정은 사업담당자가 독점해서는 안 되며, 지역사회 주요 이해관계자의 참여가 보장되어야 한다.

그 이후의 기획과정은 지역사회의 현황분석, 주요 건강문제의 선정, 목적과 목표의 설정, 전략(대안)과 세부사업 계획의 작성, 실행, 평가의 단계로 진행하는 것이 일반적이다.

① 1단계 : 기획팀의 조직
② 2단계 : 지역사회의 현황분석
③ 3단계 : 주요 건강문제의 선정(우선순위의 결정)
④ 4단계 : 목적과 목표의 설정
⑤ 5단계 : 전략과 세부사업 계획의 작성
⑥ 6단계 : 실행
⑦ 7단계 : 평가

하지만 꼭 이런 순서로 기획과정을 진행해야 하는 것은 아니다. 지역사회의 현황분석과 목적의 설정은 순서가 뒤바뀌기도 하는데 사업관계자들이 지역의 보건문제 현황에 대한 이해가 깊은 경우는 굳이 지역사회의 현황을 분석하기 위해 시간을 투입하기 보다는 사업의 목적을 결정하고, 목적을 계량화하기 위한 수단으로 건강문제 자료를 나중에 수집할 수도 있다. 실제 사업의 목적과 목표가 없는 경우에는 지역 현황분석을 하여도 문제가 보이지 않는다. 자

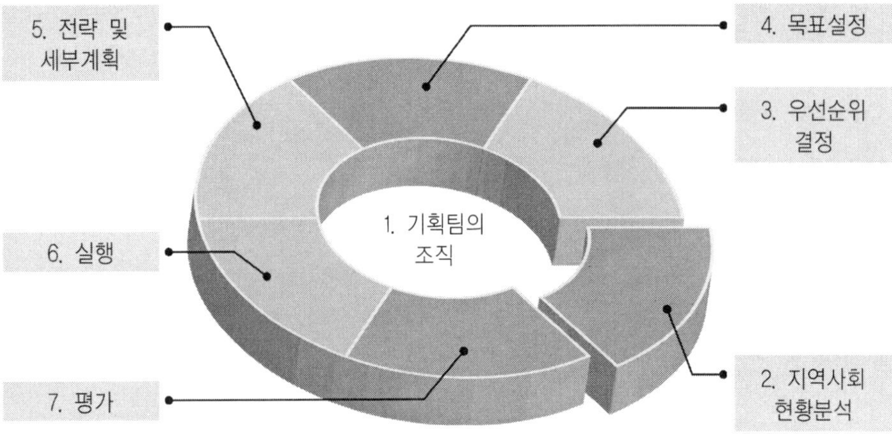

[그림 1-10] 보건사업의 기획단계

기가 입학하기를 희망하는 대학에서 물리 성적을 반영하지 않는다면 학생이 물리 성적이 나빠도 문제가 될 것이 없는 것과 같은 이치다.

실제로 좋은 보건사업 기획은 문제 해결을 위한 효과적인 전략을 이론적 탐색이나 벤치마킹을 통해 알고 있을 때 가능한 경우가 많다. 이 경우는 전략의 개요를 먼저 세우고 이를 구체적 사업으로 만들기 위해 다시 현황분석부터 진행한 경우다.

마지막으로 명심하여야 할 것은 기획의 특성에서 이야기한 바와 같이 기획은 체계적인 일련의 의사결정 과정이라는 것이다. 즉 기획은 일회적이거나 단편적인 의사결정들이 아니라 하나의 연속적인 과정으로 이루어지며, 기획과정의 여러 단계는 체계적으로 연결되어 상호 영향을 미친다는 사실을 명심하여야 한다. 많은 경우 평가 결과가 다음 사업기획에 반영되지 못하고 단절되는데 이는 기획과정이 연속적이고 체계적인 일련의 의사결정 과정이라는 사실을 망각하기 때문이다.

쉼터 **기획가의 필수 요건**

이 책을 읽으시는 분들은 모두 보건사업의 기획에 직·간접적으로 참여하고 계시거나 참여하실 분들일 것이다. 좋은 기획을 위해서는 기획 환경이 기획가에게 우호적이어야 하는 것도 중요하지만 기획가의 능력이 무엇보다도 중요하다.

기획가가 갖추어야 할 능력은 무엇일까? 기획과정을 진행하기 전에 이에 대해 같이 생각해 보자.

기획가의 활동은 현황과 문제점을 파악하여 그 문제점에 대한 조치를 취하고 때로는 혼자, 때로는 여러 사람들과 팀을 구성하여 기획 활동을 추진해 나가는 것이다. 이러한 기획 활동을 주도하고 성공적인 기획업무를 달성하기 위해서 기획가는 기본적으로 다음과 같은 능력과 지식을 필수적으로 가져야 한다.

○ 기본능력
- 논리적 사고 능력
- 창의적 사고 능력
- 표현 및 발표 능력
- 사람들을 이끌어 갈 수 있는 리더십

○ 기본지식
- 경영에 대한 일반적인 이해(경영관리, 마케팅, 재무, 유통, 인적자원 관리 등)
- 분석기술(문제점 및 현황을 객관적으로 직시할 수 있어야 한다.)
- 정보 수집 기술(자료조사 및 설문조사, 통계처리에 관련된 능력)
- 문제 해결 기술
- 제안서 작성 및 프레젠테이션 기술
- 프로젝트 수주 및 추진 기술

○ 전문지식
- 기획 업무 별 해당 분야의 전문 지식
- 기획자로서 기획업무에 대한 전문 지식
- 기획서 작성 및 프레젠테이션에 대한 전문 지식

○ 경험지식
- 기획 업무 분야 경험 및 유사 업무 수행 경험

자료 : 기획거래소 플랜업. 100억을 만드는 기획서의 조건. 경향미디어. 2004.

위에서 열거한 기본지식, 전문지식, 경험지식은 모두 학습과정을 통하여 습득 가능한 것이다. 그런데 기본능력은 어떠할까? 자신이 위에 열거한 능력을 갖추지 못하고 있다고 하여 실망하지는 말자. 기본능력을 선천적으로 갖추고 있으면 좋겠지만 이 역시 후천적으로도 개발이 가능한 능력이다. 따라서 기본능력을 향상시키기 위한 훈련을 꾸준히 하도록 하면 누구나 좋은 기획가가 될 수 있다.

제 2 장

기획의 종류와 역사

1. 기획의 종류
2. 기획의 역사

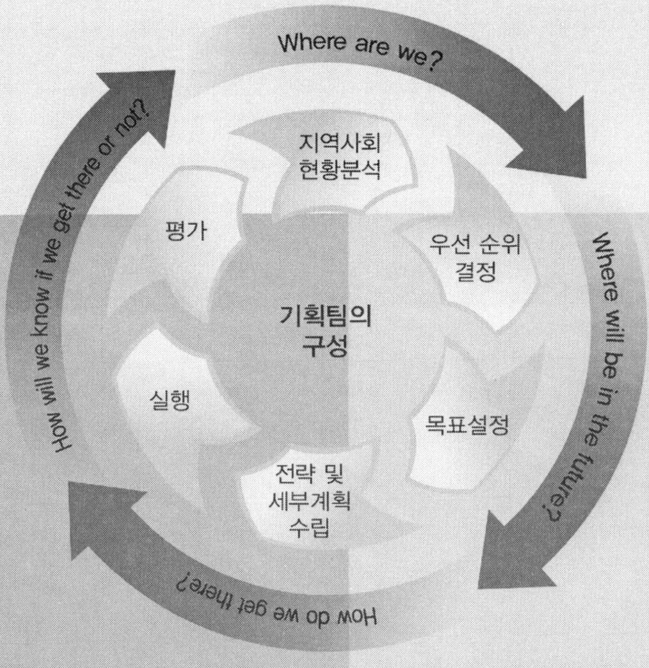

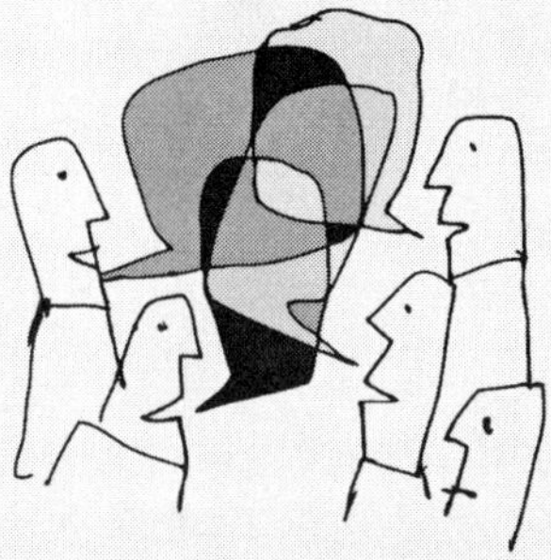

제2장

기획의 종류와 역사

학습목표

- 기획의 정의를 이해하고 기획의 특성을 설명할 수 있다.
- 기획의 종류를 이해한다.
- 보건사업 기획이 보건기획 내에서 차지하는 위치를 설명한다.
- 환경의 변화에 따른 보건기획의 변화를 이해한다.

학습내용

- 기획의 정의와 구성요소
- 기획의 종류
- 보건기획의 종류
- 보건기획의 역사

1장에서는 기획이란 무엇이고, 왜 필요한지, 좋은 기획은 무슨 내용을 포함하여야 하며, 어떤 과정을 거쳐 진행되는지에 대해 살펴보았다.

우리는 장기기획, 단기기획, 전략기획, 사업기획, 사회기획, 경제기획, 보건기획과 같은 말들을 자주 듣는다. 기획에는 어떤 종류가 있는 것일까? 2장에서는 먼저 기획의 종류에 대하여 설명하겠다. 그리고 보건기획의 종류에 대해서도 살펴보도록 하겠다. 이 책은 보건사업의 기획에 대하여 다루고 있다. 보건기획에는 보건사업 기획 이외에 어떤 종류의 기획이 있을까? 보건기획 내에서 보건사업 기획은 어떤 위치를 점하고 있을까?

보건기획은 인류가 마주하고 있는 건강문제를 해결하기 위한 수단이다. 따라서 문제가 변함에 따라 보건기획의 종류도 변해왔다. 2장의 마지막은 보건기획의 역사를 살펴보면서 건강문제의 유형과 보건기획의 종류와의 관계를 살펴보도록 하겠다. 2장의 학습을 통해 여러분들은 본인이 부딪히고 있는 문제의 해결에 어떤 종류의 기획이 적합한지 이해할 수 있게 될 것이다.

1. 기획의 종류

1) 기획의 종류에 대한 일반적 분류

(1) 범위에 따른 분류

① **전략기획**(Strategic planning) : 종합적, 또는 통합적 기획이라고도 불린다. 거시적 관점에서 조직차원의 총괄적이고 장기적 대책을 강구하는 기획으로 조직의 비전과 미션에 입각하여 사업별, 부서별로 우선순위를 정하고 가용자원의 한계 하에서 사업들 간의 조정을 꾀하게 된다.

② **사업기획**(Program planning) : 사업부서에서 작성하는 단위사업들의 목적과 목표, 사업 활동에 대한 기획이다. 대부분의 경우 철학이나 장기전망과 같은 기본방향이 결여되어 있어, 전략적 기획이 선행되지 않는다면 제시된 사업이나 정책들이 조직의 목표나

□비전 □미션 □가치, 방침 □전략	전략기획
□목적과 표적집단 □목표 □활동	사업기획
□세부사항 : 예산, 일정, 역할	실행기획

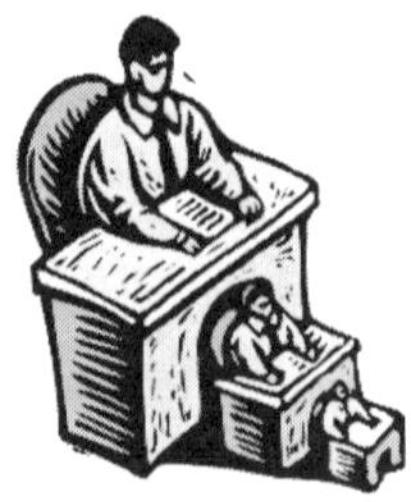

[그림 2-1] 기획의 목적과 범위에 따른 종류

우선순위와 연관되어지지 못하고, 상대적인 비용효과나 실현가능성도 비교하기 어렵다. 하지만 기획의 초기단계에서는 기획경험을 제공한다는 점에서 더없이 귀중하다.

③ **실행기획**(Operational planning) : 사업의 실행을 위한 예산, 일정, 담당자의 역할에 대한 기획이다.

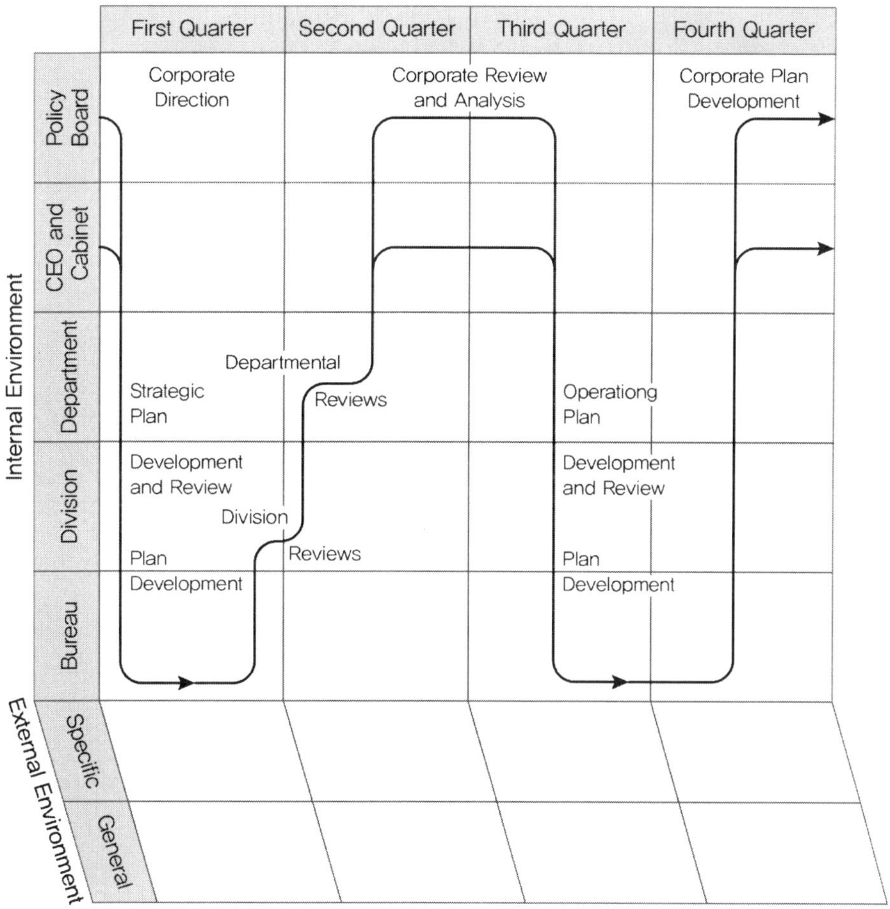

[그림 2-2] 전략기획, 사업기획, 실행기획의 관계

자료: Bryson, 2011.

쉼터 **기획(strategy)과 전략적 기획(strategic planning)**

최근에 전략적 기획이란 말이 널리 사용되고 있다. 이는 우리가 지금까지 사용하던 기획이란 용어와는 다른 것일까? 우리가 기획의 특성을 미래 지향적, 목표 지향적, 최적의 수단 제시, 행동 지향적이라고 생각한다면 기획은 본질적으로 전략적 기획에 다름 아니다. 경영분야에서 흔히 쓰이는 전략과 전략적 기획의 정의를 살펴보면 이러한 생각이 더욱 명확해진다.

- 전략이란 불확실한 상황 속에서 목적을 달성하기 위한 상위수준의 계획(Strategy is a high level plan to achieve one or more goals under conditions of uncertainty)이다. 전략이란 조직이 환경에 적응하거나 경쟁하기 위한 활동의 방식으로 나타나게 된다. 전략은 전략적 기획이나 전략적 사고와 같은 활동들을 포함한다(en.wikipedia.org/wiki/Strategy).
- 전략적 기획이란 조직의 전략 또는 방향을 정의하고, 전략을 추진하기 위해 조직의 자원을 할당하는 의사결정을 하는 과정이다(Strategic planning is an organization's process of defining its strategy, or direction, and making decisions on allocating its resources to pursue this strategy). 전략적 기획은 전략의 실행을 견인하기 위한 통제 기전을 포함하기도 한다(Mintzberg와 quinn, 1996).

근자에 들어 전략적 기획이라는 말이 강조되는 이유는 미래의 불확실성에 대처하기 위해서는 조직의 장기방향 설정, 목적달성을 위한 내·외적 환경 분석과 전략형성 과정이 중요하고, 이를 위해서는 전략적 사고가 필요하다는 인식이 확산되었기 때문이다.

(2) 기획의 대상에 따른 분류

① **물리적 기획** : 도시계획, 토지이용계획과 같이 공간 및 자연을 개발하고, 공공편익을 증진하기 위해 수립하는 기획이다.

② **경제기획** : 경제의 성장과 균형발전, 안정화 등을 위한 기획이다.

③ **사회기획** : 계층과 지역 간의 부의 불균형을 해소하고, 나아가서는 국민 복지를 증진하기 위한 기획이다.

④ **행정기획** : 조직을 효율적으로 관리하고, 목표를 효과적으로 달성하기 위하여 수립하는 기획이다.

⑤ **보건기획** : 국민의 건강수준 향상과 건강불평등 감소를 위하여 수립하는 기획이다.

(3) 기획을 위해 사용하는 수단에 따른 분류

① **규제적 기획** : 바람직한 상태를 기술하고, 이러한 상태를 달성하기 위하여 승인된 범위나 한계를 벗어나는 개인적인 의사결정이나 행동에 규제를 가한다. 따라서 계획을 집행하기 위해서는 공권력이 요청되며, 환경에 대한 규제, 소비자 보호를 위한 규제 등이 그 예이다.

② **배분적 기획** : 바람직한 목표나 활동을 자원공급을 통해 유도한다. 직접적인 규제가 아니라 유인에 의존하는 기획으로 조세 혜택 등이 그 예이다.

③ **예시적 기획** : 확실한 정보와 분석, 미래에 대한 정확한 추계, 대안적인 기준의 제시 등을 통해 목표를 달성하고자 한다. 따라서 예시적 기획이 실행되기 위해서는 중요한 당사자들의 기획과정에의 적극적인 참여가 필수적이다.

(4) 계획기간에 따른 분류

① **단기기획** : 연차계획이 이에 해당된다.

② **중기기획** : 5년(3년-7년) 정도에 걸친 기획이다.

③ **장기기획** : 10년 또는 20년에 걸친 기획으로 구조적 변동이나 획기적 발전을 유도할 수 있다. 보건사업에 있어 최종목표인 건강수준의 변화는 장기기획을 통해 확인할 수 있다. 그러나 기획가의 능력, 정보의 축적, 미래예측을 위한 기법 등이 확보되어 있지 않으면 장기기획은 힘들다.

④ 기획의 목적과 용도에 따라 단기, 중기, 장기기획 중 어떤 기획을 할 것인가를 선택하여야 한다. 또한 단기, 중기, 장기기획은 별개의 기획이 아니라 상호 연결된 것임을 명심하여야 한다.

(5) 대상지역에 따른 분류

① **지방기획** : 시, 군, 구 단위의 기획으로 시, 군, 구 지역보건의료계획이나 통합건강증진사업계획이 그 예이다.

② **지역기획** : 광역지역을 대상으로 하며, 시, 도 지역보건의료계획이나 건강증진사업계획이 그 예이다.

③ **국가기획** : 국민건강증진종합계획 2020과 같은 국가보건계획이 그 예이다.

④ **국제기획** : 세계보건기구, 국제개발은행 등이 보건에 대한 국제기획을 하고 있다.

2) 보건기획의 종류

어떠한 종류의 보건기획이든 기획과정에서 사용하는 논리는 유사하다. 그러나 기획의 목적이나 구체적인 기획 방법에 있어서는 차이가 있다. Eagar 등은 보건기획을 집단의 건강수준 향상을 위한 인구집단 기반의 기획(population-based planning)과 보건서비스의 제공 향상에 초점을 맞춘 시설 또는 자원 기반의 기획(institution-based or resource-based planning)으로 구분하였다(Eagar 등, 2002). 또, Ardal 등은 보건기획을 인구집단 보건기획(population health planning), 건강목표 중심의 기획(health goals planning), 보건체계 기획(health system planning), 보건서비스 기획(health services planning)으로 구분하였다(Ardal 등, 2006).

양자의 분류를 비교해 보면 인구집단 보건기획(population health planning), 건강목표 중심의 기획(health goals planning)은 인구집단 기반의 기획(population-based planning)에 해당하며, 보건체계 기획(health system planning)과 보건서비스 기획(health services planning)은 시설 또는 자원 기반의 기획(institution-based or resource-based planning)에 해당한다.

이 책에서는 보건기획을 인구집단 대상 기획, 보건체계 대상 기획, 보건서비스 기획으로 구분하여 설명하고자 한다.

(1) 인구집단 대상 기획

인구집단의 건강수준 향상을 위한 기획이다. 세계보건기구의 건강의 정의는 단순히 질병이나 손상이 없는 상태가 아니라 신체적, 정신적, 사회적 안녕의 상태를 중시함으로써 적극적인 건강의 개념을 도입하였다. 적극적인 건강의 향상을 위해서는 보건체계의 노력만으로는 부족하다. 건강에 영향을 미치는 사회적 건강결정요인을 보건체계 단독으로 관리할 수는 없기 때문이다.

인구집단을 대상으로 건강수준을 향상하고자 하는 기획은 지역사회나 국가 전체 인구와 구성집단의 건강수준과 건강결정요인, 건강격차를 이해하고 개선하는 것을 목적으로 한다. 건강수준 향상과 관련된 목표를 제시하고, 건강의 주요 결정요인에 대한 대응 전략을 개발하는데 집중하게 된다. 건강마을이나 건강도시와 관련된 기획이 그 예로서 정부와 시민이 협력하여 광범위한 건강결정요인을 관리하게 된다(Ardal 등, 2006).

기획의 실행에 필요한 자원의 양은 대상 인구집단의 위험수준이나 건강수준에 대한 평가를 기반으로 산출한다. 따라서 기획은 현황분석과 함께 시작한다. 건강문제나 이슈의 크기, 분포, 위험요인이나 결정요인의 분석을 토대로 개입의 우선순위를 결정한다. 건강결정요인은 다차원적이므로 집단 건강수준 향상을 위한 기획은 건강결정요인, 특히 건강에 영향을 미치는 사회적, 환경적 요인에 대한 폭넓은 이해가 요구된다. 행동의 우선순위는 광범위한 범주 속에서 선택되며, 보건서비스의 변화, 건강증진 프로그램 이외에 환경이나 제도, 사회의 변화를 위한 보건 이외 분야에서의 활동 등이 포함된다. 따라서 부문간 협력을 중시한다. 인구집단의 건강수준 향상을 위한 기획에서는 지역사회 또는 지역사회의 구성부문을 주요 이해관계자로 간주하므로 지역사회 활동의 필요성도 중시한다. 또한 예방적 프로그램과 일차보건을 위주로 한 보건의료체계의 재정립을 강조한다(Ardal 등, 2006).

건강수준과 위험요인에 대한 정확한 평가와 광범위한 건강결정요인에 영향을 미칠 수 있는 보건부문의 능력이 집단 건강수준 향상을 위한 기획의 성공에 크게 영향을 미친다(Eagar 등, 2002).

기획은 대체로 다음과 같은 과정을 거친다(Eagar 등, 2002).

① 건강문제의 선정
② 위험요인의 확인
③ 현재 또는 미래의 입구집단의 위험 수준 평가
④ 위험을 감소 또는 제거하기 위한 프로그램의 선정
⑤ 필요한 프로그램과 현재의 프로그램 비교
⑥ 자원의 조정
⑦ 평가

(2) 보건체계 대상 기획

사람들은 보건체계를 통하여 건강관리에 필요한 서비스를 제공받는다. 따라서 보건체계는 사람들의 필요에 부응하는 서비스를 효율적이고 지속적으로 제공할 수 있어야 한다. 이를 위해 보건체계는 하부구조의 적합성을 높이고, 구성요소 사이의 연결을 강화하여야 한다. 보건체계가 목적을 달성할 수 있도록 하부구조를 설계하고, 구성요소 사이의 상호연결성을 강화하기 위한 기획이 보건체계기획이다. 체계나 조직의 효율성 증가나 질의 향상 등이 기획의 목적이다. 일반적으로 보건체계기획은 체계의 개발단계 기획과 운영단계 기획으로 구분된다(Ardal 등, 2006).

앞에서 설명한 인구집단 대상 기획이나 뒤에서 설명할 보건서비스 대상 기획은 보건체계를 통해 구체적으로 시행된다. 따라서 보건체계기획의 건강수준 향상을 위한 잠재력은 매우 크다. 하지만 보건체계기획과 관련해서는 다수의 이해관계자의 이익이 상충할 수밖에 없어 기획과정 자체는 매우 복잡하다(Ardal 등, 2006). 보건체계를 효율화하고자 하는 많은 기획들이 주요 이해관계자인 서비스 제공자의 이익을 중시하여 실패한 경험이 있다.

(3) 보건서비스 대상 기획

보건서비스 대상 기획은 이용자에게 필요한 서비스를 제공하기 위한 기획이다. 보건의료시설이나 인력이 제공하는 서비스를 대상자의 필요나 수요와 일치시키는 것을 목적으로 한다. 기획은 현황분석으로부터 출발하여 서비스 목적과 목표를 설정하고, 과학적 근거와 경제적 분석을 기반으로 효과적인 개입방법을 선정한다. 주로 정부기관이나 서비스 제공자에 의해 시행된다. 보건조직의 전략적 결정을 위한 기획인 경우도 있으나 보통 프로그램 계획 또는 실행계획의 형태를 띠는 경우가 많다(Ardal 등, 2006).

기획의 과정은 다음과 같다(Eagar 등, 2002).

① 보건서비스의 선정
② 현재의 수요를 판단
③ 잠재적 수요(필요)의 예측
④ 현재의 자원 역량과 비교
⑤ 자원의 조정
⑥ 평가

인구집단을 대상으로 건강수준 향상을 목적으로 하는 기획과 보건체계의 효율성을 증가시키고자 하는 기획, 그리고 서비스 제공의 향상을 위한 기획 모두 국민이나 주민의 건강과 관련된 필요를 해결하고자 시행된다. 그러나 기획에 대한 이상이 실제 사회에서 그대로 구현되지 못하는 경우가 많다. 보건체계를 대상으로 하는 많은 기획이 의료시설의 성장이나 발전에

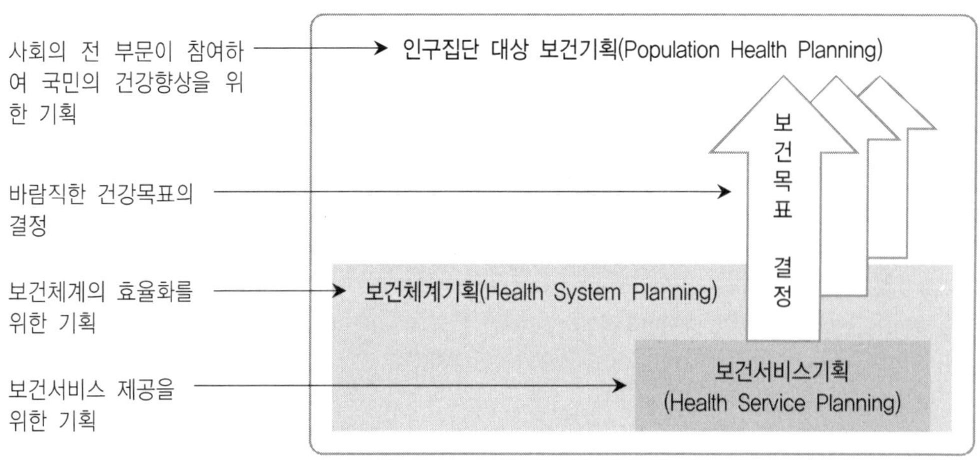

[그림 2-3] 보건기획의 종류

주로 관심을 가지고, 보건부문에서 지배적 위치를 점하고 있는 병원과 의료전문가의 이익에 공헌하였다. 반대로 인구집단의 건강수준 향상을 위한 기획은 지역사회와 사회적 이익에 관심을 가진다. 기획가(기획 조직)는 인구집단의 필요를 해결하는 것을 기획과정의 최우선 과제로 하며, 따라서 지역사회 이익을 옹호한다. 두 가지 기획의 결과가 수렴할 수도 있지만 지배적 집단과 지역사회의 이익이 상이할 여지가 언제든 있다.

2. 기획의 역사

1) 기획의 역사

사회적 차원에서의 기획 중 역사가 가장 오래된 것은 고대시대부터 이어져 온 도시기획이다. 기획의 범위가 특정한 도시의 설계와 유지에 국한되었던 과거의 도시기획과 달리 국가 전체를 대상으로 하고, 정치, 경제, 사회, 문화 등 인간의 삶에 영향을 미치는 모든 분야를 대상으로 총체적인 기획이 시작된 것은 20세기에 들어와서이다(이병철, 2010).

서구 산업사회에서 기획의 필요성이 처음 인정된 것은 1930년대의 대공황 이후였다. 자유방임주의 경제의 폐단을 완화하기 위한 수단으로서 기획이 주목받은 것이다(Eagar 등, 2002). 개인이나 기업의 탐욕스러운 이윤 추구로부터 집단 이익을 보호하기 위해서는 국가가 기획이라는 수단을 통해 시장에 개입하여야 한다는 논리가 확대되기 시작하였다.

Green에 의하면 20세기에 국가 차원의 총체적인 기획이 나타나게 된 것은 세 가지 흐름으로부터 기인하였다(Green, 1999). 첫째, 19세기 후반부터 시작된 현대적이고 복잡한 산업조직이 탄생함에 따라 미래에 대한 결정을 사려 깊고 명확한 방식으로 내릴 필요성이 대두되었다. 둘째, 1917년 일어난 러시아 혁명으로 인해 국가 주도의 계획경제 모형이 시작되었고, 이에 따라 국가 기획도 필요해졌다. 셋째, 2차 세계대전 기간 중에 경험하였던 자원의 부족으로 인해 서구 사회도 중앙 통제 방식에 관심을 가지게 되었다.

2) 보건기획의 역사

Rosen은 인도 북부 계곡의 고대 거주 지역에 하수관 시설이 설치되어 있었다는 사실을 근거로 보건기획의 역사는 약 4,000년 전부터 시작되었다고 주장한다(Rosen, 1993).

현대적인 의미에서 보건기획이 시작된 것은 20세기에 나타난 국가차원의 기획의 역사와 궤적을 같이한다. 제2차 세계대전 이후 서구 자본주의 국가도 보건기획을 시작하였다(Rodwin, 1984). 초기의 국가 보건기획은 의료서비스를 필요로 하는 모든 국민들이 서비스를 이용할 수 있도록 보장하는데 목적이 있었다. 기획의 목표는 의료자원이나 시설을 적정 배치함으로써 의료접근성의 격차를 해소하고, 의료서비스 수급의 균형을 이루는 것이었다. 대표적인 예로 1946년 미국에서 제정한 흔히 'Hill-Burton Act'라고 불리는 '병원 조사 및 건축법(Hospital Survey and Construction Act)'을 들 수 있다.[1] 이 법에 의해 병원의 신설과 현대화를 위한 연방정부 보조를 받으려는 각 주는 상세한 의료자원 목록과 필요 추정치를 포함한 보건계획을 제출하도록 요구되었다(Rodwin, 1984).[2]

이후 보건의료 환경과 사회적 환경의 변화에 따라 국가 보건기획의 목적도 변화하였다. 최초의 변화는 1970년대 급격한 의료비 증가에 따라 나타났는데 비용절감이 국가 보건기획의 목적이 되었다. 기획의 구체적인 목표는 의료서비스 공급과 수요, 또는 필요를 고려하여 의료자원을 적정하게 배치하는 것이었다. 1966년 미국은 '포괄적인 보건기획 법(CHP: Comprehensive Health Planning Act)'을 제정하였다. 이 법에 의해 CHP 기관은 의료자원에 대한 체계적인 목록을 작성하였다. 이 자료를 전국 평균과 비교하여 의료자원의 과잉공급과 지역 불균형 문제, 병원과 일차 의료기관 사이의 단절 등을 사회적 문제로 제기하고 광범위한 의료체계의 변화를 제안하였다. 의료자원의 과잉공급에 대해 대응하고자 하는 기획의 대표적 예는 1972년 미국에서 닉슨 대통령 시대에 제정된 'Certificate of need(CON)'이다.[3] 병상의 공급과잉에 따라 발생하는 환자에 대한 과잉진료와 불필요한 입원을 억제하기 위해 도입된 이 법에서는 의료시설의 신설이나 확대는 사전에 승인을 받도록 하였는데, 승인은 연방이나 주의 정부기관이 지역사회의 필요(의료수요)에 비추어 시설이 필요한 가를 검토한 후 내려졌다.

의료비의 통제를 위한 의료자원 기획이외에도 의료인이나 기관에 대한 보수지급방식이나 재원 조달방식을 변화시켜 서비스의 질을 향상시키고, 의료비도 절감하기 위한 기획도 시작

---

1) 오하이오 상원의원이었던 Harold Burton과 앨라배마 상원의원이었던 Lister Hill이 주도한 법안이어서 Hill-Burton Act라고 불린다.
2) Hill-Burton Act는 이후 1949년, 1954년, 1964년, 1970년에 개정되었다. 1964년 개정법에 의해 장기요양시설과 의료기기의 현대화와 대체가 보조금 지급대상에 포함되었으며, 1970년 개정법에 의해 빈곤지역과 농촌지역의 보건소(neighborhood health center)와 외래시설도 지원대상에 포함되었다(Rodwin, 1984).
3) CON과 관련된 입법은 1964년 New York에서 가장 먼저 제정되었다. 이 후 1968년 로드아일랜드, 메릴랜드, 1969년 코네티컷, 캘리포니아로 확대되었다.

되었다.

1970년대 이후 다양한 건강결정요인이 밝혀지면서 현대의학의 효율과 효과에 대한 비판이 더욱 증가하였고, 의료체계 내부의 효율성 증가만으로는 국민의 건강수준 향상이 어렵다는 사실이 알려지면서 집단의 건강수준 향상을 목적으로 한 국가 보건기획의 필요성이 강조되었다. 그 결과 건강증진 및 예방서비스에 초점을 맞추고 일차보건의료를 기반으로 보건체계를 재설정하자는 주장이 설득력을 얻게 되었고, 국가 보건기획의 목표로 효과, 효율, 형평성 등이 강조되게 되었다(Eagar 등, 2001).

단순한 의료서비스의 수급 균형이 아니라 집단의 건강수준 향상을 목적으로 하는 국가 보건기획의 최초 모형은 미국에서 시작되었다. 미국은 1980년 'Promoting Health/Preventing Disease : Objectives for the Nation'을 수립한 이후 1990년부터는 매 10년 단위로 'Healthy People 2000, 2010, 2020'이라는 국가보건계획을 수립해왔다. Healthy People은 건강수준을 향상시키고, 건강형평성을 달성하겠다는 국가의 보건 비전을 주요 이해관계자들과의 소통을 통해 효과적으로 달성하고자 하는 연방정부의 노력이다. Healthy People 계획의 목표 달성을 위해 미국 정부는 계획의 중간년도에 중간평가를 시행하여 부적합하거나 부적절한 목표나 기술을 수정하고, 성과를 모니터링하고 있다. 또 계획의 종료 시에는 결과평가를 실시하고, 다음 기획에 그 결과를 반영해 오고 있다.[4]

일본도 2000년 일반적으로 건강일본 21이라고 불리는 '21세기의 국민건강증진운동(21世紀における国民健康づくり運動)'이라는 국가보건계획을 수립하였다. 건강일본 21은 건강과 관련된 모든 관계기관과 단체가 국민 개개인의 건강생활을 지원함으로써 국민 개개인의 건강을 달성하고자 하는 일본의 국가보건계획으로(건강・체력づくり사업재단, 2000), 국민의 건강 향상을 위한 목표와 기본적인 방침을 포함하고 있다. 일본 정부는 2010년부터 실시된 최종평가결과를 반영하여 2013년도부터 제2차 건강일본 21 계획을 추진 중이다.[5]

4) 미국, 일본을 비롯한 다른 나라의 인구집단의 건강수준 향상을 목적으로 하는 국가 보건기획에 대해서는 배상수, 건강증진의 이론과 접근방법(2013)을 참조하기 바람.

5) http://www.kenkounippon21.gr.jp/kenkounippon21/about/index.html 참조.

3) 우리나라 보건기획의 역사

우리나라에서 국가 차원에서 의료시설을 적정배치하기 위해 수립된 최초의 기획은 생활권별로 병상수급을 적정화하기 위한 '전국보건의료망편성연구'이다(송건용 등, 1987). 1980년대 우리나라는 의료보장의 확대가 지속적으로 이루어져 전국민의료보험 시대를 눈앞에 두고 있었으나 의료시설, 특히 병원의 대도시 집중 현상으로 인해 의료취약지역이 상존하고 있었다. 정부는 전국민의료보험 시대를 대비하여 지역별로 의료수요와 공급의 균형을 꾀하기 위해 여러 정책을 수행하였는데, 이 중에 전국을 의료서비스의 지역성을 고려하여 8개 대진료권과 140개 중진료권으로 구분하고, 진료권별 수급 판단을 토대로 의료인, 의료기관, 의료시설에 대한 투자를 하기로 계획하였다.[6] 이 당시 설정된 진료권은 의료전달체계의 틀이 되기도 하였다.

우리나라에서 인구집단의 건강수준 향상을 목적으로 하는 보건기획이 체계화된 것은 1995년 보건소법이 지역보건법으로 바뀌면서 지방자치단체의 지역보건의료계획의 수립이 명시되면서 부터다. 지역보건법 3조에 의하면 시장·군수·구청장(자치구의 구청장에 한한다. 이하 같다)은 지역주민, 보건의료관련기관·단체 및 전문가의 의견을 들어 당해 시·군·구의 지역보건의료계획을 수립한 후 당해 시·군·구의회의 의결을 거쳐 특별시장·광역시장·도지사(이하 "시·도지사"라 한다)에게 제출하여야 하고, 관할 시·군·구의 지역보건의료계획을 제출받은 시·도지사는 관할 시장·군수·구청장, 지역주민, 보건의료관련기관·단체 및 전문가의 의견을 들어 시·도의 지역보건의료계획을 수립한 후 당해 시·도의회의 의결을 거쳐 보건복지부장관에게 제출하여야 한다고 규정하고 있다.

지역보건의료계획은 매 4년마다 작성하는데 2014년에 제6기 지역보건의료계획이 수립되었다. 지역보건의료계획의 내용은 동 법 제4조에 규정되어 있는데 ① 보건의료수요 측정, ② 보건의료에 관한 장단기 공급대책, ③ 인력·조직·재정 등 보건의료자원의 조달 및 관리, ④ 보건의료의 전달체계, ⑤ 지역보건의료에 관련된 통계의 수집 및 정리이다. 지역보건법 제4조의 내용만으로 보면 지역보건의료계획은 인구집단에 대한 건강수준 향상 기획인지 의료자원의 적정화를 위한 기획인지가 분명하지 않다. 하지만 제6기 지역보건의료계획 작성지침(보건복지부·한국건강증진재단, 2014)에 의하면 시·군·구의 지역보건의료계획은 주

---

6) 정부는 '전국보건의료망편성연구'의 결과를 이용하여 1985년 1월 '지역별 의료기관 개설허가 제한 등에 대한 규칙'을 제정하여 병상공급이 과다한 지역을 병상 신·증설 억제지역으로 고시하였다. 그러나 이 정책은 일부 지역의 의료수요를 제대로 반영하지 못하고 있다는 비판에 부딪혀 바로 취소되었다. 문옥륜, "지역보건 60년의 역사 개관"(2012)를 참조하기 바람.

민의 건강수준 향상을 위한 비전과 총괄 목표를 수립한 후 ① 지역주민 건강향상을 위한 지역보건서비스, ② 지역보건 전달체계 구축 및 활성화, ③ 지역 보건기관 자원 재정비와 같은 세 가지 영역의 세부계획을 작성하도록 하고 있다. 이는 지역보건의료계획의 실제적 성격은 주민의 건강수준 향상을 목적으로 건강에 영향을 미치는 요인을 찾고, 이를 해결하기 위한 전략을 지역보건서비스 영역에 정리하되, 계획된 서비스를 제공하기 위한 자원공급계획을 병기하는 것이라 판단할 수 있다. 따라서 우리나라에서 인구집단의 건강수준 향상을 목적으로 하는 최초의 보건기획은 지역보건의료계획이라 할 수 있다.

국민의 건강수준 향상을 목적으로 하는 대표적인 기획은 국민건강증진종합계획이다. 1995년 국민건강증진법의 제정과 국민건강증진기금 설치를 계기로 정부는 건강증진사업을 국민건강수준 향상과 보건의료발전의 정책수단으로 강조하기 시작하였다. 이러한 정책변화에 발

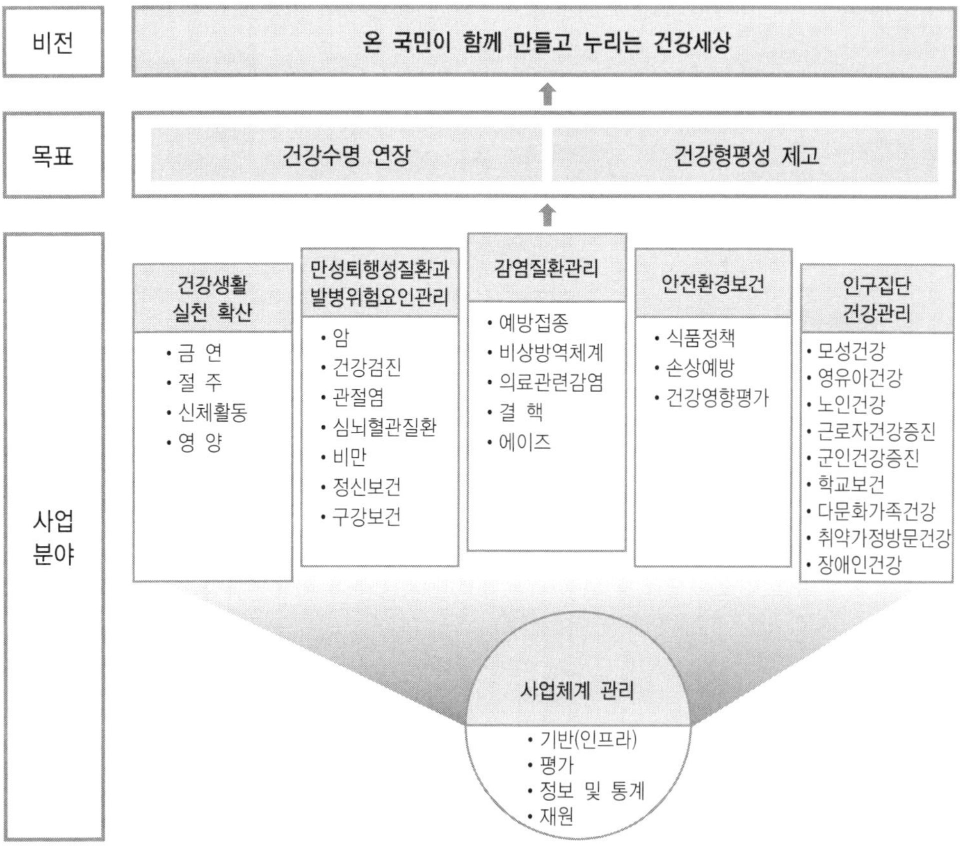

[그림 2-4] 국민건강증진종합계획 2020의 틀

자료: 보건복지부, 2011.

맞추어 정부는 2002년 '국민건강증진종합계획 2010'을 수립하였고, 계획 수립 2년이 경과한 2005년 국민건강증진종합계획 2010을 중간평가하여, '새국민건강증진종합계획 2010'을 수립하였다. 이후 2010년 정부는 '국민건강증진종합계획 2020'을 수립하여 추진 중이다(보건복지부, 2011).

제 3 장

지역사회 및 이해관계자의 참여

1. 보건기획과 참여의 역사
2. 보건기획에서 참여의 주체
3. 보건기획에서 참여의 필요성과 참여 범위
4. 이해관계자의 선정과 의견조사
5. 실습

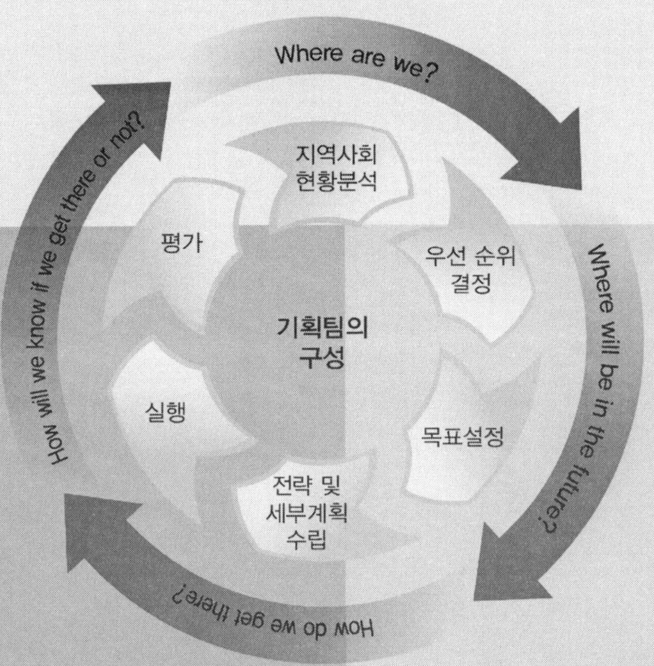

제3장

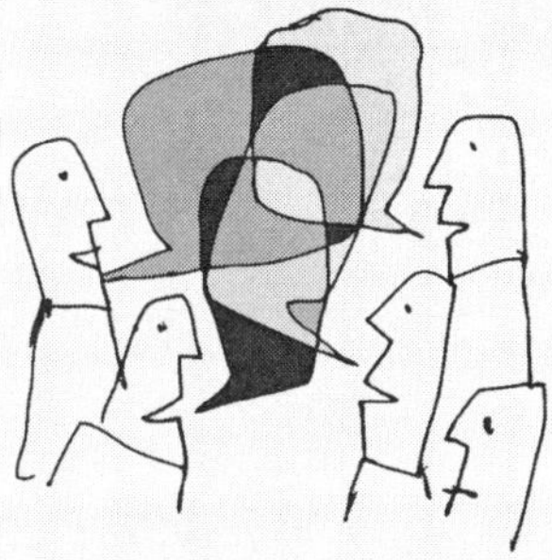

지역사회 및 이해관계자의 참여

학습목표

- 보건사업 기획 및 평가에 지역사회 또는 이해관계자를 참여시켜야 하는 이유를 이해한다.
- 기획과정에 참여하여야 할 주체를 정의하고 유형을 설명할 수 있다.
- 보건사업 기획 및 평가에 지역사회 또는 이해관계자 참여를 촉진 또는 저해하는 요인을 관리할 수 있다.
- 본인이 수행하고 있는 보건사업에 참여할 지역사회 또는 이해관계자를 선정하고, 실제 보건사업 기획 및 평가에 이들을 참여시킬 수 있다.

학습내용

- 보건사업의 기획, 평가와 참여 주체
- 지역사회와 이해관계자 참여의 필요성
- 참여 대상자의 선정 기준
- 보건사업 기획 및 평가에 있어서 지역사회 및 이해관계자 참여의 범위
- 지역사회 또는 이해관계자 참여에 영향을 미치는 요인

보건사업의 기획과정을 지켜보면 대부분 "그들만의 리그"라는 생각이 든다. 왜냐하면 기획에 참여하는 사람들이 아주 제한되어 있기 때문이다. 이렇게 제한된 사람들로 기획과정을 진행하는 것이 더 전문적이고 효율적인 방식일까?

보건사업에는 다양한 이해관계자들이 존재한다. 각각의 이해관계자들은 다양한 권한, 자원, 지식이나 정보, 관심분야를 가지고 있고, 기획의 결과에 따른 이익도 동일하지 않다. 기획과정에서 이해관계자를 무시하게 되면 현상 유지를 선호하거나 변화를 기피하는 이해관계자들에 의해 완성된 계획이 적극적인 저항이나 반대에 부딪힐 가능성이 높다. 그렇게 까지는 안가더라도 이해관계자들의 계획에 대한 무관심으로 인해 계획 추진의 동력을 상실할 가능성도 높다.

기획자들은 기획과정의 정치적 속성을 잘 이해하고 대처하여야 한다. 현명한 기획자라면 기획과정에서 충돌과 갈등이 불 보듯 뻔해도 모든 이해관계자들을 참여시키기 위해 노력하여야 한다. 따라서 기획이란 다양한 이익집단, 다양한 가치, 다양한 관심사 사이에서 이루어지는 절충과 협상의 정치적 과정이라 할 수 있다.

1. 보건기획과 참여의 역사

1) 공공 분야에서 지역사회 참여의 흐름

지역사회 참여(community involvement)는 형평성의 원칙과 밀접한 관계를 가지고 있으며 1970년대 초부터 1990년 초까지 공공정책의 중요한 패러다임이었다. 자조(self-help) 그룹, 소비자단체 등이 이 시기에 조직되었고, 자가 관리(self-management)와 참여적 민주주의 등의 개념이 개발되었다(Eager 등, 2001).

그러나 1990년대 중반이 되면서 효율성에 대한 관심이 형평성에 대한 관심보다 높아지기 시작했다. 보건 분야의 급격한 변화를 참여적 기획의 느린 진행 속도로는 따라 잡을 수 없다는 생각이 확산되었다(Eager 등, 2001). 이러한 맥락 속에서 소비자(시장) 분석과 개별 소비자를 위한 불만처리 기전 등이 지역사회 참여를 대체하였다.

1990년대의 공공 개혁은 정당화의 수단으로 공공의 지지를 강화할 필요가 있었다. 정부나 공공기관은 대상 지역사회에 정보를 제공하고 설득하는 수단으로 의사소통 기능을 중시하기 시작하였다. 이에 따라 지역사회 참여가 다시 강조되었는데, 이 시기의 지역사회 참여는 1970년대의 지역사회 참여가 대의 민주주의 측면과 민주적 통제를 강조한 것에 비해, 동의와 합법화를 더 강조한다는 특징이 있다(Eager 등, 2001). 이 시기의 참여는 권리라기보다는 시장실패, 특히 정보의 비대칭성에 의한 실패를 극복하기 위한 수단의 하나로 인식되는 경향이 강하였다. 소비자 주권의 강화, 공급자와 소비자, 공공과 민간, 정부와 지역사회의 동반 관계(partnership)에 대한 강조 역시 이러한 맥락에서 강조되기 시작하였다.

2) 보건 분야에서 지역사회 참여의 흐름

1990년대 이후 다른 공공 분야에서 지역사회 참여의 원칙이 부침을 거듭한데 비해 보건 분야에서는 지역사회 참여가 보다 안정적으로 추구되었다. 지역사회 참여의 원칙은 Alma Ata 선언(WHO, 1978), 오타와 헌장(WHO, 1986) 등에서 지속적으로 강조되었다. 이는 신 공중보건, 건강증진 등에서 지역사회 개발과 역량강화를 인구집단의 건강수준 향상을 위한 핵심 전략으로 강조하였기 때문이다.

① **Alma Ata 선언** : "국민의 건강을 증진하고 보호하는 것은 지속적인 사회경제적 발전에 긴요하며, 삶의 질 향상과 세계평화에 기여한다. 사람들은 그들의 건강과 관련된 서비스의 기획과 실행에 개인적 또는 집합적으로 참여할 권리와 의무를 지니고 있다." (WHO, 1978)

② **오타와 헌장** : "건강증진은 건강수준을 향상하기 위한 우선순위의 결정, 의사결정과 실행과 같은 구체적이고 효과적인 지역사회 활동을 통해 가능하다. 이러한 과정의 핵심에는 지역사회의 역량강화가 놓여 있다."(WHO, 1986)

3) 기획과 공중 참여

공중 참여(public participation)[1]란 기획의 결과에 따라 영향을 받을 수 있는 모든 개인, 집단, 이익집단, 조직 및 지역사회가 기획과정에 참여하는 것을 의미한다(Alexander, 1992). 전문가가 아닌 공중이 기획에 참여하는 것은 합리적 기획 모형에 대한 비판이 강화됨으로써 시작되었다.[2] 전문가들도 인간인 이상 합리성에 한계가 있을 수밖에 없고, 따라서 전문가 위주로 만들어진 기획 결과 역시 비합리적일 수 있다는 의구심이 높아졌다. 이에 따라 기획과정에 모든 이해관계자들을 참여시킴으로써 기획과정의 정당성을 인정받아야 한다는 공감대가

---

1) 지역사회 참여(community participation), 또는 시민 참여(citizen participation)라고도 불린다.
2) Lindblom과 Wildavsky는 인간의 합리성에는 제약이 있다는 것을 전제로 Muddling through model 이라고도 불리는 기존의 정책보다 약간 향상된 대안을 추구하고자 하는 점증 모형(Incremental Model)을 주장하였다. Lindblom CE, The science of "muddling through"(1959)를 참조.

형성되기 시작하였다(Alexander, 1992). 그 결과 기획과정에 대한 공중 참여가 강조되기 시작한 것이다. 1960년대 미국은 '지역사회 활동과 모델 도시' 프로그램에 가능한 최대한의 지역사회 참여를 보장함으로써 참여의 시대를 열었다(Strange, 1965).

하지만 기획과정에 대한 공중의 참여는 공중의 직접 참여 보다 이해집단의 대표를 통한 간접 참여의 형태를 취하는 경우가 많았다(Alexander, 1992). 지역사회 대표가 아닌 대규모의 공중 전체가 자신들의 일상생활에 대한 위기가 닥치지 않은 경우에도 직접적으로 시민생활에 대한 기획과정에 시간과 노력을 투자하면서 참여하기를 원하는 가에 대해서는 확보된 근거가 부족하다(Alexander, 1992).

최근에 지역사회 개발(community development)에 대한 관심이 높아지면서 간접 참여가 아닌 기획과정에 전체 지역사회의 참여를 중시하는 참여적 기획(Participatory planning)에 대한 관심도 높아졌다.

참여적 기획은 남미의 해방신학자인 Paulo Fraire와 미국의 심리학자인 Kurt Lewin의 영향을 받았다(Fred, 2001). Fraire의 가난하고, 억압받은 사람들이 비판적 성찰을 통해 자신의 실체를 인식할 수 있다는 믿음은 새로운 영감을 불러 일으켰다. Lewin의 집단 역학, 경험적 학습, 실행 연구(action research), 열린 체계 이론 등도 역시 참여적 기획의 틀을 형성하는데 공헌하였다. 세계은행이 옹호한 지역사회 주도 개발(community-driven development)은 참여적 기획의 좋은 예이다.

참여적 기획은 모든 참여자/집단의 관점을 조화시키고, 갈등을 예방하는 것을 목적으로 하며, 주변 집단(marginalized groups)에게도 기획과정에 동등하게 참여할 기회를 보장하고자 한다.

2. 보건기획에서 참여의 주체

참여적 기획과정을 진행하기 위해서는 누구를 참여시켜야 할 것인가가 가장 먼저 해결해야 할 과제이다. 누가 기획에 참여하는 가에 따라 기획을 위해 필요한 정보의 수집, 기획의 목적과 목표, 문제해결을 위한 전략의 선택, 평가지표 등이 달라지기 때문이다.

보건기획 과정의 참여자들은 가능한 지역사회를 대표할 수 있어야 한다. 하지만 기획과정에의 참여는 비용을 초래하므로 모든 개인이나 집단이 참여를 선호하는 것은 아니다. 따라서 기획과정에 참여하기를 원하거나, 쉽게 참여를 권유할 수 있는 개인이나 집단을 우선적으로 참여시키되, 지역사회의 다양한 집단의 이익이 대변될 수 있도록 참여자를 선정하여야 한다.

1) 지역사회(community)

지역사회에 대한 정의는 다양하다. 2001년 미국 공중보건 잡지(American Journal of Public Health)는 공중보건의 맥락 하에서 지역사회를 정의하기 위한 조사결과를 다음과 같이 발표하였다(MacQueen 등, 2001).

- **지역사회의 정의** : 다양한 특성을 가진 인구들의 집단으로 사회적 연대를 지니고, 공통적인 인식을 공유하며, 동일한 지리적 단위나 삶의 터 내에서 공동 활동에 종사한다(A group of people with diverse characteristics who are linked by social ties, share common perspectives, and engage in joint action in geographical locations or settings).
- **지역사회의 핵심 요소** : 위치(locus), 공유(sharing), 활동(action), 연대(ties), 다양성(diversity).

지역사회에 대한 다양한 정의를 관통하고 있는 공통 요소는 구성원들은 정체성(sense of identity)을 인식하고, 사회적 연대를 느끼게 하는 사회적 교류를 하고 있다는 것이다. 따라서 지역사회란 용어는 실제 지역사회가 동질적이지 않음에도 불구하고, 동질적이라는 인상을 강하게 각인한다. 그 결과 지역사회 내에 존재하는 다양성과 격차를 무시하는 오류를 범하게 한다.

만일 지역사회가 비동질적이라면 지역사회 전체가 공동의 목적을 위해 자발적으로 같이 노력할 것이라는 전제는 받아들여지기 어렵다. 지역사회 내에 존재하는 개인이나 집단들은 각자의 이익을 추구하기 위해 분파적으로 행동할 경향이 높다. 따라서 단순히 전체 지역사회를 보건기획의 참여 주체라고 간주하는 것은 지역사회에 대한 이해부족에서 초래된 잘못된 생각이라 할 수 있다.

쉼터 **보건사업에 주민참여의 어려움**

실질적인 주민참여를 이루는 것이 얼마나 어려운 가에 대한 일화를 소개하고자 한다. "지역만들기형 보건활동의 조언"이라는 책자를 저술하여 일본에서 주민참여형 지역보건사업기획의 새로운 바람을 연 岩永俊博선생의 경험담이다. 岩永俊博선생은 일본 아소산 근처에서 보건소장을 역임한 바가 있다. 당시에 지역보건계획을 작성하기 위한 "지역보건의료계획추진협의회"에 지역 주민의 밑바닥 의견이 여과없이 반영되기를 희망하였던 岩永俊博선생은 거리의 노숙자나 구멍가게 주인 등을 협의회 위원으로 위촉하였다. 첫 회의에서 지역의 유지나 의료관련 단체대표들과 마주한 이들은 아무런 말도 할 수 없었고, 지역 유지나 의료관련 단체대표들은 자신들의 위상이 손상당하였다고 불쾌해하였다. 이들이 마주 앉아 지역의 건강문제를 토론하기까지는 3년이란 시간이 필요했다 한다.

2) 공동관심 집단(community of interest)

지역사회 대신 공동관심 집단(community of interest)이 보건기획의 참여 주체라는 견해가 있다(Eager 등, 2001). 공동관심 집단은 공동의 관심이나 열정을 공유하는 집단으로 지리적 단위의 지역사회와는 다르다. 공동관심 집단의 구성원은 정보를 교환하고, 개인적 문제에 대한 해답을 얻고, 특정 주제에 대한 이해를 높이며, 열정을 공유하기 위해 집단에 참여한다(Henri and Pudelko, 2003). 공동의 관심을 가지고 모인 집단이므로 이들의 관심분야에 대한 참여는 강력하고, 즐거우며, 끈끈하다. 이는 총체적 지역사회가 자신들의 건강에 위기가 닥치지 않으면 보건기획에 시간과 노력을 투자하면서 참여하기를 원하지 않는 것과 대조된다. 지리적 단위로서의 지역사회와 달리 공동관심 집단은 공동 유대에 의해 정의되기 때문이다.

3) 이해관계자(stakeholder)

이해관계자(stakeholder)는 조직의 활동이나 의사결정에 영향을 미치거나, 미치려고 시도하는, 그리고 이러한 활동이나 의사결정에 의해 영향을 받는 개인, 집단, 조직을 말한다(Gilbert 등, 1988). 보건사업의 이해관계자는 보건사업의 제공자, 대상자, 사업 결과에 흥미를 느끼고, 사업 결과에 대해 이해관계를 지니고 있는 사람 또는 조직을 말한다. 환자, 서비스 이용자, 지역사회나 지역사회 조직, 제공자, 정부, 정치인, 보험자, 다른 부분의 관계자 등이 이해관계자가 될 수 있다.

1990년대 이후, 참여가 공공서비스에 대한 동의와 합법화를 위해서 요구된다는 사고는 기획과정에도 공중의 참여를 요구하게 되었다. 하지만 기획과정에 대한 공중의 참여는 이해관계자의 참여 형태를 취하는 경우가 많았다. 이해관계자들은 공동관심 집단 보다는 덜 열정적이지만 기획에 의해 자신들의 이해가 영향을 받으므로 추상적인 지역사회 주민 전체 보다는 기획에 관심이 높았기 때문이다.

쉼터 **보건사업의 잠재적 이해관계자**

- 프로그램 관리자와 직원
- 시·군·구와 시·도의 보건기관
- 지방 및 중앙정부
- 지방/국가 의회 및 의원
- 재원 조달 기관
- 지역적·전국적 옹호 협력자
- 광역 및 기초 자치단체의 교육기관, 학교, 다른 교육 단체
- 개인 기업과 기업 연합
- 보건의료인과 단체
- 종교단체
- 지역사회 조직
- 개인
- 프로그램 비평가
- 불평등하게 문제의 영향을 받은 인구집단 대표자
- 사법기관

자료: Centers for Disease Control and Prevention, 2006.

3. 보건기획에서 참여의 필요성과 참여 범위

1) 참여의 필요성

왜 넓게는 주민, 좁게는 이해관계자들을 보건사업 기획과정에 참여시켜야 하는가? 간단하게 말하면 주민이나 이해관계자의 관점이 보건사업 기획 및 평가의 모든 단계에 영향을 미치기 때문이다. 아래는 실제 주민이나 이해관계자의 생각이나 관점이 보건사업 기획과 평가과

정에 어떻게 영향을 미치고, 도움을 줄 수 있는 가를 예시한 것이다.

① **사업의 우선순위 설정** : 주민의 실제 욕구에 부합되고, 우선순위가 높은 사업을 선정할 수 있게 해 준다.

② **자료수집** : 주민이나 이해관계자들은 효과적이고 적절한 자료수집 방법에 대한 통찰력을 제공한다.

③ **논리적 모형 작성** : 프로그램 구성요소, 특히 활동과 결과를 분명하게 이해할 수 있도록 보장한다.

④ **사업의 전략 개발** : 지역자원 활용을 가능하게 해주며, 이용자의 편의성이 높은 사업을 개발할 수 있게 해 준다.

⑤ **사업의 실행** : 지역사회 참여와 역량 강화가 현실화될 수 있도록 해 준다.

⑥ **사업의 평가** : 평가의 초점을 확인하고, 중요한 핵심 질문이 누락되지 않도록 보장해 준다.

⑦ **사업결과의 정당화와 활용** : 이해관계자들의 참여는 평가결과를 정당화하는데 도움을 주고, 평가결과의 사용을 보장한다. 기획 및 평가과정에 포함된 이해관계자들은 사업결과를 지지하고, 결과에 따라 행동할 가능성이 높다.

2) 참여의 정도와 범위

흔히 주민이나 이해관계자들을 보건사업 기획과정에 전혀 참여시키지 않거나 혹시 참여시킨다 해도 현황분석이나 우선순위 결정과정에 맛배기 정도로만 참여시키는 경우가 많다. 그러나 주민이나 이해관계자의 참여 필요성에서 기술하였듯이 이는 잘못된 방법이다.

지역사회나 이해관계자의 참여의 정도는 지역사회 통제, 공동기획 조직구성, 적극적인 협의와 조언, 협의와 의견제시, 정보의 수집과 피드백 등으로 구분할 수 있다(Eager 등, 2001). [표 3-1]

(1) 정보의 수집과 결과에 대한 피드백

기획가가 지역사회의 의견, 건강수준, 필요 등을 알기 위해 설문조사, 인터뷰, 전화조사, 불평이나 불만족에 대한 조사 등을 시행한다. 이러한 조사를 통해 보건 필요를 기술하고, 이슈를 부각시키거나, 지역사회가 중시하는 가치를 찾거나, 정책이나 계획, 서비스의 변화를 정당화시킨다. 지역사회는 조사의 결과나 조사를 통해 내려진 결론에 대해 피드백을 받는다.

우리나라에서는 지역사회 건강조사를 통해 지역(시・군・구)의 건강수준을 파악하고, 그 결과를 이용하여 지역사회의 주요 건강문제를 선정한 다음 조사에 참여한 지역사회의 의견을 구하는데 이는 정보의 수집과 결과에 대한 피드백 방식으로 지역사회를 참여시키는 예이다.

(2) 협의와 의견제시

협의는 주로 지역사회의 의견을 듣기 위해 계획의 초안을 제시하는 방식으로 이루어진다. 지역사회가 선택할 수 있는 의견의 목록이 작성되어 제시되는 경우가 많다. 협의의 목적은 지역사회에 정보를 제공함으로서 계획을 정당화하고, 지역사회의 수용도를 높이거나, 계획을 지역사회로부터 검증받기 위해서이다. 지역사회에 제시되는 계획은 보건당국자가 작성하며, 매스미디어, 대중집회, 압력집단, 공급자 포럼, 지역사회 조직과 같은 적절한 채널을 통해 지역사회에 공개된다. 보건기획가는 전문가로서 역할을 수행한다.

미국이 Healthy People 2010을 작성하면서 홈페이지에 계획을 올리고 11,000건에 달하는 의견을 수렴하였는데 이는 협의와 의견제시 방식을 통해 지역사회를 참여시킨 예라 할 수 있다.

(3) 적극적 협의와 상담

적극적 협의와 상담은 전략이나 프로그램의 시작부터 최종 평가에 이르기까지 지역사회가 광범위하게 참여하는 형태이다. 지역사회 참여는 건강조사, 포커스 그룹, 인쇄매체나 전자매체를 통한 발표, 회합, 자가 그룹이나 옹호 집단, 공급자 포럼이나 대중집회 등의 다양한 방식으로 이루어진다. 보건기획가의 역할은 기획의 촉진자(facilitator) 역할을 하는 것인데, 구체적으로는 정보와 자원을 제공하고, 협의가 공개적이고 공평하게 이루어지도록 보장하고, 필요한 회합이나 협의를 조직하는 것 등이다.

지역사회는 적극적 협의와 상담을 위해 기획과정의 진실성, 공개성, 적합성을 관리할 지역사회를 대표하는 자문그룹이나 포럼을 조직하게 된다. 자문그룹이나 포럼의 역할은 보건필요에 대해 의견을 교환하고, 전문적 자료나 전문가 의견을 해석하고, 구두 또는 기술된 의견을 받고 분석하며, 포괄적인 지역사회나 공급자 회합이나 포럼을 조직하고, 협상을 위한 모임을 만들고, 계획에 포함된 자원의 요구량을 평가하고, 우선순위 결정, 전략수립 등과 같은 의사결정을 조언하며, 실행단계를 모니터링하고 평가하는 것이다.

(4) 공동기획 조직

지역사회를 대표하는 조직과 보건당국이 공동으로 기획을 위한 조직을 운영하는 경우이다. 지역사회를 대표하는 조직을 구성할 수 있어야 하며, 선거에 의한 행정당국의 교체와 같은 정치적, 사회적 환경 변화에도 공동기획 조직이 안정적으로 운영될 수 있어야 바람직하다.

(5) 지역사회 통제

지역사회가 스스로 해결하여야 할 문제를 선정하고, 해결책도 제시하는 경우이다. 지역사회 통제는 지역사회 개발(community development) 모형과 밀접한 관련이 있다. 지역사회 개발 모형은 주민들이 그들의 필요를 인식하고, 자원을 획득하도록 도와준다. 그리고 주민들의 역량을 강화하여 그들의 건강과 삶을 스스로 통제할 수 있도록 해 준다. 지역사회 개발 모형의 핵심은 의사결정 과정에서 주민의 참여이다.

지역사회 통제 수준의 참여는 지역사회 역량이 강화되지 않는 한 이루어지기 어려울 수 있다. 그렇다고 해서 지역사회나 이해관계자의 참여 수준이 정보의 수집과 피드백, 협의와 의

[표 3-1] 보건기획에서 지역사회 참여의 정도

참여의 정도	보건당국의 역할	지역사회의 역할	보건기획의 예
지역사회 통제	자신의 건강을 스스로 결정하도록 지역사회를 유도	자신의 건강에 대해 통제력을 행사	직장에서 흡연을 중단시키기 위한 지역사회의 활동
공동기획 조직	기획과정에 지역사회를 동반자로 참여시킴	계획과 정책의 작성과 승인을 적극적으로 지원함	의제의 옹호와 보건계획의 승인을 책임지고 있는 지역사회보건위원회
적극적 협의와 상담	기획과정에 지역사회를 참여시킴	어느 정도의 영향력을 가지고 계획의 초안을 개발하고 의견을 제시	기획과정 전체에 해당 지역사회가 긴밀하게 참여하여 작성된 장애관리 계획
협의와 의견제시	지역사회의 의견을 듣기 위해 보건계획이나 일련의 대안을 지역사회에 제시	정보를 보거나 듣고, 질문이나 이슈를 제기	전문가 집단이 작성한 천식관리 계획을 의견을 듣기 위해 지역사회에 제시
정보수집과 결과에 대한 피드백	정보를 만들고 제공	정보를 받고 조언에 순응	지역사회에 건강자료의 제공
참여 없음	보건당국이 전적으로 통제. 소비자에 대한 정보제공과 참여유도 없음	정보를 못 받음	협의와 참여 없음

자료: Eager 등, 2001.

견제시 수준 정도에 그쳐서는 남에게 보여주기 위한 참여, 허울 좋은 참여라는 비판을 면하기 어려울 것이다.

참여의 정도에 대한 위의 설명을 통해 어느 정도 짐작이 가능하겠지만 지역사회와 이해관계자는 현황분석, 우선순위의 결정, 전략 및 활동의 선정, 사업평가 과정 등에 모두 적극적으로 참여하는 것이 바람직하다. 주민이나 이해관계자의 참여 범위를 구체화하면 다음과 같다.

① **프로그램의 논리적 모형 개발** : 활동, 결과, 상황, 우선순위 등의 기술

② **지역 건강문제의 확인 과정**

③ **우선순위와 전략의 개발**

④ **평가 설계** : 평가 질문과 방법의 선정, 성공의 "근거"가 무엇인가를 정의

⑤ **사업결과의 해석과 사업의 유지, 확대를 위한 의사결정**

4. 이해관계자의 선정과 의견조사

1) 이해관계자의 유형

구체적으로 보건사업의 이해관계자는 다음과 같은 사람 또는 조직을 일컫는다(Centers for Disease Control and Prevention, 2006). [그림 3-1]

① **사업을 기획, 실행, 평가하는 사람 또는 조직이나 이러한 활동을 수행하는데 없어서는 안 될 파트너** : 관리자, 직원, 협력자, 재원 조달 기관, 연합 구성원

② **사업을 이용하거나 사업에 의해 영향을 받는 사람 또는 조직** : 환자 또는 대상자, 옹호 그룹, 지역사회 구성원, 선출된 공무원

③ **사업에 관심이 있는 사람 또는 조직**(사업 결과의 의도된 사용자들) : 정책/행정당국자, 협력자, 재원 조달 기관, 연합 구성원, 옹호자/기관, 납세자, 또는 프로그램에 대한 의사결정을 하는 지위의 사람들

많은 사람들은 자신에게 동조적인 사람만을 기획 및 평가과정에 참여시키기를 원한다. 그러나 이는 매우 잘못된 생각이다. 사업에 비판적인 이해관계자들의 참여가 특히 필요하다. 비판적인 이해관계자는 공격받거나 신뢰성이 떨어질 수 있는 정보와 전략을 확인하는데 도움

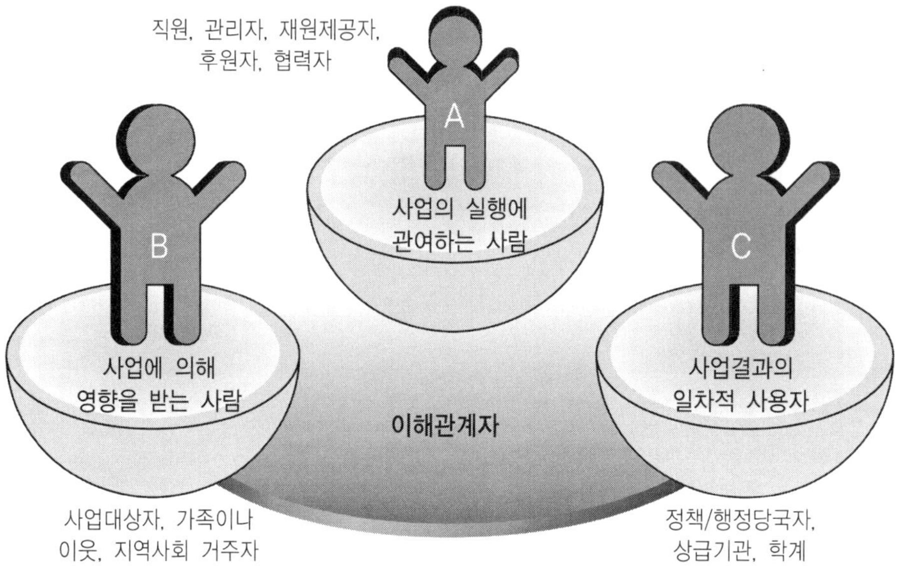

[그림 3-1] 보건사업의 이해관계자

을 주고, 비판자들의 논리를 이해하며, 비판자 중 옹호자로 변화할 가능성이 있는 사람을 검토하는데 도움을 주기 때문이다.

2) 참여의 범위에 따른 이해관계자의 분류

이해관계자들을 모두 기획과정에 참여시키면 좋겠지만 이 또한 이해관계자의 종류와 수를 고려할 때 쉬운 일은 아니다. 따라서 기획과정에 참여할 범위와 정도에 따라 이해관계자를 분류하고, 참여를 차등하는 것이 현실적이라 할 수 있다.

이해관계자들은 참여 정도에 따라 핵심집단, 참여집단, 지지집단, 주변집단 등으로 구분할 수 있다(THCU, 2001a). [그림 3-2]

① **주변집단**은 단순히 기획과정에 필요한 정보를 제공하는 이해관계자로 보건사업의 이용자나 보건사업이 시행되는 지역의 일반 주민이 이에 해당된다.

② **지지집단**이란 보건사업 기획 및 평가의 필요성을 지지하고, 완성된 사업계획의 실현을 위해 사회적 지지를 보내는 집단으로 이에는 여론지도층이 포함되어야 한다.

③ **참여집단**은 자조집단, 지역의 보건관계 전문단체나 건강관련 시민단체를 대표하는 인사들로서 기획 및 평가과정에 필요에 따라 참여시키거나 자문을 얻어야 한다.

④ **핵심집단**은 참여집단이나 지지집단의 인사 중 지역 보건문제에 관심이 매우 높거나 사업계획 및 평가의 신뢰성을 높이고, 사업의 실행 및 결과의 확산을 위해 필요한 인물로서 기획팀에 포함시켜 활동하여야 한다.

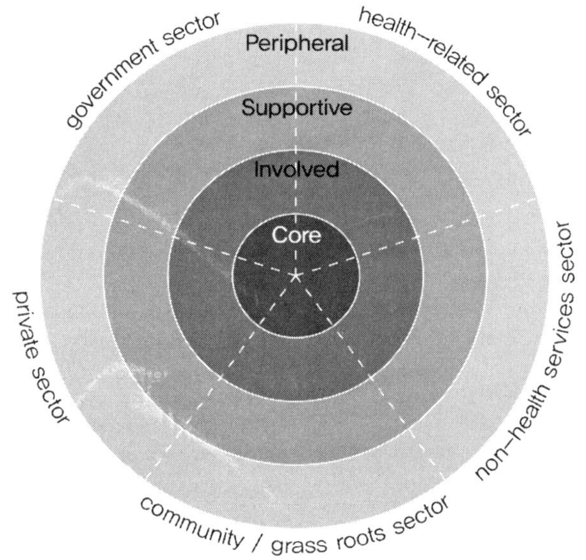

[그림 3-2] 참여정도에 따른 보건사업의 이해관계자 유형
자료: THCU, 2001a.

3) 핵심 이해관계자의 선정

그럼 어떤 사람이나 조직이 핵심집단, 즉 핵심 이해관계자에 포함되어야 할까? 핵심 이해관계자는 다음의 기준에 의거하여 선정할 수 있다(Centers for Disease Control and Prevention, 2006). [그림 3-3]

① **사업의 신뢰성**을 높여 줄 수 있는 사람, 기관은 누구인가?
② **사업의 실행**에 도움을 주는 사람, 기관은 누구인가?
③ 사업에 필요한, 또는 사업의 유지나 확대를 위해 필요한 **변화를 옹호**해 줄 사람, 기관은 누구인가?
④ 사업의 **예산, 합법화, 확대를 위한 권한**을 가진 사람, 기관은 누구인가?

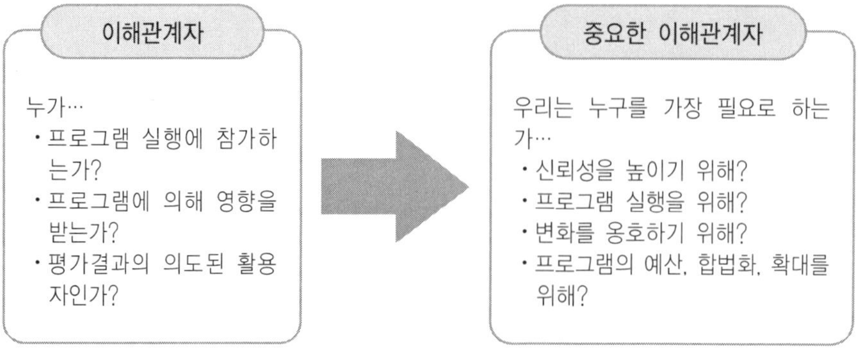

[그림 3-3] 핵심 이해관계자의 선정 기준

4) 이해관계자의 의견 확인

이해관계자들에 대해서는 다음과 같은 질문을 던져 그들의 의견을 확인하고, 기획 및 평가 과정에 반영하게 된다.

① 당신은 누구를 대변하고, 왜 이 사업에 관심을 갖는가?
② 이 사업에서 당신에게 중요한 것은 무엇인가?
③ 이 사업이 무엇을 달성하고자 한다고 생각하는가?
④ 이 시점에서 지역의 건강문제가 어느 정도 수준이기를 기대하는가?
⑤ 이 사업에 대해 어느 정도의 진행을 기대하는가?
⑥ 중요한 평가질문, 평가지표는 무엇이라 생각하는가?
⑦ 당신은 사업 결과를 어떻게 사용할 것인가?
⑧ 사업 실행 및 평가를 위해 자원(시간, 돈, 전문적 기술, 대상자에 대한 접근, 정책당국자에 대한 접근 등)을 제공할 수 있는가?

5. 실습

1) 다음의 세 개의 범주를 이용하여, 이해관계자를 확인하라.

① 사업 운영에 참여하는 사람

② 사업을 이용하거나 영향을 받는 사람
③ 사업결과의 의도된 사용자

2) 초기 이해관계자 리스트를 검토하여 신뢰성, 실행, 옹호, 자금 지원/권한 부여에 필요한 핵심 이해관계자를 선정하라.

3) 핵심 이해관계자 중 대표자를 선정하라.

4) 이해관계자 참여를 위한 계획을 세우고, 이해관계자 참여 영역을 확인하라.

[표 3-2] 핵심 이해관계자의 확인

이해관계자의 종류	신뢰도 향상	사업실행 보장	변화의 옹호	자금제공 권한부여
운영에 참가하는 사람				
사업의 영향을 받는 사람				
결과의 일차적 사용자				

제 4 장

현황분석

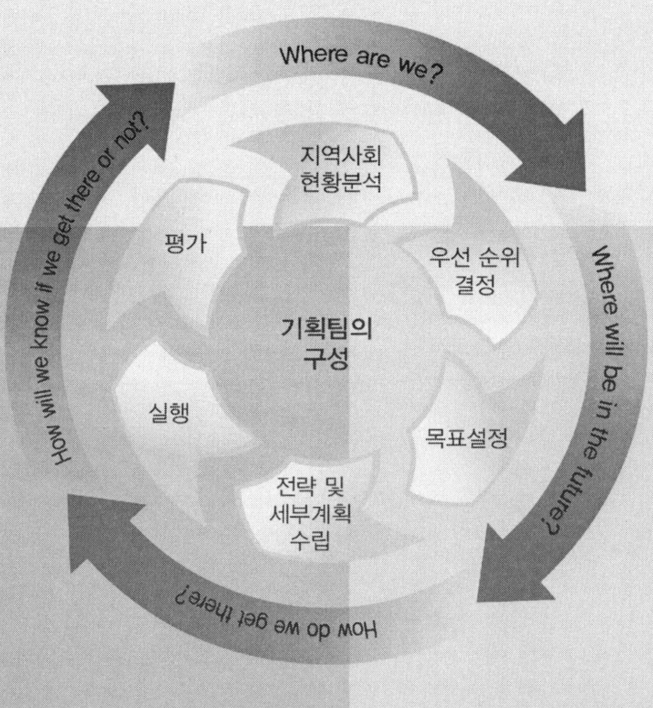

1. 현황분석의 목적
2. 현황분석의 내용
3. 지역의 건강수준 분석
4. 지역사회의 관심과 장점
5. 지역보건체계의 평가
6. 건강문제와 해결능력에 영향을 미치는 외부 환경의 변화
7. 현황분석을 위해 수집된 자료의 평가
8. 수집된 자료의 정리
9. 현황분석시의 유의사항

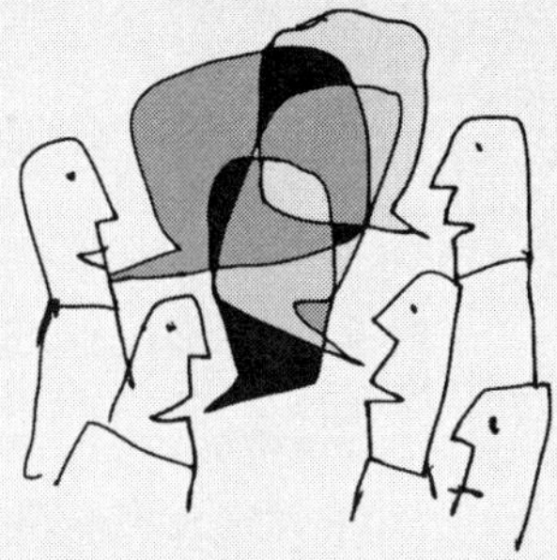

제4장

현황분석

학습목표

- 현황분석의 정의와 필요성을 이해한다.
- 현황분석에 포함되어야 할 내용을 이해한다.
- 현황분석에 필요한 자료의 종류를 알고,. 수집할 수 있다.
- 문제지향적 기획과 능력개발을 중시하는 기획의 차이를 이해한다.

학습내용

- 현황분석의 정의
- 현황분석의 목적
- 현황분석의 내용
- 현황분석에 필요한 자료와 수집방법

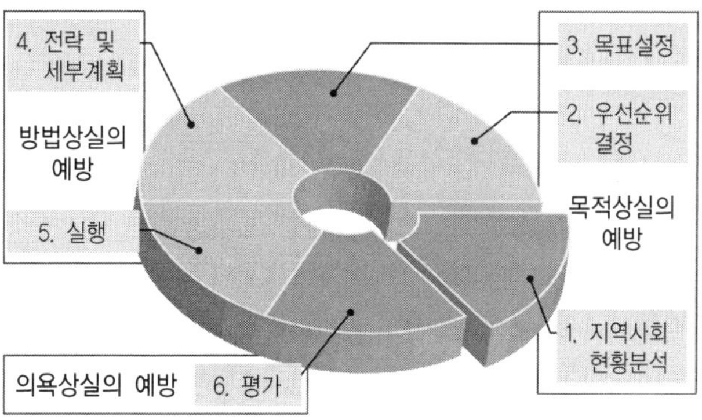

미국의 Institute of Medicine(IOM)은 1988년 발행한 '미래의 공중보건(Future of Public Health)'이라는 보고서에서 "효과적인 공중보건 활동은 건강문제의 원인과 분포에 대한 정확한 지식에 근거하여야 한다"고 주장하며 "모든 공중보건기관은 정기적이고 체계적으로 지역사회의 건강 수준, 보건서비스 필요, 건강문제에 대한 역학적 및 다른 연구에 관한 자료를 수집하고, 정리하고, 분석하여 필요한 정보를 사용할 수 있게 하여야 한다"고 지적하였다(Committee for the Study of the Future of Public Health, 1988).

보건사업 기획을 위해서는 대상집단이나 지역에 대한 정확한 정보가 필요하다. 보건사업 관계자들에게 기획과정 중 가장 어려운 점이 무엇이냐고 물어보면 많은 사람들이 기획에 필요한 자료의 부족이라고 대답한다. 실제로 많은 정보를 가지고 있는 기획가는 그렇지 못한 기획가보다 좋은 사업기획을 할 확률이 매우 높다. 아무리 뛰어난 목수도 좋은 도구와 자재 없이는 좋은 집을 지을 수 없듯이 기획자도 좋은 자료 없이는 좋은 기획을 할 수가 없다. 만약 자료가 없이도 기획을 할 수 있는 사람이 있다면 그는 기획가가 아니라 소설가일 것이다.

따라서 보건사업 기획가들이 자료에 목말라 하는 것은 당연하다. 하지만 자료의 수집에는 비용과 시간이 소요되므로 기획가가 희망하는 모든 자료를 수집할 수는 없다. 따라서 필요한 자료를 우선적으로 수집하여 기획을 하는 것이 중요하다.

이 장에서는 보건사업 기획에 필요한 기본 자료의 종류와 수집방법에 대하여 공부하고자 한다.

쉼터 용어의 비교

- **지역사회 진단(community diagnosis)** : 영국의 역학자이자 공중보건학자인 Jerry Morris가 특정 지역사회의 정리된 보건 및 사회 통계를 묘사하기 위해 사용하기 시작한 용어이다. 지역사회 진단은 "특정 지역사회를 기반으로 건강관련 통계 및 건강결정요인에 관한 정보를 수집하고, 건강결정요인과 건강과의 관계를 검증하는 등의 방법을 통해 지역사회의 건강상태를 평가하는 과정"이라 정의된다.

  - 지역사회 진단은 지역사회의 필요를 측정하기 위해 조사자의 지역사회의 상황에 대한 주관적 지식을 가미하여 보건 및 사회 통계를 정리하는 과정이다(North Carolina Department of Environment, Health, and Natural Resources, 1989).
  - 사망률이나 유병률을 이용하여 지역사회 전체의 건강문제를 발견하고 계량화하며, 위험인구집단이나 보건서비스를 필요로 하는 집단을 정의하기 위해 건강문제의 상호관계를 확인하는 과정을 뜻한다(Hale 등, 1996).

• **필요 조사(need assessment)** : 필요 조사란 프로그램의 기획이나 실행을 위해 우선순위를 결정하고, 목표를 세우며, 대안을 탐색할 수 있도록 대상집단의 문제와 필요를 확인하는 과정을 말한다(Modeste and Tamayose, 2004). 필요조사는 대상자의 사회적 관심을 이해하기 위한 사회적 진단, 건강수준을 평가하기 위한 역학적 진단, 건강 행태와 장애를 이해하기 위한 행태적 진단, 건강과 관련된 지식이나 기술을 검증하기 위한 교육적 진단, 그리고 목표를 달성하기 위해 필요한 자원의 가용성을 파악하기 위한 행정적 진단을 병행한다.

• **현황분석(situational assessment)** : 현황분석이란 ① 조직의 업무수행과 전략의 선택에 영향을 미칠 수 있는 내부, 외부의 동인(forces)을 확인하고, ② 조직의 현재 및 미래의 장점, 단점, 기회와 위기를 평가하기 위하여 과거와 현재의 경제적, 정치적, 사회적, 기술적 자료를 체계적으로 수집하고 평가하는 과정이다.[1] 즉, 현재의 상황과 바람직한 상황(목표)과의 차이를 구명하고, 목표달성을 위해 해결되어야 할 요인과 조직 또는 지역의 문제해결을 위한 능력과 한계를 분석하는 과정이라고 정의할 수 있다.

독자들은 필요 조사나 현황분석이라는 용어보다 지역사회 진단이라는 용어가 더 친숙할 것이다. "임상의학과 지역사회보건의 접근방법은 유사하다. 임상에서는 환자의 치료를 위해 먼저 진단을 내린다. 공중보건에 있어서도 진단은 똑 같이 중요하다(Vaughan and Murrow, 1989)"라는 말에서 알 수 있듯이 지역사회 진단은 지역사회보건의 접근방법을 일반인들에게 더 친숙한 임상의학의 과정을 통해 설명하고자 하는 생각 때문에 지금까지 널리 사용되어 왔다. 하지만 최근에 보건사업 기획에서는 지역사회 진단이라는 용어보다 필요 조사나 현황 분석이라는 용어가 더 흔히 쓰인다.

3가지 용어가 모두 비슷한 것 같지만 자세히 들여다보면 차이가 있다. 지역사회 진단은 역학적인 관점에서의 건강문제를 전문가의 관점에서 평가하는 접근방법인데 비해, 필요 조사는 역학적, 행태적, 사회적, 교육적, 행정적 진단을 통해 다양한 건강결정요인을 전문가와 주민의 입장에서 파악하는데 역점을 두고 있다. 반면에 현황분석은 지역의 건강문제 뿐만 아니라 지역의 장점, 자산, 문제해결 능력을 동시에 중시하고 있다.

1. 현황분석의 목적

첫 번째는 기획을 통해 **해결하여야 할 문제를 찾아내기 위해서**이다. 좋은 기획과 나쁜 기획의 차이는 무엇일까? 기획이란 현재의 문제점을 개선하여 바람직한 상황으로 가기 위한 최선의 방법을 찾는 과정이다. 따라서 핵심과제(문제)를 제대로 찾아내었는가? 가장 적합한 해결책을 찾아내었는가? 라는 질문에 모두 "예"라고 대답할 수 있으면 잘된 기획이고, "아니오"라

1) http://www.businessdictionary.com/definition/situation-analysis.html

는 답변이 하나라도 있으면 이는 잘못된 기획이다. 핵심과제(문제)를 찾아내기 위해서는 현황분석이 필요하다.

좋은 기획 핵심과제를 찾음 / 적합한 해결방안을 찾음	**나쁜 기획** 핵심과제를 못 찾음 / 적합한 해결방안을 찾음
나쁜 기획 핵심과제를 찾음 / 적합한 해결방안을 못 찾음	**나쁜 기획** 핵심과제를 못 찾음 / 적합한 해결방안을 못 찾음

[그림 4-1] 좋은 기획과 나쁜 기획의 구별

두 번째의 목적은 지역사회나 보건사업 조직이 **건강문제를 해결할 능력을 보유하고 있는가를 파악**하기 위함이다. 여러분이 여행 도중에 로빈슨 크루소처럼 무인도에 불시착하였다고 생각하여 보자. 여러분은 무인도에서 탈출하여 고향으로 귀향하고 싶을 것이다. 그래서 뗏목을 만들기로 하였다고 하자. 그러나 여러분이 뗏목을 만들 줄 모른다면, 불행하게도 여러분이 도착한 섬이 나무가 없어 뗏목을 만들 수 없다면 여러분의 생각은 실현될 수 없을 것이다. 뗏목을 만들어 무인도를 탈출하겠다는 계획이 황당한 것은 아니지만 여러분이 그 생각을 실현할 수 있는 능력이나 조건을 갖추고 있지 못하다면 여러분의 생각은 비논리적이라 할 수 있다. 보건사업을 기획함에 있어서도 마찬가지다. 지역이나 조직이 안고 있는 문제를 해결하기 위해서는 지역사회와 여러분이 속해 있는 조직이 이 문제를 해결할 수 있는 역량이 있어야만 한다. 따라서 현황분석에서는 단순히 문제의 존재 여부만 진단하는 것이 아니라, 지역사회와 조직의 문제해결 능력도 함께 분석하여야 한다. 이런 취지에서 이 책에서 "지역사회 진단"이나 "필요 조사"라는 용어대신에 "현황분석"이라는 용어를 사용하고 있다.

현황분석을 하는 세 번째 목적은 **변화하는 환경이 보건문제에 어떤 영향을 미치고, 이것이 조직에 기회로 작용할지, 위기로 작용할지를 예측**하기 위해서이다. 전략적 기획에서 "외부환경 분석(external environment analysis)"이라고 부르는 외부환경의 변화가 보건사업과 조직에 미치는 영향에 대한 분석은 지금까지 "지역사회 진단"이나 "필요 조사"에서는 등한시되어 왔다. 그러나 사회환경과 생활양식의 변화에 따라 새로운 건강문제가 끊임없이 나타나고 있으며, 또 생명과학, 정보공학, 환경과학, 행동과학 등의 발달에 의해 건강문제의 관리를 위한 새로운 지평이 열리고 있다. 뿐만 아니라 보건사업을 수행하는 기관이 과거에는 보건소와 같은 공공기관에 한정되어 있었으나 최근에는 민간에서도 보건서비스를 제공하는 경우가 증가하고 있다. 만일 보건사업 기획가가 이와 같은 외부환경의 변화를 무시하고 사업을 기획한다면 그야말로 하루 앞도 못 내다보고 사는 하루살이와 무엇이 다르겠는가? 따라서 외부환경 분석이야말로 현황분석의 중요한 목적의 하나라 하겠다.

쉼터 **외부환경의 변화가 질병발생에 미치는 영향 – 전염병의 예**

미국 의학연구소(Institute of Medicine, IOM)에서는 1992년 향후 전염성 질환에 의한 건강 위협이 더욱 증가될 것임을 경고하며 그 근거로서 다음 요인들을 제시하였다(IOM, 1992).

- (항공) 여행의 증가
- (식품) 교역의 증가 및 단체 급식·외식의 확대
- 인구의 과밀화 및 도시화
- 분쟁, 재해, 기근
- 관개사업 및 천연림 개발 등으로 동물 병원소 및 곤충의 서식환경 변화
- 마약, 동성애 등 인간 행태 변화
- 항생제 및 살충제의 남용에 따른 내성 균주 및 곤충의 출현
- 여가문화의 변화 등에 따른 인간과 병원체의 접촉 기회 증가
- 전염병 관리를 위한 방역체계의 이완

현황분석의 마지막 목적은 **보건사업의 평가를 위한 기초 자료를 확보**하기 위해서이다. 기획은 문제해결을 위한 실용적인 방법이다. 모든 기획은 목표를 달성할 수 있어야 가치가 있다. 목표달성을 어떻게 평가할 수 있을까? 현재의 상태가 정확히 측정되어 있지 않다면 사업의 결과를 평가하는 것은 불가능할 수밖에 없다. 현황분석을 통해 확보된 자료는 핵심문제를 찾는데 활용될 뿐만 아니라 사업의 평가를 위해서도 활용되게 된다.

정리 **현황분석의 목적**

- 건강문제와 해결방안의 우선순위를 결정하기 위하여
- 지역사회와 조직의 문제해결 능력을 평가하기 위하여
- 외부환경의 변화가 보건사업에 미칠 영향을 분석하기 위하여
- 보건사업의 평가를 위한 기초 자료를 확보하기 위하여

2. 현황분석의 내용

현황분석에 포함되어야 할 내용은 어떤 것들일까? 현황분석의 목적에 대하여 이해를 하였다면 어떤 내용이 현황분석에 포함되어야 하는지 예측이 가능할 것이다. 현황분석에 포함되어야 할 내용은 보건사업 지침마다 다르게 제시하고 있으나 미국의 NACCHO(National Association of County and City Health Officials)가 CDC와 함께 개발한 지역보건사업 기획지침인 MAPP(Mobilizing for Action through Planning and Partnerships)에서 제시한 내용이 가장 타당성이 있다 판단된다. 따라서 이 책에서는 MAPP을 중심으로 현황분석에 포함되어야 할 내용을 설명하고자 하는데, 아래의 4가지로 정리할 수 있다(NACCHO, 1994).

1) 지역의 건강수준 평가(community health status assessment)
2) 지역사회의 관심과 장점(community concern and strength assessment)
3) 지역보건체계의 평가(local public health system assessment)
   ① 지역 보건사업의 현황과 평가
   ② 보건기관의 건강문제 해결능력
4) 건강문제와 해결능력에 영향을 미치는 환경의 변화(forces of change assessment)

3. 지역의 건강수준 분석

1) 조사의 목적

지역의 건강수준에 관한 자료는 기획의 전 과정에 걸쳐 필요하다. 지역의 건강수준에 관한 자료를 분석함으로써 건강문제의 우선순위를 파악할 수 있으며, 목표설정 및 사업평가의 기초 자료로도 활용하게 된다.

2) 조사 내용

지역의 건강수준을 파악하기 위해서는 어떤 자료를 수집하여야 할까? 우리는 보건사업 기획을 위해 흔히 사망이나 상병자료, 건강행태자료를 수집한다. 그런데 왜 이런 자료를 수집하는 것일까? 과거에도 이런 자료를 수집한 것일까? 아마 1900년대 초반에 누군가가 보건사업을 기획하였다면 건강행태에 대한 자료는 수집하지 않았을지도 모른다. 왜냐하면 그 당시는 건강이 개인의 행태에 의해 결정된다고 생각하지 않았기 때문이다.

건강수준 평가를 위해 어떤 자료를 수집할 것인가는 기획가가 건강과 건강결정요인에 대해 어떤 생각을 가지고 있는가에 따라 영향을 받게 될 것이다. 기획가가 건강을 단순히 질병이 없는 상태라고 생각하는가? 또는 건강을 완전한 상태(wellbeing)라고 생각하는가? 이에 따라 기획가가 수집하고자 하는 자료의 종류가 상이해질 것이다. 최근에는 건강을 "정신적, 육체적, 정신적 안녕상태(세계보건기구헌장: WHO, 1948)"와 같은 적극적인 개념에서 더 나아가 "개인적, 사회적, 경제적으로 생산적인 활동을 가능하게 해 주는 자원(오타와 헌장: WHO, 1986)"이라고 정의하고 있다. 따라서 건강의 측정에 삶의 질이나 기능 상태를 포함시키게 된다.

또, 건강을 위한 필요조건(건강결정요인)이 무엇이라고 생각하는 가에 따라서도 수집하여야 할 자료가 상이해진다. 만일 기획가가 생의학적 접근[2)]을 선호한다면 질병의 진행과정과 의학적 개입에 의해 중재 가능한 생리적 요인들에 대해 관심을 가지게 될 것이다. 심장병의 경우 고지혈증, 고혈압, 혈압과 혈중 지질을 조절할 수 있는 약제의 보급 등에 관심을 가지게 될 것이다. 만일 기획가가 행태학적 접근이 타당하다 생각한다면 그는 개인의 행태와 행태가 어떻게 질병과 상해에 이르는지에 대해 관심을 가질 것이다. 심장병 관리를 위해 기획가는 흡연과 육체적 활동의 정도, 지방 섭취량, 직장에서의 스트레스 등에 관한 자료를 수집하고자 할 것이다. 마지막으로 기획가가 사회환경적 접근을 선호한다고 하자. 기획가는 불건강을 초래하는 사회심리적, 사회경제적, 물리적 환경에 대해 궁금해 할 것이다. 그는 건강의 결정요인으로 주거상태, 안전한 작업환경, 안전과 평화, 지역사회에 대한 소속감, 적절한 소득, 안전하고 적절한 식량, 깨끗한 공기와 식수, 토양 등을 중시하게 될 것이다.

건강문제 분석을 위해 수집될 자료의 종류를 이해할 수 있도록 최근에 가장 널리 인용되는 건강과 건강결정요인에 관한 개념적 틀을 아래에 제시하였다. 모두들 아래 그림을 보면서 자신의 지역사회에서 건강문제의 분석을 위해 어떤 종류의 자료를 수집하여야 할지 생각해 보자.

2) 보건사업에 대한 생의학적 접근, 행태학적 접근, 사회환경적 접근에 대한 구체적 내용은 제8장 전략의 개발을 참조하기 바란다.

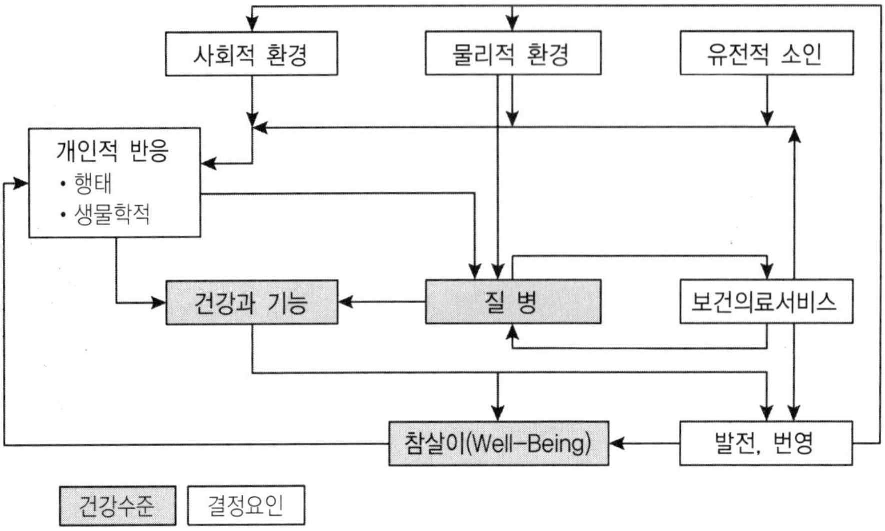

[그림 4-2] 건강수준의 결정 경로
자료: Evans 등, 1994.

일반적으로 건강문제 분석을 위해서는 지역의 인구・사회학적 특성, 건강수준과 질병부담, 건강에 영향을 미치는 요인(건강결정요인), 건강 불평등 등을 조사하게 된다.

(1) 인구・사회학적 특성

① 인구의 크기, 연령별・성별 인구, 노인 가구 및 노인인구비율, 부양비, 합계출산율 등과 연도별 인구지표의 변화

② 소득, 교육수준, 직업 등

(2) 건강수준과 질병부담

① **사망수준의 측정** : 사망률, 특수사망률, 주요 사인, 신생아사망률, 모성사망률 등

② **상병수준의 측정** : (주요 질환별) 유병률과 발생률(조율과 표준화율) 등

③ **신체기능상태(장애수준)의 측정** : 일상생활동작수행능력(ADL : Activities of daily living), 도구적 일상생활동작수행능력(IADL : Instrumental activities of daily living), 기능손실(장애)일수

④ **정신적 건강수준의 측정** : 스트레스 인지율, 우울증, 자살생각 및 자살시도율

⑤ **건강수준의 측정** : 기대수명과 건강수명, 보정생존연수(Adjusted life years : 예 – DALYs)

⑥ 삶의 질의 측정 : EQ 5D
⑦ 의료비
⑧ 지역의 특수 건강문제

사망지표는 상병지표나 기능관련 지표, 삶의 질 지표 보다는 정확하다는 장점이 있으나 질병이 위중하지 않은 경우에는 측정되지 않는 경우가 많다. 상병지표는 질병과 상해의 발생과 유병에 관한 정보로서 사망률이 낮은 질환의 크기를 평가하는 목적 이외에도 보건의료 자원의 필요 정도, 보건의료 이용의 적합성, 형평성 등을 판단하는 근거가 된다. 그러나 사망지표보다 타당성 및 대표성 있는 자료의 확보가 어려운 경우가 많다. 또, 사망지표와 상병지표 모두 집단이나 개인의 활동/기능 상태에 대해서는 충분한 정보를 제공해 주지 못하고, 건강의 적극적 측면을 반영하지 못한다는 단점이 있다.

건강수준을 측정하기 위한 지표로 과거에는 기대수명(life expectancy)이 널리 사용되었다. 기대수명은 특정 연령의 사람이 앞으로 생존할 것으로 기대되는 연수로 우리가 흔히 사용하는 평균수명은 출생 당시의 기대 수명이다. 국가나 지역사회의 건강수준 비교나 분석을 위해 단순히 평균수명을 사용하는 것은 착각을 일으킬 수도 있다. 평균수명이 낮은 국가나 지역사회는 노인인구가 거의 없어 노인보건사업이 필요가 없을 것이라는 생각이 이러한 착오의 한 예이다. 평균수명에는 어린 연령층의 사망이 큰 영향을 미치므로 영아사망률이 높은 나라는 평균수명이 낮다. 그러나 이런 나라에서도 어린 시절을 생존한 사람들은 대체로 장수하므로 평균수명이 낮은 나라는 노인은 거의 없을 것이라는 생각은 잘못된 것이다. 따라서 인구 구조나 동태를 분석하기 위해 연령별 인구 구성비와 같은 지표를 병행해서 사용하여야 한다.

기대수명의 연장에 따라 만성질환과 활동장애를 지닌 채 살아가는 사람들이 증가하고 있다. 따라서 기대수명이 아니라 건강한 기대수명을 증가시키는 것이 중요해지고 있다. 건강수명(healthy life years)은 특정연령의 사람이 일상생활의 장애(limitations in daily activities)가 없이 살 것으로 기대되는 생존연수(disability-free life expectancy)이다. 쉽게 설명하면 평균수명에서 질병이나 부상으로 활동하지 못한 기간을 뺀 기간으로, 단순히 "얼마나 오래 사는가?"가 아닌 "얼마나 건강하게 오래 사는가?"를 나타내는 지표이다.

쉼터 **우리나라의 건강수명**

한국보건사회연구원이 발표한 '우리나라의 건강수명 산출'보고서에 의하면 2011년 장애보정(disability – adjusted) 건강수명은 70.74세로, 2011년의 기대여명 81.20세와 비교하면 기대여명과 건강수명의 차이가 약 10.46년인 것으로 나타났다. 이는 우리나라 사람들이 태어나서 죽을 때까지 10년 이상 질병을 앓고 사는 것을 의미한다. 이 보고서는 건강보험심사평가원의 환자표본조사 자료를 활용, 123개 질병의 장애가중치를 반영해 건강수명을 산출하였다.

성별로는 남성의 건강수명이 68.79세, 여성은 72.48세로 3.69년의 차이가 있었다. 여성의 기대여명(84.45세)이 남성(77.65세)보다 6.8세 길기 때문에 여성이 남성보다 3년 이상 더 앓게 되는 셈이다.

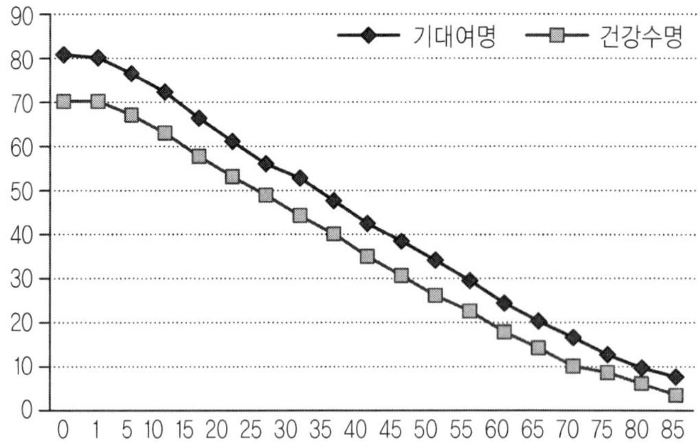

[그림 4-3] 우리나라의 기대수명과 건강수명, 2011.
자료: 고숙자. "우리나라의 건강수명 산출"(2014)

최근에는 사망과 상병 자료가 장애에 대한 정보를 제공해주지 못하는 문제점을 해결하기 위하여 보정생존연수(Adjusted life years)를 사용하는 경우가 늘어나고 있다. 보정생존연수는 단순한 생존연수(life expectancy)가 건강수준이나 장애 정도, 삶의 질 등을 고려하지 않고 있는 점을 보완하기 위해 개발된 지표이다. 삶의 질 보정생존연수(Quality-Adjusted Life Years : QALYs), 장애보정 생존연수(Disability adjusted life years : DALYs), 건강보정 생존연수(Health-Adjusted Life Years : HALYs)와 같은 것들이 있는데 DALY가 대표적이다. 우리나라도 장애보정 생존연수에 대한 연구결과들이 발표되고 있어 보건사업 기획에 이를 활용할 수 있게 되어가고 있다.

TIP 장애보정 생존연수

사망률을 산출할 때는 나이 80세인 노인이 사망하는 것과 20대 젊은 사람이 사망하는 것에 차이를 두지는 않는다. 그러나 노환으로 인한 사망과 젊은 사람의 사망은 보건학적으로나 사회경제적 관점에서 큰 차이가 있다. **잠재적 수명손실연수(Potential years of life lost : PYLL 또는 Years of potential life lost : YPLL)**라는 것은 사망률이 갖는 이러한 문제를 보완하기 위해 개발된 것으로 조기사망의 정도를 측정하는 것이다. 그 지역의 평균수명보다 일찍 사망한 사람을 조기사망자로 정의하는데 국제적인 비교를 높이기 위해서 대개 65세(최근에는 70세)를 조기사망여부의 기준으로 삼는다. 잠재적 수명손실연수는 대개 인구 10만명당 조기사망자들의 조기사망연수를 합하여 계산한다. **장애보정 생존연수(Disability adjusted life years, DALYs)**라는 것은 잠재적 수명손실연수가 반영하지 못하는 사망 전의 장애상태까지를 보정한 지표이다. 잠재적 수명손실연수와 장애보정 생존연수는 인구집단의 전반적 건강수준을 평가하는데 이용되기보다는 각 질환별 절대적, 상대적 질병부담을 측정하기 위한 것으로 그 활용목적과 범위가 점차 확대되고 있다.

장애보정 생존연수(Disability adjusted life years, DALYs)

- 질병부담(disease burden)을 측정하는 지표의 하나로 상병이나 장애, 조기사망에 의해 손실된 연수를 표시함 = 사망과 장애를 하나의 지표에 통합한 지표
- 1990년 하버드 대학에서 개발하였고, 2000년 WHO가 채택했음
- PYLL이 조기사망에 의한 수명손실 연수를 반영하는 것에 더하여 불건강 상태나 장애 때문에 손실된 손실을 포함함
- DALY = YLL + YLD
  - YLL(Years of Life Lost)
  - YLD(Years Lived with Disability)
- 1 DALY = 1 year of healthy life lost

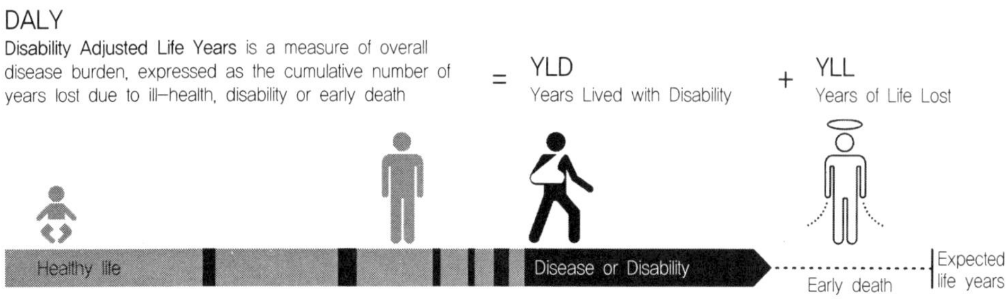

자료: http://en.wikipedia.org/wiki/DALY

- **사망과 잠재적 수명손실 연수**

[그림 4-4]는 관내 두 지역의 가상 사망양상이다. 두 지역의 인구는 각각 1,000명이고 2003년

일 년 동안 각각 5명씩이 사망하였다. 두 지역의 조사망률은 모두 0.5%로 같다. 연령보정 사망률을 산출하면 다소 차이가 있을 수 있으나 연령보정을 하지 않더라도 두 지역의 사망양상에는 큰 차이가 있음을 알 수 있다. 가 지역 사망자 5명은 모두 건강상태에 별 문제가 없을 것으로 기대되는 20–40세 연령층으로 사회적으로도 활발한 활동을 해야 할 사람들이다. 이에 반해 나 지역 사망자 5명의 경우 모두 60세 이상이며 그 중 4명은 조기사망의 기준이 되는 70세 이후에 사망한 사람들이다. 두 지역의 잠재적 수명손실연수를 계산하면 아래에서 보듯이 가 지역의 사망양상이 훨씬 불량함을 알 수 있다.

- 가 지역 : (사망자 A의 수명손실(70–30) + B의 수명손실(70–20) + C의 수명손실(70–40) + D의 수명손실(70–20) + E의 수명손실(0)) / 가 지역의 인구(1,000명) = (40+50+30+50+0)년/1,000명 = 170년/1,000명
- 나 지역 : (사망자 A의 수명손실(70–60) + B의 수명손실(0) + C의 수명손실(0) + D의 수명손실(0) + E의 수명손실(0)) / 나 지역의 인구(1,000명) = (10+0+0+0+0)년/1,000명 = 10년/1,000명

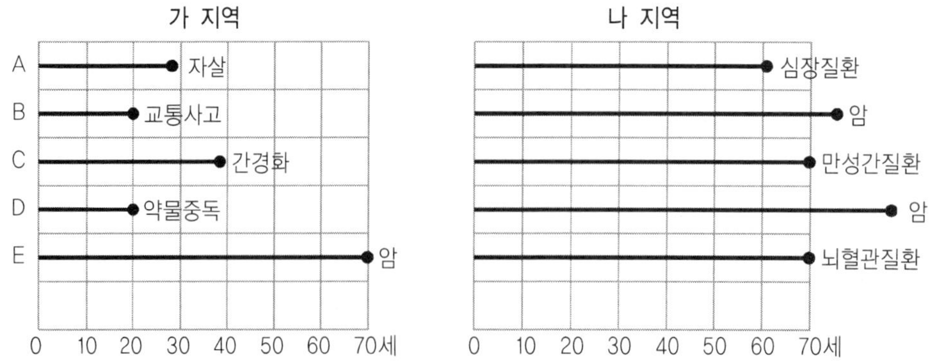

[그림 4–4] 사망률과 잠재적 수명손실 연수의 비교

• **잠재적 수명손실 연수와 장애보정 생존연수**

잠재적 수명손실 연수는 사망률의 한계라 할 수 있는 사망양상의 질을 평가한다는 점에서 가치를 인정받고 있으나 상병상태로 인한 장애는 반영하지 못한다는 근본적 제한점이 있다. 이에 대한 이해를 돕기 위해 [그림 4–5]에 제시한 가상자료를 보자. 인구가 천명인 두 지역에서 한 지역은 암으로 4명이 사망하였고 1명이 이환상태에 있으며, 다른 지역은 심혈관질환으로 4명이 사망하였고 1명이 이환상태에 있는데, 사망자의 연령이 동일하다고 하자. 이 경우 두 질환에 의한 잠재적 수명손실 연수는 같다. 그러나 심혈관 질환의 경우 암보다 대개 이른 연령에 발병하고 장시간 환자 및 가족의 고통을 수반한다는 점에서 암보다는 사회에 미치는 보건학적, 경제적 부담이 크다. 질병으로 인한 사망 전 장애기간과 생존자들의 이환상태까지를 포괄적으로 평가하고자 고안된 것이 장애보정 생존연수이다.

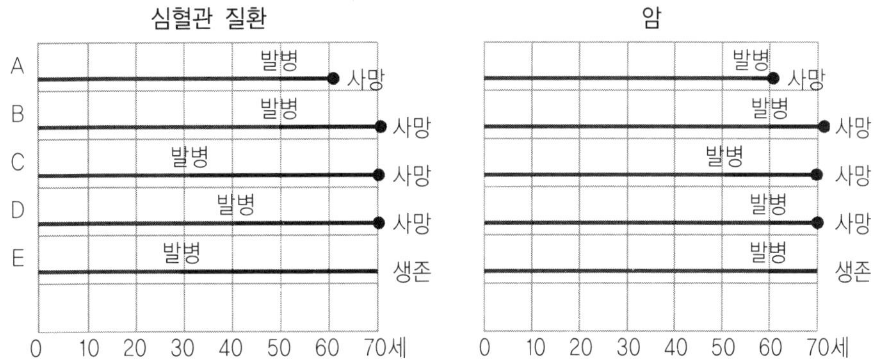

[그림 4-5] 잠재적 수명손실 연수 장애보정 생존연수의 비교

장애보정 생존연수 산출의 가장 큰 어려운 점은 개별 질환마다 장애정도의 차이가 큰데 이를 어떻게 계량화 하느냐이다. 이를 위해 WHO의 주도하에 우리나라를 포함한 각국 연구진들에 의해 각 질환의 장애가중치의 개발노력이 한창이다.

보다 적극적인 건강수준의 측정을 위해 삶의 질 지표도 최근 주목을 받고 있다. 삶의 질(QOL : Quality of Life)이란 개인 및 사회의 전반적인 well-being을 의미한다. 삶의 질을 측정하기 위한 다양한 주관적, 객관적 지표가 개발되었고, 현재도 개발 중이다. 보건 분야에서 삶의 질 측정을 위해 가장 널리 쓰이는 지표의 하나는 EQ-5D(EuroQol-5 dimension)이다.

EuroQol Group이 개발한 이 지표는 인구집단의 건강조사나 보건서비스의 임상적/경제적 평가를 위해 사용된다. 대면조사나 자기기입식 우편조사 등을 통해 측정이 가능하다.

TIP EQ-5D

우리나라 지역사회 건강조사에서도 EQ-5D를 사용하고 있다. 조사 항목은 아래와 같다.

1. 운동능력

① 나는 걷는데 지장이 없다.
② 나는 걷는데 다소 지장이 있다.
③ 나는 종일 누워 있어야 한다.

2. 자기관리
① 나는 목욕을 하거나 옷을 입는데 지장이 없다.
② 나는 혼자 목욕을 하거나 옷을 입는데 다소 지장이 있다.
③ 나는 혼자 목욕을 하거나 옷을 입을 수가 없다.

3. 일상 활동(예: 일, 공부, 가사일, 가족 또는 여가활동)
① 나는 일상 활동을 하는데 지장이 없다.
② 나는 일상 활동을 하는데 다소 지장이 있다.
③ 나는 일상 활동을 할 수가 없다.

4. 통증/불편
① 나는 통증이나 불편감이 없다.
② 나는 다소 통증이나 불편감이 있다.
③ 나는 매우 심한 통증이나 불편감이 있다.

5. 불안/우울
① 나는 불안하거나 우울하지 않다.
② 나는 다소 불안하거나 우울하다.
③ 나는 매우 심하게 불안하거나 우울하다.

(3) 건강결정요인

1970년대 이후 다양한 건강결정요인과 그들 사이의 상호관련성을 하나의 틀로 정리하기 위한 노력이 이루어져 왔다. 대표적인 모형이 Dahlgren과 Whitehead(1991)가 건강결정요인을 [그림 4-6]과 같이 5가지 군으로 분류한 것이다.

건강결정요인을 좀 더 세분해 보면 다음과 같다.

- **생물학적 결정요인** : 유전적 소인, 성, 연령 등
- **생활습관(건강행태)** : 흡연, 음주, 운동 및 신체활동, 비만 및 체중조절, 건강검진, 칫솔질이나 치석제거, 안전모나 안전벨트 착용 등 안전관련 행태
- **지역사회 네트워크** : 사회적 지지, 네트워크의 양과 질, 사회자본
- **생활 및 작업환경** : 주거 및 작업장 환경과 안전, 식품과 식수 공급, 대기의 질, 수질, 쓰레기 및 폐기물, 토양오염, 소음, 녹지 공간이나 공원 면적, 문화시설 및 체육시설, 보육시설과 노인시설 등 일차적인 생활시설

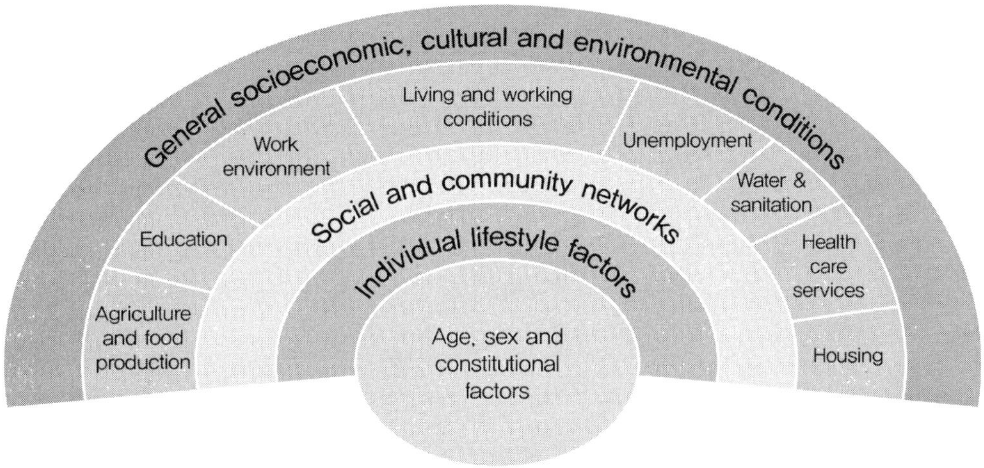

[그림 4-6] 건강결정요인

자료: Dahlgren and Whitehead(1991)

- **보건의료자원과 이용**[3] : 자원의 현황, 보건의료서비스에 대한 접근성, 이용률, 이용의 적절성, 만족도
- **사회적·경제적·문화적 환경** : 경제발전 정도, 경제활동참가율, 실업률, 사회적 통합과 배제
- **건강관련 정책**

생물학적 요인, 건강행태, 지역사회 네트워크, 생활 및 작업환경, 보건의료자원과 이용 의료서비스 등의 건강결정 요인은 모두 사회정책의 산물이므로 건강과 관련된 정책도 분석대상에 포함되어야 할 것이다. 보건사업관계자들은 개인의 건강행태를 주요 건강결정요인으로 간주하고, 이의 분석에 치중하는 경우가 많은데 개인의 건강행태는 사회적 산물이라는 점을 고려하면 이는 잘못된 접근이다. 최근에는 정책적, 사회경제적, 환경적 요인이 건강에 미치는 영향에 대한 관심이 높아지고 있음을 명심하여야 한다.

(4) 건강 격차/건강 형평성

- 사회경제학적 특성에 따른 건강수준 및 결정요인의 격차

3) Dahlgren과 Whitehead(1991)의 모형에서는 보건의료자원도 생활 및 주거환경에 속하나, 이 책에서는 별도로 분류하였다.

• 지리적 분포에 따른 건강수준 및 결정요인의 격차

건강형평성 확보는 지역 보건사업의 주요 목표의 하나이다. 국민건강증진종합계획 2020에서도 국가 총괄목표의 하나로 건강형평성을 제시하고 있다. "불필요하면서(unnecessary), 회피가능하고(avoidable), 공정하지 않은(unfair and unjust) 건강상의 차이가 없는 것(Whitehead, 1992)" 이라고 정의되는 건강형평성을 확보하기 위해서는 단순히 사회계층간, 또는 지역별 의료이용의 차이만을 분석하여서는 안 된다. 건강형평성의 궁극적 과제는 건강수준의 사회계층별 차이를 없애는 것이다. 그리고 이를 달성하기 위한 과정으로 건강결정요인의 차이나 정보나 서비스 접근성의 차이, 제공받은 서비스의 질적 수준 차이, 그리고 재원조달의 형평성 등이 모두 고려되어야 한다.

3) 현황분석에 사용되는 자료

지역사회 건강수준 평가를 위한 자료는 자료원(source)과 자료의 성격, 수집주기에 따라 다음과 같이 구분할 수 있다.

(1) 자료원에 따른 분류

① **1차 자료** : 현황분석을 위해 새로이 수집하는 자료이다.

② **2차 자료** : 기존의 조사나 연구자료. 관내 행정 자료를 이용하거나 전 국민을 대상으로 한 건강조사 자료, 다른 지역 자료, 문헌 등을 이용한다.

(2) 자료의 성격에 따른 분류

① **양적 조사자료** : 대표성을 갖는 많은 수의 표본을 대상으로 하며, 자료수집방법이 구조화되어 있다. 면접, 전화, 우편, On-Line 등을 활용하게 된다. 통계분석을 통해 결과를 일반화한다.

② **질적 조사자료** : 적은 수의 대표성 없는 표본을 대상으로 한다. 구조화되지 않은 자료수집 방법을 사용하며, focus group interview 등을 활용한다. 문제제기나 양적 연구의 결과를 심층 분석하기 위해 사용된다.

(3) 수집주기에 따른 분류

① **부정기적 조사**(ad hoc survey)

② **정기적 조사**(routine survey) : 이차자료가 되는 경우가 많다.

보건사업 기획 및 평가에 주로 활용되는 2차 자료의 종류와 그 특성을 소개하면 [표 4-1]과 같다.

[표 4-1] 보건사업 기획에 흔히 사용되는 2차 자료의 종류와 특성

<table>
<tr><th>내용</th><th>자료원</th><th>장점</th><th>단점</th></tr>
<tr><td rowspan="2">인구자료</td><td>인구센서스</td><td>• 각종 역학지표의 분모로 활용
• 향후 추계인구를 제시</td><td>• 기초자치단체별 향후 추계인구는 제시되어 있지 않음</td></tr>
<tr><td>인구동태자료</td><td>• 정확성과 완전성이 높음
• 출생, 사망관련 정보가 일상적으로 수집됨
• 기초자치단체별 분석이 가능</td><td>• 사망진단서 기재와 관련한 오류가 많음</td></tr>
<tr><td>사망자료</td><td>사망신고자료</td><td>• 정확성과 완전성이 높음
• 사망관련 정보가 일상적으로 수집됨
• 기초자치단체별 분석이 가능</td><td>• 사망진단서 기재와 관련한 오류가 많음
• 사망자료는 지역의 건강문제를 민감하게 반영하지 못함</td></tr>
<tr><td rowspan="2">상병자료</td><td>법정전염병 신고자료</td><td>• 전염병의 발생을 신속하게 인지</td><td>• 신고율이 매우 낮음</td></tr>
<tr><td>건강보험 수진자료</td><td>• 대표성이 높음
• 의료이용과 의료비 등에 관한 정보를 제공</td><td>• 정확성에 큰 결함이 있음
• 획득하기가 힘듦</td></tr>
<tr><td rowspan="2">상병자료</td><td>병원자료</td><td>• 진단이 정확함
• 의료이용과 질에 관한 정보를 제공</td><td>• 대표성이 낮음</td></tr>
<tr><td>질병등록자료</td><td>• 암 등의 발생률 산출이 가능</td><td>• 일부 지역의 경우 자료를 구할 수 없음</td></tr>
<tr><td rowspan="2">건강행태</td><td>국민건강 영양조사</td><td>• 정확도가 높음
• 건강행태, 장애 등에 관한 정보를 제공
• 영양에 관한 구체적인 정보를 제공</td><td>• 시군구별 조사대상자 수가 적어 대표성에 문제가 있음</td></tr>
<tr><td>지역사회 건강조사</td><td>• 정확성, 대표성이 높음
• 시·군·구별 900명 이상의 주민을 대상으로 조사 진행
• 건강행태, 장애 등에 대한 정보를 제공</td><td>혈압, 혈당, 비만, 이환 등의 정보는 응답자의 기억에 의존함.</td></tr>
</table>

신속하고 효율적인 건강문제의 도출을 위해서는 2차 자료의 활용이 유리하나 지역 대표성이 낮다는 문제가 있다. 지역에서 기획을 위해 새로이 조사를 하는 경우에는 모집단이 작아서 발생률이나 유병률이 낮은 건강문제를 측정하는데 근원적 한계가 있다. 또, 기존자료를 활용하게 되면 대규모의 자료여서 바이어스가 적고, 다양한 목적으로 활용할 수 있다는 장점이 있으나 사업관계자들이 관심을 두고 있는 항목이 포함되어져 있지 않을 수도 있고, 규모가 커서 분석이 어려우며, 평가자의 마음대로 가공하기 어렵다는 단점도 있다.

정리 1차 자료와 2차 자료의 장·단점 비교

	획득 용이성	타당성	대표성	예
1차 자료	어려움		높음	보건소 주민조사
2차 자료	용이함	높음		국민건강영양조사

2차 자료의 장·단점

장점	단점
대규모의 조사 자료인 경우가 많음	관심 항목의 누락
즉시 활용이 가능	과정 보다는 결과에 대한 정보가 많음
다목적적으로 활용할 수 있어 효율적	자료 가공을 위한 유연성이 낮음
이미 기록되어져 있는 자료로 조사에 의한 바이어스가 적음	자료 접근이 어려운 경우가 있음
지역 전체에 대한 자료	규모가 커서 분석이 어려움

4) 지역사회 건강지표(Community Health Profile)

지역의 건강수준 평가를 위하여 필요한 자료는 기획의 성격에 따라 상이할 수밖에 없다. 그렇다고 해서 보건사업을 기획할 때 마다 별도로 자료를 수집하는 것은 낭비다. 지역사회의 건강수준 분석에 흔히 사용되는 지표의 집합을 **지역사회 건강지표(Community Health Profile)**라고 하는데, 지역사회의 건강문제 분석에 꼭 필요한 핵심자료를 집대성한 것이라고 할 수 있겠다. 지역사회 건강지표를 결정한 후, 주기적으로 자료를 갱신하면, 사업기획을 할 때마다 모든 자료를 새로이 수집해야 하는 비효율성을 줄일 수 있다.

지역사회 건강지표의 예 중 하나는 미국 의학연구원(Institute of Medicine) 산하 "지역사회 건강 향상을 위한 성과 모니터링의 활용에 관한 위원회(Committee on Using Performance Monitoring to Improve Community)"가 1997년 제안한 지역사회 건강지표인데 총 6개 영역, 25개 지표로 구성되어 있으며 구체적인 내용은 다음과 같다(Durch 등, 1997).

[표 4-2] 미국 의학연구원이 제안한 지역사회 건강지표

• 인구 · 사회학적 특성
  1. 연령 및 인종/민족별 인구 분포
  2. 지역사회 서비스와 자원에 대한 접근이 문제가 될 수 있는 이민자, 홈리스 혹은 영어 비사용자 등 같은 집단의 사람 수와 비중
  3. 고졸 중퇴 이하의 학력을 소지한 25세 이상 사람 수와 비중
  4. 3년 전에 9학년으로 진급한 학생 수에 대한 고등학교 졸업생의 비
  5. 가구 소득의 중간 값
  6. 빈곤선 이하 가정에 사는 15세 미만 어린이의 비중
  7. 실업률
  8. 편부모 가정의 수와 비중
  9. 의료보험 미적용자의 수와 비중

• 건강 수준
  10. 인종/민족별 영아사망률
  11. 교통사고, 직업 관련성 손상, 자살, 타살, 폐암, 유방암, 심혈관계 질환 및 모든 원인으로 인한 연령, 인종, 성별 사망 수 혹은 연령보정 사망률
  12. AIDS, 홍역, 결핵 및 1 · 2차 매독의 연령, 인종, 성별 신고 발생 수
  13. 전체 출생아에 대한 청소년(10-17세)에서 출생아의 비중
  14. 학대 및 태만이 확인된 어린이 수 및 율

• 건강 결정 요인
  15. 예방접종 자문위원회가 권고한 일정에 맞추어 예방접종을 받은 2세 어린이 비율
  16. 폐렴구균 예방접종을 받은 적이 있는 65세 이상 성인 비율: 지난 1년 동안 인플루엔자 예방접종을 받은 적이 있는 65세 이상 성인 비율
  17. 연령, 인종, 성별 흡연 인구 비율
  18. 비만한 18세 이상 인구 비율
  19. 미국 환경보호청의 대기오염 기준 중 미 충족 항목 및 항목 수
  20. 낚시 및 수영 등 지역사회에 유익한 활동을 위한 강, 호수, 하구의 비율

• 보건의료 자원 소비
  21. 메디케어 수급자의 일인당 보건의료비

• 기능 수준
  22. 전반적 건강이 좋거나 매우 좋다고 보고한 성인의 비율
  23. 지난 30일간 신체적 혹은 정신적 건강이 좋지 않다고 보고한 평균일수

• 삶의 질
 24. 지역사회 보건의료 체계에 만족하는 성인의 비율
 25. 지역사회 삶의 질에 만족하는 성인의 비율

자료: Durch 등, 1997.

한편 세계보건기구(WHO)는 특히 유럽 지역본부를 중심으로 건강도시/건강한 지역사회 프로젝트를 수행하여 왔는데, 이 과정에서 다양한 도시건강지표(city health profile)들을 제안한 바 있다. WHO 유럽 지역본부가 개발한 도시건강지표는 다음과 같다.

[표 4-3] 도시건강지표(WHO 유럽지역본부, 1996)

종 류	하위 영역
인구	–
건강수준	출생 및 사망, 상병 수준 등
생활습관	흡연, 음주, 약물오용(misuse), 운동, 식이 등
주거	홈리스 수, 주거시설의 물리적 특성 등
사회경제적 환경	교육, 고용, 소득, 범죄 등
물리적 환경	대기, 수질, 상하수도 등
불평등	이상의 내용을 하위집단 특성에 따라 비교
물리적, 사회적 하부구조	교통, 통신, 도시 계획 및 재개발 등에 관한 질적 자료, 직업 훈련 기회, 지역사회 개발 계획 등
공중보건 정책 및 서비스	질병 예방 정책 및 서비스, 교육 정책 및 서비스, 환경 정책 및 서비스

자료: WHO Regional Office for Europe, 1996.

우리나라의 경우 아직까지 지역건강지표라는 이름으로 개발된 것은 없다. 그러나 국민건강증진종합계획 2020에서 제시하고 있는 총괄 목표와 대표지표는 지역사회에서 지속적으로 관리하여야 할 지역건강지표라고 할 수 있다.

[표 4-4] 국민건강증진종합계획 2020의 총괄목표

	산출지표별 건강수명 결과	'98	'01	'05	'07	'08	HP 2020 목표
전체	평균수명	74.8	76.5	78.6	79.6	80.1	
	WHO 건강수명	65	67.4	–	71	72.0(HP 2010)	75.0

남자	평균수명	71.1	72.8	75.1	76.1	76.5	
	WHO 건강수명	62.3	64.5	–	68	69.7(HP 2010)	73.2
여자	평균수명	78.5	80.0	81.9	82.7	83.3	
	WHO 건강수명	67.7	70.3	–	74	74.2(HP 2010)	76.6

자료 : 보건복지부, 2011.

[표 4-5] 국민건강증진종합계획 2020의 대표지표

영역		대표지표	지표추이		2020년 목표치
			2008년	2009년	
1	금연	성인남자흡연율	47.7%	46.9%	29.0%
2	절주	성인 고위험음주율	남자 28.3% 여자 8.5%	남자 24.6% 여자 7.3%	남자 18.0% 여자 5.0%
3	신체활동	중등도 신체활동 실천율·성인(걷기 제외)	14.5%	13.4%	20.0%
4	영양	건강식생활실천율(지방, 나트륨, 과일/채소, 영양표시 4개 지표 중 2개 이상을 만족하는 인구 비율	28.9%	–	35.0%
5	암관리	전 국민 암검진 수검률	50.7%	53.3%	80.0%
6	건강검진	일반건강검진 수검률	65.3%	65.8%	80.0%
7	심뇌혈관질환	고혈압 유병률(30세 이상)	26.9%	30.3%	23.0%
8	비만	성인비만유병률	남자 35.3% 여자 25.2%	남자 35.8% 여자 26.0%	남자 ≤35.0% 여자 ≤25.0%
9	정신보건	자살사망률 감소(인구 10만명당)	26명	31명	18명
10	구강보건	아동청소년 치아우식 경험률(영구치)	61.1% ('06)	60.5% ('10)	45.0%
11	예방접종	영유아 필수예방접종률	59.5%	–	95.0%
12	결핵	도말 양성 결핵 발생률(인구 10만명당)	22.7명	23.2명	10명
13	손상예방	교통사고 사망률(인구 10만명당)	16.1명 ('06)	–	7명
14	모성건강	모성사망비(출생 10만명당)	12명	–	9명
15	영유아건강	영아사망률(출생아 천명당)	3.4명	–	2.8명
16	노인건강	노인 활동제한율 – 일상생활수행능력(ADL) 장애율	11.4%	–	11.4%

자료: 보건복지부, 2011.

지금까지 지역사회의 건강수준을 분석할 때 수집하여야 할 자료를 지역사회 건강지표를 통하여 알아보았다. 지역사회 건강지표는 건강문제 분석을 위한 핵심자료로서 보건사업의 기획과 평가에 크게 도움을 줄 것이다. 그러나 실제 보건사업을 기획하려 하면 지역사회 건강지표에 있는 자료만으로는 뭔가 부족하다는 느낌을 받을 것이다. 구체적으로 어떤 종류의 자료를 더 수집할 것인가는 기획의 목적을 감안하여 결정하여야 할 것이므로 여기서 그 예를 들 수는 없다.

다만 추가자료 수집이 필요한 이유를 몇 가지 들어보겠는데, 이를 이해하면 추가적으로 수집해야 할 자료의 목록도 쉽게 결정할 수 있을 것이다.

추가자료 수집이 필요한 첫 번째 이유는 특정문제에 대한 지역사회의 관심이 높은 경우이다. 후술할 지역사회의 관심 조사에서 주민들이 사고예방에 대하여 높은 관심을 보였다면 교통사고 발생률, 가정사고 발생률, 직장에서의 안전사고 등에 대한 추가 조사를 하여야 할 것이다.

인구구조 등의 외부 환경변화에 따라 건강문제가 변화할 것으로 예상되는 경우에는 이 문제에 대한 추가자료 수집이 필요하다. 노인인구의 비율이 급격히 증가하는 지역사회에서는 만성질환의 연령별 유병률, 장기요양 수요와 공급 등에 대한 추가 조사가 필요하다.

지역사회 건강지표의 분석 결과 중요한 건강문제라고 판별되면 그 원인을 분석하고 대책을 강구하기 위하여 추가자료 수집이 필요하다. 지역사회 건강지표를 분석한 결과 대장암 사망이 급격히 증가하고 있다면 식생활 습관, 운동, 대장암 검진, 대장암의 조기발견율 등에 대한 자료가 필요하다.

5) 건강수준 자료의 비교

건강문제는 그 절대적 크기도 중요하지만 다른 지역과 비교한 **상대적 크기**나 **경시적 변화**도 중요하다.

흔히 모두 가난하면 가난이 문제가 되지 않는다고 한다. 이는 절대적 빈곤 보다도 상대적 빈곤이 더 큰 사회적 문제라는 말이다. 건강문제도 마찬가지다. 특정 건강문제를 해결하라는 압력이 나타나는 경우는 그 문제가 양적으로 큰 경우도 있지만 다른 계층이나 지역과 비교할 때 특정 계층이나 지역에 더 문제가 될 경우가 많다. 보건사업의 공적 성격을 감안할 때 사회적 형평성이 보건사업이 추구하는 가치의 하나이기 때문이다. 따라서 건강수준에 대한 자료는 지역별로, 계층별로 세분하여 수집하고, 분석하여야 한다.

지금은 사망이나 상병의 크기 순서에서 뒤지지만 상위의 문제에 비해 발생이 급격하게 증가하고 있는 질환은 우선순위 결정에서 중시하여야 한다. 보건사업의 기획이란 바람직한 미래를 만들기 위한 것이므로 향후 건강문제의 예측이 중요할 수밖에 없다. 따라서 건강문제에 관한 자료를 수집할 때는 단면자료도 필요하지만 경시적인 변화를 역시 중시하여야 한다.

건강수준에 관한 지표들을 조사함에 있어서 다음의 5가지 측면을 고려한다면 수집된 자료가 우선순위 결정이나 목표설정, 사업평가 등에 보다 도움이 될 것이다.

① 무엇이(what) : 건강문제의 성질과 원인
② 얼마나(how much) : 건강문제의 크기를 조사
③ 누구에게(to whom) : 고 위험집단을 발견
④ 언제(when) : 발생 시기 혹은 시간적 변동을 조사
⑤ 어디서(where) : 건강문제가 발생하는 지리적 위치와 분포를 조사

4. 지역사회의 관심과 장점(community concern and strength assessment)

1) 조사의 목적

어떤 질병이 아무리 유병률이 높고, 건강수준에 격차가 있다 하여도 주민들이 이를 심각하게 느끼지 않는다면 보건사업을 통해 문제를 해결하는데 애로가 있을 수밖에 없다.

따라서 현황분석을 할 때에는 객관적인 건강지표의 수집도 필요하지만 주민이나 사업대상자가 중시하는 가치나 관심을 별도로 조사하는 것이 필요하다. 이렇게 수집된 자료는 후술할 건강문제의 우선순위 결정 자료로 활용된다. 뿐만 아니라 주민의 가치나 관심사를 조사하는 과정을 통해 보건사업 기획에 주민 참여를 조장하는 효과도 거둘 수 있다.

한편 건강문제를 해결하기 위해 지역사회가 가지고 있는 장점이 무엇인가를 안다면 사업의 전략 개발에 실질적인 도움을 받을 수 있다.

쉼터 건강문제 해결의 주체인 지역사회와 주민

우리들은 문제를 발견하는 데 익숙해져 있다. 그래서 보건사업을 기획할 때에도 지역사회나 주민에게 어떤 문제가 있는가를 돋보기를 쓴 채로 샅샅이 발견하려 한다. 그러나 이렇게 문제를 발견하여도 그 결과는 더 많은 보건사업의 실행, 더 많은 서비스의 제공, 그리고 사업의 주체가 아닌 객체로 전락하는 주민 등이다.

무엇이 문제일까? 바로 지역사회와 주민을 사업의 주체가 아니라 객체로 인식하기 때문이다. Paulo Freire는 'Pedagogy of the Oppressed'라는 책에서 교육자는 피교육자로부터 배워야 한다고 말한 바 있다(Freire, 2000). 교육의 주제와 교육의 방법, 나아가 교육의 내용까지도 결정하는 것은 교육자가 아니라 피교육자이다. 보건사업도 마찬가지다. 우리는 지역사회와 주민을 문제를 지닌, 그래서 누군가(전문가가) 이 문제를 해결해 주어야 할 대상으로 여겨서는 안 된다. 지역사회와 주민이야말로 비판적 성찰을 통해 건강문제 해결의 주체가 되어야 한다.

이러한 맥락에서 우리는 지역사회와 주민의 필요(문제)에 관심을 두는 기획과 주민과 지역사회의 장점(능력)을 개발해 가는 기획을 구분할 수 있으며, 후자야말로 보건문제 해결의 진정한 방향임을 명심하여야 한다.

건강문제의 발견에만 관심을 가지는 접근방법을 "문제지향적 접근(problem or need oriented approach)"이라고 하며, 문제해결을 위한 능력을 중시하는 접근법을 "능력향상을 강조하는 개발(asset or capacity focused development)"이라고 하는데 양자의 차이를 정리하면 다음과 같다.

1) **문제지향적 접근**(Problem or Need oriented approach)
   - 지역의 문제에 초점을 맞춤

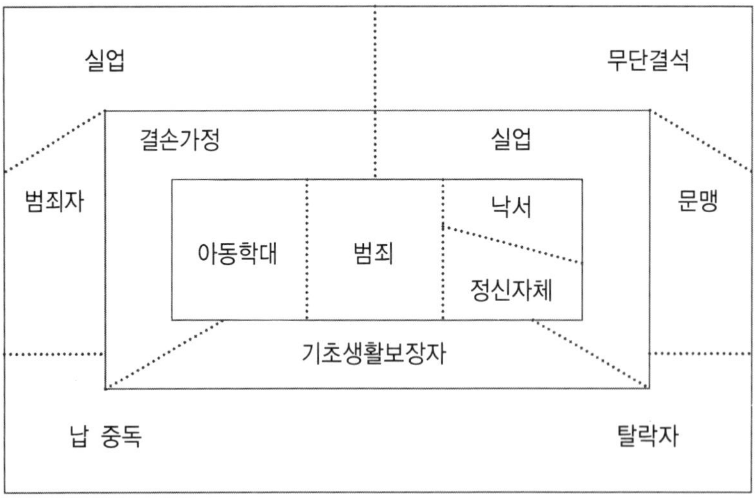

[그림 4-7] 지역사회의 필요 지도(neighbourhood needs maps)

자료: Kretzmann과 McKnight, 1993

• 문제해결을 위한 서비스 개발과 제공
• 서비스 공급자인 외부 전문가 위주의 접근
• 주민은 수동적인 서비스 수혜자로 전락
• 지역의 리더십이 발전 못함
• 모래알처럼 소외된 개인에 대한 구원
• 생존에만 관심, 진정한 지역발전으로 못 나감
• 의존의 심화, 악순환

2) **능력을 중시하는 개발**(Asset or Capacity focused development)
• 지역사회가 현재 가지고 있는 능력을 기반으로 발전전략을 구상
• 개인, 주민 조직, 공식 기관의 역량을 중시
• 지역자원 활성화를 위한 의제 설정과 문제해결 능력의 발견으로부터 출발
• 지역사회 내부의 문제 정의, 창의성, 통제, 투자를 중시
• 지역주민과 조직, 기관 간의 관계(relationship) 형성을 중시
• 사회적 자본(social capital)의 강화

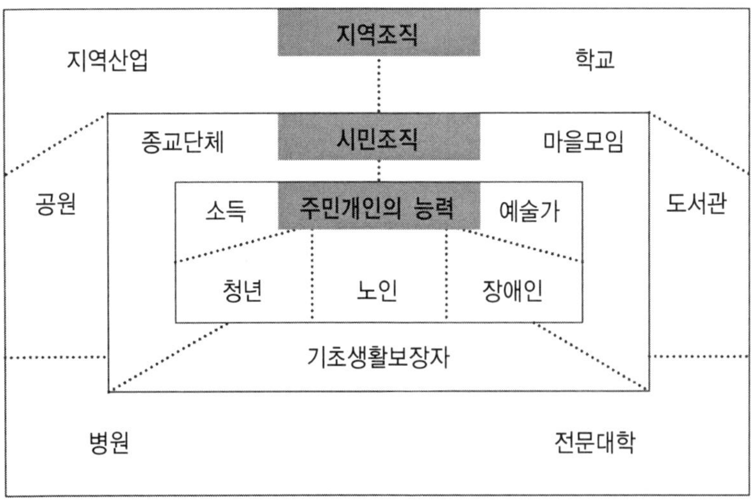

[그림 4-8] 지역사회 자원 지도(community assets maps)
자료: Kretzmann과 McKnight, 1993

[표 4-6] 지역사회 문제를 중시하는 기획과 능력을 중시하는 기획의 차이

문제를 중시하는 기획	능력을 중시하는 기획
결함(필요)에 초점을 맞춤	장점(능력)에 초점을 맞춤
문제에 대한 반응으로 시작	기회와 자원의 확인
자선적 접근	투자적 접근
사업이 해답임	사람이 해답임
정부기관을 중시	지역사회 조직을 중시
개인에 초점을 맞춤	지역과 이웃에 초점을 맞춤
주민을 수동적인 "고객(client)"으로 봄	주민을 능력있는 "시민(citizen)"으로 봄
인간을 고정된 존재로 봄	인간의 잠재력을 발전시킴

2) 조사 내용

지역사회가 중요하게 생각하는 것은 무엇인가? 지역주민이 인지하는 삶의 질은 어떠한가? 지역사회 건강수준 향상을 위해 사용될 수 있는 어떤 자산을 우리가 보유하고 있는가? 이러한 질문에 대한 답을 통해 우리는 지역사회의 이슈나 관심사, 지역자산 등에 대해 파악할 수 있다. 구체적으로는 다음과 같은 내용을 조사하게 된다.[4)]

① 주민이나 사업대상자가 생각하는 지역사회의 주요한 건강문제는 무엇인가?
② 이 문제들의 원인은 무엇이라 생각하는가?
③ 어떻게 하면 이 문제들을 지역에서 줄이거나 완전히 없앨 수 있겠는가?
④ 주요 건강문제 중에서 가장 중요하다고 생각하는 것은 무엇인가?
⑤ 지역사회의 건강수준 향상을 위해 사용될 수 있는 자원은 어떤 것이 있는가?
⑥ 지역사회가 건강문제나 다른 사회적 문제를 해결하여 본 경험이 있는가?

TIP 지역사회의 관심과 장점 조사(MAPP)

- 당신은 건강한 지역사회의 가장 중요한 특징은 무엇이라고 생각하는가?(2–3개)
- 당신이 이 지역사회에 대해 가장 자부심을 느끼는 것은 무엇인가?
- 이 지역사회에서 건강수준의 향상이나 삶의 질을 높이기 위해 노력하는 주민이나 집단의 예를 알고 있는가?

4) http://www.naccho.org/topics/infrastructure/mapp/upload/ctsa.pdf

- 이 지역사회의 건강수준과 삶의 질을 높이기 위해 해결하여야만 할 가장 중요한 문제는 무엇이라고 생각하는가?(2–3개)
- 당신이 생각하기에 지역의 건강수준과 삶의 질 향상을 위한 지역사회의 노력을 방해하는 것은 무엇인가?
- 건강한 지역사회를 만들기 위해서는 어떤 활동이나 정책, 예산의 우선순위가 필요하다고 생각하는가?
- 이 지역사회의 개선을 위하여 당신이 적극적으로 참여할 만큼 관심을 끄는 활동은 무엇인가?

자료 : NACCHO, http://www.naccho.org/topics/infrastructure/mapp/upload/ctsa.pdf

3) 조사방법

건강수준에 관한 설문조사를 통하여 주민의 가치나 주요 관심사를 동시에 조사하고자 하는 사람들이 많다. 주관식 문항 몇 개를 추가하면 주민의 관심사에 대한 조사가 가능하므로 마치 다 차려 놓은 밥상 위에 수저 한, 두벌을 더 올려놓는 것처럼 쉽게 생각한다. 그러나 이런 방법으로는 주민의 가치나 관심사를 제대로 조사하기 어렵다는 것이 필자의 경험이다. 설문조사에서 주관식 문항은 대부분의 사람들이 제대로 기재하지 않기 때문이다. 따라서 주민의 주요 관심사에 대한 조사는 포커스 그룹 방식을 활용하거나 지역 여론지도자에 대한 개별 면담이나 인터뷰를 실시할 것을 추천한다.

① 포커스 그룹 : 구체적인 진행방법은 부록을 참조하기 바란다.
② 개별 면담/인터뷰
③ 지역사회의 집회
④ 가두 조사나 차창 밖 조사(Walking or Windshield Surveys)

사례 **지역사회 관심 및 장점 조사**

다음은 미국의 시카고에서 실제 실시한 지역사회 관심 및 장점 조사의 예이다.

시카고 우호연맹(Chicago Partnership)은 공공보건체계의 강화에 필요한 정보를 얻기 위하여 지역사회와 협력할 필요를 느꼈다. 지역사회 인구가 약 300만이나 되는 것을 고려할 때 이것은 커다란 도전이었다. 우호연맹은 특정 지역을 대표하는 4개의 기존단체와 계약을 통해 부족한 지역사회 접근 능력을 보완하고자 하였다. 각 지역단체는 3번씩 지역사회 포럼을 개최하도록 하였다. 첫 번째 회합은 지역사회 사정(assessment) 과정을 홍보하기 위하여 활용되었으며, 나머지 회합은 전략적 과제를 도출하고, 전략을 개발하기 위하여 사용되었다.

첫 번째의 포럼에서 지역사회 구성원(주민과 지역사회 서비스 제공자)들은 ① 지역사회의 우선적인 건강 및 보건문제, ② 지역 공공보건서비스 제공의 장애요인, ③ 지역사회에 기반을 둔 건강향상 노력의 성공에 필요한 요소, ④ 지역사회의 건강향상 노력을 지원하기 위하여 필요한 보건의료제도의 변화 등에 대하여 인식을 공유하게 되었다.

우호연맹 관계자들은 포럼에서 얻은 결과를 개별적 및 총괄적으로 분석하였다. 결과는 특정 지역사회에서의 독특한 문제와 보편적인 문제로 분류되었다. 4지역에서 개최된 포럼을 통해 매우 다양한 과제들이 제기되었다. 하지만 공통적인 주제도 명확해졌다. 예를 들어 거의 대부분의 포럼 참가자들이 약물중독, 폭력, 암, 고혈압, 당뇨, 천식을 그들이 지역사회에서 부딪히는 가장 중요한 건강문제라고 확인하였다. 그다음으로 빈번하게 지적된 것은 교통수단에 대한 접근제한, 언어나 기타 문화적 장벽, 의료보험의 가입 제한 등이었다. 공공보건체계의 복잡성, 지역사회의 불신, 긴요한 서비스에 대한 재원의 부족 등 보다 광범위한 문제들도 역시 지적되었다. 참가자들은 제도의 개선을 위한 제안도 하였는데 지역 기획과정에 지역사회의 더 많은 참여, 대화와 홍보의 강화, 정책의 변화, 협력의 증대, 강력한 공공보건 리더십 등이었다.

포럼의 결과는 1999년 9월 시카고 우호연맹의 총회에 제출되었다. 우호연맹 관계자들은 결과에 대해 토론을 하였고, 지역사회의 생각과 건강수준 자료 간에 유사성이 있음을 발견하였다. 또, 제도의 변화를 위한 제안들이 우호연맹의 관점과 매우 일치함을 발견하였다. 다만 보건소가 부족하다는 지역사회의 인식은 관계자들의 의견, 보건자원의 양과 분포 등의 자료와 일치하지 않았다. 관계자들은 이 문제가 자원의 양적 부족 때문이 아니라 접근성의 문제라는 결론을 내렸다.

자료 : NACCHO, http://www.naccho.org/topics/infrastructure/mapp/upload/ctsa.pdf

5. 지역보건체계의 평가

1) 조사의 목적

기획은 실행 가능하여야 한다. 기획을 실행하는 주체는 지역사회이나, 실제로는 지역보건체계가 지역사회로부터 보건사업의 실행을 위탁받았다고 볼 수 있다. 따라서 지역보건체계가 실행할 수 없는 기획은 기획이 아니라 꿈이라고 밖에 생각할 수 없다. 지역보건체계가 현재 수행하고 있는 사업이나 지역보건체계의 사업 역량을 평가함으로써 사업의 개선가능성이나 실행가능성을 판단할 수 있고, 나아가 사업의 실행을 위해 필요한 기반 구축에 활용할 수 있다.

2) 조사 내용

지역보건체계의 평가를 위해 크게 두 가지 사항을 조사하게 된다. 첫째는 **현재 시행되고 있는 지역보건사업의 평가**이다. 지역보건사업의 현황을 평가하는 것은 하늘아래 새로운 건강문제는 많지 않다는 사실 때문이다. 우리는 현황분석을 통해 주요 건강문제를 선정하면 이를 해결하기 위한 새로운 사업을 구상해야 되는 것처럼 착각하는 경우가 많다. 그러나 많은 건강문제는 제대로 해결이 안 되어서 그렇지 이를 해결하기 위한 여러 사업들이 현재 진행되고 있거나 유사한 문제를 다루는 사업이 있는 경우가 많다. 따라서 현재 시행되고 있는 사업은 효과적이고 효율적인지를 분석함으로써 현재의 지역보건사업을 평가하는 것이 바람직하다.

지역보건사업의 평가를 위한 첫 단계는 지역보건체계가 본연의 역할을 수행하고 있는가를 알기 위해 "지역사회에 필수적인 보건서비스가 제공되고 있는가?"를 조사하는 것이다. 현재의 보건서비스가 목표를 달성하는데 적합한 가를 평가하는 과정이라 할 수 있는데 이는 지역보건체계가 제공하여야 할 필수적인 서비스는 무엇인가에 대한 사회적 합의가 있어야 가능하다.

미국은 아래 Tip에서 보듯이 공중보건의 필수서비스가 무엇인가 제시한 바 있다. 우리나라의 경우 아직 지역보건체계가 제공하여야 할 필수서비스에 대해 정리된 바가 없다. 지역보건법이나 건강증진법 등에 명시된 보건소의 기능을 필수서비스라 간주할 수 있으나 너무 범위가 광범위하여 지역보건체계의 역할 평가에 적합하지 않다. 현재로서 가능한 방안은 국민건강증진종합계획 2020의 주요(대표) 지표를 개선하기 위한 사업이 실행되고 있는 가를 평가해 보는 것이다.

TIP 미국의 공중보건 필수서비스

1. 지역사회 건강문제를 확인하기 위한 건강상태의 모니터링
2. 지역사회에서의 건강문제와 건강재해의 진단과 조사
3. 주민에게 건강문제(health issues)에 관한 정보전달, 교육, 능력강화
4. 건강문제를 해결하기 위한 지역사회 협력관계의 조성과 행동
5. 개인 및 지역사회의 건강 노력을 지지하기 위한 정책과 계획의 개발
6. 건강을 보호하고 안전을 확보하기 위한 법과 규제의 강화
7. 필요한 개인의료서비스에 사람들을 의뢰하고, 다른 곳에서 이용할 수 없는 보건의료서비스의 제공을 보장
8. 전문적인 공중보건인력의 확보
9. 보건의료서비스의 효과성, 접근성, 질의 평가

10. 건강문제에 대한 새로운 통찰력과 혁신적인 해결책을 위한 연구

자료 : Public Health Functions Steering Committee, 1994.

현재의 보건사업을 평가하는 두 번째 단계는 지역보건체계가 "필수서비스 제공이나 건강문제 해결에 필요한 관련 사업을 제대로 수행하고 있는가?" 즉 업무를 효율적, 효과적으로 수행하고 있는가를 조사하는 것이다. 우리나라 보건사업은 흔히 상호 분절된, 다양한 수직적 프로그램이 난립되어 있다고 평가된다. 이러한 현상으로 인해 주민들은 분절된 서비스의 이용에 따른 비용의 증가가, 보건사업 담당자들은 불필요한 행정 업무의 증가가, 국가는 자원 활용의 비효율성이 초래되고 있다. 따라서 보건사업은 가능한 통합하여 제공하는 것이 바람직하다. 이러한 맥락에서 지역보건체계가 사업을 제대로 수행하고 있는가를 분석하기 위하여 무엇보다 중요한 것은 보건사업이 다른 보건사업과, 그리고 지역사회의 다른 분야 사업들과 기능적으로 연계되거나 통합되어 있는가를 분석하는 것이다. 사업의 연관관계 분석을 위해서는 다음의 특성에 대해 공통점이 있는 사업들이 별개로 수행되고 있는 지를 판단하면 된다.

- 건강문제의 원인
- 사업 대상자
- 서비스 제공자
- 사업 장소

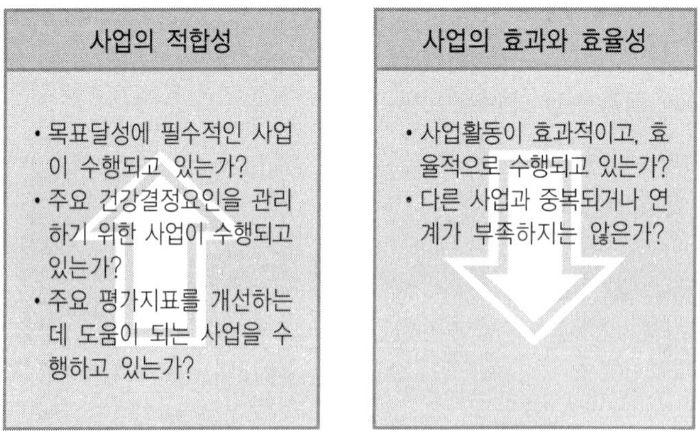

[그림 4-9] 기존 지역보건사업의 평가

지역보건체계 평가를 위한 두 번째 조사 항목은 **지역보건체계의 역량평가**이다. 즉 지역보건사업의 수행을 위해 "지역보건체계의 능력, 자원 등이 적절한가?"를 평가하는 것이다. 지역보건체계의 평가를 위한 첫 번째 조사사항이 필수적인 업무를 제대로 수행하고 있는가를 조사하는 것이라면 두 번째 조사사항은 지역보건체계가 업무를 수행할 능력이 있는가를 조사하는 것이다. 여기서 지역보건체계라 함은 보건소만을 의미하는 것이 아니다. **공중의 건강에 기여하는 지역사회에 존재하는 모든 공공, 민간 및 자원봉사 조직**을 의미한다는 사실을 명심하여야 한다(NACCHO, http://www.naccho.org/topics/infrastructure/mapp/upload/lphsa.pdf)

3) 조사방법

(1) 지역보건사업의 현황 평가

① 1 단계 : 지역보건사업을 평가할 소위원회를 구성한다. 소위원회에는 지역보건체계를 구성하는 다양한 기관의 대표를 참석시킨다.

② 2 단계 : 소위원회에서 지역사회에 필수적인 보건서비스의 종류와 내용에 대해 토의한다. 필수적인 보건서비스의 종류별로 벽에 차트를 만들고, 소위원회 위원들이 차트를 돌면서 자기 기관에서 제공하는 서비스를 기록한다. 차트에 기록된 내용을 정리하여 필수서비스의 제공 정도와 부족한 서비스에 대하여 토의한다.

③ 3 단계 : 지역보건체계가 수행하고 있는 활동을 평가한다. 보건기관이나 보건사업에 대한 정부나 자체 평가지표를 원용하거나 앞에서 설명한 것 같이 사업의 통합 여부 등을 평가한다.

④ 4 단계 : 지금까지의 조사결과를 검토하여 강화해야 할 사업을 결정한다. 2단계에서 검토한 필수서비스의 제공과 3 단계에서 검토한 활동평가 분석을 통해 현재의 보건사업을 다음 4가지 유형으로 분류한다(NACCHO, http://www.naccho.org/topics/infra-structure/mapp/upload/lphsa.pdf).

㉠ 성공적인 사업으로 현재와 같이 추진하면 되는 사업

현재 사업이 잘 되고 있으며, 지금 수준의 노력을 유지해야 할 사업

㉡ 성공적인 사업이나 사업의 축소가 필요한 사업

현재 사업이 잘 수행되고 있으나 수요의 감소(대상자의 감소 등)나 다른 유력한 사업기관(서비스 제공기관)이 있어 사업을 축소하는 것이 바람직한 사업

㉢ 사업의 확대가 필요한 사업

관리 대상자가 사업목표 달성에 비추어 부족하거나, 개별 대상자에게 제공되는 서비스의 양이 부족하여 사업의 확대가 필요한 사업

㉣ 사업의 개선이 필요한 사업

사업인력의 질 향상이나 사업관계자간의 협력 증가와 같이 사업 내용의 개선이 필요한 사업

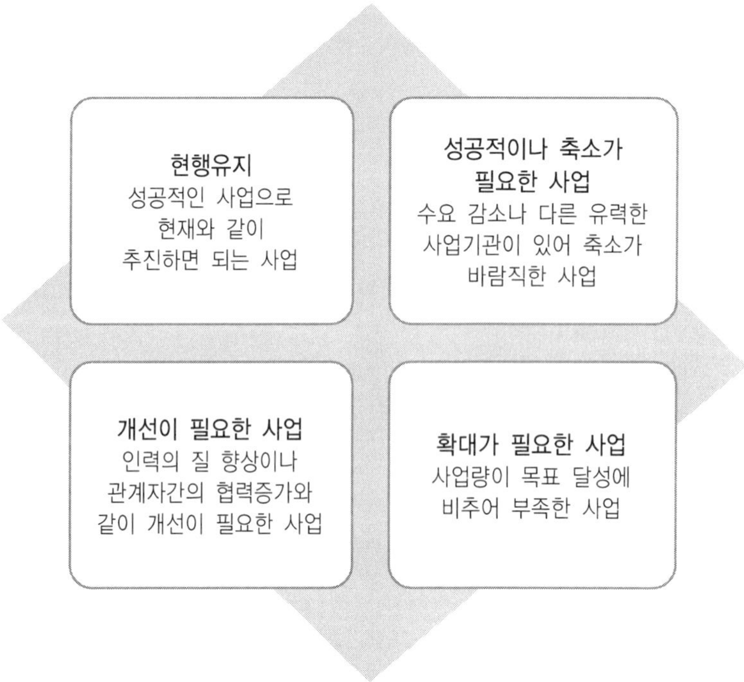

[그림 4-10] 평가를 통한 기존 보건사업의 분류

(2) 지역보건체계의 역량 분석: SWOT의 내부역량 분석과 7S 모델

지역보건사업의 현황 평가가 보건사업의 개발과 실행을 위해 필요한 기반 구축에 도움이 되는 것은 사실이나 이는 지역보건체계의 전반적 역량을 체계적으로 평가한 것이 아니다. 따라서 지역보건체계의 역량을 제대로 평가하기 위한 방법을 모색할 필요가 있다. 필자는 이러한 목적으로 전략경영에서 사용하는 SWOT 분석 중 내부역량 분석 기법을 활용할 것을 추천한다.

일반 기업의 내부역량 분석을 위해서는 수익성이나 생산성과 같은 성과분석, 시장점유율이나 기업이미지, 고객만족도, 이용자의 충성도와 같은 시장성과 분석, 경영기능의 강·약점분석, 핵심역량 분석 등이 사용된다. 그러나 이러한 방법은 일부를 제외하면 보건 분야에서는 적용하기가 쉽지 않다. 이 책에서는 지역보건체계의 강점과 약점을 분석하는 기법으로서 조직효과를 결정하는 7가지 요소에 대해 공부하고, 이를 현장에서 적용해 보도록 하자.

7S 모델이란 조직의 효과성은 다음의 7가지 요소에 의하여 결정된다는 이론이다(Waterman 등, 1980). 당신의 보건조직이나 지역보건체계를 대상으로 아래의 7가지 요소를 다른 경쟁기관(민간 의료기관, 복지관, 장기요양시설, 자원봉사단체 등)과 비교하여 조직의 강점과 약점을 분석하여 보자.

① Shared Vision(공유가치)

- 조직 구성원들이 공동으로 가지고 있는 가치관을 의미
- 조직에 모든 구성원이 동의하는 비전이 있는지, 조직의 존재이유에 대해 구성원들이 공통의 이해를 가지고 있는지를 평가함

② Strategy(전략)

- 지속적인 경쟁우위를 획득할 수 있는 조직의 힘은 무엇인가(비용, 품질, 서비스, 기술적 우위 등)?, 조직의 전략적 우선순위는 무엇인가(신 시장 개척, 새로운 서비스 개발, 고객서비스 개선 등)?에 대해 평가함

③ Structure(조직구조)

- 전략수행을 위한 책임과 관리, 의사결정방법, 커뮤니케이션의 틀을 의미
- 조직구조와 직무설계의 유연성, 집중화와 분권화의 정도, 조직 하부단위의 상대적 지위와 힘 등을 평가함

④ System(제도)

- 조직의 일상 업무 처리과정과 절차를 의미
- 성과측정 및 보상시스템, 기획, 예산편성, 자원할당시스템, 정보시스템 등에 대해 평가함

⑤ Staff(인적자원)

- 조직 구성원의 능력과 인적자원 관리방법을 의미
- 인적자원의 능력, 전문성, 욕구와 동기, 인력채용과 훈련, 경력관리 등을 평가함

⑥ Skill(기술)

- 조직의 물리적 하드웨어 기술과 소프트웨어 기술, 조직경영에 필요한 기술 등에 대해 평가함

⑦ Style(리더십)

- 최고 경영자의 의사결정 방식이 어떠한 가를 평가함

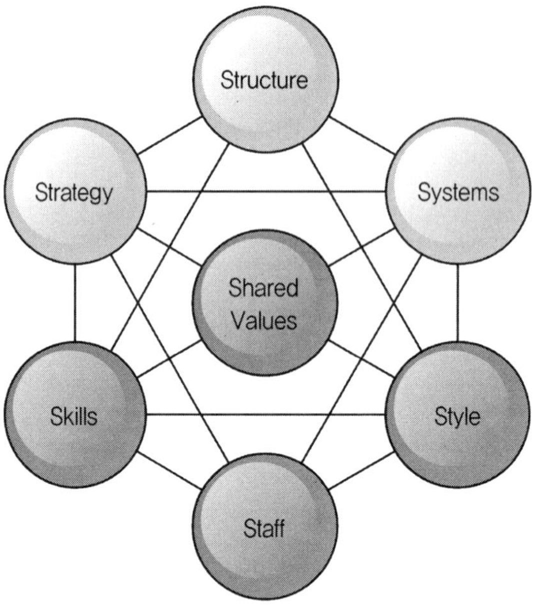

[그림 4-11] 조직 진단을 위한 7S

보건사업 기획실무자에게 7S 평가를 시켜보면 모두들 현재 특정 사업을 잘하고 있다, 못하고 있다는 데에만 관심을 기울인다. 그러나 7S 모델의 원래 목적은 향후 사업을 수행할 때에 조직이 이 사업을 실행해 낼 수 있는 역량이 있는가를 분석하는 것으로 7가지 기준에 대하여 다른 경쟁조직과 비교하여 기획가가 속해 있는 조직의 강점과 약점을 판별하도록 하는 방법

이라는 사실을 명심하여야 한다. 또한 7S 모델을 통해 보건조직의 장점과 단점을 분석할 수는 있지만 지역사회에 필수적인 보건서비스의 제공정도는 알 수 없다는 사실도 명심하여야 한다.

6. 건강문제와 해결능력에 영향을 미치는 외부환경의 변화

1) 조사의 목적

전술한 바와 같이 사회환경과 생활양식의 변화에 따라 새로운 건강문제가 끊임없이 나타나고 있다. 반면에 생명과학, 정보공학, 환경과학, 행동과학 등의 발달에 의해 건강문제의 관리를 위한 방법도 새로워지고 있다. 이와 같은 외부환경의 변화는 보건사업을 확대할 기회가 되기도 하고, 반대로 보건사업을 축소하거나 중단해야 할 위협이 되기도 한다. 외부환경 분석을 통해 우리는 장래의 환경변화에 대처가 가능한 보건사업 전략을 수립할 수 있게 된다.

2) 조사의 내용

지역 건강수준이나 지역보건체계, 보건서비스의 제공에 영향을 미칠 수 있는 외부환경의 변화로 어떤 것이 있으며, 앞으로 있겠는가?, 또 이러한 변화로 인해 조직이나 보건사업에 어떤 기회와 위험이 초래 되겠는가? 등에 대해 조사하게 된다.

조사하여야 할 외부 요인은 전략기획에서 조직의 경영의사 결정 및 경영성과에 영향을 주는 외적 환경 요인의 분석에 활용하는 PEST 분석이나 PESTLE 분석 기법을 활용한다. PEST 분석은 정치/정책(Political), 경제(Economic), 사회(Social), 기술(Technological) 요인의 앞 글자를 따서 붙여진 용어인데, 최근에는 여기에 법(Legal), 환경(Environmental)을 추가하여 PESTLE 분석이라고 한다(Team FME).[5)]

5) PEST/PESTLE 분석에 대해서는 이외에도 http://pestleanalysis.com/과 http://www.mindtools.com/pages/article/newTMC_09.htm을 참조하기 바란다.

(1) 정치/정책(Political)

보건사업에 즉각적으로나 미래에 영향을 미칠 수 있는 중앙 및 지방정부의 정책을 분석한다. 현재의 중앙정부와 지방정부의 보건정책은 무엇인가? 다음 대선이나 총선, 지방선거는 언제 있으며, 중앙과 지방정부의 보건정책에 어떤 영향을 미칠 것인가? 정부의 보건정책 뿐만 아니라 다른 정책도 보건사업에 영향을 미칠 수 있다면 검토가 필요하다. 예를 들어 정부가 친 시장적인가? 의료시장에 대한 규제를 선호하는가? 보건서비스나 건강에 대한 사회적 책임을 중시하는가? 아니면 개인의 책임이라고 생각하는가? 정부의 소비자/환자 보호에 대한 입장은 어떠한가? 정부의 기본 정책이 변화할 가능성이 있는가? 정부의 이념적 지향은 정부가 국민의 건강권이나 보건서비스 이용 권리를 어디까지 보장하여야 하는가, 보건부문의 예산을 얼마나 확보할 것인가? 보건사업을 정부기관이 직접 시행할 것인가, 아니면 민간에 위탁할 것인가 등을 결정하는데 영향을 미칠 수밖에 없다.

정부의 정책은 권력구조에 의해 영향을 받게 된다. 따라서 권력집단의 보건서비스나 건강권에 대한 시각을 분석하는 것도 도움이 된다.

(2) 경제(Economic)

보건사업의 예산은 얼마이며, 앞으로 어떻게 변화할 것인가? 경제가 안정적으로 성장하는가? 아니면 침체하거나 후퇴하는가? 물가는 얼마나 오를 것인가? 국민의 실질 소득은 증가할 것인가, 아니면 감소할 것인가? 실업률은 어떻게 변화할 것인가? 보건 전문 인력의 양성과 채용은 순조로울 것인가? 전문 인력의 채용에 드는 비용이 증가할 것인가? 세계화는 우리 조직에 어떤 영향을 미칠 것인가? 보건사업과 관련된 새로운 시장이 형성될 가능성이 있는가? 이러한 질문에 대한 답에 따라 보건사업에 투입할 실제 예산과 사업대상자 등이 영향을 받게 될 것이다.

(3) 사회(Social)

국가와 지역의 현재의 건강수준, 교육수준, 인구성장률, 인구구조, 노령화, 가족구조, 남녀의 역할 등은 어떠하며 앞으로 어떻게 변화할 것인가? 건강과 보건의료에 대한 지식이나 태도, 생활습관이나 의료이용의 관행은 어떠하며 미래에는 어떻게 변화할 것인가? 세대(generation)를 비롯한 사회계층 간에 보건의료문제에 대한 인식이나 건강에 부여하는 가치에 차이가 있는가? 앞으로 어떻게 변화할 것이라 예상되는가? 언론의 보건문제에 대한 보도 경향이나 건강 의사소통(health communication)의 변화 등이 보건사업에 미칠 영향은 무엇인가?

(4) 기술(Technological)

현재 가장 널리 사용되는 서비스 제공 기술, 의사소통 기술은 무엇인가? 보건의료나 정보통신 분야의 기술 혁신, 그리고 기술에 대한 접근성의 변화는 앞으로 보건사업에 어떤 영향을 미칠 것인가? 연구가 진행되고 있는 새로운 기술이 있는가? 새 기술의 실용 가능성은 얼마나 높으며, 보건사업에 어떤 영향을 미칠 것인가? 연구비나 저작권의 변화 등은 보건사업에 어떤 영향을 미칠까 등을 분석한다. 사회 전반에 영향을 미칠 기술변화 뿐만이 아니라 사업 경쟁자가 보유하게 될 새로운 기술이 우리 조직에 미칠 영향을 면밀하게 분석하여야 할 필요가 있다.

중앙정부나 지방정부, 연구기관이나 교육기관에서 개발 중이거나 시범사업을 하고자 하는 기술이 있다면 우리 조직이 이 과정에 어떻게 참여하고, 결과를 활용할 것인가도 기술 평가의 중요한 항목이 되어야 한다.

기술의 변화에 따른 서비스의 생산 과정이나 인력의 교육, 훈련이나 자격에 변화가 온다면 이 역시 평가되어야 한다.

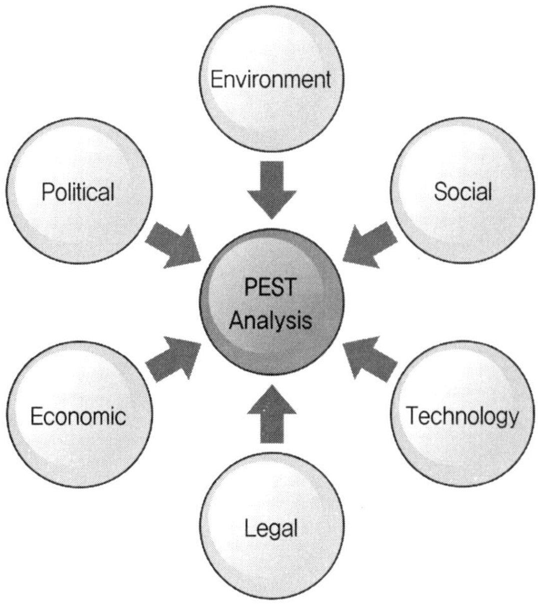

[그림 4-12] PEST/PESTLE 분석

(5) 법(Legal)

기존의 보건관련 법규나 제정 중인 법규와 일정 등이 보건사업에 즉각적으로나 미래에 영향을 미칠 수 있는 영향을 분석한다. 검토되어야 할 법규에는 작업환경이나 근로기준 관련 법규, 환경관련 법규, 사고나 안전관련 법규 이외에도 균형발전이나 시민권과 관련된 법규, 지적 재산권과 관련된 법규 등도 검토 대상에 포함되어야 한다.

(6) 환경(Environmental)

지역 또는 범세계적인 환경이나 생태계의 변화, 환경 보호나 규제 등이 보건사업에 미칠 영향을 분석한다.

3) 조사 단계

외부환경 분석의 과정은 다음과 같다.

① 보건사업기획팀의 구성원들이 PESTLE 분석에서 설명한 요인들 중 조직과 보건사업에 영향을 미칠 요인을 브레인스토밍 과정과 외부 전문가의 도움을 통해 확인한다.

② PESTLE의 각 요인이 조직이나 보건사업에 미치는 영향을 확인한다. [그림 4-13]은 외부환경의 변화와 각각의 변화가 영향을 미치게 될 분야를 예를 들어 표시한 것이다.

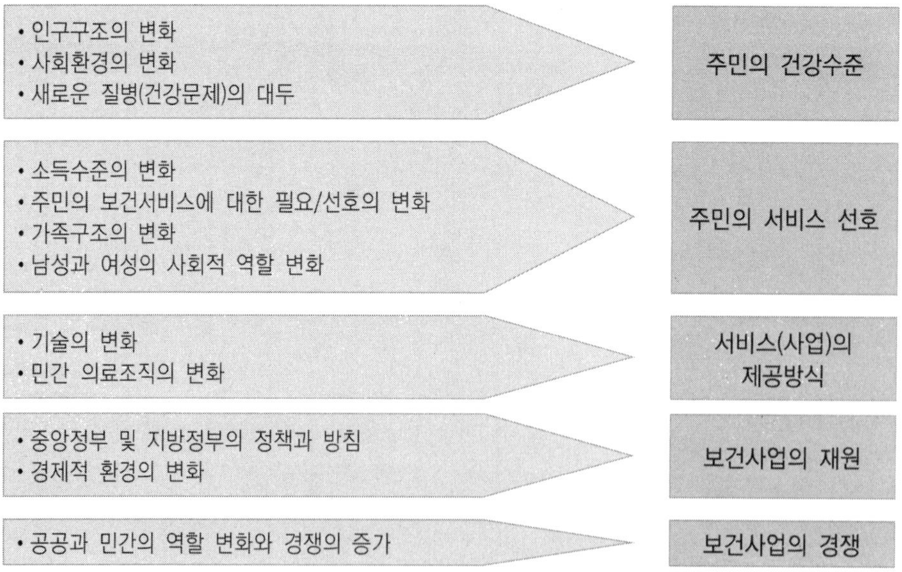

[그림 4-13] 외부환경 요인이 보건사업에 미치는 영향 분석

노인인구의 증가와 전통적 가족구조의 해체가 기획팀의 외부환경 분석에서 예측되었다고 하자. 이는 장기요양서비스의 수요 증가를 초래할 것이며, 따라서 노인보건사업의 기회가 열리는 것으로 생각할 수 있다. 하지만 장기요양보험이 도입되고, 민간부문의 노인보건서비스 제공이 증가할 것으로 예측되면 재가방문사업의 경쟁은 강화되고 사업에 위협이 될 것으로 판단한다.

외부 요인들이 보건사업이나 조직에 미치는 영향을 보다 체계적으로 분석하기 위해서는 [표 4-7]의 작업지를 활용하는 것이 바람직하다.

[표 4-7] PEST/PESTLE 분석을 위한 작업지

	사실(fact)	기회(opportunity)	위험(threat)
정치			
경제			
사회			
기술			
환경			
법			

③ 각 요인의 중요성을 다음의 기준을 통해 결정한다.

- **시간 경과에 따른 효과** : 단기, 중기, 장기
- **효과의 유형** : 긍정적, 부정적
- **효과의 크기 변화** : 증가, 변화 없음, 감소

④ 유사한 변화는 하나의 그룹으로 묶으면서 요인이나 그룹의 조직이나 사업에 대한 잠재적 효과를 평가한다.

- **잠재적 효과의 크기** : 높음 ~ 낮음
- **발생 가능성** : 높음 ~ 낮음

⑤ SWOT 분석의 외부환경 분석을 활용하여 시나리오별 전략을 개발한다.

사례 외부환경 분석

다음은 미국의 동 테네시 지구 보건당국이 시행한 외부환경 분석의 사례이다.

동 테네시 지구 보건당국(ETRO)은 전형적인 농촌지역의 15개 카운티를 관할한다. 지역 보건사무소는 약 60만 명의 인구를 관할하는 15개 지역 보건당국을 감독하는 책임을 지고 있다. ETRO는 1997년에 기존의 지역사회를 위한 노력을 재평가하고 미래를 위한 계획을 고안하기 위하여 ETRO 내부 조직에 대한 평가를 수행하였다. 조직평가의 일환으로 ETRO는 지역사회에 영향을 미치는 외부변화에 대해 분석하게 되었다.

ETRO는 평가를 위하여 12단계의 과정을 밟았는데, 이 중 하나의 과정에서 외부의 변화추세, 변화의 동력, 상황 등에 대하여 조사하였다. 이를 위해 ETRO 관계자와 외부인에 대한 설문도구가 개발되었다. 이 조사에 외부환경 변화를 조사하는 2가지 설문이 포함되었다.

- 향후 5년 동안에 당신의 조직에 가장 심대한 영향을 미치게 될 외부환경의 변화 추세/변화를 야기하는 힘/상황 등을 제시하라. 당신 조직의 경제적, 사회적, 정치적, 기술적 영역에 초점을 맞추어 생각하도록 한다.
- 향후 5년 동안에 당신의 조직에 중요한 영향을 미칠 조직 외부에서 발생할 수 있는 예측하기 어려운 사건을 4가지 제시하여 보아라.

관계자들이 설문에 대한 응답을 분석한 결과 가장 중요하다고 판단된 변화를 야기하는 힘은 기술, 인구구조의 변화, 보건의료체계의 개혁이었다.

TIP SWOT 분석[6)]

"知彼知己면 百戰不殆"이라는 유명한 말이 있다. 이 말은 "상대와 자신을 알면 백번 싸워도 결코 위태롭지 않다"는 의미로 널리 인용되는 문구이다. 이 말을 기획과정에 대입해보면 조직과 환경이 최적의 조화를 이루게 하는 기획이 훌륭한 기획이라는 뜻이 된다. SWOT 분석은 조직의 내부역량과 외부환경 사이에 조화를 이루고자 하는 기법, 즉 조직 외부의 환경적 요인과 조직 내부의 구성요인을 분석하여 전략적 방향을 도출해 내는 기법이다. 조직 전체, 개별 사업 또는 서비스, 개인 수준에서 적용 가능하다. 전략의 방향 결정 이외에도 SWOT 분석은 새로운 계획이나 프로그램에 대한 의사소통 수단이나 지역의 건강문제에 대해 수집한 정보를 조직하는 수단으로 사용할 수도 있다.

SWOT 분석은 경영분야에서 처음 개발되었으나 지역사회 보건분야에서도 효용가치가 높다(Work Group for Community Health and Development, 2013).

---

6) SWOT 분석의 구체적인 방법은 다음 홈페이지를 참조하기 바람.
http://articles.bplans.com/how-to-perform-swot-analysis/

1) SWOT 분석은 언제 하는가?

- 건강문제에 대한 새로운 노력이나 해결책의 가능성을 탐색하기 위해
- 건강문제 해결을 위한 새로운 계획의 실행을 위한 최선의 방향을 결정하기 위해. 성공에 대한 위협과 기회를 확인하게 되면 선택과 방향을 명확히 할 수 있다.
- 변화가 가능한가를 판단하기 위해. 만일 우리가 변화를 위한 전환점에 서 있다면 우리의 강점과 약점은 변화의 가능성과 우선순위를 드러내 줄 것이다.
- 중간에 계획을 수정하고 정련시키기 위해. 새로운 기회는 지금까지 보다 폭넓은 길을 열어 줄 수 있으며, 새로운 위협은 현재의 길을 없앨 수도 있다(Work Group for Community Health and Development, 2013).

2) SWOT 분석의 구성요소는 무엇인가?

- 내부역량 분석은 조직의 강점(strength)과 약점(weakness)을 분석하는 과정이다. 강점과 약점은 미래가 아닌 현 시점에서 조직이 경쟁자와 비교하여 보유하고 있는 능력으로 조직의 노력여하에 따라 바뀔 수 있다.
- 외부환경 분석은 조직의 노력과 상관이 없어 조직이 통제할 수 없는 미래의 환경적 요인으로 조직에 도움이 되는 기회(opportunities)와 나쁜 영향을 줄 수 있는 위협(threat)으로 구분된다.

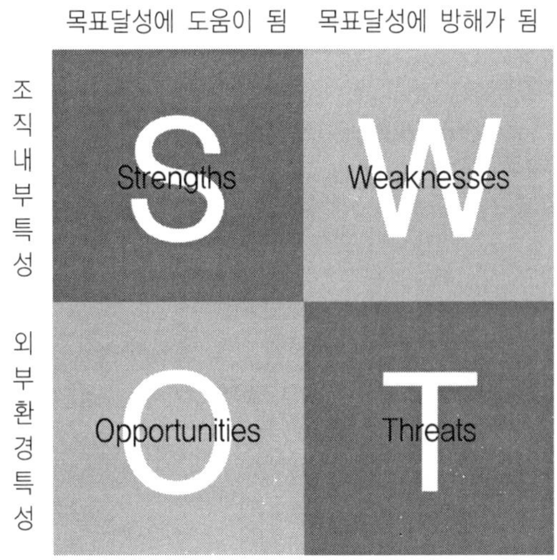

[그림 4-14] SWOT 분석

(1) **내부역량 분석 : 강점과 약점**

① 강점과 약점은 다음과 같은 요인을 중심으로 분석한다(Work Group for Community Health and Development, 2013).

- 인적 자원(Human resources) – 직원, 자원봉사자, 표적 집단

- 물적 자원(Physical resources) – 지리적 위치, 건물이나 시설, 장비
- 예산(Financial) – 예산, 보조금, 기타 재원
- 활동과 과정(Activities and processes) – 실행 프로그램, 사업체계 등
- 과거의 경험(Past experiences) – 학습과 성공의 경험, 지역사회에서의 명성

② 강점을 파악하기 위한 설문은 다음과 같다(Berry).

- 우리가 잘할 수 있는 것은 무엇인가?
- 우리가 가지고 있는 내부자원은 무엇인가? 다음의 것들을 생각해 보자.
  - 구성원들의 긍정적인 자질 : 지식, 출신배경, 교육, 신망, 네트워크, 명성 또는 기술
  - 조직의 유형적 자산 : 자본, 신용, 기존 이용자(고객), 서비스 제공 경로, 지적 자산 또는 기술
- 우리가 경쟁자에 비해 가지고 있는 이점은 무엇인가?
- 강력한 연구나 개발 능력을 보유하고 있는가? 서비스 생산 시설은?
- 조직 내부의 어떤 긍정적 요소가 우리 조직의 가치를 높이고, 경쟁적 우위를 점하게 하는가?

③ 약점을 파악하기 위한 설문은 다음과 같다(Berry).

- 우리의 통제 하에 있는 어떤 요인이 우리가 경쟁적 우위를 획득하거나 유지할 수 있는 능력을 감소시키는가?
- 우리가 목적을 달성하거나 강력한 경쟁자와 경합하려면 어떤 부분을 개선할 필요가 있는가?
- 우리가 부족한 분야는 무엇인가? : 전문성, 기술에 대한 접근성?
- 우리 조직이 활용가능한 자원이 부족한가?
- 우리 조직은 위치가 나쁜가?

강점과 약점은 조직 내부의 특성이지만 조직 외부 사람들의 시각도 중시하여야 한다. 따라서 조직원들의 시각으로부터 뿐만이 아니라 주요 이해관계자들의 시각으로부터 강점과 약점을 확인하여야 한다. 주요 이해관계자들의 시각은 포커스 그룹, 조사, 회의, 공청회 등을 통해 확인할 수 있다(Work Group for Community Health and Development, 2013).

(2) **외부환경 분석 : 기회와 위기**

① 다음과 같은 요인을 중심으로 분석한다.

- 미래의 변화추세(Future trends) – 기술 영역(새로운 치료법에 대한 연구결과는?)이나 문화(건강관리에 대한 사회적 인식은?)의 변화는?
- 경제(The economy) – 지역, 국가, 세계
- 재원(Funding sources) – 법적 규정, 기부
- 인구 구조(Demographics) – 연령, 성, 인종 등의 변화
- 물리적 환경(The physical environment) – 교통의 변화는? 시설이 위치한 지역 환경의 변화는?
- 입법(Legislation) – 새로운 법이 업무에 미치는 영향은?
- 지역, 국가, 국제적으로 발생하는 사건들(Local, national or international events)

② 기회를 파악하기 위한 설문은 다음과 같다(Berry).
- 우리가 이익을 얻을 수 있는 환경이나 시장에 존재하는 기회는 무엇인가?
- 우리의 조직이나 서비스에 대한 시각이 긍정적인가?
- 시장이 최근에 성장하고 있거나, 기회라고 여겨지는 시장에서의 변화가 있었는가?
- 기회가 지속적인가? 이제 막 시작되는가? 다른 말로 적당한 시기는 언제인가?

③ 위기를 파악하기 위한 설문은 다음과 같다(Berry).
- 우리의 현존하는 또는 잠재적인 경쟁자는 누구인가?
- 우리가 통제할 수 없는 어떤 요인이 우리 조직을 위기에 빠뜨리는가?
- 이윤이나 조직의 전망을 불리하게 하는 추세나 발전이 야기하는 도전은 무엇인가?
- 우리의 노력을 위협하는 상황은 무엇인가?
- 서비스 생산 가격이나 원자재의 활용 가능성에 중요한 변화가 있었는가?
- 소비자의 행태, 경제, 정부 규제의 변화가 서비스의 공급이나 이용을 감소시키는가?
- 우리의 서비스나 제공방식을 시대에 뒤떨어진 것으로 만드는 새로운 서비스나 기술이 도입되었는가?

외부환경 분석에서 명심해야 할 것은 경쟁의 심화가 가장 큰 위기라는 사실이다. 보건사업은 시장에서의 경쟁자는 없을지 모르지만 여러 공공기관이나 민간기관 사이에 서비스의 중복이 있다는 사실을 고려하여야 한다. 재원 제공자들이 보건사업보다는 치료를 더 선호하여 대부분의 예산이 치료분야에 투자될 수도 있다. 생활습관의 개선을 위해서는 사업대상자들의 시간과 주의를 끌어야 하는데 그들은 건강하지 못한 생활습관을 선호할 수도 있다. 건강하지 못한 생활습관을 유도하는 개인이나 사회의 동력들도 보건사업의 경쟁자라 할 수 있다. 따라서 보건사업의 기획이라 할지라도 넓은 의미에서의 경쟁에 대해 고려하여야만 한다(Work Group for Community Health and Development, 2013).

[표 4-8] 강점, 약점, 위기, 기회를 확인하기 위한 질문

	긍정적 요인	부정적 요인
내부 • 인적 자원 • 물적 자원 • 예산 • 활동과 과정 • 과거의 경험	강점 • 인적 자원, 물적 자원, 예산의 관점에서 우리의 강점은 무엇인가? • 우리가 잘하는 것은 무엇인가? • 어떤 활동이나 과정이 성공에 이르는가?	약점 • 인적 자원, 물적 자원, 예산의 관점에서 우리 조직에 개선되어야 할 사항은 무엇인가? • 효과가 없거나 수행이 불충분한 활동이나 과정은 무엇인가?
외부 • 미래의 변화추세 • 경제 • 재원 • 인구 구조	기회 • 우리의 노력을 지지하거나 도와주는 어떤 가능성이 환경, 사업대상자, 사업의 수행자에게 존재하는가? • 어떤 지역, 국가, 국제적인 경향이	위협 • 우리의 노력을 방해하는 어떤 장애가 환경, 사업대상자, 사업의 수행자에게 존재하는가? • 어떤 지역, 국가, 국제적인 경향이

• 물리적 환경 • 입법 (Legislation) • 지역, 국가, 국제적인 사건들	우리 사업에 흥미를 불러일으키는가? • 사회적 변화나 인구학적 특성이 우리의 목적 달성에 유리한가? • 새로운 재원의 활용이 가능한가? • 정책의 변화가 사업을 용이하게 하는가? • 기술의 변화가 새로운 전망을 가능하게 하는가?	다른 또는 경쟁적 사업에 흥미를 불러일으키는가? • 사회적 변화나 인구학적 특성이 우리의 목적 달성에 불리한가? • 예산지원기관의 재정상황이 변화하고 있는가? • 정책의 변화가 사업을 어렵게 하는가? • 기술의 변화가 사업의 효과를 위협하는가?

자료: Work Group for Community Health and Development, 2013.

3) SWOT 분석을 통한 전략의 도출

외부환경 분석과 내부역량 분석의 결과를 종합하여 긍정적 요인이 조직이나 사업에 미치는 영향은 극대화하고, 부정적 요인의 영향은 최소화하는 방향으로 보건사업의 전략을 구상할 수 있다. 예를 들어 외부환경이 유리하고, 내부역량에 강점이 있다면 보건사업을 확대하는 공격적 전략을 구사하는 것이 바람직하다. 반대로 외부환경도 좋지 않고 내부 역량도 취약하다면 방어적 전략을 펼쳐 보건사업을 중단하거나 축소하는 것이 바람직하다. 외부환경은 유리한데 내부적으로 취약하다면 구조조정이나 혁신 운동을 통해 조직의 역량을 먼저 강화해야 할 것이다. 반대로 내부역량에는 강점이 있으나 외부환경이 불리한 경우에는 환경의 불리를 극복하기 위하여 새로운 사업을 통하여 신시장을 개척하거나 새로운 사업대상자를 개발하는 것이 좋다. [그림 4-15]

	기회 (외부, 긍정적)	위협 (외부, 부정적)
강점 (내부, 긍정적)	강점-기회 전략(S-O) Maxi-Maxi 조직의 어떤 강점이 기회를 극대화하기 위해 사용될 수 있는가? 공격적 전략 : 사업구조, 영역, 시장의 확대	강점-위협 전략(S-T) Max-Mini 확인된 위협을 최소화하기 위해 조직의 강점을 어떻게 사용할 것인가? 다각화 전략 : 새로운 사업 진출, 새로운 시장, 새로운 기술, 새로운 고객
약점 (내부, 부정적)	약점-기회 전략(W-O) Mini-Maxi 조직의 약점을 최소화하기 위해 확인된 기회를 활용하여 어떤 행동을 취할 수 있는가? 국면전환 전략 : 강점 보완, 구조조정, 혁신 운동	약점-위협 전략(W-T) Mini-Mini 위협을 회피하기 위해 조직의 약점을 어떻게 최소화할 것인가? 방어적 전략 : 사업의 축소나 폐기

[그림 4-15] SWOT 분석을 통한 전략의 도출

미국 켄터키 주 Three Rivers District Health Department의 보건기획을 위한 SWOT 분석의 예를 살펴보자. [그림 4-16]

강점	약점
• 직원의 높은 교육수준 • 경험을 통해 획득된 전문성 • 안정된 재원: 세금 • 높은 리더십 • 보건기관으로서의 높은 명성 • 주민에 대한 강한 헌신 • 군청의 다른 부서와의 협력 • 지역사회와의 협력 관계	• 낡은 시설과 장비 • 전자 정보시스템의 미비 • 성과에 대한 보상체계의 미미 • 직원의 컴퓨터 활용 능력 부족 • 상명하달 방식의 의사소통 • 새로운 사업이나 다른 지역 사업에 대한 직원의 인식 부족 • 사업이나 서비스에 대한 평가의 부재 • 예산의 부족 • 융통성 없는 공무원 조직과 직제
기회	**위기**
• 국민과 언론의 건강에 대한 관심 증가 • 삶의 터 건강증진사업에 대한 정부 지원 증가 • 보건교육사 제도의 도입 • 운동 및 영양서비스 제공을 위한 인력의 공급 증가 • 전문 인력 정원 증가 규정의 제정 • 비만관리에 대한 관심 증가	• 공무원 연금법의 개정으로 인한 조기 퇴직자의 증가 • 민간 건강관리서비스 제공자 증가 • 시장을 중시하는 정책 환경 • 치료를 중시하는 보건정책 • 경제의 침체 • 다문화 가정의 증가 • 노령화 • 의학적 모델이 지배하는 보건사업 • 예측할 수 없는 공중보건위기의 발생

[그림 4-16] 켄터키 주 Three Rivers District Health Dept.의 SWOT 분석

자료: Three Rivers District Health Dept., 2010. 5쪽의 자료를 일부 수정하였음.

만일 SWOT 분석에서 삶의 터 건강증진에 대한 중앙정부의 새로운 정책이 수립되고, 사업에 대한 지원이 증가하고 있으며, 사업 수행을 위한 전문 인력의 공급이 증가하고 있고, 전문 인력 채용 기준도 변화할 것으로 분석되었다 하자. 또, 건강이나 비만에 대한 국민과 언론의 관심이 지속적으로 증가할 것으로 예측된다 하자. 이러한 사실들은 건강증진사업에 유리한 환경적 변화이다. 반면에 보건조직의 내부를 살펴보면 건강증진사업을 위한 조직도 없고, 제한된 예산으로 다양한 보건사업을 추진하여야 하며, 새로운 사업이나 다른 지역 사업에 대한 직원의 인식도 부족하고, 상명하달 방식의 의사소통과 성과에 대한 평가와 보상체계의 미흡으로 직원의 창의성 있는 사업 수행이 미진하다면 어떤 전략을 구사하여야 할 것인가? 이런 경우는 WO전략을 채택하는 것이 바람직한데 구체적으로는 건강증진사업을 위한 구조조정, 다른 사업의 예산 절감을 통한 건강증진사업 예산의 확보, 조직문화의 변화를 통한 창의성 향상, 성과 평가를 통한 건강증진사업에 대한 동기부여 등이 채택 가능한 전략이다.

4) SWOT의 진행은 어떻게 하는가?

- SWOT 분석 회의를 진행할 전체 리더를 선정
- 집단이 크다면 리더를 보좌할 서기(기록자)를 임명. 토의에 사용할 보드나 차트 등을 준비
- SWOT 분석 방법과 우리 조직에서 이를 활용하는 목적을 소개
- 이해관계집단 구성원들이 고루 분포하도록 참가자를 소그룹(3명~10명)으로 분할
- 소그룹별로 구성원들이 자기소개를 하고, 소그룹 리더와 기록자를 선정
- 소집단별로 20~30분간 브레인스토밍을 시행하여 강점과 약점, 기회와 위기를 정해진 양식에 기입

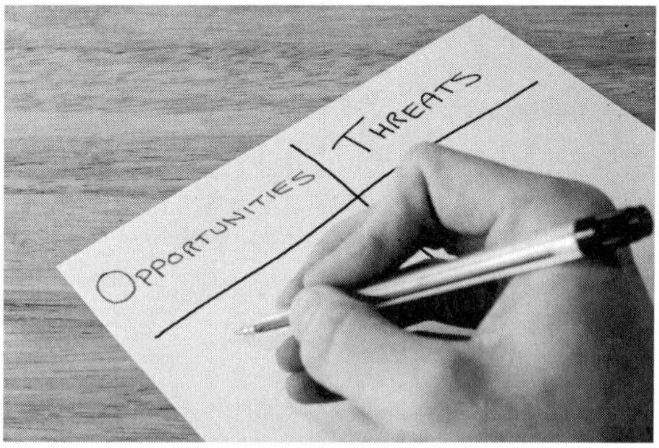

- 참여자 모두가 함께 모여 소집단별로 토의된 내용을 발표
  - 발표순서는 희망하는 순서대로 하거나, 발표할 소그룹을 무작위적으로 지정
  - S-W-O-T 순서대로 발표
  - 각 영역별로 우선순위가 높은 순서 순으로 발표 : 가장 큰 강점, 가장 취약한 약점, 가장 큰 기회, 가장 큰 위험
- 중복된 항목이나 영역 사이의 연관관계를 검토 : "이 강점은 저 기회와 궁합이 맞는 것 같다."
- 각 영역별로 가장 중요한 항목을 합의
- 분석 결과를 우리의 비전, 미션, 목적과 연결시키고, 전략과 실행계획을 작성
- SWOT 분석 보고서를 작성

5) SWOT 분석 정리

- 지역사회 보건사업에 대한 SWOT 분석을 할 경우에는 내부와 외부의 구분이 모호한 경우가 많다. 많은 조직으로 구성된 지역사회 보건사업연합체를 생각해 보자. 이 경우 참여 조직에 따라 내, 외부가 달라질 것이다. 따라서 SWOT 분석에 참여하는 사람들은 내부와 외부 요인을 제대로 구분하였는가에 대해 너무 우려할 필요가 없다. 오히려 지역사회나 보건사업에 파트너들은 강점, 약점, 기회, 위험에 관심을 집중하기 보다는 그들의 지역사회에 대한 기대(hopes)와 관심(concerns)에 분석을 집중하기를 바란다(Bryson, 2011). 기대와 희망에 대한

분석을 통해 우리는 주요 이해집단을 만족시키기 위해 어떤 과제를 해결하여야 하는지, 사업의 원하지 않는 부작용은 무엇인지를 사전에 예상할 수 있으며, 그 결과 지역사회를 위한 목적이나 전략적 과제를 도출해 낼 수 있기 때문이다.

- SWOT 분석은 간단하며, 다양한 차원에서 적용가능하다는 장점이 있다(Work Group for Community Health and Development, 2013).
- 하지만 효과적인 전략을 통해 환경을 변화시킬 수 있다는 사실을 간과하며, 조직이나 이해관계자 사이의 권력 관계를 무시한 채 게임의 법칙이 모든 조직에 동일하게 적용된다고 가정한다는 비판도 있다(Eager 등, 2002).

7. 현황분석을 위해 수집된 자료의 평가

현황분석을 위해 많은 시간과 비용을 들여 자료를 수집하였지만 수집된 자료를 이용하려 하니까 문제가 많아 고민하는 기획가를 흔히 볼 수 있다. 또 전문가의 입장에서 보기에는 문제가 많은 자료인데도 아무 거리낌 없이 이를 활용하면서 객관적인 방법으로 현황분석을 하였다고 생각하는 기획가들도 있다.

보건사업 기획에 사용될 자료는 어떤 특성을 갖추고 있어야 할까? 여러분들이 자료의 질을 평가할 수 있는 기준에 대해 이해한다면 앞에서 언급한 실수는 범하지 않게 될 것이다.

자료의 질을 평가하는데 흔히 사용되는 기준은 완전성, 정확성, 대표성 및 조사에 포함된 시간인데 이를 영어 단어의 앞글자만 따서 CART라고 부른다.

① **완전성**(Completeness) : 기획에 필요한 정보가 모두 포함되어져 있는가? 암 검진율을 향상시키기 위한 대책을 마련하기 위하여 자료를 수집하고 있는 기획가가 있다고 하자. 국민건강영양조사 자료를 이용하면 사회경제적 상태에 따른 암 검진율을 파악할 수 있다. 하지만 암 검진에 크게 영향을 미치는 심리적 변수는 확보할 수가 없다. 따라서 국민건강영양조사는 암 검진율 향상이라는 목적을 가지고 실시되는 기획의 자료로서는 불완전하다.

② **정확성**(Accuracy) : 이용자료가 타당성과 신뢰성이 있는가? 노인 장기요양서비스의 수요를 추계하고자 하는 경우에 우리는 흔히 노인의 기능상태를 이용하여 수요를 추계한다. 그러나 이는 장기요양서비스의 필요를 추계한 것이지, 실제 수요를 추계한 것은 아니다. 이 경우 자료의 타당성이 떨어진다 하겠다. 사망신고자료, 병원자료, 건강보험 자

료의 부정확성 등에 대해서는 많이 알려져 있다. 또, 다른 사업보고서에 있는 자료를 이용하는 경우가 많은 데, 조사방법, 자료의 입력이나 코딩 오류가 어느 정도 되는지 알 수 없는 경우도 많다.

③ **대표성**(Representativeness) : 조사 대상자가 모집단을 대표하는가? 건강증진사업의 기획을 위해서는 관내 주민들의 건강행태를 파악할 필요가 있으나 자료가 없어 국민건강영양조사와 같은 전국규모의 보건행태조사 자료를 이용하였다고 하자. 이 자료는 국가적 차원에서 볼 때는 대표성이 매우 높다. 하지만 지역의 차원에서 볼 때는 어떠할까? 해당지역 거주자로 조사대상에 포함된 사람이 적어 아무래도 대표성이 떨어진다 할 수 밖에 없다. 조사의 편의성을 위해 보건소 이용자와 같은 특정집단에 대해 조사를 하고, 그 결과를 주민전체의 결과인 것처럼 확대 해석하는 경우가 많은데 이 역시 대표성이 부족한 자료를 사용하는 예이다.

④ **시간 범위**(Time period covered) : 조사대상 기간이 의사결정에 적합한가? 특정 지역에서 암 발생이 높아 그 원인을 분석하기 위하여 주민의 지난 3개월간의 건강행태를 조사한 2차 자료를 사용하였다 하자. 잘 알다시피 암의 발생은 생활습관이 오랫동안 누적되어 나타나는 결과이다. 따라서 지난 3개월간의 건강행태는 이 경우에 조사기간이 적합하지 못하다 판단된다.

이외에도 2차 자료를 사용할 경우에는 다음 항목에 대해서도 주의를 기울여야 한다.

- 자료의 접근성 : 활용가능성, 비용, 자료이용의 윤리문제
- 자료의 형식(format) : 쉽게 이용 가능한 형태로 보관되어 있는가?
- 연계(linkage) 가능성 : 다른 자료와 연계가 용이한가?
- 조사지침이나 코딩지침의 적절성

8. 수집된 자료의 정리

오랫동안 기획업무에 종사하다 보면 자료에 파묻혀 정신을 잃어버리게 된다. 그렇게 되지 않으려면 좋은 자료를 모으는 것도 중요하지만 모은 자료를 적시에 활용할 수 있도록 정리·보관하는 작업이 중요하다. 자료의 정리·보관을 위해서 다음의 원칙을 반드시 지키도록 하자.

① 자신에게 가장 적합한 자료의 분류 방법을 생각해 낸다.
② 새로운 자료나 정보는 파일로 만들어 보관하고, 자료목록을 작성한다.
③ 보관한 정보는 정기적으로 살펴본다.
④ 오래 되었거나 필요 없다고 생각되는 정보는 그때그때 버린다.

여기에서 특히 중요한 것은 자료목록에 새로운 자료를 적어 넣을 때마다 지금까지 적어놓은 자료를 다시 살펴보는 일이다. 이런 식으로 가끔 들춰보면 보관한 자료의 내용을 잊어버리지 않을 것이다.

TIP 정보의 수집과 정리법

정보관리의 기본은 수집해 놓은 정보를 재점검하는 것이다.

평소 보고서, 학회지, 신문, 잡지, 인터넷 등을 수시로 점검한다.

↓

무엇을 기획의 대상으로 삼을지 주의를 집중한다.

↓

적절한 자료나 정보를 뽑아낸다.

↓

파일의 분류 항목을 결정한다(본인이 편한 방식이 좋다).

↓

검색에 적합한 항목으로 분류한다.

↓

자료를 축소 복사하여 시트(두꺼운 종이)에 붙여 파일로 만든다.

↓

자료목록을 만든다.

↓

자료목록에 파일의 요점을 적어 둔다.

↓

동시에 예전에 적었던 내용을 다시 한 번 읽는다.

↓

정기적으로 자료 파일을 읽는다.

↓

오래된 정보는 없앤다.

자료: Akio N 저. 나상억 · 김원중 옮김. (2003). 기획서 잘 쓰는 법. 21세기 북스.

TIP 자료파일의 양식

기획에 필요한 것 같은 자료는 시트에 붙여 파일로 보관하면 좋다.

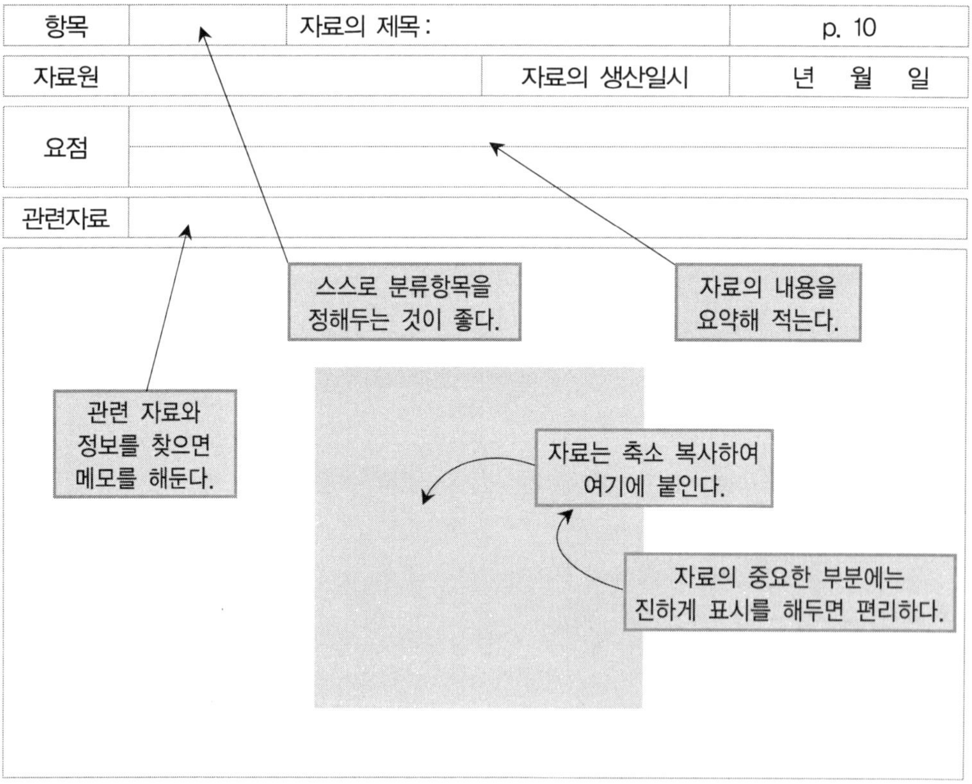

자료: Akio N 저. 나상억 · 김원중 옮김. (2003). 기획서 잘 쓰는 법. 21세기 북스.

TIP 자료 목록

파일로 묶은 자료(정보)는 주제별로 목록을 만들면 편리하다.

P ______________ .

분류		주제	

◎ 주요정보

제 목	키워드	출처 · URL 주소	파일 위치	평 가
자료의 제목과 내용을 요약한다.	자료의 중요 용어를 메모한다.	보고서, 신문명, 인터넷 주소 등	파일 몇 쪽에 있는지 표시한다.	중요하다고 생각하는 정보에는 ㅇ표시를 한다.

◎ 참고 · 관련정보 　그 밖에 분류와 관련된 자료가 있으면 적는다.

내 용	관련사항	출 처	분 류	파 일
적을 때 목록을 살펴보면 어떤 정보가 있는지 기억하게 된다.				

자료 : Akio N 저. 나상억 · 김원중 옮김. (2003). 기획서 잘 쓰는 법. 21세기 북스.

9. 현황분석시의 유의사항

자료수집은 사업기획을 위해 꼭 필요한 절차이나 시간이 많이 필요한 귀찮은 작업이기도 하다. 따라서 필요한 자료만을 수집하고, 활용하는 습관을 길러야 한다. 현황분석 시 유의하여야 할 점에 대해 살펴보면 다음과 같다.

1) 목적의식을 가지고 자료를 수집하라

세상에 공짜 자료는 없다. 모든 자료는 수집과 가공에 돈이 필요하므로 어디에 사용할 지도 모르는 채 언젠가는 활용될 것이니 그저 모아놓고 보자는 생각으로 자료를 수집하는 것은 현황분석 시 가장 경계해야 할 태도이다. 사람들은 자료조사를 할 기회가 있을 때 미리 다른 자료도 확보해 두겠다는 생각으로 엄청나게 많은 양의 설문조사를 실시한다. 그리고 나중에 이와 관련된 사업을 하게 되었음에도 과거에 수집된 자료는 시의적절하지 못하다는 이유로 새로 자료를 수집한다. 이는 모두 자료를 수집할 때 목적의식이 없기 때문에 일어나는 낭비이다.

목적의식이 없이 자료를 수집하는 이유를 보다 심층적으로 살펴보면 이런 사람들은 좋은 기획은 문제에 대한 파악으로부터 출발한다고 생각한다. 따라서 문제를 분석하기 위한 자료수집이 기획에서 가장 중시되어야 한다고 생각한다. 그러나 기획은 창조적인 문제해결의 방법이다. 따라서 단순히 문제를 발견하는 것보다는 문제해결을 위한 아이디어를 찾는데 더 관심을 기울여야 좋은 기획이 될 수 있다.

TIP **작업지(worksheet)를 이용한 자료수집**

목적의식을 가지고 자료를 수집하기 위한 방안의 하나로 일본의 카나가와 현 보건관계자들이 개발한 작업지(worksheet)를 활용한 자료수집에 대해 간단히 소개하고자 한다.

보건기획가가 지역보건 문제를 잘 알고 있는 경우(실제로 대부분의 보건사업 기획이 그러하다)에는 문제를 파악하기 위한 자료수집에 너무 얽매이지 말고, 발견된 문제의 검증과 효과적 대안작성에 역점을 둘 필요가 있다. 따라서 기획담당자들이 기획대상 문제에 대해 가지고 있는 이미지나 지식을 적극적으로 활용하는 것이 효과적인 현황분석의 기본이다.

이 경우 사용될 수 있는 방법의 하나가 작업지를 이용하여 보건계획을 작성하는 것이다. 작업지의 이용은 보건계획 작성에 필요한 방대한 작업량을 감소시키고, 관련자들의 능동적 참여를 촉진할 수 있다.

소관업무별로 팀을 구성하고 [표 4-9]와 같은 작업지를 이용하여 주요 건강문제와 건강문제의 발생이유를 점검한다. 그리고 이를 뒷받침하기 위해 수집하여야 할 자료목록을 기록한다. 이와 같은 방식으로 필요성이 인정된 자료만을 수집하면 자료수집의 노고를 줄일 수 있게 되고, 왜 그 자료를 수집하였는지를 알기 때문(목적의식이 있기 때문)에 자료 분석을 통해 쉽게 대책이 수립될 수 있다.

[표 4-9] 건강문제 확인 및 대책 수립을 위한 작업지의 예

건강문제	발생이유	뒷받침 자료	사업목표	사업활동
위암사망이 많다	주민이 암 검진의 필요성을 이해 못한다.	위암 사망률 위암 검진율	조기 발견을 통한 위암사망률의 감소	전문가에 의한 일반인 교육 의료인 교육 검진 받기 용이한 검진체계의 구축
	잘못된 식사습관			
고혈압이 많다				

자료 : 保健計劃硏究會, 1996.

2) 문제발견도 중요하지만 문제해결의 가능성도 무시하지 마라

앞에서 기술한 내용과 이어지는 내용으로서 문제발견에 급급해 하지 말고, 문제해결의 가능성도 함께 검토하여야 한다. 따라서 현황분석에서는 지역의 건강수준 측정이외에도 지역사회의 건강문제에 대한 관심과 해결 능력, 보건조직의 내부역량을 함께 검토해야만 한다. 특히 보건소나 자신이 속한 조직뿐만이 아니라 지역사회의 문제 해결 능력을 검토하여야 한다는 사실을 명심하자.

3) 자료의 활용을 위한 비판적 능력을 길러라

자료의 평가기준에 대해서 학습한 바 있다. 모든 자료는 이러저런 결함이 있기 마련이다. 대표성이 높으면 불완전하고, 정확성이 높으면 수집이 어려운 등 기획가가 원하는 모든 기준을 만족시키는 자료는 없다. 따라서 주어진 자료를 제대로 활용할 수 있는 능력을 배양하는 것이 기획가에게 필요하다.

정확하고 비교성이 있는 자료수집이 가능할 경우 2차 자료를 1차 자료보다 우선시하는 것이 좋다. 그러나 정확하고 비교성이 있는 자료수집이 어려울 경우는 어떻게 하여야 할까? 합리적인 추정에 따라 자료를 재가공하거나 해석할 필요가 있다. 이렇게 하려면 역학 및 통계학적 소양이 기획가에게 필요하다. 기획가는 자신의 능력을 향상시키기 위해 부단히 노력하여야 할 것이다.

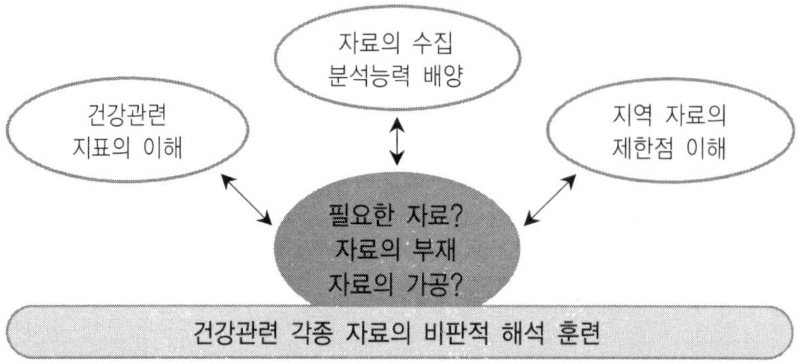

[그림 4-17] 자료의 올바른 활용

4) 항시 자료를 수집하고, 수집된 자료는 정리해 두어라

평소에는 현황업무에만 급급하다가 막상 사업을 기획할 시기가 되면 자료를 수집한다고 호들갑을 떠는 사람들을 많이 볼 수 있다. 보건사업 기획과정이 일련의 연속된 과정이라는 점을 고려하면 이는 매우 잘못된 행동양식이다. 평소에도 보건사업에 필요한 자료를 꾸준히 수집하는 것이 중요하다. 이를 위해 지역사회 보건지표를 개발하고, 보건정보체계를 구축해 두어야 한다. 그리고 항시 기획에 필요한 자료가 없나를 눈여겨보고, 추가로 발견한 자료들은 자신만의 방식에 따라 정리해 두는 습관을 기르도록 하자. 이렇게 하면 현황분석 단계에서는 부족한 정보를 확인하고, 필요한 자료만 추가로 수집하면 되어 시간과 비용을 절약할 수 있다.

5) 자신만의 정보원을 확보하라.

자료 조사에서 가장 중요한 것은 내가 원하는 자료를 어디에서 쉽고 빠르게 찾을 수 있는지를 아는 것이다.

기획가라고 해서 모든 지식과 정보를 다 알고 있는 것은 아니다. 많은 사람들이 공감하겠지만 지금은 정보를 모르는 것이 문제가 아니라 정보가 너무 많아서 문제이다. 너무 자료가 많기 때문에 오히려 내가 원하는 자료를 찾기가 더욱 어려워진 것이다. 실제로 인터넷 검색엔진에서 '금연'을 검색해 보면 얼마나 많은 자료들이 검색되는지 쉽게 알 수 있다. 그렇기 때문에 기획가는 언제 어디서나 빨리 자료를 찾아낼 수 있는 정보원을 가지고 있어야 한다. 여기서 말하는 정보원은 내가 어떤 기획을 하든지 내가 원하는 자료를 찾아낼 수 있는 출처를 말한다.

뛰어난 기획가는 머릿속에 혹은 수첩 안에 정보원을 가지고 있다. 이런 자료는 여기에서 구할 수 있으며 저런 자료는 저기서 구할 수 있다는 식으로 말이다. 그렇기 때문에 경험이 많은 기획가는 기획의 제목을 보는 순간 자신이 어디서부터 자료를 조사해야 하는지 보인다.

자신만의 정보원을 가지기 위해서는 평상시 자료 조사를 충분히 해야 함은 물론이고 다양한 정보의 출처를 알고 있어야 한다. 자료는 성격에 따라 출처가 다양하지만 대부분의 기획 자료들은 인터넷, 정부 또는 학계의 보고서, 전문학술지, 신문이나 잡지 등에서 발견할 수 있다. 자신과 관련이 있는 정보원에 대하여 미리 정리해 두는 것이 필요하다.

6) SWOT 분석은 전략개발을 위한 도구이다

전략적 기획에 대한 관심이 높아지다 보니 보건사업 기획에도 SWOT 분석을 포함시키는 경우가 많다. 그러나 많은 경우 SWOT 분석의 흉내만 낼 뿐이고, 제대로 SWOT 분석을 시행하는 경우는 드물다. 그리고 SWOT 분석의 결과를 보건사업 전략개발에 활용하는 경우는 더욱 드물다.

SWOT 분석을 하는 이유는 불확실한 미래의 환경을 예측하고, 내부역량을 감안하여 적합한 사업전략을 수립하는데 그 목적이 있다. 다시 말해 SWOT 분석의 결과는 핵심 사업을 확정하고, 보건사업의 포트폴리오를 재구성하는데 활용되어야 한다. 그런데 대부분의 보건사업 관계자들은 기존 사업의 내적 효율성을 높이는 데에만 관심을 가지고 있어 SWOT 분석의 결과가 사장되고 있다.

7) 미래는 동화 속의 먼 나라 이야기가 아니다

보건사업 기획을 함에 있어 과거의 자료에 집착하는 경우를 많이 본다. 건강문제의 크기에 집착하는 것이 대표적인 예이다. 그러나 인구구조, 사회환경, 기술, 가치관의 변화, 정치적 상황 등에 의해 과거의 자료는 더 이상 미래를 예측하기 어려운 경우가 많아지고 있다.

미래에 대한 예측이야 말로 전략적 기획의 핵심요소이다. 보건사업 기획에 있어서도 미래 환경의 변화가 보건사업의 수요와 공급체계에 어떤 영향을 미칠 것인가를 예측하도록 노력하여야 한다. 그런데 SWOT 분석을 한 사례들을 보면 미래의 변화를 예측하기 보다는 현재 상황의 문제점을 기술한 경우가 많다. 외부환경 분석은 현재의 문제가 아니라 미래의 변화가 보건사업에 미칠 영향을 분석하는 방법이라는 사실을 명심하자.

8) 상대적인 비교가 가능하도록 자료를 수집하라

건강문제는 절대적 크기만이 아니라 상대적 크기도 문제가 된다는 점은 이미 지적하였다. 형평성의 달성은 보건사업이 추구하는 궁극적 가치의 하나이다. 그런데 많은 보건사업 기획이 현황분석 단계에서 지역사회 주민 전체를 대상으로 건강문제를 분석하지, 소득, 연령, 지역 등의 사회경제적 특성에 따른 건강문제의 차이를 분석하지 않고 있다. 제한된 자원의 활용 효율성을 높이기 위해서는 표적 집단의 선정이 중요하고, 이를 위해서는 자료수집 시 건강수준이나 보건서비스 이용에 차이를 가져올 수 있는 제반 특성별로 자료를 수집하여야 한다. 예를 들어 지역사회의 고혈압 유병률 자료도 중요하지만 소득계층별 고혈압 유병률, 지역별 고혈압 유병률 등의 세분화된 자료를 수집하여야 한다.

9) 자료수집을 주민(사업대상자) 참여 기전으로 활용하라

참여적 기획이 바람직하다는 데 대해서는 모든 사람이 동의한다. 그러나 여전히 참여적 기획에 대한 논의가 무성하다는 것은 참여적 기획의 실체가 모호하고, 구체적인 실행방법이 마땅하지 않기 때문이다.

자료수집 과정 그 자체를 참여적 기획의 수단으로 활용하는 것이 바람직하다. 자료수집에는 주민을 적극적으로 참여시켜야 한다. 그런데 실제 기획과정을 보면 주민은 설문조사 대상자로서 피동적으로 참여하는데 그치고 있음을 발견할 수 있다. 지역건강문제, 지역의 관심사, 지역의 강점 조사 시 주민이 정말 자신의 목소리를 낼 수 있도록 브레인스토밍이나 포커스 그룹 등에 주민참여를 강화하여야 할 것이다. 그렇게 되면 기획의 이후 진행과정이나 실제 사업실행과 평가에도 주민참여가 촉진될 것이다.

제 5 장

우선순위 결정

1. 우선순위 결정대상
2. 우선순위 결정방법
3. 우선순위 결정을 위한 토의
4. 우선순위 결정기준의 예
5. 우선순위 결정과정
6. 우선순위 결정을 위한 유의사항
7. 실습

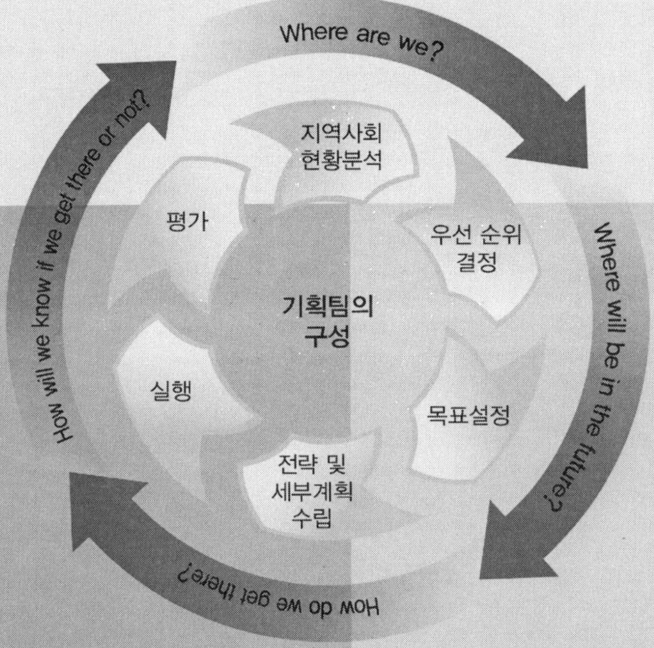

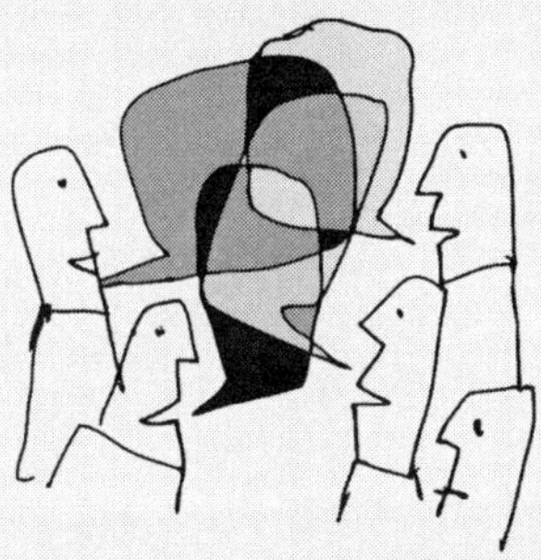

제5장

우선순위 결정

학습목표

- 보건사업 기획에 있어서의 우선순위 결정의 필요성을 이해한다.
- 우선순위 결정에 흔히 사용되는 기준을 숙지하고, 활용할 수 있다.
- 우선순위 결정의 공정성을 확보하기 위해 사용가능한 의사결정 방법을 이해하고, 활용할 수 있다.
- 지역 건강문제에 대해 우선순위를 결정할 수 있다.

학습내용

- 우선순위 결정의 이유
- 우선순위 결정의 대상
- 우선순위 결정의 방법
- 우선순위 결정을 위한 토론 방법
- 우선순위 결정의 유의사항
- 우선순위 결정 실습

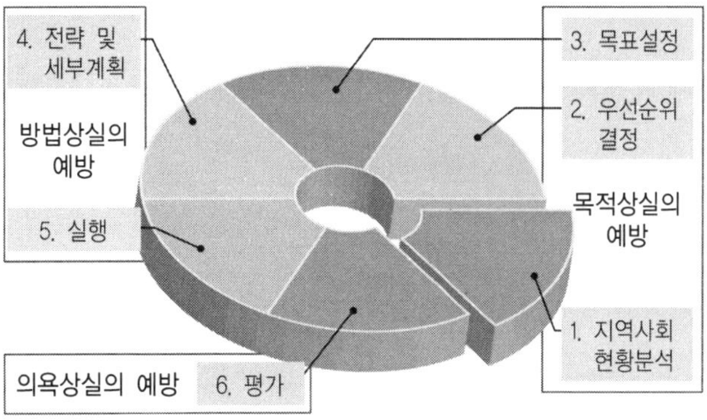

우선순위(優先順位)란 (특별하게 대우해서) 다른 것에 앞서 매겨진 차례나 위치를 뜻한다. 따라서 **우선순위 결정(priority setting)**이란 여러 가지의 문제나 대안 중에 어떤 것을 먼저 선택할 것인가를 결정하는 것을 의미한다. 보건사업 기획에서 우선순위 결정이 필요한 이유는 다음과 같다. 첫째, 우리가 지역사회의 모든 건강문제를 다 해결하면 좋겠지만 이는 자원의 제약으로 인해 불가능하다. 따라서 가장 중요한 문제나 대상자를 선택하여 집중적으로 관리하는 것이 보건사업의 효과를 높이는 길이다. 둘째, 보건사업에 관련된 주요 이해관계자들이 추구하는 가치나, 비전, 목적이나 목표, 선호하는 사업전략이 모두 동일한 것은 아니다. 보건사업 기획과정을 통해 우선순위를 결정해 두지 않으면 이해관계자들 사이에 혼선이 일어나 사업의 원활한 진행을 보장하기 어렵게 될 우려가 있다.

우선순위를 결정하기 위해서는 가능한 대안 전부를 검토대상에 포함시켜야 한다. 핵심 건강문제의 선정을 위해서는 지역의 주요 건강문제와 건강결정요인에 대한 자료가 있어야 하며, 핵심 전략의 선정을 위해서는 가능한 전략 모두를 검토해 보아야 한다. 따라서 철저하고 체계적인 현황분석이 선행되어야 올바른 우선순위 결정이 가능하다. 그런데 보건사업 기획의 실제 예들을 살펴보면 **본인이 수집하기 용이한 자료만을 검토하거나, 수행하기 편한 전략만을 대상으로 우선순위를 검토**하는 경우가 많았는데 이는 잘못된 관행이다.

우선순위 **선정 기준은 공정하고, 합리적이며, 계산이 용이**하여야 한다. 우리는 합리적이고 쉽게 계산할 수 있는 우선순위 결정기준을 찾는 데는 관심을 많이 기울이는데 비해 공정한 우선순위 선정을 위한 의사결정 기전에 대해서는 상대적으로 등한시하는 경향이 있다. 아무리 훌륭한 기준을 가지고 대안을 평가하였더라도 의사결정 과정 자체가 공정하지 못하면 도출된 결론은 모든 사람의 동의를 받기 어렵다. 따라서 결정기준을 명백히 하는 것도 중요하지만 이해관계자의 참여와 의사 결정방식에 더 주의를 기울일 필요가 있다.

이 장에서는 먼저 우선순위의 결정대상과 결정방법에 대해 언급할 것이다. 그리고 우선순위를 결정하기 위한 토론 방법에 대해 소개하고자 한다. 마지막으로 필자의 경험에 비추어 우선순위 결정시 유의하여야 할 사항을 제시하고자 한다.

1. 우선순위 결정대상

기획에서 우선순위를 결정하는 대표적인 과정은 건강문제의 선정이지만, 사실은 우리는 모든 기획과정에서 우선순위를 고려하여 결정을 내린다는 사실이다. 예를 들어 보자. 제4장에서 우리는 건강문제의 분석을 위한 자료의 수집에 대하여 공부하였다. 건강관련 자료의 수집 과정에서도 우리는 자료수집의 목적, 주어진 일정과 예산, 자료의 가용성 등을 고려하여 어떤 자료를 우선적으로 수집할 것인가에 대한 의사결정을 내려야만 한다. 사업대상자를 누구로 할 것인가를 정하는 것도 우선순위 결정의 한 유형이다. 비전이나 미션, 목표를 설정하거나 평가지표를 결정하는 경우도 여러 가지 대안 중에서 우선순위를 결정하게 된다. 우선순위 결정을 하는 또 다른 과정은 사업전략을 선택해야 하는 경우이다. 우리는 가능한 포괄적인 사업전략을 구사하기를 원하지만, 자원의 한계로 인해 우선적으로 시행할 프로그램을 결정할 수밖에 없다.

2. 우선순위 결정방법

여러 가지 대안들 중에서 우리는 어떻게 최선의 대안을 고를 수 있을까? 옷을 사는 경우를 생각해 보자. 사람들은 옷의 맵시, 재질, 내구성, 가격, 편의성, 유행의 부합여부 등 여러 가지 기준을 참작하여 옷을 고른다. 기획의 경우도 마찬가지다. 여러 가지 건강문제 중에서 우선적으로 해결해야 할 대상을 선정하기 위해서는 나름대로의 방법이 필요하다. 물론 어떤 사람은 선택방법에 대한 심사숙고가 없이 유행에 맞추어 옷을 사기도 한다. 보건사업 기획에 있어서도 이와 같이 선택방법이 없이 남이 많이 하는 사업을 모방하면 될까? 유행이라는 기준만으로 옷을 고르는 소비자를 우리가 현명한 소비자라고 하지 않듯이 남이 하는 사업을 모방하기만 하는 보건요원을 능력 있는 직원이라고 평가하는 사람은 없을 것이다. 개인적인 선택사항인 옷의 구매와 달리 보건사업의 기획은 다수에게 영향을 미치게 된다. 따라서 옷의 선정기준은 개인의 선호에 따라서 달라질 수 있지만 보건사업 기획에서 사용할 우선순위의 결정방법은 이해당사자들이 모두 동의할 수 있는 것이 되어야 할 것이다. 지금부터 보건사업의 기획과정에서 흔히 사용되는 우선순위 결정방법에 알아보도록 하자.

1) Dotmocracy

Dotmocracy[1)]는 집단의 선호도를 쉽게 파악하면서도, 그 결정과정이 투명하고 모든 구성원들의 동등한 참여를 보장하기 위한 도구이다.[2] 우리는 흔히 집단의 선호도를 알기 위해 참가자에게 스티커를 나누어 주고, 선호하는 곳에 붙이게 한다. Dotmocracy는 이러한 선호도 측정을 좀 더 발전시킨 것이라 보면 된다.

의사결정 과정의 참여자는 Dotmocracy 시트라고 불리는 양식에 기재된 특정 의견(여기서는 우선순위를 정하고자 하는 대안)에 대한 자신의 동의 정도(보통 매우 동의함, 동의함, 중립, 동의하지 않음, 매우 동의하지 않음, 잘 모르겠음으로 표시되어 있음)를 해당 칸에 펜을 이용하여 점(dot)으로 표시하거나 스티커를 붙인다. Dotmocracy 시트에 의견을 표시를 한

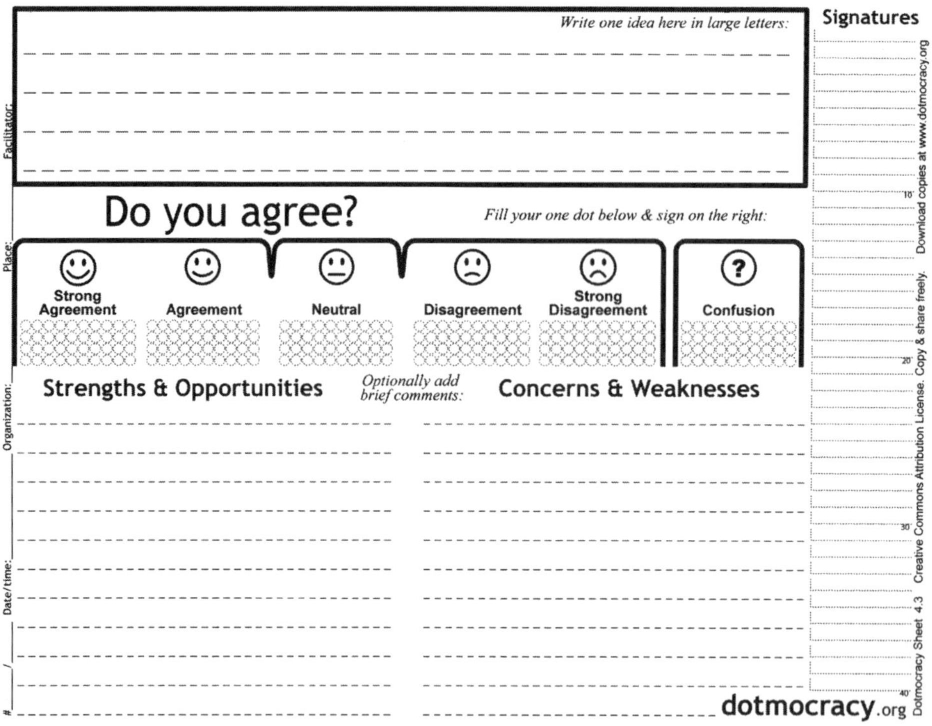

[그림 5-1] Dotmocracy 시트

자료: http://commons.wikimedia.org/wiki/File:Dotmocracy_sheet_idea_4-03.png

1) "dot-mocracy"는 스티커(dot sticker)를 이용한 투표행위를 기술하기 위한 용어이다. "multi-voting", "dot-voting", 또는 "voting with dots"라고 불리기도 한다. http://en.wikipedia.org/wiki/Dotmocracy

2) Dotmocracy 시트는 다양한 의견들에 대한 참여자들의 동의 정도를 시각적으로 보여주는 간단한 방법이므로 합의에 의한 의사결정과정에서 다른 의사결정방법과 함께 보완적으로 사용할 수 있다. Dotmocracy 역시 일종의 투표방식으로 간주될 수 있지만 대안들 사이에서 하나를 선택하여야 하는 일반적인 투표 방식과는 다르다. Dotmocracy 방식에서는 모든 대안은 각자의 장단점을 평가받는다.

참여자들은 사인을 하고, 간단한 의견을 기재한다. 모든 참여자의 의견이 표시 완료된 Dotmocracy 시트는 의사결정 과정에 참여한 집단의 집합적 의견을 시각적으로 보여준다. 대안들의 우선순위는 대안별로 작성된 각 Dotmocracy 시트에 표시된 참가자들이 의견을 비교하여 결정하게 된다.

Dotmocracy는 대규모 회합이나 콘퍼런스, 포럼 장소 내에서 또는 Dotmocracy 벽을 활용하여 회합장소 밖에서 수행된다.

Dotmocracy 방법은 구성원이 많은 집단(20~30명 정도)을 대상으로도 가능하다. 특히 빠른 시간 내에 집단의 선호도를 파악하여야 할 때, 참가자들이 큰 흥미를 느끼지 못하고, 매우 정밀하고 분석적인 순위 결정 과정에 참여할 수 없을 때 활용할 수 있다(Boxmeer and Thesenvitz, 2010).

Dotmocracy 과정의 결과가 신뢰성이 있고 건설적으로 되기 위해서는 주어진 절차와 단계, 규칙을 준수하여야 한다. 자세한 내용은 Dotmocracy 지침서를 참조하기 바란다(Diceman, 2010).

Dotmocracy의 장점은 다음과 같다.[3)]

- 모든 참가자로부터 집합적인 우선순위와 방향을 확인할 수 있다.
- 다양한 집단을 참여시키고 역량을 강화시킬 수 있다.
- 일반적인 의견으로부터 특별하고 특수한 의견에 이르기까지 동의정도를 확인할 수 있다.
- 아무 말도 없는 참여자라 할지라도 동등한 권리를 행사할 수 있다.
- 쓸데없는 말다툼이나 즉흥적인 연설의 나열을 막을 수 있다.
- 익숙한 방식이고, 효율적으로 실제적인 결론에 도달할 수 있다.
- 쉽게 행동계획으로 전환될 수 있는 충분히 기록된 결과를 제공한다.

하지만 Dotmocracy는 우선순위 결정을 위한 매우 주관적인 방법이므로 참가자들의 의사판단 능력이 의사결정을 내리는데 적합한 수준이어야 가치가 있다는 것을 명심하여야 한다.

2) 쌍 비교(Paired Comparisons)

쌍 비교는 운동 경기에서 리그전을 통해 우승자를 결정하는 방식과 유사하다. 먼저 비교할 대안을 선정한다. 그리고 대안을 [표 5-1]과 같이 종과 횡으로 배치하여 매트릭스를 만든다.

3) http://dotmocracy.org/what_is

그리고 대안을 비교할 기준(예; 문제의 중요성)을 하나 결정한다. 참가자들이 결정된 기준을 이용하여 대안을 2 개씩 상호 비교한 후 가장 많이 선택된 대안이 높은 우선순위를 가지게 된다(Mind Tools Ltd., 2010a).

아래 [표 5-1]을 보면 대안 A와 대안 B의 비교에서는 대안 A가 선택되었고, 대안 C와 대안 A의 비교에서는 대안 C가 선택되었다. 그리고 대안 A와 D의 비교에서는 대안 D가 선택되었다. 대안 B와 대안 C의 비교에서는 대안 C가, 대안 B와 대안 D의 비교에서는 대안 D가 선택되었다. 그리고 대안 C와 대안 D의 비교에서는 대안 D가 채택되었다. 이를 종합하며 대안 A는 1회, 대안 B는 0회, 대안 C는 2회, 대안 D는 3회가 선정되었음을 알 수 있다. 결과적으로 대안 D가 가장 우수한 대안이라는 결론을 내릴 수 있다.

[표 5-1] 쌍 비교법

	대안 A	대안 B	대안 C	대안 D
대안 A		A	C	D
대안 B			C	D
대안 C				D
대안 D				

쌍 비교법은 대안들을 서로 비교할 때 [표 5-1]처럼 단순히 어느 대안이 낫다, 못하다 식으로 우열만 가리지 않고 우열의 정도, 즉 격차가 어느 정도인가를 판단할 수도 있다(Boxmeer and Thesenvitz, 2010). 두 대안 사이에 차이가 없는 경우에 0점, 약간 차이가 있는 경우에 1점, 상당한 차이가 있는 경우는 2점, 매우 큰 차이가 있는 경우는 3점을 부여하도록 한다. [표 5-2]를 보면 대안별 우열은 [표 5-1]과 같지만 대안 사이의 우열의 정도를 숫자로 병기하고 있다. 대안 A는 대안 B에 비해 상당히 좋으며, 대안 C는 대안 A에 비해 약간 낫다는 것을 표시하고 있다. 각 대안 별로 점수를 더해보면 A=2, B=0, C=3, D=7점으로 대안 D가 가장 우수한 대안이라는 결론을 내릴 수 있다.

[표 5-2] 대안 사이의 정도의 차이를 감안한 쌍 비교법

	대안 A	대안 B	대안 C	대안 D
대안 A		A, 2	C, 1	D, 3
대안 B			C, 2	D, 3
대안 C				D, 1
대안 D				

쌍 비교법은 우선순위 결정을 위한 기준이 하나뿐이고, 참여자들이 우선순위 결정에 큰 흥미를 느끼지 못하고 있으며, 매우 정밀하고 분석적인 순위 결정 과정에 참여하기 어려울 때 활용하기 좋다(Boxmeer and Thesenvitz, 2010). 쌍 비교는 소규모나 중간 규모의 집단(10~15명 정도)을 대상으로 시행하는 것이 적합하다. Dotmocracy 방법을 통해 대안을 3~4개로 좁힌 후 대안의 수를 더욱 줄이고 싶을 때 사용하면 매우 효과적이다.

쌍 비교법 역시 전적으로 주관적인 의사결정 방법이다. 또, 참여자들이 여러 차례 비교를 시행하여야 하고, 대안 사이의 정도 차이를 감안한 쌍 비교법의 경우에는 계량화가 필요하므로 Dotmocracy 방법에 비해 노력이 많이 든다.

3) 사분면 분석(Quadrant Analysis)

사분면 분석은 의사결정을 위한 두 가지 명백한 판단 기준을 가지고 있고(예: 문제의 중요도와 해결방법의 효과), 이 2개의 기준이 양분될 수 있는 경우(예; 높다 대 낮다, 또는 많다 대 적다)에 사용 가능하다(Boxmeer and Thesenvitz, 2010).

사분면 분석을 위해서는 먼저 비교의 잣대로 사용할 두 개의 기준을 선택하여야 한다. 흔히 사용되는 기준은 다음과 같다.

- 수요 / 공급
- 비용 / 편익
- 노력(effort) / 효과(impact)
- 내부환경 / 외부환경: SWOT 분석 참조
- 사업수행의 의무성 / 지역사회 필요

기준을 선택 한 후에는 예/아니요, 좋다/나쁘다, 높다/낮다와 같이 각 기준에 대한 응답항목을 정한다. 노력의 양과 해결방법의 효과 기준을 이용하여 완성된 사분면 분석 틀은 [그림 5-2]와 같다.

비교하고자 하는 대안 각각을 선정된 기준에 의해 분석하여 어느 사분면에 해당하는지를 판단하여 해당되는 사분면에 기록한다. 모든 대안에 대한 분석이 끝나면 각 사분면에 적합한 행동을 제시한다.

사분면 분석을 수행한 후에 우선순위가 높은 대안을 대상으로 보다 더 엄밀한 우선순위 결정방법(예: 격자분석)을 시행하면 보다 완성도 높은 우선순위 결정이 가능해진다.

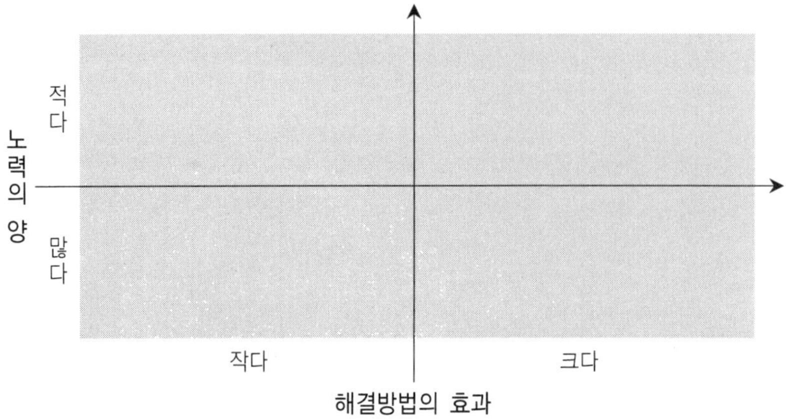

[그림 5-2] 사분면 분석(Quadrant Analysis)

4) 미국 CDC의 PATCH : 사분면 분석(Quadrant Analysis)의 사례

1980년대 중반 미국 CDC가 개발한 보건기획방법인 PATCH(Planned Approach To Community Health)에서는 사분면 분석 방법을 활용하여 건강문제의 우선순위를 매기는 방법을 제시하고 있다(CDC, http://www.lgreen.net/patch.pdf).

PATCH에서는 건강문제의 우선순위를 결정하기 위한 기준으로 중요성(importance)과 변화가능성(changeability)을 선정하였다.

중요성은 건강문제가 지역사회에 얼마나 심각한 영향을 주는가, 또는 건강문제를 변화시키면 건강수준에 얼마나 효과가 나타나는가를 평가하는 기준이다.

건강문제의 중요성을 판단하기 위해서는 첫째, 건강문제가 얼마나 흔한가를 평가하게 된다. 주로 유병률이나 발생률을 이용하여 비교하게 된다. 그런데 유병률이나 발생률의 절대적 크기도 중요하지만 상대적 크기(전국 평균이나 다른 지역과의 유병률 차이)도 중요하게 평가되어야 한다. 예를 들어보자. 어느 지역의 유병률을 조사하였더니 1위는 암, 2위는 순환기계 질환, 3위는 사고로 나왔다고 하자. 그런데 다른 문제는 전국 평균치와 큰 차이가 없는데, 유독 사고는 전국 평균치 보다 1.5배가 높다고 하자. 이 경우 암과 사고 중 어떤 문제가 더 우선되어야 할까? 이 문제에 대한 해답을 내리기 위해서는 우리가 형평성과 효율성 중 어느 것을 더 존중하는가에 대한 가치판단이 필요하다. 효율성이라는 관점에서 보면 유병률이 더 높은 암이 보건사업 대상으로 더 중요하다는 결론을 내리게 될 것이다. 그러나 지역간 건강수준의 차이를 감소시키는 것도 보건사업의 중요한 목적의 하나라고 생각하는 사람들은 보건사업의 대상으로 사고를 더 우선시할 수도 있다.

건강문제의 중요성을 판단하는 두 번째 기준은 해당문제가 지역의 건강수준에 얼마나 심각한 영향을 미치는 가이다. 소위 건강문제의 위중도(危重度)라고 불리는 이 기준은 질병의 사망률이나 장애발생률, DALY 같은 질병부담 측정지표, 경제적 부담 등을 이용하여 측정하게 된다. 건강결정요인의 경우는 해당 건강결정요인이 야기하는 질환의 위중도에 건강결정요인의 질환별 귀속위험도를 곱하여 줌으로써 중요성의 측정이 가능할 것이다. 그러나 필요한 역학적 자료가 부족하여 지역에서 쉽게 활용할 수 있는 방법은 아니다.

[표 5-3] 중요성(importance)의 평가기준(PATCH)

사 망/상 병	건 강 행 태
광범위하게 유포된 문제인가? 예) 유병률	광범위하게 유포된 문제인가? 예) 흡연율
(유병률이) 전국 평균이나 비교지역보다 높은가?	(흡연율이) 전국 평균이나 비교지역보다 높은가?
건강수준이나 삶의 질에 심각한 영향을 미치는가? 예) 질병부담	건강수준이나 삶의 질에 심각한 영향을 미치는가?
	행위와 건강문제가 밀접하게 관련되어 있는가? 예) 귀속위험도

변화가능성은 건강문제가 얼마나 용이하게 변화될 수 있는가를 평가하는 기준이다. 변화가능성을 평가하기 위해서는 문헌을 통해서나 다른 지역의 보건사업 경험을 통해 건강문제를 효과적으로 해결한 경험이 있는가를 확인하여야 한다. 즉, 과학적 근거(evidence)에 따라 건강문제의 변화가능성을 평가하여야 한다. 우리가 비교하고자 하는 건강문제가 질병이나 사망이 아니고 행태인 경우에는 행태가 생활습관으로 고착된 경우보다 그렇지 않은 경우를 변화

[표 5-4] 변화가능성(changeability)의 평가기준(PATCH)

사망/상병	건강결정요인
다른 사업에서 사망/상병을 성공적으로 감소시킨 경험이 있는가?	다른 사업에서 건강결정요인을 성공적으로 감소시킨 경험이 있는가?
사망/상병을 감소시킬 수 있다고 제시한 문헌이 있는가?	건강결정요인을 변화시킬 수 있다고 제시한 문헌이 있는가?
	건강결정요인(행태)이 고착되지 않고 아직 형성단계에 있는가?

가능성이 높다고 평가할 수 있을 것이다. 따라서 노인의 흡연보다 청소년의 흡연이 변화가능성이 높다고 할 수 있다.

PATCH를 이용하여 건강문제의 우선순위를 정하는 경우는 다음의 단계를 밟을 것을 미국 질병본부는 권장하고 있다.

① **1단계** : 브레인스토밍[4] 등의 방법을 사용하여 지역에 흔한 건강문제를 취합한다.

[표 5-5] 주요 건강문제의 목록 작성

사 망	장 애	건강 결정 요인	
		행위요인	비 행위요인

② **2단계** : 1단계에서 취합된 건강문제를 건강문제의 중요성과 변화가능성을 고려하여 다음 [표 5-6]의 해당 영역에 정리한다.

[표 5-6] 건강문제의 우선순위 결정 사분면(Quadrant)

	중요함	중요하지 않음
변화가능성이 높음		
변화가능성이 낮음		

③ **3단계** : 중요하고 변화가능성이 높은 문제들을 중심으로 다시 한 번 우선순위를 정한다.

[표 5-7] 우선순위에 따른 건강문제의 정리 (예)

우선순위	사망	장애	건강위험	
			행위요인	비 행위요인
1	심장질환	사고	흡연	실업
2	암	당뇨	운동부족	의료서비스 부족
3	사고		음주	열악한 도로 상태
4				여가시설의 부족
5				

4) 브레인스토밍의 방법에 대해서는 부록을 참조하기 바란다.

PATCH는 건강문제의 중요성과 변화가능성만을 우선순위 결정기준으로 사용하고 있어, 격자분석을 이용한 우선순위 결정방식에 비해 간단하다는 장점이 있다.

그러나 PATCH의 제시된 방법을 이용하여 우선순위를 결정할 때에는 건강문제의 중요성과 변화가능성에 대한 평가 기준이 객관적으로 제시되어 있지 않으므로 기획 팀이 건강문제가 중요한지 여부, 변화가능성이 높은지 여부를 판단할 기준을 정하여야 한다는 부담도 있다.

5) 격자 분석(Grid Analysis)

쌍 비교법이나 사분면 분석은 우선순위 결정을 위해 고려하여야 할 기준이 한, 두 개인 경우에만 사용 가능하다. 그러나 우리가 보건사업 기획에서 부딪히는 우선순위 결정은 고려해야 할 기준이 여러 가지이다.

격자[5] 분석이란 선택할 수 있는 대안의 수가 많고, 우선순위 결정을 위해 많은 기준을 고려하여야 할 때 유용하다. 의사결정 매트릭스 분석(decision matrix analysis)이라고도 불린다.

격자분석을 시행하는 방법은 다음과 같다(Boxmeer and Thesenvitz, 2010: Mind Tools Ltd., 2010a).

(1) 우선순위 결정을 위한 기준을 확인하고 척도를 결정

우선순위 결정을 위해 고려하여야 할 많은 기준들이 있다. 예를 들어 건강문제의 크기, 심각성, 주민의 관심, 문제해결 방법의 효과, 비용 등이다. 고려하여야 할 기준의 수는 10개 이하로 하는 것이 바람직하다.

각 기준을 측정하는 척도는 보통 1-3점 척도(낮다, 보통, 높다)나 1-4점 척도(뛰어나다, 매우 좋다, 좋다, 나쁘다) 중에서 선택한다.

(2) 결정기준에 대해 가중치를 설정

고려해야 할 기준들 중에 어떤 기준은 다른 기준에 비해 더 중요하게 고려해야 할 경우가 있다. 기준들을 중요도에 따라 1~5점 사이의 가중치를 부여한다.

---

5) 가늘고 긴 모양의 나뭇조각이나 대나무 조각, 철사 따위의 가늘고 긴 것을 가지고, 가로, 세로를 일정한 간격으로 직각이 되게 맞추어 바둑판 모양으로 짠 네모꼴의 물건을 말한다.

(3) 대안과 기준을 이용하여 격자 틀을 만듦

우선순위 결정을 할 대안들을 가로 줄에 배치하고, 고려해야 할 기준을 세로 줄에 배치하여 격자 틀을 완성한다.

고려 기준에 가중치를 부여한 경우는 첫 번째 가로 줄에 가중치를 표시한다. 그리고 기준에 대한 측정 척도는 격자 표의 가장 위에 표시해 둔다. [표 5-8]

[표 5-8] 격자 분석을 위한 틀

	1=나쁨, 2=같음, 3=좋음				
	기준 1	기준 2	기준 3	기준 4	합계
가중치	5	2	3	4	
대안 A					
대안 B					
대안 C					
대안 D					

(4) 대안별로 점수를 매김

각 대안에 대해 기준별로 점수를 매긴다. [표 5-9]

[표 5-9] 대안별 점수를 부여한 격자 분석 틀

	1=나쁨, 2=같음, 3=좋음				
	기준 1	기준 2	기준 3	기준 4	합계
가중치	5	2	3	1	
대안 A	3	1	1	2	
대안 B	2	1	2	1	
대안 C	1	1	3	1	
대안 D	1	3	1	3	

매겨진 점수에 가중치를 곱하고, 대안별로 합계점수를 산출한다. [표 5-10]

[표 5-10] 대안별 점수에 가중치를 곱한 격자 분석 틀

	1=나쁨, 2=같음, 3=좋음				
	기준 1	기준 2	기준 3	기준 4	합계
가중치	5	2	3	1	
대안 A	3 × 5 =15	1 × 2 = 2	1 × 3 = 3	2 × 1 = 2	22
대안 B	2 × 5 =10	1 × 2 = 2	2 × 3 = 6	1 × 1 = 1	19
대안 C	1 × 5 = 5	1 × 2 = 2	3 × 3 = 9	1 × 1 = 1	17
대안 D	1 × 5 = 5	3 × 2 = 6	1 × 3 = 3	3 × 1 = 3	17

(5) 최종 점수를 비교하여 대안에 대한 우선순위를 결정

위의 가상 사례는 대안 A가 가장 높은 점수를 받았다. 대안별 우선순위는 A〉B〉C=D이다.

6) BPRS(Basic Priority Rating System): 격자 분석의 사례

격자 분석을 이용한 건강문제의 우선순위 결정방식으로는 BPRS(Basic Priority Rating System)가 있다. BPRS는 건강문제의 크기와 해결가능성 등에 따라 우선순위를 정하는 방법으로 John Hanlon이 개발하였다(Hanlon and Pickett, 1989: Spiegel and Hyman, 1979). 이 방법은 개발자의 이름을 따 Hanlon Method라고도 불린다. 보건사업의 우선순위 결정에서 가장 널리 활용되고 있는 방법이다.

BPRS를 통해 우리는 다음과 같은 세 가지 목표를 달성할 수 있다.

① 의사결정권자가 우선순위를 결정할 때 고려하여야 할 요인들을 명확히 알 수 있다.

② 유사한 고려요인들을 그룹으로 묶고, 그룹간의 상대적 중요성을 비교할 수 있다.

③ 고려요인들의 중요성을 평가할 수 있다.

다음의 공식을 통해 건강문제의 우선순위를 평가하기 위한 Basic Priority Rating(BPR) 점수와 Overall Priority Rating(OPR) 점수를 계산하게 된다. BPRS 방식은 후술할 다른 우선순위 결정 방식과 달리 각 평가항목의 점수를 부여하는 기준을 제시하고 있어, 우선순위 결정에 있어 객관성을 유지할 수 있다.[6)]

6) 개념상으로는 그러하나 BPRS의 계산이 꼭 객관적인 것은 아니다. 133~134페이지 참조.

Basic Priority Rating(BPR) = (A+2B) x C[7]

- A : 문제의 크기(Size of the problem)
- B : 문제의 심각도(Seriousness of the problem)
- C : 해결책의 추정 효과(Estimated effectiveness of the solution)

Overall Priority Rating(OPR) = [(A+2B) x C] x D

- D : PEARL factors(propriety, economic feasibility, acceptability, resource availability, legality)

(1) 건강문제의 크기

건강문제의 크기는 문제에 의하여 직접적으로 영향을 받는 인구집단의 비율을 이용하여 계산한다. 만성질환은 유병률, 급성질환은 발생률의 크기를 이용하여 점수화한다. 따라서 유병률이나 발생률이 시간에 따른 변동이 큰 질환은 문제의 크기를 구하기 어렵다. 영향을 받는 인구집단의 비율은 전체 인구집단을 대상으로 계산하거나, 잠재적인 사업대상 집단만을 고려하여 계산할 수도 있다.

공통의 위험요인을 가지고 있어 동일한 해결책에 의해 관리가 가능한 질병(건강문제)은 같이 고려하는 것이 바람직하다. 예를 들어 흡연은 폐암, 식도암, 구강암 등을 발생시킨다. 흡연이 유발하는 암을 묶어서 하나의 건강문제로 생각하고 크기를 계산할 수 있다.

[표 5-11] BPRS 방식에서의 건강문제의 크기 계산

건강문제를 지닌 인구의 비중	점수
25% 이상	9 또는 10
10~24.9%	7 또는 8
1.0~9.99%	5 또는 6
0.10~0.9%	3 또는 4
0.01~0.09%	1 또는 2
0.01%	0

7) BPR(Basic Priority Rating) = (A+B) × C/3으로 소개한 책자나 논문도 많다. 본문에 소개된 계산방식과 이 공식은 다른 것이 아니다. 이 공식에서는 A와 C는 10점 만점, B는 20점 만점으로 계산한 후, BPR 점수의 만점이 100점이 되도록 3으로 나눈 것이다. 반면에 본문의 공식은 A, B, C를 모두 10점 만점으로 계산하여 만점이 300점이 된다.

(2) 건강문제의 심각성

다음과 같은 4 가지 항목을 평가한다. 각 항목에 포함될 고려 요인들은 아래의 예를 바탕으로 기획팀에서 결정하도록 한다. 단, 측정에 무리가 되지 않도록 고려 요인의 수를 적절하게 통제하여야 한다. 건강문제의 크기나 해결책의 효과에 포함되는 요인이 심각성 항목에 포함되지 않도록 주의하여야 한다.

① **긴급성**(Urgency) : 문제가 긴급한 정도, 발생이나 사망, 위험요인의 경향, 주민입장에서의 상대적 중요도, 문제해결에 필요한 서비스에 대한 현재의 접근도

② **중증도**(Severity) : 생존율, 사망 당시의 평균 수명, 조기 사망률, 잠재수명손실연수, 장애정도

③ **경제적 손실**(Economic Consequences) : 국가, 지역사회, 가구, 또는 개인에 대한 경제적 손실

④ **해결의지**(Willingness or Involvement of Others) : 문제해결을 위한 정치적 지지, 문제에 대한 대중의 인지 정도

각 항목별로 상대적 중요성을 결정한다. 건강문제의 심각성은 10점 만점이므로 만일 4가지 항목이 모두 동일한 중요성을 가진다고 생각하면 각 항목의 총점은 2.5가 되어야 한다. 만일 긴급성과 중증도의 중요도가 같고, 경제적 손실과 해결의지의 중요도가 같은데 긴급도와 중증도 경제적 손실과 해결의지보다 1.5배 중요하다고 생각한다면 각 항목의 총점은 긴급도 3, 중증도 3, 경제적 손실 2, 해결의지 2이다. 각 항목에 포함될 고려요인(예: 생존율, 사망 당시의 평균 수명 등)을 선정하고, 고려요인의 척도를 결정한다(5점 척도, 또는 3점 척도). 건강문제별에 항목별 포함된 고려요인들을 결정된 척도를 이용하여 평가하고, 계산된 점수를 항목의 총점을 고려하여 보정한다.

예를 들어보자. 항목별 비중을 위의 예와 같이 정하였고, 각 고려요인의 척도는 3점 척도로 결정하였다 하자. 그리고 중증도는 생존율, 사망 당시의 평균 수명, 장애정도로 측정하기로 결정하였다면 중증도 항목의 만점은 9점이다(3개의 고려요인 × 3점). 그러나 중증도 항목은 3점 만점이므로 중증도 항목의 값은 고려 요인별 총합/3이 될 것이다.

(3) 해결책(사업)의 효과

사업의 효과는 사업의 모집단 중 사업에 참여한 비율과 사업의 추정효과를 곱하여 계산한다. 사업의 효과는 정확한 추정이 어렵다. 그렇지만 사업의 효과를 주관적으로 판단하여서는 안 되고, 체계적인 논문고찰이나 메타분석 결과 등을 이용하여 추정하여야 한다. 우리나라도

보건사업의 효과에 대한 과학적 근거가 계속 확보되고 있으나 아직까지 객관적인 데이터베이스가 구축되어 있지 않으므로 가능한 전문가의 조언을 받도록 한다. 사업의 최대 효과와 최소 효과를 추정하여 아래 표에 있는 점수를 부여한다.

실제 문헌고찰을 통해 사업효과를 계산하여 보자.[8)]

사업효과 추정의 예 1: 금연사업

- 사업 모집단: 흡연자 45,000명
- 금연을 희망하는 사람: 13,500명(30%, 0.3)
- 금연 교실의 성공률 32%(0.32)
- 추정 효과 = 0.3 × 0.32 = 0.096(9.6%)
- 추정 효과 점수 = 1점

사업효과 추정의 예 2: 예방접종

- 사업 모집단: 200,000명
- 예방접종자 수: 193,000명(97%, 0.97)
- 예방접종의 효과 94%(0.94)
- 추정 효과 = 0.97 × 0.94 = 0.91(91%)
- 추정 효과 점수 = 9.1점

[표 5-12] BPRS 방식에서의 해결책(사업)의 효과 계산

사업의 추정 효과	점수
매우 효과적, 80~100% 효과적(예, 예방접종)	9 또는 10
상대적으로 효과적, 60~80% 효과적	7 또는 8
효과적, 40~60% 효과적	5 또는 6
조금 효과적, 20~40% 효과적(예, 금연사업)	3 또는 4
상대적으로 비효과적, 5~20% 효과적	1 또는 2
거의 전적으로 비효과적, 5% 미만 효과적	0

8) https://www.uic.edu/sph/prepare/courses/ph440/mods/bpr.htm

(4) **BPR 점수 계산을 위한 작업지** : 아래와 같은 표에 건강문제별로 평가항목별 점수를 기재하고, BPR 계산 공식에 의해 최종 점수를 계산하게 된다. 계산된 BPR 점수의 크기에 따라 우선순위를 매긴다.

[표 5-13] BPR 점수 계산 작업지

건강문제	요소			BPRS	순위
	A(0-10)	B(0-10)	C(0-10)	(A+2B)×C	

일견 보기에는 BPRS 방식이 점수부여가 계량화 되어 있어 객관적인 것처럼 보인다. 그러나 BPRS 방식의 적용에는 매우 주의하여야 할 필요가 있는데 그 이유는 다음과 같다.

첫째, BPRS는 질병간의 우선순위를 결정하기 위해 개발된 방법이다. 따라서 만성질환은 유병률, 급성질환은 발생률을 이용하여 점수를 매기는데, 최근에 화두가 되고 있는 건강증진사업의 경우 우리가 정하고자 하는 우선순위의 대상이 질환이 아니라 건강행태이기 때문에 BPRS 방식을 그대로 적용하기가 쉽지 않다. 보건사업 담당자가 흔히 범하는 잘못이 건강행태의 유병률을 그대로 [표 5-11]에 있는 점수를 부여하는 것이다. [표 5-11]은 원래 질병의 크기를 비교하기 위해 만든 것이므로 건강문제를 지닌 인구의 크기가 25% 이상이면 9-10점을 부여하도록 되어 있다. 흡연, 음주, 운동부족, 올바르지 못한 식사습관과 같은 많은 사람이 공통적으로 안고 있는 건강행태 문제는 거의 대부분 9-10점을 받게 될 것이므로 이렇게 하면 건강행태 간의 우선순위를 판별하기가 어렵게 된다. 따라서 건강행태를 가진 사람의 비율로 건강문제의 크기를 측정하려면 [표 5-11]의 기준을 변경하여야 한다.

BPRS 방식을 적용하여 건강행태의 크기를 측정하는 것은 기준치 문제보다 더 큰 논리적 결함이 있다. 흡연이나 음주 등에 우리가 관심을 가지는 것은 그 자체가 문제가 아니라 이들이 건강에 나쁜 영향을 미치기 때문이다. 그런데 흡연자 1,000명이 초래하는 질환의 크기가 음주자 1,000명이 초래하는 질환의 크기와 동일하지 않기 때문에 단순히 흡연자와 음주자의 수를 가지고 흡연과 음주에 의한 문제의 크기를 비교하는 것은 타당하지 않다. 따라서 건강행태에 의한 문제의 크기는 특정 행태가 야기할 수 있는 모든 질환의 크기를 계산하여 비교하여야만 한다. 흡연의 경우 폐암 이외에 식도암, 구강암 등을 함께 고려하여야 하고, 심혈관계 질환도 포함시켜야 한다. 그러나 우리나라는 건강행태가 어떤 질환을 얼마만큼 초래하는지에 대한 역학적 자료가 부족하여 BPRS 방식을 이용하여 건강문제의 크기를 계산하기가 매우 어렵다.

BPRS 방식을 이용하여 건강행태에 의해 야기되는 질환의 심각성을 평가하고자 하는 경우도 건강행태가 어떤 질환을 야기하는 가에 대한 이해가 전제되어야 한다.

BPRS 방식이 우선순위를 객관적으로 결정하는 것 같지만 자세히 살펴보면 건강문제의 심각성 지표 중 일부나 사업의 효과 판정에 대한 점수부여는 여전히 기획가의 주관적 판단에 의존하는 경우가 많음을 알 수 있다. 이 경우에는 오히려 절대적 기준에 의한 점수부여가 객관성을 더 훼손할 수도 있다. BPRS 방식에서는 우선순위 결정에 사용하는 기준이 모두 동일한 중요성을 가지고 있다고 생각하지 않는다. BPR=(A+2B) × C 라는 공식에 의해 계산되므로 건강문제의 크기보다는 건강문제의 심각성이 BPR 점수에 더 큰 영향을 미치게 된다. 그리고 건강문제의 크기나 심각성 보다는 보건사업의 효과가 결정적 영향을 미치도록 계산공식이 만들어져 있다. 효과 없는 사업을 시행하는 것은 예산의 낭비이므로 3가지 기준 중 사업의 효과를 더 중시하여야 한다는 견해는 합리적이다. 그러나 객관적 자료가 가장 부족한 사업의 효과가 BPRS 점수에 가장 큰 영향을 미친다는 것은 오히려 이 공식에 의해 산출된 점수의 타당성을 저해할 위험이 크다. 따라서 BPRS는 객관적인 추정방식이라고 막연하게 생각하지 말고 항목에 포함되는 고려요인들에 대한 정확한 정의, 가능한 객관적이고 과학적인 자료의 사용 등을 통해 BPR 계산의 객관성을 높여야 한다.

(5) 우선순위 결정의 보완 : PEARL

BPRS 방식에 의해 아무리 문제가 중요하다고 판단이 되었더라도 정치적인 이유나, 경제적인 이유, 행정적인 이유, 시간적인 이유, 윤리적인 이유 등으로 인해 보건사업을 통하여 문제를 해결하지 못하는 경우도 많다. 따라서 건강문제의 우선순위와 보건사업의 실행 가능성은 반드시 동일하다 할 수 없다.

BPRS의 계산 후 사업의 실현가능성 여부를 판단하는 기준으로 PEARL을 주로 사용한다. Vilnius와 Dandoy(1990)에 의해 개발된 방법인데, 건강문제에 직접적으로 연관되어 있지는 않으나 특정 문제를 해결할 수 있는 가를 결정하는데 크게 영향을 미치는 5가지 항목을 이용하여 계산하게 된다. 장기 계획이나 사업의 우선순위가 쉽게 안 드러나는 경우에 활용할 것을 권장하고 있다.

PEARL: 0 또는 1(P×E×A×R×L)

- Propriety(적절성) : 해당기관의 업무범위에 해당되는가?
- Economic Feasibility(경제적 타당성) : 문제를 해결하는 것이 경제적으로 의미가 있는가? 문제를 해결하지 않으면 경제적 손실이 크겠는가?
- Acceptability(수용성) : 지역사회나 대상자들이 문제의 해결이나 사업을 수용할 것인가?
- Resources(자원의 이용가능성) : 사업에 사용할 재원이나 자원이 있는가?
- Legality(적법성) : 현재의 법이 문제의 해결을 허용하는가?

각 평가항목에 0점 또는 1점의 점수를 부여한 후, 5가지 항목의 점수를 곱하여 사업의 시행여부를 결정한다. 따라서 5가지 평가항목 중 하나라도 불가의 판정을 받으면 사업은 시작될 수 없게 된다. 하지만 PEARL이 0으로 나왔다고 해서 완전히 사업을 포기하여야 하는 것은 아니다. 만일 지역 주민들이 사업을 수용하지 못한다면 사업의 혜택에 대해 지역주민들에게 홍보하고, 교육함으로써 다음번에 측정할 때는 PEARL이 1이 될 수 있도록 노력할 수 있다.

7) 미국 Maryland주의 "황금 다이아몬드(golden diamond)" 방식

다음으로 소개하고자 하는 우선순위 결정방법은 미국 Maryland주가 사용한 "황금 다이아몬드(golden diamond)" 방식이다(Public Health Foundation, 2002). 이 방법은 두 가지 결정기준을 사용하나 척도의 측정을 이분법이 아니라 3점 척도로 한다는 점에서 사분면 분석(Quadrant Analysis)의 변형이라 할 수 있다.

BPRS 기준은 유병률이나 발생률의 절대적 크기를 이용하여 우선순위를 결정한다. 그러나 건강문제의 우선순위를 따질 때는 유병률이나 발생률의 절대적 크기도 중요하지만 상대적 크기(전국 평균이나 다른 지역과의 유병률 차이)가 더 중요할 수도 있다. 아래의 예를 생각해 보자.

- 예를 들어 어느 지역의 유병률을 조사하였더니 1위는 암, 2위는 순환기계 질환, 3위는 사고로 나왔음
- 그런데 다른 문제는 전국 평균치와 큰 차이가 없는데, 유독 사고는 전국 평균치 보다 1.5배가 높았음
- 이 경우 암과 사고 중 어떤 문제가 더 우선되어야 할까?

미국의 Maryland주는 보건지표의 상대적 크기와 변화의 경향을 이용하여 우선순위를 결정하는 방식을 사용하는데, Maryland에서 사용하는 우선순위 결정방법은 다음과 같다.

우선 기획 관계자들이 우선순위를 결정할 주요 건강문제를 선정한다. 그리고 이들 건강문제의 이환율과 사망률, 그리고 변화의 경향(trend)을 미국 전체와 비교하여 "주가 좋음", "같음", "주가 나쁨"으로 구분하고, 이를 아래 [그림 5-3]과 같은 "황금 다이아몬드(golden diamond)" 상자에 표시한다. 1 순위의 사업은 미국 전체에 비해 주의 지표가 좋지 않고, 변화 추세도 나쁜 경우이다.

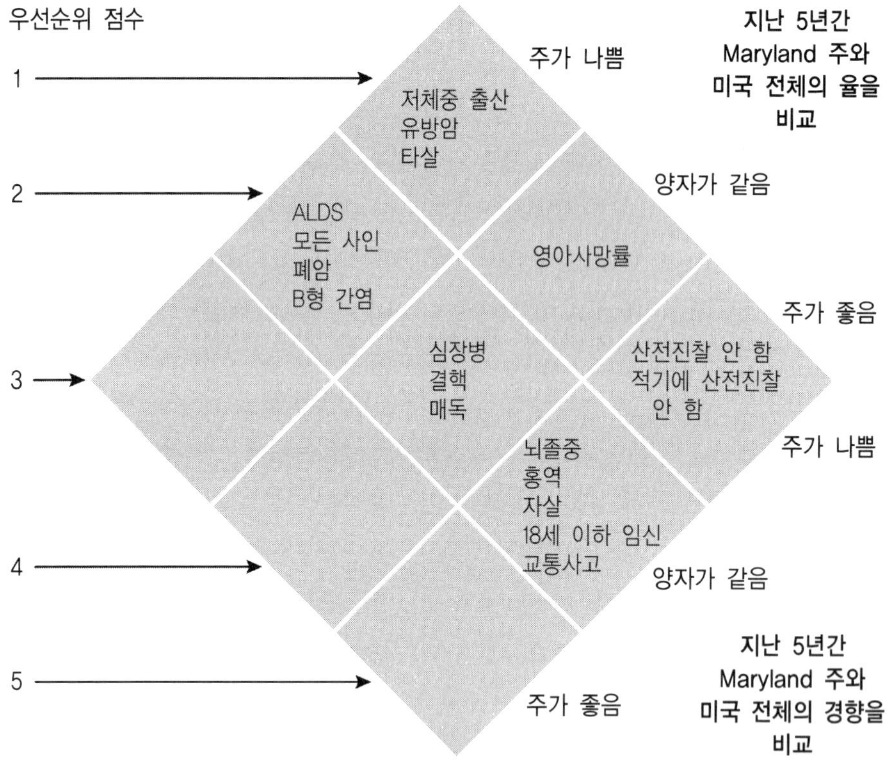

[그림 5-3] 건강문제의 우선순위를 결정하기 위한 "황금 다이아몬드(golden diamond)"
자료: Public Health Foundation, 2002.

Maryland 방법은 자치단체별 건강지표 자료가 확보 가능하고, 과거의 추세를 알 수만 있다면 쉽게 우선순위를 정할 수 있으며, 형평성을 추구하는데 매우 적합한 우선순위 결정방법이다.

그러나 아무리 유병률과 사망률이 높고, 그 추세가 악화되어도 기준 지역에 비해 양호하거나 낮으면 우선순위가 처지는 문제점도 있다. 따라서 "황금 다이아몬드(golden diamond)"를 이용한 우선순위 결정 순위를 건강문제의 절대적 크기와 사업의 효과를 감안하여 보정하는 것이 바람직하다.

8) NIBP(Needs/Impact-Based Planning)

마지막으로 소개하는 방법은 캐나다의 MTDHC(Metropolitan Toronto District Health Council)이 개발한 NIBP(Needs/Impact-Based Planning)에서 사용하는 방법이다(Metropolitan Toronto District Health Council, 1996).

앞서 소개한 "황금 다이아몬드(golden diamond)" 방식처럼 이 방법 역시 두 가지 결정기준을 사용하나 척도의 측정을 이분법이 아니라 3점 척도 및 4점 척도로 한다는 점에서 사분면 분석(Quadrant Analysis)의 변형이라 할 수 있다.

NIBP에서는 우선순위의 결정기준으로 건강문제의 크기(need)와 해결을 위한 방법의 효과(impact)를 사용한다. [표 5-14]처럼 필요의 크기와 추정 효과의 정도에 따라 보건사업을 반드시 실행하여야 할 문제, 실행하여야 할 문제, 연구를 촉진하여야 할 문제 및 사업실행을 금지하여야 할 문제로 구분하게 된다.

[표 5-14] NIBP 방식을 활용할 때 보건사업의 우선순위와 실행 여부

		필요의 크기		
		높음	보통	낮음
효과의 추정	매우 좋음	반드시 실행	반드시 실행	실행
	좋음	반드시 실행	실행	실행
	효과가 있을 것 같음	시행을 검토 또는 연구를 촉진	시행을 검토 또는 연구를 촉진	연구를 촉진
	효과가 없음	사업 중지 또는 시작 금지	사업 중지 또는 시작 금지	사업 중지 또는 시작 금지

자료: Metropolitan Toronto District Health Council, 1996

NIBP에서는 이렇게 결정된 우선순위를 사업실행의 가능성이라는 측면에서 CLEAR라는

기준을 이용하여 보완하고 있는데, PEARL과 유사하다. 구체적인 평가항목은 다음과 같다(Metropolitan Toronto District Health Council, 1996).

① Community Capacity : 지역사회 역량
- 건강문제에 대한 일반인의 관심
- 문제 확인, 사업을 위한 지역사회의 역량
- 환경 변화에 대한 지역사회의 탄력적 대응 능력

② Legality : 합법성
- 누구에게 위임되어 있는 문제인가?
- 문제를 해결하지 않으면 법적 책임이 발생하는가?

③ Efficiency : 효율성
- 비용 효과적인 방법이 있는가?

④ Acceptability : 수용성
- 사업전략이 목표 집단에 의해 수용되어지겠는가?
- 이 문제해결을 위한 사업의 시행 시 다른 보건서비스가 중단되거나 제한되어야 하는가?
- 서비스 공급자나 목표 집단이 서비스의 축소를 수용하겠는가?
- 만일 사업수행이 타당하지 않아 사업을 시작하지 않거나 중단한다면 국민, 서비스 공급자 및 정부가 받아들일 수 있는가?
- 문제를 해결하려는 정부의 의지가 있는가?

⑤ Resource Availability : 자원의 활용가능성
- 대상지역에 사업을 실시하는 것이 실제 가능한가?
- 사업을 중단할 경우 중단에 필요한 비용을 조달할 수 있는가?
- 적절한 인력, 재원, 시설이 활용 가능한가?

NIBP에서는 CLEAR이외에도 사업시행에 윤리적 문제는 없는지를 검토하는 또 다른 기준을 제시하고 있다(Metropolitan Toronto District Health Council, 1996). 보건 분야에서

도 형평성이라든지 개인의 비밀보장이라든지 하는 윤리적 문제가 매우 중요하게 취급되고 있다. 따라서 보건사업의 시행 전에 윤리적으로 문제가 있을지, 없을지를 사전에 평가해 보는 것은 매우 바람직하다. NIBP에서 사용하는 윤리성 평가항목은 다음과 같다.

- 자원의 공정한 배분을 위한 기준은 무엇인가?
- 예방, 치료, 재활 및 복지 서비스 간에 공정한 자원배분이 가능한가?
- 표적 집단이 의사결정과정에 참여할 수 있는가?
- 의사결정과정에서 과정의 공정성이 지켜지는가?
- 계획 결정에 있어 표적 집단의 희망이 반영되는가?
- 서비스 이용에 차별이 없도록 사전에 주의하고 있는가?

3. 우선순위 결정을 위한 토의

지금까지 설명한 우선순위 결정방법들을 통해 건강문제의 우선순위 결정을 위해 사용되는 여러 기준을 알 수 있었다. 실제 우선순위를 결정할 때는 기존의 우선순위 결정기준을 그대로 적용할 수 없어 보건사업 기획팀에서 독자적인 기준을 정하여야 할 경우가 많다. 또 각 기준에 대한 평가 척도 결정도 유병률이나 사망률 등의 수치를 이용하여 기계적으로 이루어지는 경우는 드물며, 기획팀원의 상의를 통하여 결정되는 경우가 많다. 특히 사업의 효과 측정이 그러하다.

따라서 건강문제의 우선순위 결정을 위해서는 구성원 간에 합의를 도출하기 위한 의사결정과정을 부단히 거쳐야 한다. 이 과정에서 전체 구성원의 합의를 도출하는 것이 아니라 특정 개인의 의견을 그대로 채택하게 된다면 기획과정 자체가 무의미해 질 수 있다. 따라서 우선순위 결정과정을 객관적, 효율적으로 진행할 수 있는 방법에 대해 기획가들은 익숙해 질 필요가 있다.

4. 우선순위 결정기준의 예

건강문제의 우선순위 결정을 위해 실제 어떤 기준을 사용하는지를 알기 위해 일본과 영국, 우리나라에서 사용한 기준을 예로서 살펴보고, 필자가 서울특별시 G구 및 S구에서 보건소 직원들과 함께 지역 건강문제의 우선순위 결정시 사용한 방법을 소개하도록 하겠다.

1) 일본의 '건강일본 21'에서 사용한 기준

(1) 질병부담

- 건강 장해(생활의 질 포함) 또는 비용부담의 크기를 나타냄
- 질환의 사망률, 유병률
- 생활의 질 저하, DALY, DFLY(disease free life year)
- 질병에 의한 비용 등

(2) 건강 개선의 가능성

- 건강서비스의 효과성에 관한 근거를 평가

(3) 경제적 효율

- 비용 편익 : 건강서비스가 주는 이익과 이에 소요되는 사회적 자원을 종합적으로 평가
  - 예 : QALY(생활의 질을 조정한 생존연수)를 1년 연장하기 위해 필요한 비용
- 형평성(equity)의 문제를 고려(健康日本21 企画検討会・健康日本21 計画策定検討会, 2000).

2) 영국 런던의 한 health district에서 당뇨를 우선사업에 포함한 이유

(1) 당뇨는 전체 인구의 2% 정도가 앓고 있는 영국에서 가장 흔한 만성질환이다.

(2) 당뇨와 그 합병증은 환자에게 심각한 문제를 야기할 수 있다.

① 특히 생산연령층에 있는 사람들의 시력상실, 신부전증, 하지절단 등

② 심혈관계질환과 뇌졸중의 위험 증가

③ 건강한 출산을 위협

(3) 다양한 인종으로 구성되어 있는 지역의 특성으로 인해 특히 문제가 된다. 당뇨는 아시아, 아프리카, 카리브 해 출신 인종에게서 3-4배 흔하다.

(4) 인구의 노령화에 따라 당뇨 유병률이 증가할 것으로 예측된다.

(5) 당뇨의 유병률은 지역 내에서도 거주구역별로 차이가 있다. 특히 노인이나 영어를 모국어로 하지 않는 소수인종이 많이 거주하는 구역의 경우는 의료서비스에 대한 접근의 어려움과 중복되어 문제가 더욱 심각할 것이다.

(6) 실질적인 건강 개선의 여지가 있다.

① 특히 당뇨발생 위험이 높은 군에 있어서는 적절한 체중관리와 육체적 활동의 증가로 제2형 당뇨의 발생을 예방하거나 연기할 수 있다는 근거가 증가하고 있다.

② 혈당이나 혈압의 조절에 의해 제2형 당뇨환자의 건강 수준을 유의하게 향상시킬 수 있다(영국 Prospective Diabetes Study). 제1형 당뇨환자의 경우도 혈당조절을 통해 효과를 보았다(미국 Diabetes Control and Complications Trial).

③ 당뇨의 합병증에 대한 정기적 감시와 조기치료와 함께 흡연, 고혈압, 육체적 활동, 비만 등과 같은 심혈관계 질환의 위험요인의 감시와 주의 깊은 관리를 통해 건강수준을 향상시킬 수 있다는 근거가 증가하고 있다.

(7) 당뇨관리 조직은 복잡하고, 보건 분야의 모든 영역을 포함한다. 사회서비스, 주택, 여가활동 제공자, 학교, 지역사회 자원봉사 조직 등이 당뇨의 예방과 환자에 대한 서비스 제공에 관여한다.

(8) 당뇨관리와 제공된 서비스의 질과 결과를 모니터링하기 위한 상당한 양의 지침이 존재한다.

(9) 지역 내에서 당뇨관리를 위한 활동을 오래 동안 지속해 왔다(Guy, 2001).

3) 2005년 서울특별시 건강증진사업계획

서울특별시는 2005년 건강증진사업의 우선순위를 정하기 위해 먼저 서울시 관련 통계를 활용하여 BPRS(Basic Priority Rating System) 방식에 의해 건강문제의 우선순위를 결정하였다(2005년 서울시 건강증진사업계획서 105쪽).

[표 5-15] 서울특별시의 만성질환으로 인한 사망률 통계 순위

순위	사망률* (통계청 2003)	DALY(질병부담) (보건사회연구원, 2001)	유질환율* (건강보험공단, 2003)	건강 위험 요인 (보사연, 1999)
1	뇌혈관	뇌졸중	간장 질환	흡연
2	폐암	당뇨병	고혈압	음주
3	당뇨병	허혈성심질환	당뇨질환	영양
4	허혈성심장질환	치아우식증	고지혈증	운동
5	위암	5대 다빈도 암	신장질환	스트레스
6	간암			
7	간질환			
8	만성하기도 질환			
9	직장암			
10	고혈압성 질환			

[표 5-16] BPRS 방식에 의한 서울특별시의 만성질환 우선순위

질병	평가 요소			BPRS (A+2B)C	순위
	크기	심각성	효과		
당뇨병	7	8	8	184	1
고혈압	9	6	8	168	2
심혈관 질환	6	10	6	156	3
뇌혈관 질환	4	10	6	144	4
5대 다빈도 암	6	10	4	104	5

서울특별시는 우선순위가 높은 당뇨병 등 내분비 질환과 고혈압, 심장혈관계 질환, 뇌혈관 질환을 포함한 순환계 질환, 악성신생물의 위험요인을 분석한 결과 이들의 공통 위험요인인 비만을 우선적으로 관리하여야 할 위험요인으로 선정하였다. 즉, 우선순위 1-3위 질환의 공통 위험요인을 건강증진사업의 우선해결 문제로 선정한 것이다. 이러한 방식은 BPRS 방식을 건강행태의 우선순위 결정에 그대로 적용하기 어렵다는 문제점을 잘 인식하고, BPRS 방식이 개발된 취지를 살려 질병의 우선순위를 결정하면서도 공통 위험요인의 관리라는 접근방식을 찾아낸 우수한 사례이다.

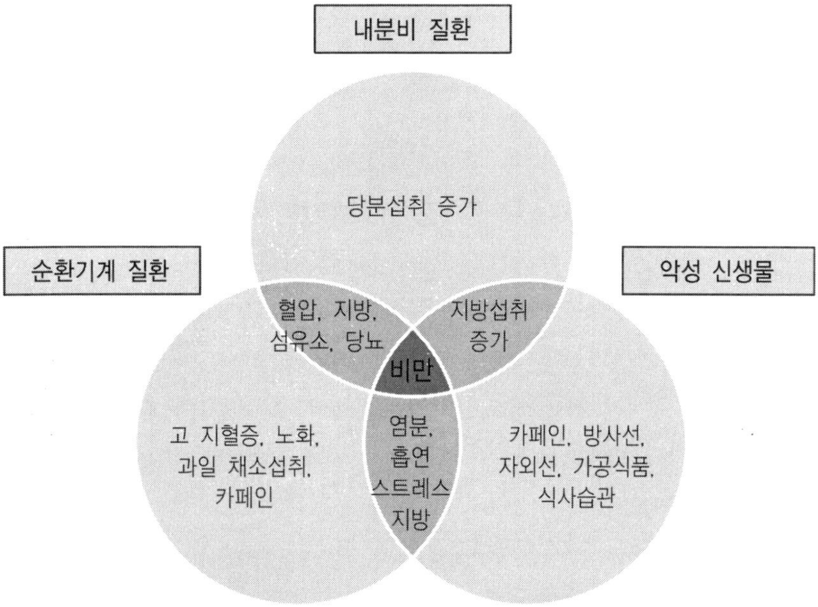

[그림 5-4] 서울시 건강증진사업기획의 우선순위 결정

4) 서울시 송파구의 건강문제 우선순위 결정

서울시 송파구는 제4기 지역보건의료계획 수립을 위해 미국의 Maryland주의 황금 다이아몬드 방식에서 사용하고 있는 **보건지표의 상대적 크기와 변화의 경향을 이용하여 우선순위를 결정**하였다. 구체적으로는 서울시와 송파구의 사망수준을 분석하였다.

- 사망통계를 통해 본 송파구민의 주요 건강문제는 암과 뇌혈관질환, 심장질환으로, 3대 질병의 사인 비중이 51.8%로 사인 집적도가 높았다.
- 1999년에 비해 2004년의 사인 구성비가 남녀 모두에서 증가한 질병은 암, 자살, 당뇨병, 추락사고와 폐렴 등이었다.
- 송파구민 사인 중 손상의 비중이 두드러졌다. 특히 운수사고와 추락사고의 사인순위는 서울시보다 높았다.
- 한편 2004년 기준 사망률 수준과 1999~2004년 간 사망률 변화 정도를 서울시와 비교한 결과를 요약하면 [표 5-17] 및 [표 5-18]과 같다.

[표 5-17] 서울시와 송파구의 사망 수준 비교(2004년 기준)

	서울시보다 낮음	서울시보다 높음
전 체	총 사망률, 암, 폐암, 간암, 대장암, 손상, 뇌혈관질환, 허혈성심장병	위암
남 성	총 사망률, 암, 폐암, 간암, 대장암, 손상, 뇌혈관질환, 허혈성심장병	위암
여 성	총 사망률, 암, 폐암, 대장암, 유방암, 자궁경부암, 손상, 뇌혈관질환	위암, 간암, 허혈성심장병

[표 5-18] 서울시와 송파구의 사망률 추이 비교(2004년 기준)

	서울시보다 사망률 증가율이 낮음	서울시보다 사망률 증가율이 높음
전 체	총 사망률, 간암, 대장암(↑*), 뇌혈관질환	암, 폐암(↑), 위암, 허혈성심장병(↑), 손상(↑)
남 성	총 사망률, 간암, 대장암, 허혈성심장병	암, 폐암, 위암, 뇌혈관질환, 손상(↑)
여 성	유방암, 손상(↑)	총 사망률(↑), 암(↑), 폐암(↑), 위암(↑), 간암(↑), 대장암(↑), 자궁경부암, 뇌혈관질환(↑), 허혈성심장병(↑)

*↑는 1999년보다 2004년의 사망률이 증가한 경우임. 즉 사망률의 증가율이 낮더라도 사망률 자체는 증가할 수 있음

이를 요약하여 서울시의 사망률 수준과 추세를 함께 비교하였을 때, 송파구에서 우선순위가 높은 질병은 폐암과 위암, 허혈성심장병이었다. 성별로 보면 남성의 경우 폐암과 위암, 뇌혈관질환, 여성의 경우 암・폐암・위암・간암・대장암・뇌혈관질환・허혈성심장병이었다.

[표 5-19] "황금 다이아몬드(golden diamond)"를 이용한 서울특별시 S구의 건강문제 우선순위

	서울시보다 높다	서울시와 비슷하다 (±5명)	서울시보다 낮다
서울시보다 상대적 악화	1	폐암, 위암, 허혈성심장병 2	3
서울시와 비슷하다 (±5%)	2	간암, 유방암, 자궁경부암, 뇌혈관질환 3	손상 4
서울시보다 상대적 호전	3	대장암 4	5

[표 5-19]를 보면 S구는 주민의 사망률이 서울시 평균보다 대체로 양호하여 1순위 문제는 발견되지 않았다. 그러나 2, 또는 3 순위로 나열된 건강문제가 공통된 특성이 있어 이를 기반으로 핵심 보건사업을 개발할 수 있었다.

5) 서울특별시 G구에서 지역보건계획 작성에 사용한 우선순위 결정기준

필자는 서울특별시 G구 보건소의 요청을 받아 제3기 G구 지역보건계획 작성을 위한 건강문제의 우선순위 결정과정을 자문한 적이 있다. 이 때 보건소 직원들과 함께 사용한 우선순위 결정기준을 소개하고자 한다.

많은 보건소에서 BPRS에 기반을 둔 우선순위 결정방법을 사용하고 있으나, BPRS의 점수계산 방식에 문제점이 많다는 생각을 해 왔기 때문에 G구에서는 보건소 직원들과 한림대학교 사회의학연구소 연구진의 협의 끝에 우선순위 결정방식으로 NIBP 방식을 활용해 보기로 결정하였다.

먼저 보건소 각 팀별로 1-2명씩을 선발하여 보건사업기획팀을 구성하였다. 보건사업기획팀에서는 브레인스토밍 과정을 통하여 지역의 주요 건강문제를 취합하였다. 보건소는 평생 건강관리를 주요 목표로 하고 있다. 이에 특정 연령대의 건강문제로 주요 건강문제가 편중되는 것을 방지하기 위하여 연령대별로 건강문제를 취합하였으며, 질병과 건강위험요인은 직접적으로 비교하기 힘들다는 사실을 감안하여 양자를 구분하여 각각 중요한 문제를 취합하였다.

[표 5-20] 서울시 G구 보건사업기획팀이 선정한 지역의 주요 건강문제

영역	문제	영유아	학동기	청소년	청년층	장년층	노년층	여성
질병문제	선천성장애	■						
	자폐증	■						
	고혈압					■	■	
	당뇨병		■	■		■	■	
	심혈관질환					■	■	
	암					■	■	
	요통					■		
	관절염						■	
	치매						■	
	치질					■		

	골다공증							■
위험요인	사고	■	■	■	■	■	■	
	비만		■	■	■	■	■	
	흡연			■	■	■	■	
	음주			■	■	■	■	
	영양	■						■
	운동				■	■		
	약물중독			■				
기타문제	치아우식증		■	■	■			
	치주질환					■	■	
	육아	■						
	환아관리	■						
	산전 산후관리							■
	성비불균형							■

위의 표에 제시된 문제를 대상으로 건강문제의 우선순위를 결정하였는데 구체적인 평가기준은 다음과 같았다.

(1) 건강필요(need)의 크기 평가

건강필요는 ① 문제의 크기와 ② 문제의 심각도 항목을 사용하여 측정하였다. 각 항목 당 5점 척도를 사용하여 점수를 부여하고, 이를 평균한 점수를 해당 건강문제의 필요로 추정하였다. 그런데 이 과정을 진행하다 보니 지역의 건강문제에 대한 역학적 자료가 너무 부실하다는 사실을 재삼 확인하게 되었다. 따라서 건강문제의 필요를 절대적인 점수에 의존하여 측정하기 보다는 **상대적 크기에 의존하여 측정**하기로 결정하였다. 구체적으로 설명하면 주요 건강문제별로 필요의 크기를 계산한 후 필요의 크기순으로 건강문제를 나열하고 건강문제의 필요 정도를 상, 중, 하 세 군으로 재분류하였다. 그리고 건강문제의 필요가 상에 속하는 문제에 2점, 중에 속하는 문제에 1점, 하에 속하는 문제에 0점을 부여하였다. 이러한 방법은 필요의 절대적인 차이를 반영하지 못하는 약점이 있으나 지역의 건강문제를 측정할 역학적 자료가 부족한 우리나라에서 계량화를 위해 선택가능한 방법의 하나라 판단된다. 이러한 방식으로 건강문제의 필요를 측정한 결과는 다음 [표 5-21]과 같다.

[표 5-21] 서울시 G구 보건사업기획팀이 결정한 건강문제별 필요의 크기

영역	문제	영유아	학동기	청소년	청년층	장년층	노년층	여성
질병문제	선천성장애	0						
	자폐증	0						
	고혈압					2	2	
	당뇨병		0	0		2	2	
	심혈관질환					1	2	
	암					2	2	
	요통					1		
	관절염						2	
	치매						2	
	치질					1		
	골다공증							2
위험요인	사고	1	1	0	0	0	0	
	비만		1	1	0	1	0	
	흡연			2	2	2	1	
	음주			2	2	2	1	
	영양	0						0
	운동				1	1		
	약물중독			1				
기타문제	치아우식증		1	1	0			
	치주질환					1	1	
	육아	1						
	환아관리	0						
	산전 산후관리							1
	성비불균형							1

(2) 보건사업의 효과 평가

보건사업의 효과는 국내·외 문헌을 고찰하여 평가하였다. 국내 자료로는 한국보건사회연구원의 지역보건사업 평가 보고서, 국외 자료로는 캐나다 Ontario 주의 보건사업 효과 평가 보고서와 미국 질병관리본부의 보건사업 평가 등을 참조하였다.

보건사업에는 의학적 효과는 확실하지 않거나, 미미한 반면 사회적 효과는 큰 사업이 있다. 치매관리사업의 경우 질병의 치료라는 의학적 효과는 크지 않으나 수발 부담의 감소라는 사회적 효과는 매우 큰 것이 그 예이다. 기존의 보건사업에 대한 효과평가가 의학적 효과의

평가 위주라는 점을 고려하여 G구에서는 **사회적 효과도 효과 측정 항목에 추가**하였다. 점수 산정 방법은 다음과 같다.

- 2점 : 문헌고찰을 통해 건강수준의 향상의 효과가 입증된 경우
- 1점 : 건강수준 향상 효과가 입증되지 않았더라도 사회적 효과(만족도, 삶의 질, 수발 부담 경감 등)가 명백한 경우
- 0점 : 건강수준 향상/사회적 효과가 모두 분명하지 않은 경우

[표 5-22] 서울시 G구 보건사업기획팀이 결정한 건강문제별 사업 효과

영역	문제	영유아	학동기	청소년	청년층	장년층	노년층	여성
질병문제	선천성장애	0						
	자폐증	1						
	고혈압					2	2	
	당뇨병		2	2		2	2	
	심혈관질환					2	2	
	암					2	2	
	요통					2		
	관절염						2	
	치매						1	
	치질					1		
	골다공증							1
위험요인	사고	2	2	2	2	2	2	
	비만		2	2	2	2	2	
	흡연			2	2	2	2	
	음주			2	2	2	2	
	영양	1						1
	운동				2	2		
	약물중독			2				
기타문제	치아우식증		2	2	2			
	치주질환					2	2	
	육아	1						
	환아관리	1						
	산전 산후관리							1
	성비불균형							0

(3) **다음 단계로 필요의 크기와 효과 평가 점수의 합을 구하여 우선사업 대상을 선정하였다.**

[표 5-23] 서울시 G구 보건사업기획팀이 결정한 우선순위 평가 총점

영역	문제	영유아	학동기	청소년	청년층	장년층	노년층	여성
질병문제	선천성장애	0						
	자폐증	1						
	고혈압					4	4	
	당뇨병		2	2		4	4	
	심혈관질환					3	4	
	암					4	4	
	요통					3		
	관절염						4	
	치매						3	
	치질					2		
	골다공증							3
위험요인	사고	3	3	2	2	2	2	
	비만		3	3	2	3	2	
	흡연			4	4	4	3	
	음주			4	4	4	3	
	영양	1						1
	운동				3	3		
	약물중독			3				
기타문제	치아우식증		3	3	2			
	치주질환					3	3	
	육아	2						
	환아관리	1						
	산전 산후관리							2
	성비불균형							1

(4) **우선순위 결정기준의 보완**

건강문제 필요의 크기와 사업 효과 이외에 주민의 관심과 지역사회의 발전방향을 평가하여 우선사업 선정에 보완하였다. 주민의 관심을 측정하기 위한 별도의 주민조사를 시행할 시간

이 없었기 때문에 G구 주민의 특정 건강문제에 대한 관심은 언론보도에 의해 촉발될 것이라는 가정 하에 주요 일간지에 지난 1년간 보도된 건강문제를 확인하였다. 또, 주민이 심히 불만족하고 있는 문제에 대해서는 직접 민원을 제기할 것이라고 생각하여 보건소와 구에 대한 건강문제 민원건수를 조사하였다. 한편 특정 건강문제의 해결이 지역사회의 발전방향에 얼마나 부합하는지를 평가하기 위하여 구 발전계획과의 연관성, 단체장 공약과의 연관성, 시나 복지부 정책과의 연계성을 조사하였다.

(5) 평가

서울특별시 G구에서 제3기 G구 지역보건계획 작성을 위한 건강문제의 우선순위 결정과정에서 사용한 평가기준과 항목을 정리하면 [표 5-24]와 같다. G구에서 사용한 방법은 역학적인 자료를 통한 계량화라는 관점에서 본다면 한계가 많다. 그러나 앞서도 설명한 바와 같이 지역 건강문제에 대한 충실한 자료가 부족한 우리나라의 기초자치단체의 경우에는 건강문제의 크기를 상대적 관점에서 측정하는 것을 우선순위 결정을 위한 대안의 하나로 고려할 수 있을 것이다. 한편 의학적 효과와 사회적 효과를 구분하는 것은 과학적 근거가 없어도 주민의 관심이 높은 사업이 우선적으로 시행될 위험성을 높일 수 있다. 왜냐하면 실제 과학적 효과가 없어도 자신을 위한 사업을 해 준다는 사실로 인해 심리적 효과가 발생하게 되고, 이에 따라 사회

[표 5-24] 서울시 G구에서 사용한 우선순위 결정기준

	지표	크기	출처	점수	비고
문제의 크기	발생률(인구 천명 당) 총 발생건수 유병률(인구 천명 당) 총 환자수				
문제의 심각도	사망률(인구 만명 당) 활동제한정도/와병정도 기대여명/건강수명 손실정도 의료비/경제적 손실 가족부담 정도				건강행태는 이에 의한 주요질환의 심각성을 제시
주민의 관심도	언론보도 건수 민원건수				1년간 중앙일간지
지역사회 발전방향	구 발전계획과의 연관성 단체장 공약과의 연관성 시나 복지부 정책과의 연계성	유, 무			

적 효과가 높은 것으로 평가될 가능성이 있기 때문이다. 하지만 고령사회로 진행하면서 사업의 대상자가 건강문제를 가진 본인뿐만 아니라 노인이나 장애자를 부양하는 수발자에게로 확대되고 있다는 점을 고려하면 사회적 효과를 평가기준으로 사용하는 것도 의의가 있다.

5. 우선순위 결정과정

실제 우선순위를 결정할 때는 앞에서 제시한 기존의 방법 중 하나를 선택하거나, 기획의 목적이나 활용 가능한 자원, 지역의 특성 등을 감안하여 기획 팀에서 새로이 방법을 정하게 된다.

우선순위를 결정하는 과정을 정리하면 다음과 같다.

(1) 공정성이 보장될 수 있도록 주요 이해관계자가 참여하는 건강증진사업 기획 팀을 구성한다.

(2) 관계자들이 우선순위 결정기준과 척도를 결정한다.

① 기존의 평가기준을 그대로 사용하거나, 사업기획의 목적과 상황을 고려하여 건강증진사업 기획 팀에서 평가기준을 마련한다. 어떠한 경우에도 건강문제의 우선순위 결정을 위한 평가항목에 **건강문제의 크기와 심각성, 사업의 효과** 항목은 누락되어서는 안 된다.

② 선정된 기준에 가중치를 부여: 선택된 평가기준의 중요성을 모두 동등하게 간주하여도 되나, 경우에 따라서는 특정 기준이 더 중시되도록 가중치를 부여한다.

③ 평가기준을 측정하기 위한 척도를 결정하고, 점수부여를 위한 기준을 마련한다.

(3) **건강문제별로 우선순위를 매김**

① 각 평가기준에 대해 점수를 부여하기 위해 필요한 자료를 수집한다.

② 건강문제의 크기나 중요성과 같은 자료는 지역사회 건강수준에 대한 역학적 자료를 확보한다.

③ 사업의 효과 측정을 위해 보건사업의 과학적 근거에 대한 자료를 수집한다.

④ 주민의 관심사나 지역사회의 역량, 사업의 합법성과 같은 기준을 측정하기 위해서는 지역주민이나 외부전문가에 대한 조사를 실시한다. 일반인에 대한 조사항목과 전문가에 대한 조사항목은 양자의 전문지식의 차이를 감안하여 명확히 구분되어야 한다.

일반인에게 사업의 효과를 조사한다든지, 외부의 전문가에게 지역 주민의 관심사나 지역사회의 역량을 조사하는 것은 타당하지 않다.

(4) 참여자간에 우선순위의 차이를 토의하고 수정한다.

(5) PEARL이나 윤리적 문제를 고려, 우선순위를 보완한다.

아래는 우선순위 결정과정에서 사용하면 편리한 작업지의 예이다.

[표 5-25] 우선순위 결정을 위한 작업지

건강 문제	선정 기준	측정값	점수/ 순위	가중치	가중치를 고려한 값	총점	순위

6. 우선순위 결정을 위한 유의사항

좋은 기획을 위해서는 핵심문제를 선정하여, 이에 대하여 가정 적합한 해결방안을 찾아내어야 한다. 따라서 우선순위 결정은 보건사업 기획에 있어 가장 중요한 과제의 하나이다. 그러나 실제 보건사업 계획서를 살펴보면 우선순위 결정이 너무 형식적이고, 기계적이라는 느낌을 받게 된다. 그 결과 우선순위 결정과정이 사업의 집중화에 기여하지 못하는 문제가 있다. 우선순위 결정과정이 실질적인 성과를 거둘 수 있도록 필자가 체득한 우선순위 결정과정의 노하우에 대하여 알려드리고자 한다.

1) 비교 대상 건강문제의 선정

(1) 주요 건강문제를 선정하기 위해서는 질병에 의한 사망/유병의 크기를 비교하는 것이

보통이나 경우에 따라서는 건강위험 요인을 비교할 수도 있다.

(2) 그러나, 양자는 성격이 달라서 **건강수준과 건강결정요인을 같이 비교하면 안 된다.** 고혈압과 흡연을 같이 비교하면 어느 쪽이 더 중요한 문제인가를 객관적으로 파악하기 어렵고, 기획가의 인상이나 주관적 판단에 의해 결정이 내려지기 쉽다. 피치 못할 사정으로 질병과 건강결정요인을 같이 비교하여야 한다면, 해당 건강결정요인이 야기하는 질병의 크기를 귀속위험도를 이용하여 산출한 후 비교하도록 한다.

(3) 질병의 위중도 차이를 보정하기 위하여 사망률이나 유병률과 같은 지표를 사용하기 보다는 DALY와 같은 **질병부담 자료를 이용**하는 것이 바람직하다.

2) 우선순위 판단기준

(1) 기계적으로 전문가들이 정해 놓은 기준을 사용하기 보다는 기획팀의 합의에 의해 지역 현실에 맞는 자체적인 판단기준을 결정하도록 한다.

(2) 사업의 효과 측정은 건강문제의 성격을 고려하여 치료적 효과, 예방적 효과, 사회적 효과를 분리할 수도 있다.

3) 평가기준별 점수 부여

(1) BPRS 등에서 권장하고 있는 방식대로 유병률이나 사망률의 절대적 수치에 의해 점수를 부여하기가 어려우면 비교대상 건강문제를 크기에 따라 나열하고, 상대적 순위(예: 상, 중, 하)를 이용하여 점수를 부여한다.

(2) 건강문제의 절대적 크기도 평가대상이지만 상대적인 중요성도 평가되어야 한다. 따라서 기준지역과의 크기 차이나, 과거와의 비교를 통하여 점수를 부여할 수도 있다.
예) 광역자치단체 평균치와의 차이를 비교

4) 의사결정의 공정성과 전문성

(1) 의사결정의 공정성을 위해서는 이해당사자의 폭 넓은 참여가 필요하다. 또한 기획팀 회의에서 일인이나 극소수의 사람이 의사결정을 지배하면 안 된다.

(2) **전문가가 결정해야 할 영역과 일반인이 결정해야 할 영역이 다름**을 명심하자. 일반인들

은 지역사회의 건강문제에 대한 관심사 조사에 주로 참여시키며, 전문가(보건소 등의 보건사업기관 직원 포함)는 계량적 판단을 요하는 의사결정(예: 역학적 판단, 사업 효과의 추정 등)에 참여시키도록 한다.

(3) 기획팀의 의사결정을 안내할 전문가가 필요하다. 만일 의사결정 과정을 지도해 줄 수 있는 전문가를 초빙할 수 있다면 우선순위 결정에 크게 도움이 된다. 그러나 외부 전문가의 의견을 참조하되 전적으로 의존하면 안 된다.

(4) 순위 결정을 위한 의견수렴은 다음 단계를 거쳐 진행한다.

① 전문가의 지도 아래 토의: 필요자료 수집과 분석, 결정

② 필요하면 외부 전문가 자문

③ 주민에게 공람

④ 지역사회의 역량에 맞추어 해결할 문제를 선정

5) 사업에 투입할 수 있는 자원의 양을 고려하여 최종적으로 선정되는 사업대상 건강문제의 수를 제한한다.

(1) 협력/활용이 가능한 기관, 지역의 전문 조직, 자원봉사, 지역사회의 건강문제 해결을 위한 지지 정도 등을 고려하여 최종적으로 사업대상 건강문제를 선정한다.

(2) 일단 선정된 건강문제에 대해서는 포괄적인 해결방법을 제공할 수 있어야 한다.

쉼터

우선순위 결정에는 몇 가지 중요한 원칙이 있다.
그 원칙들은 모두 분석이 아닌 용기와 관련된 것들이다.
첫째, 과거가 아닌 미래를 선택할 것.
둘째, 문제가 아니라 기회에 초점을 맞출 것.
셋째, 평범한 것이 아닌 독자성을 가질 것.
넷째, 무난하며 쉬운 것이 아니라 변혁을 가져다주는 것이 그것이다.

– 피터 드러커, '결과를 위한 경영'에서

7. 실습

1) 과제 1

다음은 서울 Y구 보건소가 건강증진사업의 우선순위를 선정한 과정이다. 우선순위 선정 과정의 문제점을 찾아보아라.

(1) PATCH에 의한 우선순의 결정

① 1단계 : Brain Storming을 통한 지역에 흔한 건강문제 취합

사 망	장 애	건 강 위 험	
		행위요인	비행위요인
암	뇌혈관질환	흡 연	운동시설부족
뇌혈관질환	사고	운동부족	음주 허용문화
스트레스질환	당뇨	부적절한 영양섭취	건강문제 개선의지 부족
심장질환	비만	영양결핍	건강관리를 위한 정확한 지식부족
사 고	고혈압	과도음주	건강지지체계의 부족
우울증(자살)	고지혈증	약물남용	건강행위실천의 중요성 인식부족
결핵	성병	영유아 인구감소	여가시간의 부족
		소득감소	
		건강지지체계의 부족	

② 2단계 : 건강문제의 중요성과 변화가능성을 고려한 정리

구 분	중 요 함	중요하지 않음
변 화 가능성 높 음	흡연, 과도음주, 비만, 고지혈증, 부적절한 영양섭취, 운동부족, 암, 사고, 고혈압, 당뇨, 스트레스질환, 우울증, 뇌혈관질환, 심장질환, 건강관리를 위한 정확한 지식부족	약물남용, 성병 영유아사망, 모성사망 결핵
변 화 가능성 낮 음	음주에 대한 사회적 허용문화, 운동시설부족, 여가시간의 부족, 건강문제 개선의지 부족, 가족건강지지체계의 부족, 건강행위실천의 중요성 인식부족, 영유아 인구감소	청소년 성문제

③ 3단계 : 중요하고 변화가능성이 높은 문제의 우선순위 선정

우선순위	사 망	장 애	건 강 위 험	
			행위요인	비행위요인
1	암	뇌혈관질환	흡 연	건강행위실천의 중요성 인식부족
2	뇌혈관질환	비만	운동부족	음주 허용문화
3	사 고	당뇨	과도음주	개선의지 부족
4	심장질환	사고	영양과잉	건강관리를 위한 정확한 지식부족
5	스트레스질환			
6	우울증(자살)			

④ 4단계 : 행위요인의 우선순위의 재정리

우선순위	사 망	장 애	건 강 위 험	
			행위요인	비행위요인
1			흡 연	
2			운동부족	
3			과도음주	
4			영양과잉(비만)	

(2) BPRS에 의한 우선순위 결정

건강문제를 지닌 인구의 크기	평점	건강문제 심각도	평점	건강문제 해결을 위한 사업효과	평점
25%↑	9~10	매우 심각함	9~10	매우 효과적	9~10
10~24.9%	7~8	다소 심각함	8~7	상대적 효과적	8~7
1~9.9%	5~6	보통 심각함	5~6	효과적	5~6
0.1~0.9%	3~4	다소 심각하지 않음	3~4	다소 효과적	3~4
0.01~0.009%	1~2	매우 심각하지 않음	1~2	상대적 비효과적	1~2
0.001 미만	0	전혀 심각하지 않음	0	거의 전적으로 비효과적	0

건강문제	요 소			BPRS (A+2B)×C	순위
	크기(A)	심각도(B)	사업효과(C)		
흡 연	8	6	8	160	1
운동부족	10	6	7	154	2
과도음주	8	7	6	132	3
영양과잉	8	5	6	108	4

(3) PEARL에 의한 결정기준의 보완결과

구 분	1위: 흡연	2위: 운동	3위: 절주	4위: 영양
적 절 성	10	10	10	10
경 제 성 (교육비용 및 효과)	6	7	4	5
수 용 성	10	10	10	10
자 원 (전문가 및 예산)	10	10	5	10
적 법 성	10	10	10	10

→ BPRS에 의한 우선순위 결정은 1위: 흡연, 2위: 운동, 3위: 절주, 4위: 영양으로 결정되었으나 PEARL로 결정기준을 보완한 결과 교육효과성이 낮은 흡연 및 절주부분이 제외되어 **최종 우선순위는 1위: 운동, 2위: 영양, 3위: 흡연, 4위: 절주로 결정됨**

2) 과제 2

다음은 서울 K구 보건소가 건강증진사업의 우선순위를 선정한 과정이다. 우선순위 선정 과정의 문제점을 찾아보아라.

(1) PATCH에 의한 우선순위 선정

① 1단계 : Brain Storming을 통한 지역 건강문제를 취합

우선순위	사망	장애	건강위험	
			행위요인	비 행위요인
1	암	뇌혈관질환	비만, 흡연	건강생활 실천에 대한 지식부족
2	뇌혈관질환	비만	운동부족	건강관리 무관심, 시설 부족
3	심장질환	당뇨	불규칙한 식사습관	정기적인 건강검진 미 시행
4	자살	사고	잘못된 운동습관	운동시설 지지적 환경 부족
5	당뇨			운동시설 접근도 부족
6	간질환			

② 2단계 : 건강문제의 중요성과 변화가능성을 고려한 정리

중요도 / 변화가능성	중 요 함	중요하지 않음
변화가능성이 높음	암, 고혈압, 비만, 당뇨	소화기계 질환
변화가능성이 낮음	호흡기계 질환, 근골격계	피부질환

③ 3단계 : 행위요인의 우선순위 재정리

순위	사망	장애	건강위험	
			행위요인	비 행위요인
1			운동부족(실천율 낮음)	
2			비 만	
3			불규칙한 식사습관	
4			잘못된 운동습관	

(2) POINT SCORE에 의한 우선순위 대상 설정

순위	평가 기준	최대 점수	직원1	직원2	직원3	직원4	직원5	직원6	직원7	직원8
1	아동	120	10	30	10	10	10	10	10	10
2	학생	210	30	20	40	40	20	30	20	10
3	성인	260	30	40	30	20	40	40	40	20
4	노인	200	30	10	20	30	30	20	30	30

(3) BPRS에 의한 우선순위 선정

건강문제 가진 인구의 크기	평점	건강문제의 심각도	평점	건강문제 해결을 위한 사업효과	평점
25%↑	9~10	매우 심각	9~10	매우 효과적	9~10
10-24.9%	7~8	다소 심각	7~8	상대적 효과적	7~8
1-9.9%	5~6	보통 심각	5~6	효과적	5~6
0.1~0.9%	3~4	다소 심각하지 않음	3~4	다소 효과적	3~4
0.01 ~0.009%	1~2	매우 심각하지 않음	1~2	상대적 비효과적	1~2
0.001 미만	0	전혀 심각하지 않음	0	거의 비효과적	0

건강문제	요 소			BPRS (A+2B)×C	순위
	크기(A)	심각도(B)	사업효과(C)		
운동 부족(실천율 낮음)	10	9	7	196	1
비 만	8	8	3	72	4
불규칙한 식사습관	9	7	4	92	3
잘못된 운동습관	9	9	6	162	2

(4) PEARL에 의한 결정기준의 보완결과

구 분	운동부족	비 만	불규칙한 식사습관	잘못된 운동습관
적절성	1	1	1	1
경제성(교육비용 및 효과)	1	0	1	1
수용성	1	1	1	1
자원(전문가 및 예산)	1	1	1	1
적법성	1	1	1	1

① 지역의 건강문제 중에서는 운동부족을, 사업 대상자는 성인을 우선적으로 선택함

② 변화 가능성면에서 생활습관의 변화를 통해 해결할 수 있는 걷기의 생활화로 운동 실천율을 증대시킴

③ PEARL로 결정기준을 보완한 결과, 효과성이 낮은 사업으로는 비만사업이 결정되어 주민 누구나 참여할 수 있는 걷기운동을 선정

제 6 장

목적과 목표

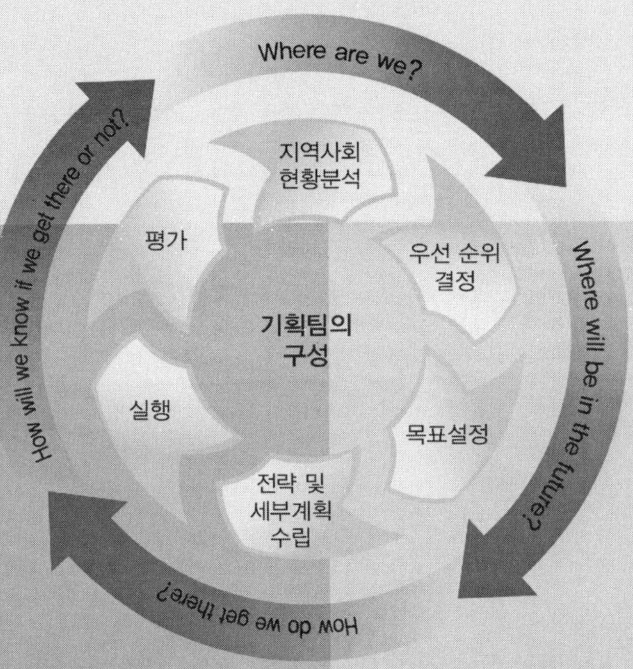

1. 비전과 미션
2. 목적과 목표
3. 목표의 위계화
4. 목표의 개발과 기술
5. 목표치의 결정
6. 목적 및 목표 설정을 위한 유의사항
7. 실습

제6장

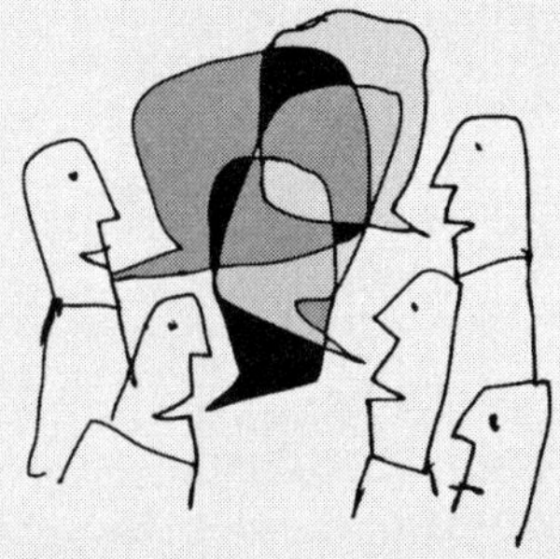

목적과 목표

학습목표

- 비전, 미션, 목적과 목표의 차이를 설명할 수 있다.
- 목표를 위계화할 수 있다.
- 목표에 포함시켜야 할 요소를 설명할 수 있다.
- 목표의 판단기준인 SMART에 대해 기술할 수 있다.
- 보건사업의 목표를 작성할 수 있다.

학습내용

- 비전, 미션, 목적, 목표
- 목표의 종류
- 목표의 선정과 기술
- 목표치 결정 방법

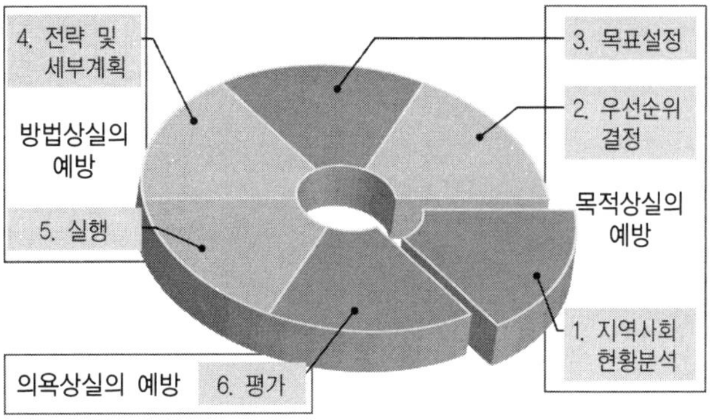

쉼터

만일 당신이 배를 만들고 싶다면, 사람들을 불러 모아 목재를 가져오게 하고 일을 지시하고 일감을 나눠주는 등의 일을 하지 마라! 대신 그들에게 저 넓고 끝없는 바다에 대한 동경심을 키워줘라.

– 생텍쥐페리

명확한 목적이 있는 사람은 가장 험난한 길에서 조차도 앞으로 나아가고, 아무런 목적이 없는 사람은 가장 순탄한 길에서 조차도 앞으로 나아가지 못한다.

– 토머스 카알라일

목표를 가진 사람은 도구를 가진 사람의 주인이다.
도구만 갖고 있는 사람은 목표를 가진 사람의 종이 된다.
노를 기가 막히게 잘 젓는 사공일지라도 자신의 목표를 갖고 있지 않다면 선장이 가자는 대로 가는 종이 된다.
반면 스스로 어디로 가는지 알고 있다면 선장과 대등한 관계가 될 수 있다.

– 김형환, 'CEO 위기보다 강해져라'에서

기획이란 현재의 상태로부터 바람직한 목표로 나아가기 위한 방법을 정하는 것이다. 따라서 기획은 본질적으로 목표 지향적이다. 이 장에서는 기획을 통해 우리가 나아가고자 하는 바람직한 방향을 어떻게 설정할 것인가에 대해서 배워보도록 하겠다.

목적지가 명확하지 않은 배에 타고 있는 승객들은 불안하고 초조할 것이다. 또, 선원들도 무엇을 해야 할지 몰라 손을 놓고 있게 될 것이다. 보건사업도 마찬가지다. 우리가 보건사업을 통해 개인이나, 집단, 지역사회를 어떻게 변화시키겠다는 목적과 목표가 없다면 보건사업은 마치 어디로 가야 하는지 몰라 표류하는 배와 같이 될 것이다.

이 장에서는 먼저 비전과 미션, 목적과 목표의 관계에 대해서 배우게 된다. 그리고 목표의 종류와 위계화 방법에 대해서도 공부할 것이다. 목표의 구체적인 기술방법에 대해서 공부한 후 마지막으로 보건사업의 목표에 대한 실제 예들을 살펴봄으로써 여러분들이 체계적으로 사업목표를 설정할 수 있도록 도와드리고자 한다.

1. 비전과 미션

비전, 미션, 목적, 목표가 무엇인지 설명하기 전에 이러한 것들이 왜 필요한지 생각해보자. 좋은 비전, 미션, 목적, 목표는 보건사업의 방향을 제시할 뿐만 아니라 사업평가의 기반이 된다. 비전, 미션, 목적, 목표가 왜 필요한가를 설명해 주는 재미있는 이야기가 있다. '이상한 나라의 엘리스'에서 어디로 가야 할지 고민하는 엘리스에게 체셔 고양이는 "만일 네가 어디로 가야 하는지를 모른다면 어떤 길로 가던지 상관이 없을 것이다(If you don't know where you are going, any road will get you there)."라고 말한다. 작가 Lewis Carroll은 목적이 없는 경우 어떤 일이 벌어질 것인가를 역설적으로 표현한 것이다. 우리가 어디로 가야 하는지 모른다면 어떤 길로 가야 목적지에 도착하는지 알 수 없을 것이다. 목적 없이 마냥 걷기만 한다면 바람직하지 않은 곳에 도착하게 되거나, 이상적인 곳에 도착하게 되었다 할지라도 시간과 노력을 턱없이 소비하고 난 뒤라야 가능할 것이다. 이와 같이 우리가 비전, 미션, 목적, 목표를 가지고 있지 않다면 보건사업은 방향성을 상실하게 되고, 평가도 용이하지 않게 된다.

비전(vision)은 사업이 성취하고자 하는 궁극적 가치를 말한다. 쉽게 말하면 비전이란 지역사회나 사업대상 인구의 바람직한 미래의 모습을 간단하게 기술한 것이다(McKenzie 등, 2013). 따라서 비전을 작성하는 과정은 지역사회의 바람직한 미래를 그려보는 과정이라 할 수 있다. 비전은 이해관계자의 참여를 통해 만들게 된다. 비전은 다음과 같은 질문을 통해 만들어진다. "미래에 우리는 어떤 모습이 되고 싶은가?", "미래에 우린 어떤 모습으로 비춰지고 싶은가?", "당신이 생각하는 건강한 지역사회란 어떤 지역사회인가?", "모든 주민을 위한 건강한 지역사회의 특징은 무엇인가?"

비전의 작성은 조직이 미래의 방향을 결정하는 전략적 기획의 일환으로 이루어진다. 비전은 추상적인 선언문이 아니라 보건사업에 방향을 부여하고, 사업 목적과 목표 수립의 기반이 되며, 사업 조직의 운영과 행동의 기준을 제공하는 동시에 사업담당자들에게 동기를 부여하는 역할을 한다.[1] 따라서 작성된 비전은 실제적이고, 구체적이며, 지속 가능하여야 한다. 좋은 비전은 다음과 같은 특성을 지니고 있다(보건복지부 · 한국건강증진재단, 2014).

1) 기업의 입장에서 생각하면 비전이란 '기업이 미래에 달성하고자 하는 모습'이다. 즉 현재의 모습에서 벗어나 미래의 어떤 시점에서 기업이 보여주고자 하는 의미를 기술한 것이다.

- 모든 사람을 활기차게 하는 비전
- 긍정적인 행동을 자극하는 비전
- 미래의 바람직한 지역사회 모습을 담고 있는 비전
- 지역 주민이나 보건소 직원이 모두 원하는 비전
- 명료하고 구체적인 비전
- 5분 이내에 알아들을 수 있게 전파가 가능한 비전

모든 사업이 비전을 포함하는 것은 아니다. 하지만 보건사업에 비전을 첨부한다면 조직의 나아갈 방향과 보건사업을 일치시킬 수 있어 우리가 1장에서 학습한 바와 같이 지휘의 수단으로서 기획이 가지는 장점이 극대화될 수 있을 것이다.

비전이 미래의 모습을 기술한 것인데 비해 미션(mission)은 보건사업의 현재의 노력을 기술한 것으로, 보건사업의 초점이나 의도를 간단히 기술한 것이다(McKenzie 등, 2013). 미션은 현재의 사업 초점을 기술할 뿐만 아니라 사업의 뒤에 숨겨져 있는 철학을 반영할 수도 있다. 미션 역시 사업의 목적과 목표를 개발하는데 도움을 준다.

쉼터 **미래지향적인 코카콜라사의 비전**

"우리의 비전은 물을 이기는 것이다"

- 80년대 초 코카콜라는 미국 음료 시장의 35%를 차지하고 있었다. 코카콜라의 시장점유율과 이윤은 감소하고 있었다. 코카콜라 직원들은 콜라 시장은 더 이상 성장할 수 없다는 사고방식을 가지고 있었다.
- 1981년 회장에 취임한 Roberto Goizueta 회장은 고위 임원회의에서 전 세계적으로 한 사람이 마시는 액체가 하루에 평균 얼마나 되냐고 물었다. 대답은 64온스였다. 다시 한 사람이 하루에 마시는 코카콜라가 평균 얼마나 되냐고 물었다. 대답은 2온스였다. 끝으로 그는 코카콜라의 위 점유율(Share of stomach)이 얼마나 되냐고 물었다. 전 세계 모든 사람이 하루에 마시는 액체 중 코카콜라가 차지하는 비율은 아주 미미했다.
- 코카콜라 직원들은 자신들의 적이 펩시라는 고정관념을 가지고 있었다. 하지만 이제 이들의 적은 커피, 우유, 그리고 물이었다. 이것이 코카콜라를 최고의 시장가치를 지닌 회사로 변화시킨 계기가 되었다. 코카콜라 주식의 가치는 Goizueta 회장의 취임 당시 40억 달러였으나 그후 1,500억 달러로 증가하여 코카콜라는 세계의 소프트 음료시장을 지배하는 기업이 되었다.

참고자료: 이태복, 2002.
http://www.answers.com/topic/roberto-goizueta#ixzz3CntebQ4C

2. 목적과 목표

목적(goal)이란 보건사업이 궁극적으로 달성하고자 하는 것에 대한 일반적 기술로서 건강한 지역사회에 대한 조직의 비전을 기초로 한다. 목적은 사업의 근본적이고 장기적인 방향으로서 목표보다 구체적이지 않으며 사업에 직접적으로 포함되지 않은 보건사업의 전반적인 의도를 기술하기 위해 사용되므로 정신적, 철학적 내용을 담고 있는 경우가 많다(McKenzie 등, 2013).

목적은 반드시 완성된 문장으로 기술될 필요는 없다. 하지만 목적은 간단하고 간략하여야 하며, 사업에 의해 누가 영향을 받게 되며, 어떤 결과가 초래되는지는 반드시 포함되어야 한다. 목적의 기술을 위해 주로 사용되는 단어는 향상한다, 증가한다, 증진한다, 보호한다, 최소화한다, 예방한다, 감소한다 등의 동사이다(McKenzie 등, 2013).

목표(objectives)란 사업의 목적을 달성하기 위해 필요한 변화에 대한 구체적인 기술이다. 따라서 목표는 구체적이며 단기적인 경우가 많다. 목표란 목적을 달성할 수 있도록 구체적이고 측정가능하며 작은 요소들로 목적을 분할해 놓은 것이라 할 수 있다. 목적은 그 자체가 관리나 평가의 대상이 되는 경우가 드무나 목표는 관리의 대상이 되고, 평가에도 직접 활용된다. 목표야말로 현황분석의 결과와 사업을 통한 개입(intervention), 즉 전략과 활동 사이를 잇는 교량이라고 할 수 있다(McKenzie 등, 2013).

복잡한 사업의 경우 목적과 목표는 세부사업별로 나누어지는 경우가 많다. 이런 경우에는 세부사업의 목적과 목표를 총괄하여 비전과 목적을 달성하는 데 필요한 궁극적인 목적이나 목표를 만들게 된다. 이를 총괄 목적(overarching goal), 또는 총괄 목표(overarching objective)라고 한다. 총괄 목적과 총괄 목표는 다른 일련의 목적과 목표를 포괄하고, 완결시켜 주는 목적과 목표라고 할 수 있다.

[그림 6-1]은 목적과 목표의 관계를 시각적으로 보여주고 있다. 목적은 비전으로부터 도출되는데 현상을 보는 시각, 즉 가치를 반영하고 있다. 반면 목표는 목적달성을 위해 필요한 변화인데 목적과 달리 구체적으로 기술되어야 한다는 것을 보여주고 있다. 또한 이 그림을 통해 우리는 목적과 목표의 관계가 마치 피라미드를 쌓는 것과 같아서, 목적을 최상층이라 한다면 여러 계층의 목표를 거쳐야 목적에 도달할 수 있음을 알 수 있다.

[표 6-1] 목적과 목표의 비교

목적(goal)	목표(objective)
사업의 궁극적 방향이나 성취에 대한 기술	사업의 영향이나 효과에 대한 상세한 기술
일반적	구체적
장기적	단기적
직접 관리나 평가 대상이 아님	관리나 평가 대상임(목표 관리)
보통 관찰보다는 유추를 통해 파악됨	관찰을 통해 파악됨
측정이 가능하지 않은 경우가 많음	측정 가능함
달성기간이 정해져 있지 않음	달성기간이 정해져 있음
사업과정 중에 변경되지 않음	사업 진행에 따라 바뀔 수 있음

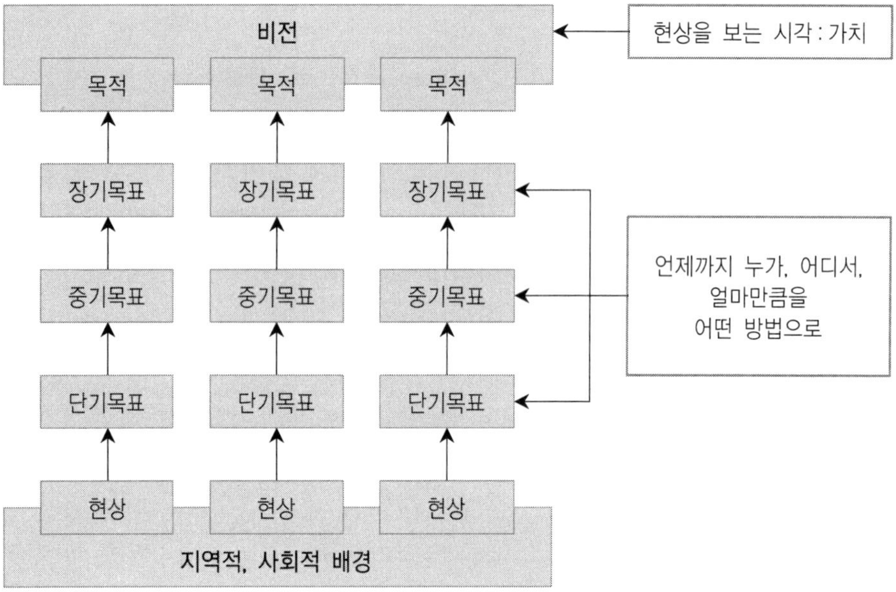

[그림 6-1] 비전, 목적, 목표의 관계

지금까지 우리는 비전, 미션, 목적, 목표에 대해 살펴보았다. 이제부터는 여러분의 이해를 돕기 위해 구체적인 예를 소개하겠다.

사례 1 **미 공중보건협회에서 제시하는 공중보건의 비전, 미션, 목표**

미 공중보건협회에서는 공중보건의 비전을 "건강한 지역사회에서의 건강한 주민"이라고 제시하고 있다. 미션은 공중보건조직이 제공하는 서비스를 통하여 설명하고 있는데, "육체적, 정신적 건강을 증진하고, 질병, 사고, 장해를 예방"하는 것이라고 하였으며, 목표를 아래와 같이 6가지로 제시하고 있다.

- **비전** : 건강한 지역사회에서의 건강한 주민
- **미션** : 육체적, 정신적 건강을 증진하고, 질병, 사고, 장해를 예방
- **목표**
  1) 전염병과 질병전파의 예방
  2) 환경재해로부터의 보호
  3) 사고의 예방
  4) 건강행태의 증진과 조장
  5) 재해복구와 복구 중인 지역사회의 지원
  6) 질의 보장과 보건서비스에 대한 접근성

자료 : American Public Health Association, The Nation's Health, March, 1995.

사례 2 **미국 Healthy People 2020의 비전, 미션, 총괄목적**

- **비전** : 모든 사람이 건강 장수하는 사회(A society in which all people live long, healthy lives)
- **미션** : 정책과 사업의 강화를 통해 건강을 향상시키기 위해 Healthy People은 다음과 같은 미션을 수행한다.
  1) 건강향상을 위한 국가적인 우선순위를 확인한다(Identify nationwide health improvement priorities).
  2) 건강, 질병, 장해에 대한 결정요인과 건강향상을 위한 기회에 대한 대중의 인식과 이해를 증진시키다(Increase public awareness and understanding of the determinants of health, disease, and disability and the opportunities for progress).
  3) 연방, 주 및 지방정부 차원에서 활용할 수 있는 측정 가능한 목적과 목표를 제공한다(Provide measurable objectives and goals that can be used at the national, state, and local levels).
  4) 활용 가능한 최선의 과학적 근거와 지식에 의해 추구되는 건강관리 활동에 다양한 사회 부문을 참여시키다(Engage multiple sectors to take actions that are driven by the best available evidence and knowledge).
  5) 긴요한 연구 및 자료 수집의 필요성을 확인한다(Identify critical research and data collection needs).

• 총괄목적

1) 예방 가능한 질병, 장애, 사고 및 조기사망을 제거한다(Eliminate preventable disease, disability, injury, and premature death).
2) 건강형평성을 확보하고, 불평등을 제거하며, 모든 집단의 건강을 향상시킨다(Achieve health equity, eliminate disparities, and improve the health of all groups).
3) 모든 사람의 건강을 향상시키는 사회적 및 물리적 환경을 조성한다(Create social and physical environments that promote good health for all).
4) 생애의 전 주기에 걸쳐 건강한 성장과 건강한 행태를 조장한다(Promote healthy development and healthy behaviors across every stage of life).

자료 : The Secretary's Advisory Committee on National Health Promotion and Disease Prevention Objectives for 2020, 2008.

사례 3 우리나라의 국민건강증진종합계획 2020의 비전, 총괄목표

• **비전** : 온 국민이 함께 만들고 누리는 건강세상

• **총괄목표**

1) 건강수명 목표: 2007년 71세에서 2020년 75세로 증가
2) 건강형평성 지표: 건강형평성 지표는 사업 분야와 대상문제의 특성에 따라 다양하다는 점을 감안하여 중점과제별로 지표를 결정하도록 하였음. 단, 모든 문제에서 공통적으로 건강형평성 문제가 제기되는 취약계층은 인구집단별 건강관리에서 별도의 중점과제로 추가(㉑ 장애인, 다문화가족, 방문가정건강관리 등).

자료 : 보건복지부, 2011.

사례 4 미국 Wisconsin 주, Fort HealthCare의 비전과 미션

미국의 Wisconsin주에 있는 Fort HealthCare라고 하는 조직은 본인들의 비전과 미션을 정하고, 이를 그림으로 표시하여 사람들의 이해를 높이고자 하였다.

• **비전** : 위스콘신에서 가장 건강한 지역사회(Healthiest community in Wisconsin)
• **미션** : 지역사회의 건강과 웰빙의 향상(Improve health and well-being of our community)

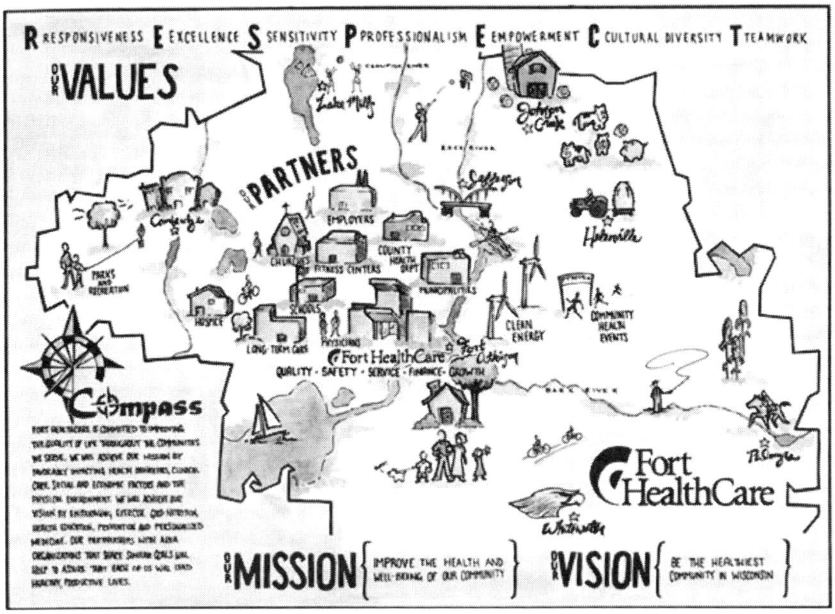

자료 : http://www.forthealthcare.com/wellcommunities/

TIP **보건기획의 종류에 따른 목적과 목표**

보건기획은 대상자의 건강수준 향상이나, 보건의료체계를 개선하기 위해 시행된다.[2] 보건기획의 종류에 따라 목적과 목표를 구분해 보면 다음과 같다.

[표 6-2] 보건기획에서 다루는 문제의 유형에 따른 목적과 목표

문제의 유형	목적	목표
질병	바람직한 건강수준	특정기간 동안의 건강결정요인의 변화정도
행태	바람직한 건강결정요인의 수준	특정기간 동안의 기여요인의 변화정도
의료체계의 기능, 상태	의료체계의 바람직한 상태	특정기간 내에 성취하여야 할 의료체계의 구체적 수준

2) 자세한 내용은 2장을 참조하기 바란다.

3. 목표의 위계화

[그림 6-1]에서 보듯이 비전과 목적을 달성하기 위한 목표는 여러 단계로 이루어져 있다. 이는 건강수준의 변화가 여러 단계의 건강결정요인의 영향을 받기 때문이다. 지금부터는 목표를 위계화 하는 방안에 대해 알아보자.

1) 논리적 모형에 따른 목표의 위계화

논리적 모형(logic model)이란 **보건사업을 도식적으로 표시하는 방법**의 하나이다. 논리적 모형은 사업의 투입 자원이 어떤 활동을 거쳐 특정 서비스 또는 산출(output)로 변환되는지, 그리고 활동과 산출이 사업이 의도하는 결과(목표) 달성에 어떻게 기여하는지를 도식화하여 보여준다[그림 6-2]. 투입(input)은 사업에 투입되는 자원을, 활동(activity)은 사업관계자들이 실제 수행한 일, 그리고 산출(output)은 활동의 결과로 나타난 실적을, 결과(outcome)는 활동과 산출에 의해 발생하는 건강수준이나 건강결정요인의 변화를 말한다. 자세한 내용은 11장 논리적 모형을 참조하기 바란다.

투입	산출			결과-파급효과		
	참여자	활동	직접산출물	단기	중기	장기
우리가 투자하는 것 직원업무시간 자원봉사시간 기획시간 비용 지식 전문성 물자 장비 공간 기술 협력자	우리는 누구를 대상으로 하는가? 개인 (시민, 소비자, 의사결정자) 집단 조직	우리는 무엇을 하는가? (물품, 교과과정, 자원) 개발 (내용물이나 서비스) 제공 (워크숍이나 회의) 수행 상담 촉진 협력 홍보	우리가 무엇을 만들었나? 계획 이벤트 관심분야 책자 논문 모형 만족 흥미 지역사회 네트워크	학습 인식 지식 태도 기술 흥미 의견 소망 의도 동기	행동 행동 기여 의사결정 정책 환경개선 지역활동	건강수준 발병 유병 장애 사망 형평 파급효과 사회적 경제적 환경적

[그림 6-2] 보건사업의 논리적 모형

[표 6-3]은 논리적 모형에 따라 목표를 투입목표, 결과목표, 산출목표로 분류하고, 그 예를 제시한 것이다. 삶의 질 향상, 평균수명 연장, 사망률 감소, 지식·태도·행동의 변화에 해당되는 목표는 결과 목표에 속하며, 서비스 이용 건수, 교육 건수, 사업 건수 등은 산출 목표에 해당된다. 인력, 시설, 장비, 예산, 정보의 변화 등에 관한 목표는 투입 목표에 해당된다.

[표 6-3] 논리적 모형에 따른 목표의 분류

목표의 종류	설명	예	비고
결과 목표	건강수준이나 건강결정요인의 변화	삶의 질 향상	주관적 척도
		평균수명 연장	객관적 척도
		사망률 저하	
		지식, 태도, 행동의 변화	
산출 목표	의도하는 사업량(activity)	이용건수, 교육건수, 사업건수 등	객관적 척도
투입 목표	사업 기반 조성에 관한 지표로 인력, 예산, 시설, 장비 등의 변화	인력, 시설, 예산, 정보	객관적 척도

2) 인과관계에 따른 목표의 분류

목표를 위계화 하는 또 다른 방법은 건강문제의 인과관계를 이용하는 것이다. 우리는 건강에 영향을 미치는 요인을 건강결정요인(health determinant)이라고 한다. 건강결정요인은 직접적으로 건강에 영향을 미치는 직접적(direct) 요인과 직접적 요인을 통해 건강에 영향을 미치는 간접적(indirect) 요인으로 구분된다.

직접적 위험요인과 간접적 위험요인의 예를 들어보자. 심장병의 위험요인 중 하나는 고지혈증이다. 고지혈증이 발생하는 위험요인 중 하나는 지방질이 높은 식사이다. 그런데 사람들이 고지방 식사를 하는 원인은 저지방 식이에 대한 지식이 부족하거나, 아니면 이를 알더라도 저지방 식품의 가격이 비싸 이를 구입할 수 없기 때문이거나 등일 것이다. 또 저지방 식품의 가격이 비싼 이유는 세금이나 유통의 문제 때문일 수 있다. 따라서 우리는 심장병에 대한 직접적 위험요인으로 고지혈증을, 간접적 위험요인으로 저지방 식이에 대한 지식의 부족과 저지방 식품의 비싼 가격 등을 생각할 수 있겠고, 저지방 식품의 가격이 비싼 원인으로 세금이나 유통의 문제 등을 나열할 수 있을 것이다.

[표 6-4] 건강결정요인의 예

건강문제	직접적 결정요인	간접적 결정요인	
심장병	고지혈증	고지방 식사	저지방식이에 대한 지식부족
			저지방 식품의 높은 가격
	가족력		
설사	병원체에 노출	위생 불량	열악한 주택 환경
			개인의 그릇된 위생습관

TIP 건강결정요인(health determinant)

건강결정요인은 건강에 영향을 미치는 광범위한 인과관계를 설명하는데 사용되는 용어이다.

건강에 영향을 미치는 요인은 다양하다. 이 중에는 건강행태나 유전적 소인처럼 개인적 수준에서 영향을 미치는 요인과 보건의료서비스의 이용가능성, 백신 프로그램, 깨끗하고 건강한 환경처럼 사회적 수준에서 영향을 미치는 요인들이 있다. 이들을 모두 포괄하여 건강결정요인(health determinant)이라고 한다.

개인적 수준의 건강결정요인은 다시 건강행태(health behaviors)와 생의학적 요인(biomedical factors)으로 구분될 수 있다. 건강행태에 대해서는 개인이 다른 건강결정요인보다 더 큰 영향력을 행사할 수 있어 종종 건강증진이나 보건사업의 일차적 목표가 된다. 생의학적 요인은 신체의 생리적 수준으로서 건강의 직접적 결정요인인 경우가 많으며 행태적 요인의 영향을 받는다.

건강결정요인은 건강에 부정적 영향을 미치는 것만은 아니며 긍정적 영향을 미치기도 한다. 전자를 우리는 위험요인(risk factor)이라고 하는데 만성질환의 발병 위험을 높이고, 기존 질환의 관리를 방해한다. 후자를 보호요인(protective factor)이라고 하는데 올바른 영양섭취, 안전한 성생활 등이 그 예로서 높은 건강수준을 유지하는데 도움을 주고, 건강문제의 효과적인 관리를 지원한다.

[그림 6-3]은 개인 및 인구집단의 건강과 기능에 영향을 미치는 요인들의 인과관계에 대한 개념적 틀이다. [그림 6-3]은 건강결정요인의 4가지 영역을 왼쪽의 문화, 정책, 환경과 같은 사회적 영역에서 시작하여 오른쪽의 체중, 혈압과 같은 생의학적 영역 순으로 표시하고 있는데, 이는 건강결정요인을 upstream 요인으로부터 downstream 요인 순으로 표시한 것이다.

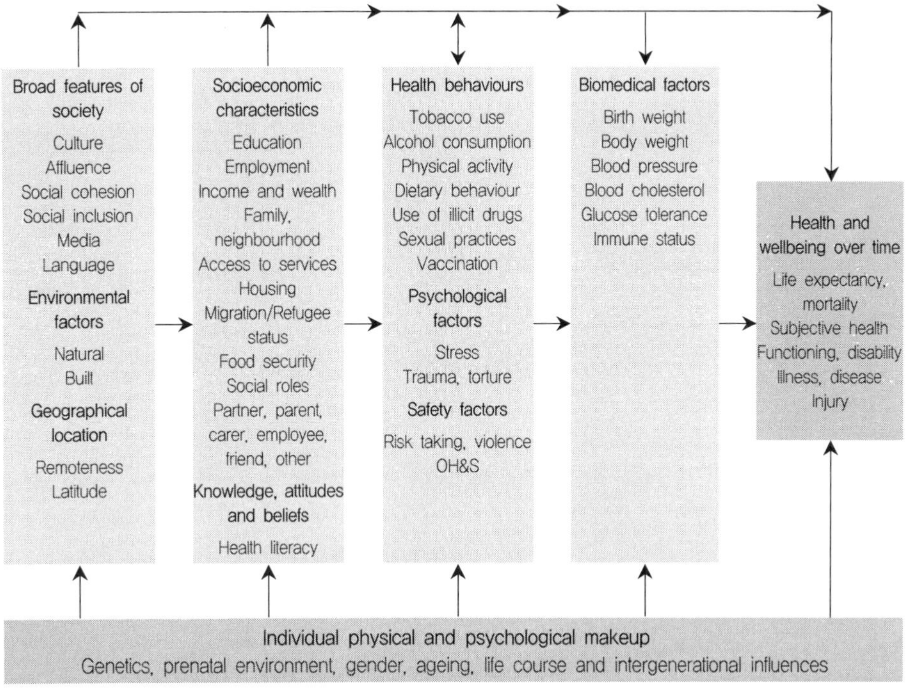

[그림 6-3] 건강결정요인의 개념적 틀

자료: Australian Institute of Health and Welfare, 2012.

건강문제를 해결하는 데 가장 효과적인 방법은 건강에 직접 영향을 미치는 건강결정요인을 관리하는 것인데, 많은 건강문제나 질병에서 직접적인 영향을 미치는 요인으로 밝혀진 것은 드물다. 따라서 현실적으로는 간접적으로 건강에 영향을 미치는 요인을 관리할 수밖에 없다.

그러나, 간접적으로 건강에 영향을 미치는 요인을 관리하는 것도 장점이 있다. 왜냐하면, 대부분의 만성질환은 다원인-다결과 모형으로 설명이 가능한데 이 경우 하나의 건강결정요인을 관리함으로써 관심 대상 건강문제뿐 아니라 다른 건강문제도 해결할 수 있는 가능성이 높아진다.

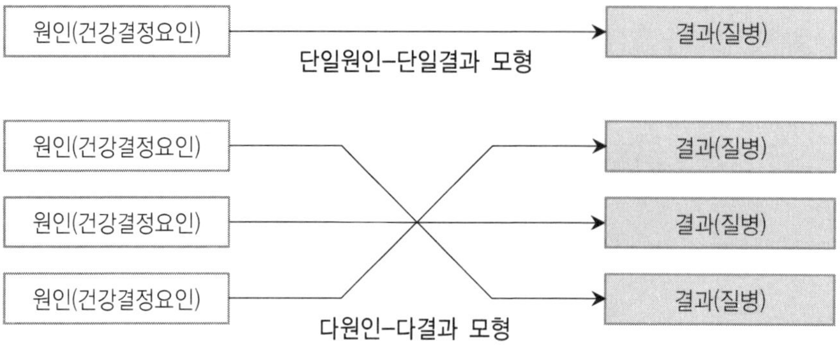

[그림 6-4] 건강문제의 인과관계 모형

쉼터 건강문제의 인과관계

건강문제의 인과관계에 대해 이해가 부족한 분들을 위해 간략하게 설명하도록 하겠다. 사망이나 상병과 같은 건강문제의 발생에는 원인이 있기 마련이다. 그런데 거의 모든 건강문제의 원인은 복합적이다. 또 하나의 원인에 의해서 발생할 수 있는 건강문제도 여러 가지이다. 암의 발생원인은 유전적 요인, 생활습관 요인, 환경적 요인 등 여러 가지이며, 운동부족에 의해 야기될 수 있는 질환도 하나가 아니라 심혈관계질환, 암 등 여러 종류이다. 따라서 건강문제의 인과관계를 다원인(多原因)-다결과(多結果) 모형으로 해석하는 것이 최근의 흐름이다. 아직까지 과학기술의 발달이 부족하여 건강문제의 궁극적인 원인을 우리가 파악하지 못하고 있기 때문에 다원인-다결과 모형으로 건강문제를 설명할 수밖에 없는 것인지, 아니면 생명현상은 원래 복잡다단한 것이기 때문에 다원인-다결과 모형이 적합할 수밖에 없는 것인가에 대한 논쟁은 여기서는 접어두기로 하자. 다만, 어떤 입장을 택하든 현재로서는 건강현상은 단일원인-단일결과를 가지고 설명할 수는 없다는 사실을 명심하자. 건강의 장(Health Field Concept)이나 Population Health Model 등이 건강문제의 원인을 다차원적으로 설명하는 대표적 모형이다.

[표 6-5] 주요 만성질환과 건강결정요인과의 관계

Conditions	Behavioural				Biomedical		
	Tobacco smoking	Physical Inactivity	Risky alcohol consumption	Poor diet	Obesity	Hypertension (a)	High blood fats
Ischaemic heart disease	✓	✓		✓	✓	✓	✓
Stroke	✓	✓	✓	✓	✓	✓	✓
Type 2 diabetes	✓	✓		✓	✓		
Kidney disease	✓	✓		✓	✓	✓	
Arthritis	✓(b)	✓(c)			✓(c)		
Osteoporosis	✓	✓	✓	✓			
Lung cancer	✓						

Colorectal cancer		✓	✓	✓	✓		
Chronic obstructive pulmonary disease	✓						
Asthma	✓						
Depression		✓	✓		✓		
Oral health	✓		✓	✓			

(a) High blood pressure.
(b) Relates to rheumatoid arthritis.
(c) Relates to osteoarthritis.

자료 : Australian Institute of Health and Welfare, 2012.

보건사업의 궁극적 목표는 대상자들의 건강수준을 향상시키는 것이다. 그런데 건강수준을 향상시키기 위해서는 직접적 요인 뿐 아니라 간접적 요인의 변화로도 가능하다. 건강수준의 변화나 직접적 결정요인의 변화를 **결과목표**(outcome objectives)라고 하며 건강수준의 변화나 직접적 결정요인의 변화를 위해 필요한 간접적 결정요인의 변화를 **영향목표**(impact objectives)라고 한다. 그리고 결과목표나 영향목표를 달성하기 위한 보건사업 활동을 **과정목표**(process objectives)라고 부른다.

(1) 과정목표

일상적인 과업, 활동, 업무 등에 대한 목표로 사업의 외형적 형태나 골격을 결정하며, 다른 수준의 목표 달성에 기여하게 된다. 과정목표는 주로 사업의 투입, 실행, 이해당사자의 반응 등에 초점을 맞춘다. 구체적으로 살펴보면 사업의 자원(인력, 시설, 장비, 재원, 정보 등), 전략 및 활동의 적절성, 표적집단의 참여나 이용, 이해관계자로부터의 피드백, 자료수집 등이 과정목표에 해당한다(McKenzie 등, 2013).

(2) 영향목표

영향목표는 사업의 즉각적인 관찰 가능한 효과와 관련된 목표로 학습목표(learning objectives), 행태목표(behavioral objectives), 그리고 환경목표(environmental objectives)로 구분된다(McKenzie 등, 2013).

학습목표는 행동을 결정하는 인과관계를 고려하여 인지, 지식, 태도, 기술의 변화 목표로 세분할 수 있는데, 뒤로 갈수록 달성을 위해 더 많은 시간, 노력, 자원이 소요된다.

행동목표는 사업대상 집단이 건강문제를 해결하고, 사업목적을 달성하기 위해 취하는 행동이나 활동과 관련된 목표로 치료순응도(약), 지속률(운동), 소비 패턴(식사습관), 적응(스트레스 감소 활동), 예방적 활동(치실 사용이나 칫솔질), 자가 관리(응급조치), 이용률(외래나 응급실 이용) 등이 그 예이다.

환경목표는 건강결정요인 중 [그림 6-3]의 왼쪽 2가지 영역에 속하는 요인의 관리에 해당하는 목표로 사회적 환경(사회적 지지, 동료집단의 압력), 물리적 환경(안전하고 깨끗한 환경이나 상하수도, 시설에 대한 접근성, 물리적 제약요인의 제거), 경제적 환경(유인과 벌칙 제공가능성), 정치적 환경(건강정책) 및 보건의료서비스 환경(보건의료서비스에 대한 접근성과 형평성)의 변화와 관련이 있다(McKenzie 등, 2013).

(3) 결과목표

사업의 최종 목표로 건강결정요인, 건강수준, 삶의 질, 사회적 편익 등의 변화를 추구한다. 결과목표가 달성되면 사업목적도 달성될 수 있다. 건강위험요인의 감소(보호요인의 경우 증가), 생리적 지표의 변화, 증상이나 증후, 유병이나 활동수준, 사망, 그리고 삶의 질 지표의 변화를 통해 측정된다(McKenzie 등, 2013).

[표 6-6] 인과관계에 따른 목표의 분류

목표 종류	설명	평가 지표
과정 목표	사업을 통한 활동과 완료해야 할 과제	교육 횟수, 참가자 수, 이용자 수, 직원의 성과, 교재의 양과 적합성, 자원의 적합성, 일정 준수 등
영향 목표		
• 학습목표	인지, 지식, 태도, 기술의 변화	인지, 지식, 태도의 향상, 기술개발과 습득
• 행동목표	행동의 변화	현재 행동의 개선이나 중지, 새로운 행동의 습득
• 환경목표	환경의 변화	경제적, 사회적, 정치적, 물리적, 보건의료서비스 환경의 변화. 보호적 조치는 강화하고, 장애는 제거함.
결과 목표	건강결정요인, 건강수준, 삶의 질, 사회적 편익의 변화	상병수준, 사망수준, 삶의 질 지표, 위험수준 측정 지표

자료: McKenzie 등, 2013

건강문제의 인과관계에 따라 목표를 설정하기 위해서는 인과관계 분석 방법을 알고 적용하는 것이 필요하다. 이 때 적용하는 방법이 Ishikawa diagram, tree diagram, force field analysis, 5 why's 등인데, 이에 대해서는 부록 1을 참조하기 바란다.

쉼터 Impact의 두 가지 의미

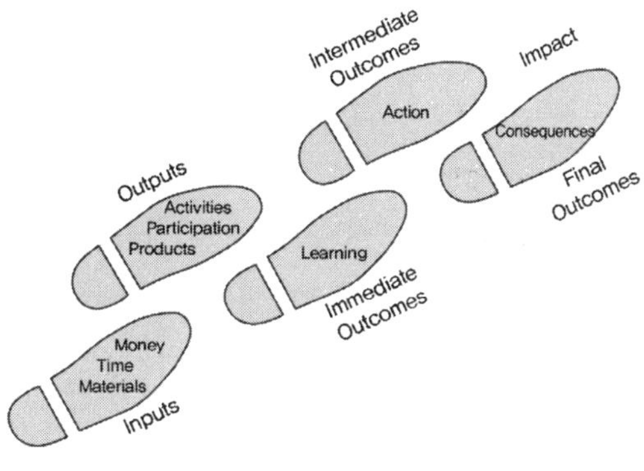

보건사업 기획이나 평가에서 Impact라는 용어는 두 가지 상이한 뜻을 가지고 있어 사용이나 해석에 주의를 요한다.

첫 번째 뜻은 이 책에서 사용하는 것처럼 건강결정요인이나 기여요인의 변화를 의미하며, 구체적으로는 보건사업의 결과 나타나는 지식, 행태, 환경, 정책 등의 변화이다. 한글로는 "영향"이라고 주로 번역된다.

두 번째 뜻은 보건사업의 결과 나타나는 사회적, 경제적, 환경적 변화를 뜻한다. 이는 사업의 최종 결과(outcome)와 동일한 위계를 가지며, 한글로는 "파급효과"라고 번역한다.

최근의 보건사업 기획서나 지침에서는 Impact를 첫 번째 의미로 주로 사용하며, 과거의 책이나 다른 분야의 기획이나 평가서에서는 두 번째 의미로 사용하는 경우가 많다. 따라서 단순히 용어를 외우려 하지 말고, 이 용어가 사용된 문맥을 파악하여 뜻을 이해하려고 하여야 한다.

3) 달성에 소요되는 시간에 따른 목표의 분류

사업목표를 분류하는 세 번째 방법은 목표달성에 필요한 시간에 따라 장기목표, 중기목표, 단기목표로 분류하는 것이다.

(1) 단기목표(Short-term Objectives)

단기목표는 지속적이고 장기적인 변화의 야기에 필요한 단기적인 변화에 대한 목표이다. 대개 2, 3개월에서부터 2년 이내에 달성될 수 있는 목표를 의미한다. 대상자에 대한 보건사업의 직접적 효과를 측정하며, 행태변화를 위한 지식수준의 변화, 정책수립을 위한 정책에 대한 동의나 지지 수준의 변화 등이 그 예이다.

(2) 중기목표(Intermediate Objectives)

달성을 위해 장기목표와 단기목표 사이의 시간이 필요한 목표이다.

(3) 장기목표(Long-term Objectives)

달성에 5년-10년이 소요되는 목표로서 보건사업의 최종목적을 달성하기 위해 필요한 변화를 측정한다.

[표 6-7] 장·중·단기 목표의 예

분류	예
단기목표	정책에 대한 지지의 변화
	지식, 태도, 믿음의 변화
중기목표	서비스 이용의 변화정도
	행동의 변화
장기목표	사망, 상병 등 건강상태의 변화
	사회적 가치의 변화

지금까지 보건사업의 목표를 위계화 하는 3가지 방법에 대하여 설명하였다. 논리적 모형, 건강문제의 인과관계, 그리고 달성에 필요한 시간에 따른 목표의 분류는 배타적인 방법이 아니다. 논리적 모형에 따라 목표를 투입목표, 산출목표, 결과목표로 분류하였다면 이 중 투입목표와 산출목표는 대개 인과관계에 따른 목표 분류에서의 과정목표에 해당한다. 논리적 모형에 따른 분류에서 결과목표를 보다 세분한 것이 인과관계에 따른 목표 분류에서의 영향목표와 결과목표에 해당하며, 인과관계에 따른 목표분류에서 영향목표는 시간에 따른 분류에서는 단기 및 중기목표에, 그리고 결과목표는 장기목표에 해당한다[표 6-8].

[표 6-8] 위계화된 목표의 비교

<table>
<tr><th>투입-산출 모형 분류</th><th>인과 관계 분류</th><th>소요 시간 분류</th></tr>
<tr><td rowspan="2">결과목표</td><td>결과목표</td><td>장기목표</td></tr>
<tr><td rowspan="2">영향목표</td><td>중기목표</td></tr>
<tr><td>산출목표</td><td rowspan="2">단기목표</td></tr>
<tr><td>투입목표</td><td>과정목표</td></tr>
</table>

일반적으로 지금까지 설명한 방식대로 목표를 분류하게 되나 절대적인 것은 아니다. 경우에 따라서는 사업에 필요한 자원을 확보하는 데 긴 시간이 소요될 수도 있으며, 행태 변화가 짧은 시간 동안 이루어질 수 있다. 정책변화가 중·장기목표로 제시될 수도 있다. 중요한 것

은 목표 사이의 위계이므로 투입-산출-결과목표, 과정-영향-결과목표, 또는 단기-중기-장기목표 사이의 위계가 뒤바뀌어서는 안 된다.

사례 **목표의 위계화**

목표의 위계화에 대한 여러분들의 이해를 돕기 위하여 실제 예를 보여 주겠다. 아래에 제시한 목표는 위계에 맞게 제대로 기술된 것인가 평가하여 보아라.

예 1) 다음은 2003년 전염병관리 실무자과정 최종평가대회에서 "특수업태부 성병관리 향상방안"이라는 제목으로 서울특별시의 3개 보건소가 함께 발표한 사업의 목표이다. 지금까지 배운 지식을 기반으로 아래의 목표의 위계가 제대로 설정되었는지를 평가하여 보아라.

Process objective	Impact objective	Outcome objective
1. 업소 및 업태부 현황 파악 2. 상호신뢰구축 3. 업무 및 업태부에 대한 교육 4. 보건소 직원의 인식 변화 유도 5. 관련집단과의 공조 강화	성병인지도 향상	성병관리 향상

예 2) 다음은 강원도 S시의 제3기 지역보건의료계획에 있는 "성인의 고혈압·당뇨관리사업"의 영향목표이다. S시 보건소가 제시하는 영향목표는 타당한가?

- 40세 이상 인구에 대한 고혈압성 질환, 당뇨병 사망률을 인구 십만명당 111.7명에서 80.7명으로 감소시킨다.
- 40세 이상 고혈압, 당뇨환자 등록관리율을 2006년까지 80%로 향상시킨다.
- 40세 이상 고혈압, 당뇨환자의 교육이수율을 2006년까지 80%로 향상시킨다.

4) 목표를 위계화 하는 이유

지금까지 목표를 위계화 하는 방법에 대하여 알아보았다. 그런데, 왜 목표를 위계화 하는 것일까?

먼저 사업의 논리적 체계를 명확하게 하고자 목표를 위계화 한다. 사업 기획은 목표(결과)를 달성하기 위한 올바른 방법(전략과 활동)을 개발하고, 이를 실행하기 위한 지원조치를 마련하는 과정이다. 따라서 투입-활동-결과 사이에 논리적 정합성이 있어야 한다. 그런데 많은 보건사업 계획서에서 목표 달성을 위한 활동이나 투입이 없거나, 활동만 있고 목표가 없는 등 투입, 활동, 결과 사이의 논리적 정합성이 없는 것을 발견할 수 있다. 목표를 위계화하면 이러한 모순을 발견하기 용이하다.

사례 **목표의 위계화 필요성**

새국민건강증진종합계획을 수립하면서 보건복지가족부는 이전의 국민건강증진종합계획이 다음과 같은 문제를 지니고 있다고 밝혔다. 이는 국가가 수립하는 계획도 목표를 제대로 위계화하지 하지 않을 경우 많은 논리적 모순이 있음을 보여준다.

- 기본 틀
  - 목표-사업내용-사업전략-인프라를 연계하지 못하고 있음
  - 사업전략이나 인프라 구축부분이 목표로 기술되어 있음
- 목표
  - 달성에 장기간 시간이 소요되는 성과(결과)목표 위주로 중·단기 평가가 곤란
  - 사업만 있고 목표가 없는 경우도 있음
- 목표와 세부추진사업
  - 목표와 세부추진사업 간의 관계가 부적절하여 세부추진사업이 미흡하거나 아예 목표가 없는 세부사업이 있음
- 인프라 구축
  - 계획 추진을 위한 기반구축이 포함 안 됨

자료: 보건복지부·한국보건사회연구원, 2006.

둘째, 장기 결과지표의 발생확률이 낮거나, 장기 결과지표의 변화를 측정하는데 오랜 시간이 걸리거나, 측정자체가 어려운 경우 하위 목표를 측정하여 사업 결과를 판정할 수밖에 없다. 이때 채택된 하위 사업목표가 타당한지를 검토하고, 나아가 하위목표를 사용한 경우 본인이나 다른 사람들이 사업의 원래 의도(논리)를 이해하기 위해서 위계화된 목표가 필요하다.

우리가 보건사업을 하는 이유는 의도한 결과를 거두기 위해서인데, 대부분의 사업은 건강수준 향상이 궁극적 목표이다. 따라서 지식이나 행태가 아닌 건강수준 향상이 확인되어야 사업이 의도한 결과를 거두었다고 평가할 수 있다. 즉 건강수준과 같은 궁극적인 결과가 사업의 과학적 근거로서 가치가 높다. 그러나 궁극적 결과는 변화에 시간이 오래 걸리고, 이를 확인하기 위한 자료의 수집에 비용이 많이 든다. 반면에 지식이나 행태와 같은 중, 단기 결과목표는 과학적 근거로서의 가치는 떨어지나 단기간에 적은 비용으로 측정이 가능하다. 사업 기간 중에는 장기 결과목표의 측정이 불가능한 경우, 장기 결과목표가 발생 확률이 낮거나 확

인이 어려운 경우에는 장기 결과목표 대신 이의 달성에 기여한다고 인정된 하위목표를 사용하여 사업의 결과를 판단할 수밖에 없다. 이 경우 우리가 사용하는 하위목표가 상위목표의 달성에 기여하는지 논리적 연관성을 판단하고, 기획자 본인이나 다른 사람들이 사업의 원래 의도된 논리를 이해할 수 있도록 목표를 위계화 하여 검토하는 것이 바람직하다.

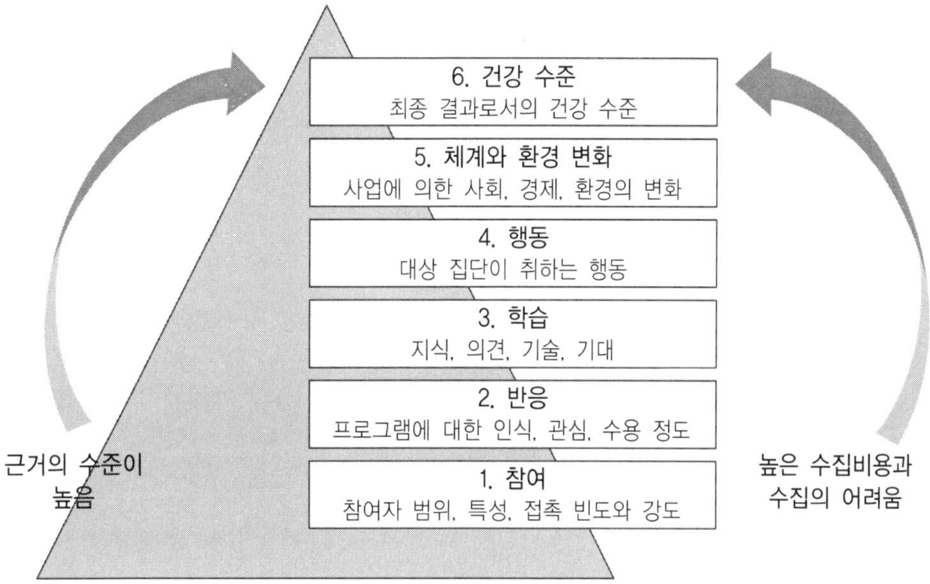

[그림 6-5] 목표의 위계화에 따른 과학적 근거와 측정의 용이성

셋째, 우리가 위계화 된 목표를 가지고 있지 않다면 사업이 종료할 때까지 사업이 성공할지, 실패할지 알 수 없어 예산의 낭비를 초래할 위험성이 높아진다.

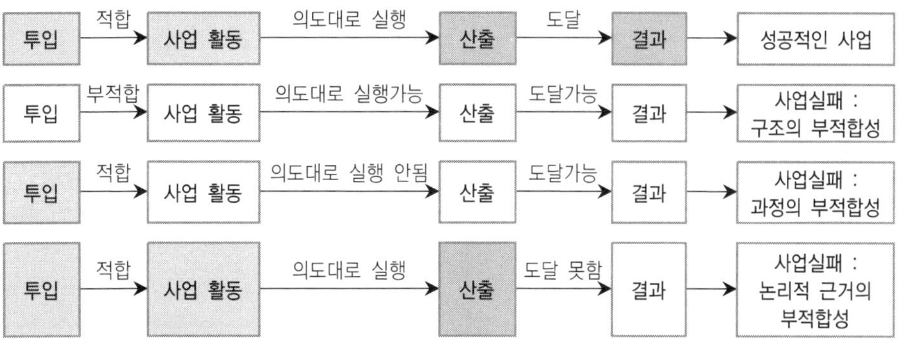

[그림 6-6] 목표의 위계화에 따른 사업의 성공, 실패 원인 분석

마지막으로 목표를 위계화하면 사업이 성공한 경우와 실패한 경우 [그림 6-6]과 같이 그 이유를 분석하고, 대책을 강구하는데도 도움을 줄 수 있다.

4. 목표의 개발과 기술

1) 목표의 선정

목표는 비전과 목적으로부터 만들어진다고 하였다. 그러나 이는 원론적인 이야기로서 실제 목표는 어떻게 만들어지는 것인지 알아보자.

(1) 가능한 목표의 확인

사업 목표를 결정하기 위해서는 먼저 사업의 목표로 사용 가능한 것들이 무엇이 있는지를 확인하여야 한다. 목표는 사업관계자가 완전히 새로 정하여야 하는 경우도 있지만 조직의 비전이나 미션, 상위 단체의 목표, 사업지침이나 재원을 지원하는 곳의 요구 등을 참조하여 정하는 경우가 더 많다. 어떤 경우이든지 사업에서 활용 가능한 목표를 확인하기 위해서는 다음과 같은 질문을 던져보도록 한다.

① 우리는 사업을 통해서 무엇을 성취하고자 하는가?

② 우리가 기대하는 결과는 무엇인가?

③ 사업이 성공하였다는 것을 어떻게 알 수 있는가?

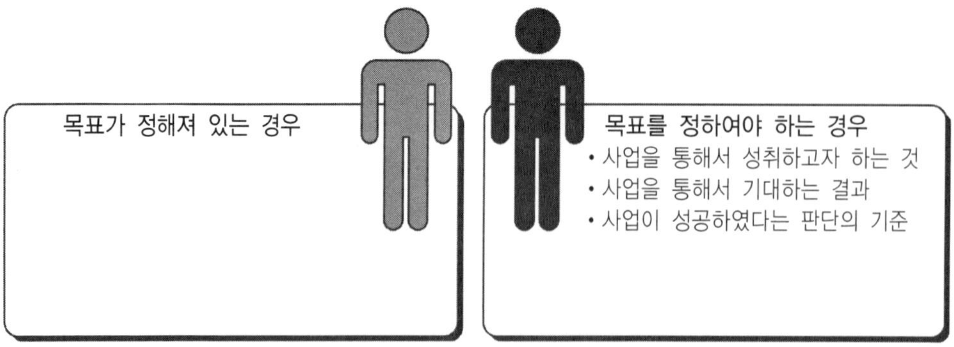

[그림 6-7] 가능한 목표의 확인

가능한 목표를 확인하는 방법을 조금 더 구체적으로 살펴보면 다음과 같다.

첫째, 사업 담당자가 스스로에게 물어 본다. 사업 담당자들은 사업의 결과에 대해서 아이디어를 가지고 있기 마련이다. 스스로 자문해보거나 역할극을 통해 다음의 질문에 대한 답을 구한다. “사업의 결과로 무엇이 달라지는가? 누구를 대상으로 무엇이 변화 또는 향상될 것인가? 이득을 얻는 사람은 프로그램의 가치를 무엇이라 말하는가? 대상자들은 왜 프로그램을 이용하는가?”

둘째, 핵심 이해관계자들로부터 아이디어를 얻는다. (사업 참가자, 이용자 등을 포함하여) 핵심 이해관계자들은 사업에 대해 무엇을 기대하는가? 어떤 일이 일어나기를 기대하는가? 그들은 왜 사업에 관심을 가지고 참여하는가? 어떤 이득을 얻을 것으로 기대하는가? 핵심 이해관계자들에 대한 심층면접 등을 통해 의미 있는 결과를 얻을 수 있다.

셋째, 상급 당국이나 재원제공자가 무엇을 기대하는가? 조직의 비전과 미션은 무엇인가? 정책의 방향이 무엇인가? 지침에 무엇이라 되어 있는가? 각종 자료나 기록을 고찰함으로써 목표를 정하는데 도움을 받을 수 있다.

넷째, 다른 사람들이 사업 목표에 대한 통찰력을 지니고 있을 수 있다. 동일한 사업에 대한 경험자, 관찰자, 대상자를 아는 사람, 재원 제공자들에게 물어본다.

다섯째, 기존 사업에 대해서 사업의 주요 활동을 살펴보고 각각의 활동에 대해 자문해 본다. 왜 우리가 이 일을 하고 있는가? 일반적으로, 이 왜에 대한 답이 목표로 사용될 수 있다.

(2) 목표의 정리

가능한 목표들을 선정하였으면, 다음 기준을 고려하여 목표를 정리한다.

① **중요한가?** : 목표가 참가자와 핵심 이해관계자들이 중시하는 의미 있는 변화를 대표하는가?

② **논리적인가?** : 목표가 논리적인 순서로 연결되었는가? 하나의 목표가 다음 목표로 이어지는가?

③ **현실적인가?** : 목표가 주어진 상황, 자원, 당신의 능력에 비추어 볼 때 현실적인가? 프로그램에 의해 이러한 결과가 나타날 수 있을 것인가?

④ **가치가 있는가?** : 목표의 성취가 노력에 비해 가치가 있겠는가?

⑤ **부정적 결과를 수반할 잠재적 위험이 있는가?** : 우리가 예견할 수 있는 잠재적인 부정적 효과는 무엇인가?

[표 6-9]의 목표 선정을 위한 점검표를 이용하여 가능한 목표를 체계적으로 정리할 수 있다.

[표 6-9] 목표 선정을 위한 점검표

가능한 목표	중요한가	논리적인가	현실적인가	가치가 있는가	부정적 결과가 있는가
1					
2					
3					
4					
5					

쉼터 **미국의 Healthy People 2010에서 제시된 목표가 갖추어야 할 기준**

- Important and understandable, 광범한 대중에게 중요하고 이해되기 쉬울 것
- Prevention-oriented, 예방 지향적일 것
- Drive action, useful and relevant, 변화를 견인하고, 다양하게 활용될 수 있을 것
- Measurable, 측정 가능할 것
- Continuity and comparability, Healthy People 2000과의 연속성
- Scientific evidence, 건전한 과학적 근거의 뒷받침

2) 목표가 갖추어야 할 기준 : SMART

목표는 사업을 견인하고 사업 평가에 활용된다. 따라서 목표를 정확하고 바르게 기술하는 것은 대단히 중요하다. 일반적으로 목표는 다음과 같은 기준에 부합하여야 한다(McKenzie 등, 2013).

① 목표가 사업 기간 또는 합리적인 기간 내에 달성될 수 있는가? 금연클리닉에 등록한 사람들이 6개월 이내에 금연을 한다고 가정하는 것은 합리적이다. 그러나 비만인 초등학생을 평생 추적하여 이들의 심뇌혈관질환에 의한 조기사망을 측정하는 것은 비합리적이다.

② 목표가 정말 달성가능한가? 금연클리닉 등록자의 30%가 등록 6개월 이내에 금연을 한다고 가정하는 것은 현실적으로 달성가능하다. 그러나 100% 직원을 운동프로그램에 등

록시킨다고 가정하는 것은 비현실적이다.

③ 사업은 목표 달성에 필요한 충분한 자원을 가지고 있는가? 사업 대상자 전수를 금연 프로그램에 등록시킨다는 것은 이상적이나 자원의 부족 등으로 인해 현실적이지 못하다.

④ 목표가 실행기관, 상급기관이나 재원을 지원하는 기관의 정책과 일치하는가? 담배제조회사에서 종업원의 건강을 위해 자발적으로 금연정책을 실행할 것이라고 생각하는 것은 비현실적이다.

⑤ 목표가 사업 참여자들 중 누구의 권리를 침해하지는 않는가? 개인정보보호법에 따라 사업 이용자들의 개인정보를 수집하는 것은 점차 엄격하게 규제되고 있다.

⑥ 만일 사업이 다문화가정과 같은 인종이나 문화가 다른 사람들을 대상으로 하다면 목표가 문화적으로 적합하여야 한다.

이상에서 제시된 기준에 부합하는 목표를 우리는 SMART한 목표라고 한다.

① Specific : 목표는 구체적으로 기술하여야 한다.

② Measurable : 목표는 측정 가능해야 한다.[3)]

③ Achievable : 목표는 성취 가능한 현실적인 것이어야 하나, 별 노력 없이 자연적으로 달성되는 소극적 목표는 안 된다.

④ Realistic : 목표는 법이나 정책, 자원 등을 고려할 때 현실적으로 실현 가능해야 한다.

⑤ Time limited : 목표 달성 기한을 밝혀야 한다.

3) 또한, "측정할 수 없는 것은 관리할 수 없다."

TIP SMART에 대한 다른 해석

SMART가 영어단어의 첫 글자를 딴 조어이다 보니 사람에 따라서는 유사한 의미를 가진 단어들을 조합하여 목표가 갖추어야 할 기준을 제시하고 있다. 하지만 전체적인 의미는 거의 동일하다.

	CDC	Spasoff	THCU	Kellog
S	Specific	Specific	Specific	Specific
M	Measurable	Measurable	Measurable	Measurable
A	Achievable	Achievable	*Appropriate*	*Action-oriented*
R	Realistic	*Relevant*	*Reasonable*	Realistic
T	Time bound	Time limited	Timed	Timed

- THCU에서 Appropriate는 Realistic의 의미이며, Reasonable은 Achievable의 의미임
- Relevant는 목표가 사업 목적 및 문제 해결과 직접 관련성이 있어야 한다. 즉, 해당 건강문제와 인과관계가 있어야 한다는 의미임

자료 : U.S. Department of Health and Human Services. Planned Approach to Community Health (PATCH); Spasoff, R. (1999). Epidemiologic Methods for Health Policy.; The Health Communication Unit. (2001). Introduction to Health Promotion Program Planning. Version 3.0.; W.K. Kellogg Foundation. (2001). Logic Model Development Guide.

새국민건강증진종합계획에서 제시된 목표 중에서도 SMART하게 기술되지 못한 목표가 상당수 존재하였다(배상수 등, 2011). [표 6-10]에 그 예를 제시하였다.

[표 6-10] 새국민건강증진종합계획의 SMART 하지 못한 목표 예

기준	잘못된 목표	비고
Specific (구체적인)	예방접종에 대한 정보 확산 및 국민 인식 제고	목표 자체가 구체적이지 못함
	표준화된 산전관리 비율을 95%로 질적 관리율 향상시킨다.	표준화된 산전관리에 대한 정의가 없고, 문장의 기술이 구체적이지 못함
Measurable (측정 가능한)	잘못된 식습관에 의한 아침결식률을 감소시킨다.	아침결식률에 대한 정의가 없어 측정에 혼선이 있음
	나트륨을 1일 2,000mg 이하로 섭취하는 인구비율을 증가시킨다.	측정이 매우 어려움
	과일과 채소를 1일 500g 이상 섭취하는 인구비율을 증가시킨다.	측정이 매우 어려움

Achievable (성취 가능한)		목표치의 성취가능성에 대해서는 연구자들이 판단하기 어려움
Relevant (적합한, 유관한)	정신장애인 거주시설을 운영하는 시군구의 비율을 30.0%로 확대	정신질환자 거주시설 확대의 목표로 제시되었음. 단순히 거주시설 운영하는 시군구의 비율이 는다고 정신질환자 거주시설이 확대되는 것은 아님
		세부사업의 논리적 모형이 명확하지 않아 목표가 적합한지 분석하기 어려움.
Time-bound (기한을 지닌)		새국민건강증진종합계획의 목표는 대부분 2010년이 기한이므로 분석하지 않았음

※ Realistic 대신 Relevant 기준을 적용하였음
자료: 배상수 등, 2011

사례 목표가 갖추어야 할 기준

보건사업의 목표가 SMART한지 실제 사례 몇 개를 살펴보자. 아래 예를 읽고 비판하여 보아라.

예 1) J군은 제3기 지역보건의료계획에서 핵심사업의 하나로 고혈압·당뇨관리 사업을 선정하였다. 그리고 사업 목표를 다음과 같이 설정하였다. 이 목표는 구체적이고 측정가능한가?
- 환자조기발견을 위해 혈압 및 혈당 측정량을 2006년까지 50% 이상으로 증가시킨다.
- 등록치료자에 대한 추구관리를 강화하여 질환의 인지도 및 치료 지속률을 향상시킨다.

예 2) C시는 제3기 지역보건의료계획에서 핵심사업의 하나로 자연분만 유도를 선정하였다. C시의 2001년도 말 기준 총 출생아수는 2,705명으로 이 중 제왕절개율이 43.3%로서 전국치 39.6%보다 3.7% 높다고 한다. C시는 제왕절개율을 2003년 43%에서 매년 1%포인트씩 감소시켜 2006년에는 40%로 하겠다는 목표를 세웠다. 이 목표는 적극적이고 성취 가능한 목표인가?

예 3) 다음의 예는 H의료원의 핵심보건사업인 지역사회재활사업의 결과목표와 영향목표이다. 양자 사이에 논리적 연관성이 있는가?
- 결과목표 : H군 장애인 발생률을 전국평균인 3%로 낮춘다.
- 영향목표 : 뇌병변 장애인의 재활프로그램 참여율을 40%가 되도록 한다.
- 과정목표 : 개인의 질병에 맞는 재활프로그램을 개발 습득케 한다.

3) 목표의 기술

한편 목표를 기술할 때에는 다음 4가지 사항을 빠뜨리지 말아야 한다(Issel, 2013).

"By when, who will achieve what, by how much."

- What, "무엇을" : 건강문제나 건강결정요인처럼 사업을 통해 달성하고자 하는 결과(outcome) 또는 변화시키고자 하는 것
- When, "언제까지" : 목표 달성 기한으로 기대한 변화가 언제 발생하는 것인가를 기술
- Who, "누가" : 변화의 대상자로 표적집단을 의미한다.
- How much, "얼마나" : 목표가 달성되었는지, 변화의 수준은 얼마여야 하는지에 대한 기준으로 목표치와 관련이 있다.

과정목표와 결과목표를 기술할 때 이상의 4가지 사항을 어떻게 포함시켜야 하는지에 대해서 알아보자.

(1) 과정목표의 기술

과정목표는 다음의 요소를 포함하여야 한다.: 시간(Time frame), 사업의 담당자나 참여자에 의해 수행된 활동의 양(Amount of what Activities done by Program Staff/Participants)(Issel, 2013). 이를 일반적인 목표 기술방법으로 표시하면 다음과 같다.

"By when, which staff will do what, to what extent."

"무엇을(do what)"은 사업 담당자나 참여자가 어떤 활동을 할 것인가를 기술하는 부분인데 활동-산출-결과에 대한 논리적 관계를 고려함으로써 기술할 수 있다. "얼마나(to what extent)" 부분은 담당직원의 능력에 대한 과거의 경험, 주어진 시간 안에서 가능한 업무량 등을 고려하여 기술하게 된다.

과정목표의 예는 다음과 같다.: "매년 보건소 근무 건강증진사업 담당인력의 95% 이상은 중앙정부가 승인한 통합건강증진사업 교육을 14시간 이상 이수하여야 한다."

(2) 결과목표의 기술

결과목표는 사업의 참여자나 서비스 이용자들이 사업 활동이나 전략으로부터 얻게 되는 편익에 초점을 맞춘다. 결과목표는 다음의 요소를 포함하여야 한다.: 시간(Time frame), 얼마나 많은 사업 참여자가 어떤 변화를 어느 정도 경험하게 되는가(what proportion of Recipients experience what Extent of Which type of change)(Issel, 2013). 이를 일반적인 목표 기술방법으로 표시하면 다음과 같다.

"After how much intervention, how many recipients will experience what extent of which type of change."

"무엇을(which type of change)"은 사업을 통해 기대하는 결과로 목표의 위계화에서 영향 및 결과목표에 해당하는 목표가 해당된다. "누가(who)"는 사업의 대상자에 해당하며 "얼마나(how much)"는 의도하는 변화의 양을 기술하게 되는데 이는 후술할 목표치의 결정방법을 참조하여 결정하게 된다.

결과목표의 예는 다음과 같다.: "등록기간 중 예정된 상담회수의 90% 이상의 상담을 받은 금연클리닉 등록자들의 퇴록 1년 후의 금연 실천율을 30%로 한다."

사례 **목표의 기술**

다음은 2003년 전염병관리자과정 최종평가대회에서 경기도 A시가 "세균성 이질 근절 대책"이라는 제목으로 발표한 보건사업 사례에서 제시한 사업목표이다. 이를 지금까지 배운 목표가 갖추어야 할 기준과 기술방법에 의거하여 평가하여 보아라.

세부사업	주요 사업 목표
유행예측 조사반	• 각종 전염병을 조기발견, 조기치료로 유행을 사전 예방함으로써 시민건강 향상에 기여 • 유행양상을 파악, 사전 예보로 전염병 발생률 최소화
질병모니터요원 교육	• 전염병 발생양상을 신속하게 신고를 받아 발생예방 및 확산 방지 • 설사환자나 열성질환자의 신속한 신고의 지속적 홍보
홍보물 및 교육자료 개발	• 지역주민의 전염병 인식률 향상 • 주민 참여의식 확대 • 주민의 건강의식 향상을 위한 분위기 및 환경 조성

5. 목표치의 결정

1) 목표치의 결정 방법

보건사업의 목표를 정할 때 가장 어려움을 겪는 문제가 목표치를 어떻게 정할 것인가 하는 것이다. SMART 기준에 의하면 목표의 달성수준은 적극성을 띤 것이어야 하되 현실적으로 달성 가능한 것이어야 한다는데, 실제 수준을 정하는 것은 쉽지 않다.

목표치를 결정하는 방법은 다양하다. 각각의 방법은 주어진 상황에 따라 목표치 결정방법으로 적합할 수도 아닐 수도 있다. 일반적으로 사용되는 목표치 결정방법을 10가지를 설명하면서(Issel, 2013), 그 예로 미국이 Healthy People 2010 작업과 2020 작업에서 사용한 방법을 같이 소개하겠다(Public Health Foundation, 2002; U.S. Department of Health and Human Services, 2000, 2010a).

(1) 기준 값 유지(No increase from baseline: maintain baseline)

목표치를 정하는 첫 번째 방법은 사업에 의해 아무런 변화가 발생하지 않는다고 가정하는 것이다. 따라서 기준치를 그대로 목표치로 정한다.

이 방법은 사업의 첫해이고 얼마나 많은 변화가 발생할지 알 수 있는 자료가 없는 경우에 사용한다. 이 방법은 사업이 완전히 성숙하여 현재의 수준이 수용 가능한 높은 수준에 도달해 있는 경우에도 사용가능하다.

목표치 = 현재치

Healthy People 2010에서는 이전 목표치의 유지(Retain previous set of objectives target)라는 방법을 사용하고 있는데, 이전의 목표치를 달성하지 못하였거나 그대로 유지하는 것이 적합하다고 생각하는 경우에는 이전 목표치를 그대로 목표치로 사용하는 방법이다. 기준 값 유지 방법이 기준 값을 목표치로 사용하는데 비해, 이 방법은 이전 목표치를 목표치로 사용한다는 점에서 차이가 있으나 두 방법 다 기준치 또는 목표치의 변화를 추구하지 않는다는 점에서 동일한 목표치 결정 유형이라 할 수 있다.

목표치 = 이전 목표치

(2) 통계적 검증에 따른 목표치 결정(Minimal statistical significance)

현재의 값과 비교할 때 통계적으로 유의한 차이가 나타나는 수준을 목표치로 정하는 방법이다.

자료원이 신뢰할 수 있고, 엄격하고 정밀한 중재가 실시되며, 정책당국자에게 사업이 투자할만한 가치가 있다는 것을 확신시켜야 할 때 적합한 목표치 설정방법이다. 하지만 사업대상 인구의 수가 많으면 기준 값에서 조그만 변화를 주어도 목표치가 통계적으로 유의하게 변화한 것으로 결정되며, 대상 인구가 적으면 비현실적으로 큰 목표치의 변화를 요구하게 된다.

일정 수준 이상의 변화가 있어야 대상자 또는 집단에 효과가 나타나는 경우 이 수준을 검증한 후에 목표치를 결정하는 방법도 있는데 이를 Threshold analysis라고 한다.

(3) 바람직한 % 변화(percent improvement)

기준 값 대비 몇 %의 변화가 바람직한 가를 정하고, 이를 근거로 목표치를 정하는 방법이다. 바람직한 변화의 수준을 결정하는 방법에 따라 다음과 같이 구분이 가능하다.

① Evidence–based approach : 기존 연구의 결과를 참조하여 목표치를 설정한다.

② Modelling/projection of trend(or trend analysis) : 통계적 모델이나 자료의 경향성을 토대로 목표치를 정한다.

③ Expert opinion : 다른 자료가 활용 불가능하다면 전문가 의견을 참조하여 목표치를 결정한다.

이해관계자들이 이해하기 쉬운 방법으로 대부분의 건강문제에 대해 적용이 가능하다. 인구특성별 데이터가 부족하여 후술할 Better than the best 방법을 적용하기 어려운 경우에 적용한다.

목표치 = 현재치 ± (현재치 × 바람직한 변화율(%))

\+ 또는 - 중 어느 쪽을 선택할 것인가는 목표치가 현재 수준(기준 값) 보다 향상되어야 하는지, 감소되어야 하는지에 따라 결정됨

Healthy People 2010에서도 % 변화 방법으로 많은 목표치를 결정하고 있는데 한 가지 예

를 살펴보면 다음과 같다.

3-1. 전체 암 사망률 감소

Target : 인구 10만 명당 159.9명 사망
Baseline : 1998년 기준 인구 10만 명당 202.4명 암 사망
Target setting method : 21 percent improvement

202.4×(1−0.21)=159.9 인구 특성별 하위집단 중 1998년 암 사망률이 가장 높은 것은 아프리카계 미국인의 인구 10만 명당 261.8명이며, 가장 낮은 것은 대학 졸업 이상에서 인구 10만 명당 79.6명임. Better than the best와는 무관한 목표 수준임

Healthy People 2010 Toolkit(Public Health Foundation, 2002)은 "absolute percent decline"이라는 제목 하에 이를 부연하고 있다. 특정 보건사업 대상집단이 정해져 있을 때 사업결과에 따라 건강수준이 변화하는 대상자들이 있는가 하면 그렇지 않은 대상자들이 있다. 또 사업결과 기대되는 건강수준의 변화 정도가 있을 것이다. 이 때 변화 정도는 전문가 의견을 들어 정한다("best guesses"/expert opinion).

예컨대 어떤 사업결과 여성 유방암 환자 2/3에서 사망률 30% 감소가 예상된다고 할 때, 해당 지역 여성 유방암 환자의 기준 사망률 수준이 33/100,000이면 목표 수준은 다음과 같이 계산한다.

$$[33\times(1-0.30)\times2/3] + [33\times1/3] = 15.4 + 11 = 26.4/100,000$$

(4) 기존의 벤치마크나 기준을 사용(using existing benchmark or standard)

사업이 다년간 사업이거나, 장기적으로 결과가 발생할 것이라고 생각되는 사업의 매년도 목표치를 결정하기 위해 사용한다. 사업 목표의 달성에 수년간이 소요되고, 사업 목표달성에 필요한 전체적인 변화량은 사업의 기간 중에 분산된다면 매년도의 목표치는 사업의 예상기간, 기준 값, 그리고 전체 변화량에 따라 결정된다.

수년 뒤의 전체 변화량은 어떻게 결정할 수 있을까? 국민건강증진종합계획과 같은 장기간에 걸쳐 달성되어야 하는 목표를 벤치마킹하는 것이 한 방법이다.

매년도의 목표치는 다음과 같은 수식을 통해 결정할 수 있다.

매년도의 % 변화 = [장기 목표 - 기준 값] / 기준 값] / 사업기간(년)
다음년도 목표치 = 기준 값 ± (매년도의 % 변화 × 기준 값)
다다음년도 목표치 = 전년도 값 ± (매년도의 % 변화 × 전년도 값)

벤치마크나 기준을 무엇으로 사용하느냐에 따라 다음의 방식으로 구분할 수 있다.

① Consistent with another program : 이미 완료된 프로그램의 결과를 차용하여 목표치를 결정한다.

② Consistent with national strategy : 다른 국가전략이나 목표를 활용하여 목표치를 결정한다.

③ Consistent with regulations/policies/laws : 관련 규제, 정책, 법에 포함된 자료를 이용하여 목표치를 결정한다.

건강결정요인에는 의학적·생물학적 요인 외에도 다양한 경제적·사회적 요인들이 관여하기 때문에, 다른 관련 기관의 목표를 차용하여 설정하는 것도 의미가 있다. Healthy People 2010이 고등학교 졸업률을 목표의 하나로 제시하고 있는 것이 그 예이다.

7-1. 고등학교 졸업률 증가

Target : 90 %
Baseline : 1998년 기준 18~24세의 고등학교 졸업률 85%
Target setting method : Consistent with National Educational Goals Panel – Goals 2000

(5)번부터 (10)번까지의 목표치 결정방법은 인구집단을 대상으로 여러 지역에서 사업이 진행되거나, 자료가 지역이나 다른 인구사회학적 특성별로 층화(stratified)될 수 있는 경우에 사용할 수 있다.

(5) 여러 지역/집단의 평균값을 사용(Mean rates across areas or sub-populations)

(6) 여러 지역/집단의 중앙값을 사용(Median rates across areas or sub-populations)

목표치와 관련된 측정값이 정규분포를 하는가, 아닌가에 따라 평균값과 중앙값 중 어느 방법을 사용할 것인지가 결정된다. 만일 목표치 결정의 기반이 되는 지역이나 인구집단의 크기가 매우 상이하다면 이 두 방법은 사용하여서는 안 된다.

(7) 여러 지역/집단의 상위 50%가 달성한 값을 사용(Overall rate for best 50% across areas or populations)

(8) 여러 지역/집단의 상위 75%가 달성한 값을 사용(Overall rate for best 75% across areas or populations)

(7), (8)번 방법은 사업의 표적치는 전체 표적집단의 수준을 표적집단 내의 일부 집단이 이미 달성한 값으로 이동시키는 것을 목표로 하여야만 한다는 생각에 기반을 두고 있다. 즉, 인구 특성별로 낮은 수준에 있는 집단의 건강수준 향상을 견인하기 위해 목표치를 결정한다는 의미이다. (7)번 방법은 표적집단의 50%가 달성한 값을 목표치로 하는 것이고 (8)번 방법은 75%가 달성한 값을 목표치로 결정한다. 50%를 기준으로 하게 되면 대상집단의 50%는 이미 목표를 달성하였고, 나머지 50%는 향상이 필요하게 된다. 75%를 목표로 하게 되면 25%의 인구만이 목표치 달성을 위해 노력하여야 한다. 목표치를 정하기 위해 꼭 50%, 75%의 집단을 기준으로 하여야 하는 것은 아니다. 비율을 낮출수록 목표치 달성은 더 어려워진다는 사실을 감안하여 적합한 비율을 정하도록 한다.

Healthy People 2010에서는 Best of the best라는 방법을 통해 목표치를 결정하였는데 이는 (7), (8)번과 같은 방식의 목표치 결정방법이다.

Best of the best

자치단체의 순위 중 상위 10%에 해당하는 자치단체의 수준을 목표치로 하는 방법이다. Healthy People 2020에서는 사용되지 않았다.

Peer communities

지역사회 사이에 재정력이나 환경 등에 격차가 심한 경우는 해당 지역사회와 주요 특성이 비슷한 이웃 지역사회와 비교하여 목표를 정할 수 있다. 비교 대상 이웃 지역사회를 정하는 기준으로 쓸 수 있는 것은 연령 구조, 빈곤층 분포, 인구 규모 등이다. Community Health Indicators Project는 미국에서 벽・오지 여부, 인구 규모, 빈곤 수준, 연령 분포, 인구 밀도 면에서 유사한 특성을 지닌 Peer community listing 작업을 하였다.

우리나라에서는 이런 작업이 이루어진 상태가 아니므로, 그에 준하는 몇몇 특성들이 비슷한 지역사회를 가려내고 건강수준을 파악할 수 있을 것이다. 이들 Peer communities를 대상으로 Better than the best 또는 Best of the best 방법의 적용을 생각할 수 있다.

(9) 인구집단 중 가장 좋은 값을 사용(Rate for best stratum using socio-demographic groupings)

인구특성별 자료가 있는 경우 이를 이용하여 목표치를 결정하는 방법으로 ⑦, ⑧ 방법의 연장이라 할 수 있다. 세부 집단 중 가장 양호한 집단의 현재 값보다 높은 수준(a value better than the best baseline value)을 전체 집단의 목표치로 결정한다. Healthy People 2010에서 소개하고 있는 Better than the best 방법이 여기에 해당된다.

22-1. 여가시간에 신체 활동을 전혀 하지 않는 성인 비율 감소

Target : 20%

Baseline : 여가시간에 신체 활동을 전혀 하지 않는 18세 이상 성인 비율은 1997년 기준 40% (2000년 표준 인구로 보정하였음)

Target setting method : Better than the best

인종과 민족 기준으로 기준 값이 가장 낮은 것은 백인 36%, 성별 기준 남성 36%, 교육 수준 기준 대학 졸업 이상 24%, 거주지 기준 도시 39%, 장애 기준 비장애인 36%, 연령 기준 18-24세 31%이므로, 목표 수준은 24%보다 낮게 설정하였음

(10) 집단별로 상이한 목표치를 통합하여 결정(Overall rate based on differential targets for each stratum)

두 지역이 각각 건강 취약계층이 상이하고, 이들을 위한 사업도 상이하다고 하자. 이런 경우 두 집단을 통합한 목표치를 어떻게 정할 수 있을까? 이 경우는 각각의 집단에 대한 목표치를 결정하고, 두 집단의 인구 수를 감안하여 가중 평균치를 구하면 된다.

집단 1의 목표치 = 집단 1의 현재치±(집단 1의 현재치×바람직한 변화율)

집단 2의 목표치 = 집단 2의 현재치±(집단 2의 현재치×바람직한 변화율)

전체 집단의 목표치 = (전체 인구 중 집단 1의 구성 비율×집단 1의 목표치)+(전체 인구 중 집단 2의 구성 비율×집단 2의 목표치)

+ 또는 - 중 어느 쪽을 선택할 것인가는 목표치가 현재 수준(기준 값) 보다 향상되어야 하는지, 감소되어야 하는지에 따라 결정됨

이상의 10가지 방법 이외에 Healthy People 2010에서는 "Total coverage" 또는 "Total elimination"이라는 방법도 사용하였다. "Total coverage" 또는 "Total elimination"은 100%, 0%, 모든 주 등처럼 목표 수준을 설정하는 방법이다. 100% 목표를 달성할 수 있다는 믿음이 있는 경우에 사용한다. 목표 설정 영역이나 대상에 따라서 coverage가 될 수도 있고 elimination이 될 수도 있다.

1-1. 건강보험 가입자 비율 증가

Target : 100%
Baseline : 1997년 기준 65세 미만 건강보험 적용자 비율 83%
Target setting method : Total coverage

2) 기존 정보의 정도에 따른 사업목표치 결정 방법 선택

위에서 목표치를 결정하는데 사용되는 여러 가지 방법에 대해 알아보았다. 모든 방법은 적든, 많든 목표치 설정에 정보를 요구한다. 따라서 우리가 목표치를 어떤 방법을 이용하여 정할 것인가는 우리가 목표치를 정하는데 필요한 정보를 얼마나 많이 가지고 있느냐에 달려있다.

목표치를 정함에 있어 유념해야 할 사실은 계량화된 목표치를 정할 수 있는 아무런 근거가 없는데도 임의로 계량화된 목표치를 제시해서는 안 된다는 것이다. 이런 경우는 목표의 방향(증가시킨다, 감소시킨다)만 제시하고, 사업을 통해 경험을 쌓고, 정보를 획득한 후에 계량화된 목표치를 결정하는 것이 오히려 합리적이다.

목표치를 정하기 위해 정보를 얼마나 가지고 있는 가에 따라 사용할 수 있는 방법을 정리해 보면 다음과 같다.

(1) 조사결과나 자신의 경험을 바탕으로 바람직한 변화의 양을 기술

① 1-2회의 지역조사 자료를 이용할 수 있는 경우

- 지역이나 계층간 격차 해소를 위해서 Better than the best나 Best of the best 방법을 사용한다.

② 과거의 경향을 알 수 있는 충분한 자료가 있는 경우
- 과거의 목표를 유지(Retain past target)한다.
- 통계적 모델이나 자료의 경향성을 토대(Modelling/projection of trend or trend analysis)로 결정한다.

(2) 자기 지역의 자료가 없어 다른 사업이나 연구결과, 또는 전문가 의견을 바탕으로 바람직한 변화의 양을 기술

① 다른 사업이나 지역과 비교(Consistent with other program, Peer communities)한다.

② 전문가의 의견을 참조한다.

(3) 실험 연구의 결과가 있는 경우

① 완료된 연구의 결과를 참조(Evidence-based approach)한다.

② 기준 값과 목표치의 차이가 통계적 유의성이 있도록(Minimal statistical significance)한다.

③ 역치 값을 검증한 후에 결정(Threshold analysis)한다.

(4) 사업의 성격상 전략적으로 목표를 정하는 경우

① 전염병 관리나 결식아동 관리 등의 경우에서 완전 제거 또는 제공(Total elimination /coverage) 방법을 이용한다.

② 관련된 규제, 정책, 법에 포함된 자료를 이용(Consistent with regulations/policies /laws)한다.

3) 계량화를 위한 아무런 근거가 없을 때는 변화추세만 제시

사업에 의한 변화(증가시킨다, 감소시킨다)만 기술한다. 사업을 진행하면서 사업량 목표를 세우고, 점차 결과목표를 개발한다. [그림 6-8]은 사업실적 자료를 이용하여 사업량 목표를 세우는 방법이다.

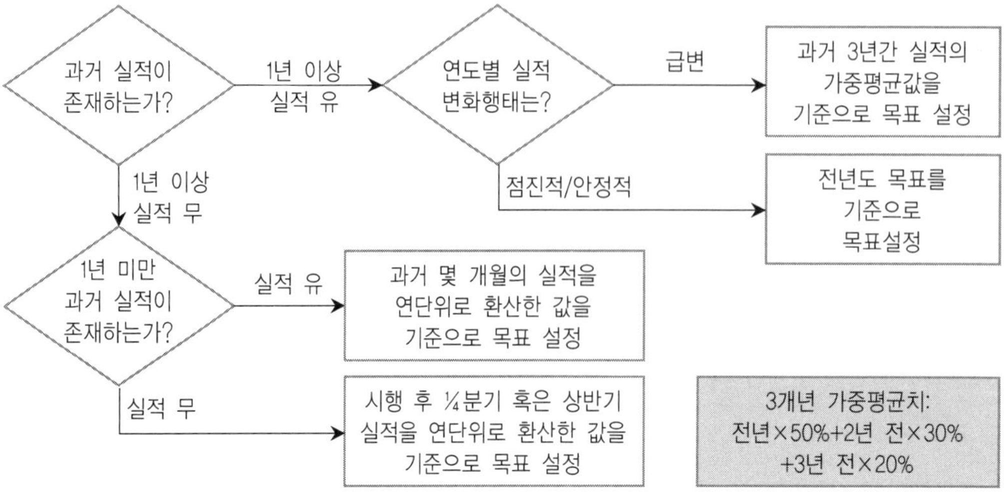

[그림 6-8] 사업실적 자료를 이용한 사업량 목표치 설정

4) 국가보건목표에 따른 지역보건목표 설정

지역보건 목표치를 결정할 때 국가보건 목표치를 그대로 차용하는 것은 바람직하지 않다. 지역의 출발 수준이 국가와 같지 않기 때문이다. 따라서 지역보건 목표치는 국가보건 목표치를 반영하되 지역 특성을 감안해야 한다. 지역보건 목표치를 결정하는 일반적 원칙을 살펴보면 다음과 같다.

(1) 지역보건 목표치의 결정

어떤 경우든 정확한 목표치를 결정하려면 현재 수준을 파악하는 것이 전제되어야 한다. 지역의 현재 수준을 파악하였다면 국가보건 목표치 설정의 근거가 된 국가의 현재 수준과의 비교를 통해서 지역보건 목표치를 결정할 수 있다.

① 지역의 현재 수준이 국가의 현재 수준보다 나은 경우

지역보건목표치를 국가보건목표치보다 더 적극적으로 정한다. 앞에서 설명한 몇 가지 목표치 결정 방법 가운데 적합한 것을 골라 사용한다.

② 지역의 현재 수준이 국가보건의 현재 수준보다 못한 경우

지역보건 목표치를 국가보건 목표치보다 낮게 두되, 변화 정도는 더 크도록 결정한다.

전자는 현실성(achievable)을, 후자는 적극성(aggressive)을 감안한 것이다.

(2) 국가목표 달성을 위한 하위 목표의 설정

국민건강증진종합계획을 보면 국가 보건목표는 주로 결과목표로 이루어져 있다. 국가 보건목표의 달성을 위한 구체적인 서비스와 정책이 실현되는 것은 시, 군, 구와 같은 지역사회이다. 따라서 지방자치단체는 국가목표의 달성에 기여할 수 있는 하위 목표를 제시하여야 한다. 논리적 모형을 통해 국가목표의 달성에 기여하는 하위 목표들을 정할 수 있다.

6. 목적 및 목표 설정을 위한 유의사항

목적과 목표는 보건사업의 논리적 틀을 명확히 해주고, 사업 전략과 활동을 조직화하는 근거가 될 뿐만 아니라 사업평가의 지표로도 활용된다. 따라서 목적과 목표를 제대로 설정하는 것은 기획의 다음 단계로 넘어가기 위한 필수 조건이다. 목적과 목표를 올바르게 설정하기 위한 노하우에 대해 배워보자.

1) 사업 목적을 설정하기 전에 조직 목적을 명확히 하라.

보건사업의 목적을 설정하기 위해서는 먼저 조직의 목적이 명확해져야 한다. 여러 명이 공동 작업으로 그림을 그리는 경우를 생각하여 보자. 그림의 대상과 구도를 최초에 명확히 해두지 않으면 조화를 이룬 멋진 그림을 그릴 수 없다. 몇 명이 함께 그림을 그릴 때 “저 산과 강이 있는 경치를 그리자”고 말하는 것만으로는 그림을 그리기 시작할 수 없다. 그림의 구상을 다듬고, 전체의 구도를 정하고, 누가 어떤 부분을 그릴 것인지 역할을 분담해야 그림을 그리기 시작하게 된다. 그런데 그 때 한 사람은 산을, 또 다른 사람은 강을, 어떤 사람은 집을 맡기로 하였다면 처음부터 각자의 몫을 잘라서 세밀하게 그리기 시작하는가? 아마 그렇지는 않고 먼저 전체적인 디자인을 머릿속에 생각하면서 그림을 그리기 시작할 것이다. 전체의 균형을 감안하고, 최종적인 완성도를 예상하면서 진행하지 않으면, 그림의 각 부분은 멋지게 완성되었지만 전체의 균형이라는 관점에서 보면 형편없는 그림이 되게 된다.

보건사업도 마찬가지다. 지역 보건조직이 하나의 보건사업만을 수행하는 경우는 거의 없다. 여러 가지 사업이 동시에 진행되고, 많은 보건요원이 함께 일한다. 모든 지역보건 관계자들이 공유하는 목적이 없이 자기가 맡은 사업의 목적과 목표만 추구한다면 지역보건사업은 균형을 이루기 어려울 것이다. 따라서 우리는 단위 보건사업의 목적을 생각하기 이전에 조직 전체의 목적을 먼저 생각하여야 한다.

쉼터 **미래형 기업은 공동목표 위해 똘똘 뭉친다.**

비즈니스간의 경계가 허물어지기 전까지 좋은 기업은 프로야구 팀에 비유됐다. 포지션 별로 최고 기량을 가진 선수들이 모여 맡은 바 직분을 충실히 수행하면 좋은 성적을 올리는 프로야구 팀처럼, 과거 기업들은 기능적으로 분화된 부서나 부문별 책임과 성과를 강조했다.

하지만 융합시대에는 칸막이식 경영에 익숙한 중역들을 구닥다리로 몰아세우면서, 중역들에게 새로운 역할 설정을 요구하고 있다. 중역 모두가 부문(part) 이기주의에서 벗어나 회사의 공동목표를 자신의 일로 받아들이고 힘을 합쳐야 한다는 것이다.

출처 : 이브 도즈(Yves L. Doz), 하버드 비즈니스리뷰, 2007.6

2) 사업의 논리적 모형을 명확히 하여라.

기획은 사업의 논리적 모형에 기초한 일련의 체계적인 의사결정 과정이다. 그런데 많은 경우 현황분석을 통해 목표를 설정하나 사업전략은 과거에 해 오던 사업을 답습함으로써 활동, 산출과 목표(결과)가 괴리되는 모순이 현장에서 벌어지고 있다. 이러한 현상은 사업 기획과정에 필수적인 논리적 모형을 그리는 일을 등한시하기 때문에 벌어지는 현상이다. 사업 목표를 설정할 때는 반드시 11장에서 설명하고 있는 사업의 논리적 모형을 검토하여 투입, 활동, 산출, 결과(목표)가 수미일관하게 이어지도록 노력하여야 한다.

3) 목표를 단계별로 설정하라.

목표의 위계화는 사업의 논리를 명확히 하고, 사업의 실제적 평가를 가능하게 한다. 그런데 보건사업 계획서들을 살펴보면 목표의 위계화에 대한 이해가 부족하여 오류를 범하고 있다. 우리는 이미 이러한 실제 사례들을 살펴보았다. 목표의 위계화를 위한 세 가지 방법을 이 책에서는 제시하였다. 이 중 특히 논리적 모형에 입각하여 목표를 단계적으로 작성하는 방법에 대해 숙지하여 현장에서 적용할 수 있어야 한다.

한편 목표의 수는 위계를 고려하여 균형을 이루도록 한다. 결과목표만 개발한다든지, 반대로 결과목표는 없이 과정목표만 제시하는 것은 올바른 방법이 아니다. 사업의 진행정도를 모니터링하기 위해서는 목표의 위계별로 균형을 이루는 것이 좋다.

4) 목표는 SMART하게 기술하라.

목표의 가치는 성취 가능한 목표치를 구체적이고 측정가능하게 기술하는데 달려있다. 목표는 관계자들에게 사업을 독려하고, 결과를 평가하기 위하여 활용된다. 목표의 활용성을 높이기 위해서는 목표가 추상적인 구호로 표시되어서는 안 되며, SMART하게 기술되어야 한다. 이를 위해서는 특히 목표치의 설정 방법에 대한 이해를 높여야 한다. 우리나라에서는 목표치의 설정 방식으로 percent improvement 방식을 특히 선호하는 경향이 있다. 그러나 이 방식은 장시간의 기존 자료나 과학적 근거, 전문가의 조언을 필요로 하며, 미래의 변화를 제대로 반영하지 못하는 단점이 있다. 목표치 기술을 위한 다양한 방법을 숙지하고, 각각의 방법에 의한 목표치를 비교하여 합리적인 목표치를 선정하는 습관이 몸에 배어야 한다.

5) 목표는 연속성이 있어야 하고 비교 가능하여야 한다.

보건기관은 일회성 사업을 위해 존재하는 기관이 아니다. 지역의 건강문제를 지속적으로 관리함으로써 조직의 비전을 달성하게 된다. 따라서 사업 목표는 시기별로 볼 때 연속성이 있어야 한다. 과거의 사업은 덮어 두고 무조건 새로운 사업만 하려하고, 따라서 과거의 사업목표와는 무관한 새로운 목표만 계속 추구하는 것은 바람직하지 않다.

또한 보건사업의 목표는 전국이나 광역자치단체, 그리고 다른 지역과 비교 가능하여야 한다. 그렇게 되어야 보건사업의 평가가 가능하며 사업의 효과를 높일 수 있다.

6) 목표의 결정에는 참여와 시간적 여유가 필요하다.

목표의 결정에는 반드시 모든 이해관계자가 참여하여야 한다. 사업목표는 앞으로 조직이 업무를 얼마나 수행하여야 하는가에 대한 척도이다. 따라서 목표의 결정은 밀실에서 소수의 사람들에 의해 이루어져서는 안 되며, 이해관계자의 참여를 통해 이루어져야 한다.

너무나 당연한 이야기이지만 충분한 시간을 가지고 작성, 재작성을 반복하여야 좋은 목표를 개발할 수 있다.

7. 실습

다음은 서울특별시 Y구 보건소가 건강증진시범사업의 일환으로 시행한 "고혈압, 당뇨, 비만, 고지혈증 성인에 대한 생활습관 개선사업"에서 사용한 목적 및 목표이다. 이 사업의 목적 및 목표가 다음의 기준에 부합되는지 평가해 보아라.

- 목표가 SMART한가?
- 목적과 목표들이 논리적으로 연결이 가능한가?
- 목표가 단계(위계)별로 균형을 이루고 있는가?
- 목적이 사업이 궁극적으로 성취하고자 하는 내용을 반영하고 있는가?

1) 사업의 개요

고혈압환자, 당뇨환자, 비만 성인, 고지혈증 성인을 대상으로 한 생활습관개선 프로그램의 개요는 다음과 같다.

(1) 등록된 대상자에 대하여 기초 검진 및 생활습관 진단을 통하여 개인별 식사 및 운동 목표를 설정하고, 운동 및 식이 프로그램을 운동처방사와 영양사가 처방하게 된다.

(2) 대상자는 보건소 건강증진센터를 이용하여 6개월 동안 지속적으로 생활개선 프로그램을 실천하게 되는데 보건소에서 시행하는 운동 프로그램은 주 3회, 영양상담은 주 1회를 제공한다. 프로그램 참가자들은 주기적으로 생활습관의 개선 정도와 생리학적 수치(혈압, 혈당, 체중, 혈중 지질 등)의 개선 여부에 대해 평가를 받게 된다.

(3) 대상자의 목표 달성 여부와 거주 지역의 상황에 따라 6개월의 프로그램 참여 기간 중이나 프로그램의 종료 후에 주민자치센터 등 거주 지역 내의 생활개선 프로그램 운영장소로 사업장소를 변경시킨다.

(4) 대상자에게 제공되는 프로그램의 단계를 다시 정리하면 다음과 같다.

① 등록

② 건강검진

③ 생활습관 진단
④ 개인별 식사 및 운동 목표 설정
⑤ 생활습관 개선방법 지도
⑥ 생활습관 개선 프로그램 참여(6개월 간)
⑦ 평가 및 퇴록
⑧ 추후관리

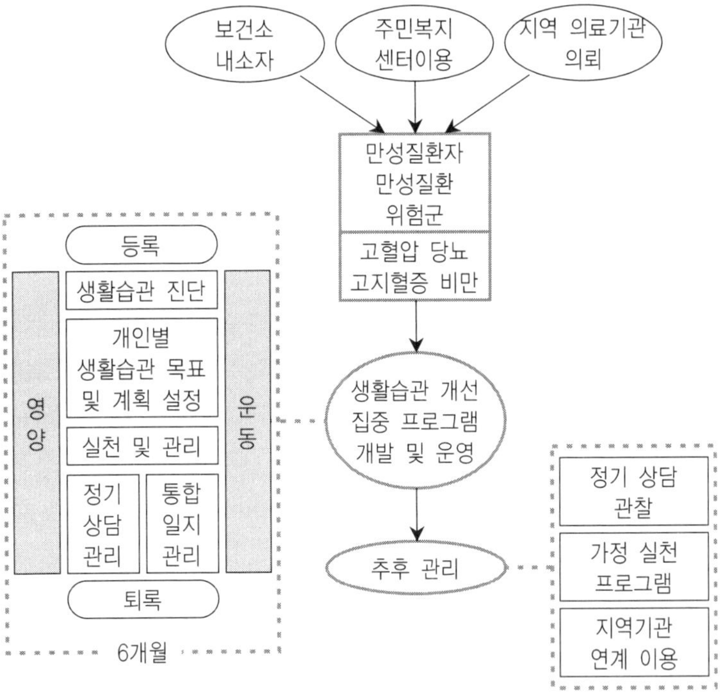

[그림 6-9] 보건소 중심의 질환자 대상 생활습관 개선 프로그램 모형

2) 사업의 목적과 목표

(1) 사업의 목적

① 보건소 중심의 만성질환 관리를 위한 생활습관 개선 프로그램을 지역차원에서 개발·운영함으로써 지역주민의 생활습관성질환을 효과적으로 관리한다. 특히 개인의 질병상태 및 건강상태에 따라서 차별화된 프로그램을 운영함으로써 프로그램의 건강증진 효과를 높이고자 한다.

② 프로그램 운영에 있어 지역자원과의 연계를 도모함으로써 사업의 효과를 높이고, 만성병 관리를 위한 건강생활 실천 노력이 지역에 확산될 수 있도록 한다.

(2) 사업의 목표

① 생활습관 개선 프로그램의 운영을 통해서 생활습관성 질환이나 위험요인을 지닌 프로그램 참가자들의 식습관을 올바르게 유지시키고, 운동 실천율을 향상시킨다.

㉠ 대상자들에게 생활습관 개선 훈련을 6개월 동안 제공하도록 한다.

㉡ 프로그램 운영동안 대상자들의 75% 이상에서 처방된 식이 및 운동 프로그램을 실천하도록 한다.

㉢ 프로그램이 종료된 6개월 후에도 참가자들의 50% 이상에서 개선된 생활습관을 지속적으로 유지시킨다.

② 대상자의 상태에 따라 필요한 경우에는 약물요법을 생활개선요법과 병행하고, 생활습관 개선 프로그램을 종료한 대상자들의 생활습관성 질환과 관련된 생리적 검사수치를 다음과 같이 개선한다.

㉠ 고혈압 환자의 혈압을 정상 또는 적정 혈압 수준으로 낮춘다(프로그램 시작 6개월 후 수축기 혈압은 평균 10mmHg 감소, 이완기 혈압은 평균 5mmHg 감소를 1차 목표로 함).

- 중년 이하의 고혈압 환자 130/85mmHg 미만
- 노인 고혈압 환자 140/90mmHg 미만
- 당뇨병 환자는 130/85mmHg 미만
- 단백뇨가 1g/24hr 이상 나오는 신장문제를 가진 환자 125/75mmHg 미만

㉡ 환자의 혈당을 정상 또는 적정 혈압 수준으로 낮춘다.

- 식전 혈당 80~140mg/dℓ
- 식후 2시간 후 180mg/dℓ 이하
- 취침 전 100~140mg/dℓ
- 당화혈색소(HbAIc) 7% 이하

㉢ 비만 대상자의 체중을 평균 5kg 이상 감소시킨다.

㉣ 고지혈증 환자의 혈중 지질을 정상 또는 적정 수준으로 낮춘다.

- 관상동맥심질환이 없으면서 위험인자[4]가 2개 미만인 경우 160mg/dℓ 이하

---

4) 남자>45세, 여자>55세, 40세 이전에 폐경된 여성, 흡연, 뇌졸중이나 심근경색 유경험자, 고혈압 당

• 관상동맥심질환이 없으면서 위험인자가 2개 이상인 경우 130mg/dℓ 이하

③ 보건소 중심의 생활습관 개선 프로그램을 운영하는데 있어서 민간 의료기관 및 지역 내 건강생활실천 시설과의 연계를 구축한다.

㉠ 지역 내 주민자치센터의 1/3 이상에서 생활습관 개선 프로그램을 운영한다.

㉡ 지역 내 일차 의료기관의 1/3 이상에서 고혈압 및 당뇨환자의 생활습관 개선을 위해 보건소로 환자를 의뢰한다.

㉢ 프로그램 대상자의 20% 이상을 지역 내 의료기관으로부터 의뢰를 받아서 관리하고, 전체 대상자의 30% 이상을 지역 내 주민복지센터에서 관리한다.

뇨 질환자, 고밀도 지단백 35mg/dℓ미만, 고도비만, 조기 심혈관 질환 가족력 보유자

제 7 장

보건사업의 표적 집단 선정

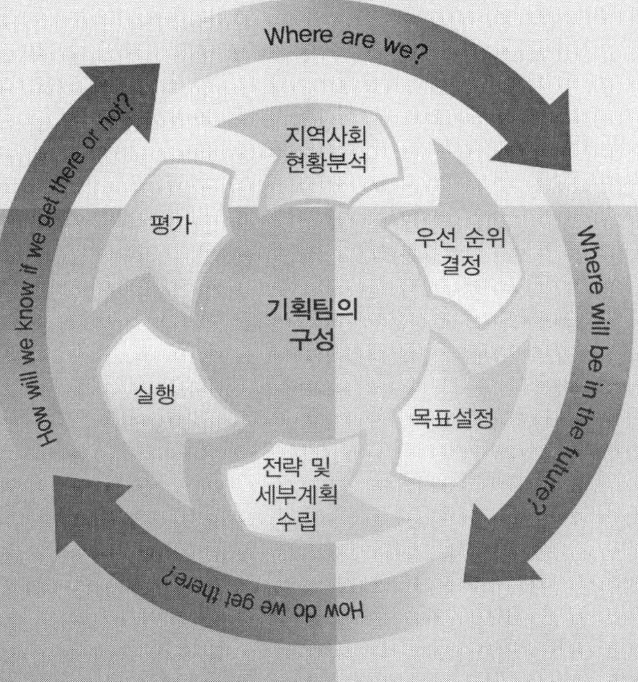

1. 시장세분화
2. 표적 집단의 결정과 마케팅 전략
3. 맞춤식 의사소통
4. 실습

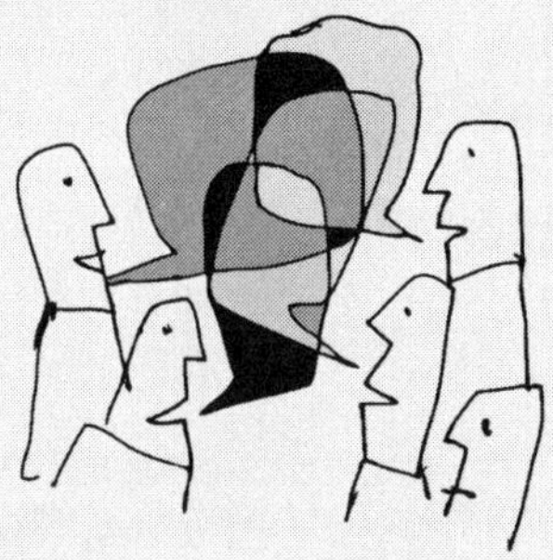

제7장

보건사업의 표적 집단 선정

학습목표

- 시장세분화와 표적 집단 선정의 필요성에 대하여 이해한다.
- 시장세분화와 표적 집단 선정의 방법을 이해한다.
- 보건사업에서 시장세분화와 표적 집단 선정을 수행할 수 있다.

학습내용

- 대상자 중심 사업의 필요성
- 시장세분화의 필요성과 방법
- 표적 집단 선정의 필요성과 방법

쉼터

보건사업 담당자는 흔히 이런 고민에 빠진다.

- 사업 목표를 달성하기에는 사업자원이 턱없이 부족하다. 누구를 대상으로 할 때 가장 사업효과가 높을 것인가?
- 사업대상자의 특성에 맞춘 차별화된 사업이 아니고 일률적인 사업이 많다는 비판을 전문가로부터 들었다. 그런데 맞춤식 사업을 수행할수록 자원이 더 필요하다. 대상자별 맞춤식 사업이 가능

한가?

이 두 가지 문제의 해결책은 일견 서로 배치되는 것처럼 보인다. 첫 번째 고민은 사업효과를 높이기 위해 특정 집단에게 맞는 사업을 하여야 한다는 생각이고, 두 번째 고민은 맞춤식 사업은 예산이 더 들어 실행하기 어렵다는 고민이기 때문이다.

이 고민에 대한 해결책은 없는가? 그 해답이 시장세분화와 표적 집단 선정 속에 있다.

그런데 시장세분화와 표적 집단 선정은 1장에서 제시한 기획모형의 단계에는 따로 포함되어 있지 않다. 표적 집단 선정은 목표를 설정하는 경우나 전략을 결정하는 순간에 필요하다. 보건사업의 경우 전체 주민이나 대상자를 겨냥한 목표를 수립하지만 실제 사업은 자원의 제약과 같은 현실적인 이유나 사업의 효과 같은 전략적 판단에 의해 전체 주민이나 대상자를 모두 포함시키기 어렵기 때문이다. 전략을 수립하는 경우도 마찬가지다. 따라서 표적 집단 선정을 목표나 전략 수립 과정에 포함시켜 기술할 수도 있지만 표적 집단 선정의 필요성과 중요성을 감안하여 별도의 장으로 독립하여 기술하였다.

"We don't need to be all things to all people."

"From mass marketing to one to one with the customer"

포드 자동차 회사의 창설자인 Henry Ford는 대량생산과 대량판매를 통해 자동차 왕의 지위에 올랐다. 20세기 초에 이미 오늘날의 이동조립 시스템을 갖춘 포드 자동차는 1903년 모델 T라고 하는 세계 최초의 양산 대중차를 생산하였는데, 모델 T는 단 하나의 색상, 검은색으로만 생산되었다. 포드는 "모든 고객은 그가 원하는 색상으로 도색된 자동차를 살 수 있다. 그가 검은색을 원한다면"이라고 농담 삼아 말하기도 했다. 포드는 이 새롭고 저렴한 자동차에 대해 모든 주요 일간지에 광고를 실었고, 모든 출판물을 통해 이 자동차에 대해 홍보하였다. 그 결과 1918년 미국 도로에서 주행하는 자동차의 절반이 모델 T였다.[1)]

이후 General Motors(GM)의 사장인 Alfred P. Sloan이 모습을 드러내었다. Sloan은 자동차시장의 소비자들을 그들이 지불하고자 하는 가격과 구입하고자 하는 자동차 모형을 기준으로 세분화하였다. 그의 노력은 성공하여 1950년대 GM은 포드를 초월하여 미국 최대의 자동차 회사가 되었다(Tanner and Raymond, 2010).

1) 당시 다른 회사의 자동차 가격이 1,700달러 정도(현재 화폐가치로 43,000달러)였던데 비해 850달러로 반값에 불과하였던 모델 T의 가격은 대량생산이 시작된 후 계속 하락하여 290달러까지 내려갔다. 그 결과 전에는 부유층만이 소유할 수 있었던 자동차를 미국의 중산층들도 살 수 있게 되어 본격적인 자동차 시대가 개막되었다.

포드와 GM의 전략에서 볼 수 있듯이 산업화 사회가 성숙하면서 대량생산과 대량판매에 의한 욕구 충족에 만족하지 않는 소비자가 증가하였다. 다니엘 벨(Daniel Bell)이 '탈산업사회의 도래'라는 책에서 묘사하였듯이 대중이라는 용어로 표상되는 인간의 동질성을 전제로 하는 산업사회는 무너지고 개인의 개성과 취향이 중시되는 후기 산업사회가 도래한 것이다(Bell, 2006).

고객 요구가 다양화되고, 개별화되며, 경쟁이 증가함에 따라 과거의 "공급자 중심" 시장이 소비자들이 자신이 원하는 것을 선택하는 "수요자 중심" 시장으로 변하고 있다. 이에 따라 마케팅의 개념이 대중 마케팅에서 타깃 마케팅으로 변하고 있으며, STP(Segmentation-Targeting-Promotion) 전략이 도입되었고, "시장세분화", "표적 집단" 등이 화두로 떠오르게 되었다.

보건사업도 대상자의 필요에 보다 부응해야 한다는 목소리가 높다. 보건교육을 예로 들어보면 과거의 보건교육은 대상자의 필요나 요구를 고려하지 않은 채 모든 주민에게 동일한 정보를 제공하는 경향이 있었다. 지금도 보건소에서는 고혈압 환자나 당뇨환자의 개별 특성[2] 차이를 고려하지 않고 모든 환자들을 동시에 모아놓고 동일한 정보를 제공하는 경우가 많다.

그러나 이러한 무차별적인 마케팅은 교육 대상자들의 요구에 부합하는 정보를 제공하는 제공자가 나타나면 경쟁력을 상실한다. 그런데 새로운 보건직종이나 기관의 출현, 정보통신기술의 발달 등으로 인해 꼭 보건소에 오지 않더라도 보건정보를 획득할 수 있는 기회가 증가하고 있는 상황에서 다양해진 주민들의 요구를 무시하고 획일적인 내용을 교육한다면 보건소 교육에 만족하는 사람은 줄어들게 될 수밖에 없다.

보건사업의 제공자들도 상품이나 서비스 생산자와 마찬가지로 고객이 원하는 것이 무엇인지를 찾아서 이를 제공하도록 노력하지 않으면 시장에서 도태되는 시대가 되었다.

이 장에서는 보건사업에서의 시장세분화와 표적 집단의 선정에 대해 공부해 보자.

2) 환자나 대상자의 특성에 대해서는 아래 시장세분화 기준을 참조하기 바란다.

1. 시장세분화[3)]

1) 시장세분화(Market segmentation)란 무엇인가?

소비자의 욕구는 다양하다. 제품에 대한 요구 사항과 구매 방식이나 습관이 모두 다를 수 밖에 없어 소품종 대량생산으로는 소비자의 요구를 만족시킬 수 없다. 그렇다고 해서 소비자의 개별적 욕구를 모두 만족시키려면 엄청나게 많은 형태의 제품을 생산해야 하므로 상품 생산의 비용이 급속도로 증가하게 되어 이윤을 남기기 어려워진다. 소비자의 다양한 요구를 충족시키면서도 지나치게 많은 제품을 생산하지 않아 이윤을 남기려면 시장을 세분화(segmentation)하고, 표적 집단을 정한(targeting) 후, 표적 집단에 맞는 제품을 생산하여 소비자의 마음속에 경쟁 제품과 비교한 자사 제품의 가치를 각인(positioning)시킬 필요가 있다.

시장세분화는 세분 시장 **내부적으로는 동질성을, 외부적으로는 이질성을 가지도록 시장을 세분화**하는 것이다. 이렇게 대상자를 분류하면 동일한 소집단의 구성원은 동질성을 지니지만, 다른 집단의 구성원들과는 차이가 있어 각 소집단은 홍보, 의사소통, 가격 등의 변수에 상이하게 반응하게 된다(Kotler and Armstrong, 2013).

각 소집단 구성원 사이의 차이가 가능한 적도록 시장을 세분하게 되면 소집단을 대상으로 한 생산과 판촉이 개인을 대상으로 한 것과 유사해 지게 된다. 따라서 고객을 작은 그룹으로 쪼개면 쪼갤수록, 즉, 시장을 세분화할수록 상품이나 서비스를 좀 더 고객의 필요와 선호에 맞출 수 있다. 그러나 이렇게 고객 군을 쪼개고, 거기에 맞춰 상품이나 서비스를 생산 판매하는 것이 비용-효과 측면에서 항상 바람직한 것은 아니다. 오히려 욕구가 비슷한 소비자 그룹을 묶어서 이 욕구에 대응하는 제품을 만드는 것이 소비자 개개인에게 적합한 상품을 만드는 것보다 효율적일 수 있다. 따라서 어느 정도 선까지 고객을 분류할 것이냐가 현실적인 과제이다. 시장세분화란 동일한 세분시장에 속하는 사람들은 가능한 동질적인 특성을 가지게 하고, 다른 세분시장에 속하는 사람들은 가능한 이질적인 특성을 가지도록 시장을 세분화하는 것이라 할 수 있다.

---

3) 보건사업에서 시장세분화란 용어가 부적합하거나 어색하다고 생각하는 사람들은 이 글에서 시장세분화란 용어를 사업대상자의 분류, 소비자를 사업대상자라고 생각하면 될 것이다. 그러나 앞에서 설명한 바와 같이 보건사업도 시장, 경영, 소비자와 같은 개념을 받아들이고, 활용하려고 할 때 경쟁성이 생긴다는 사실을 회피하여서는 안 된다.

보건사업의 경우에도 시장세분화가 필요한데 그 이유는 다음과 같다. 담배를 피우는 사람들을 살펴보면 금연에 대한 욕구, 그리고 실제 금연을 하는 경우 선호하는 방법이 상이하다. 고혈압 환자도 마찬가지여서 혈압관리에 대한 욕구도 다르고, 관리방법도 같지 않다. 이와 같이 동일한 건강문제를 지니고 있다고 하여도 사람들은 문제에 대처하고자 하는 욕구나 행동 방식이 상이하다. 따라서 모든 사람의 필요나 욕구를 동시에 만족시켜 줄 수 있는 보건사업은 존재하지 않는다. 상대적으로 동질적인 욕구를 지니고 유사한 반응을 보이는 대상자 군을 확인할 수 있다면 이러한 집단에게 맞춤식 서비스를 제공하는 것이 무차별적으로 모든 대상자를 대상으로 서비스를 제공하는 것보다 효과적이다.

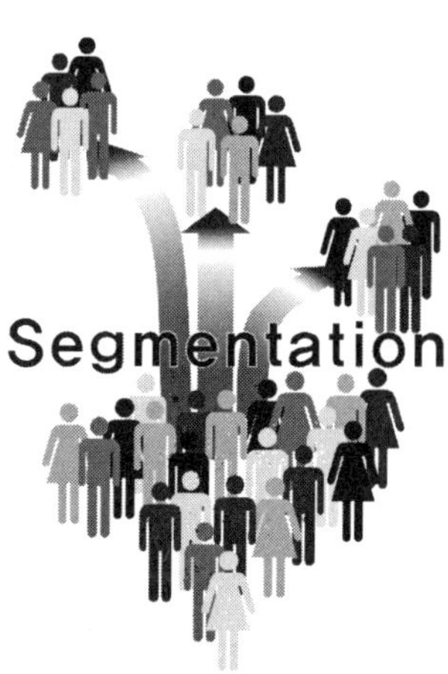

[그림 7-1] 시장세분화
자료: DeAngelis, 2014.

그러나 우리나라에서는 실제 시장세분화가 보건사업에서 자주 사용되지는 않는데, 그 원인으로 다음의 것들을 생각할 수 있다.

첫째는 시장세분화에 대한 보건사업 관계자들의 이해의 부족이다. 시장세분화의 잠재적 효과에 대한 인식 부족이나 언제 어떻게 시장세분화를 시작할 것인지에 대한 지식의 부족 등이 이에 해당된다.

둘째는 시장세분화의 필요성을 인식하더라도 합리적인 시장세분화를 위한 이용 가능한 자료가 부족하여 못하는 경우가 있다.

셋째는 시장세분화가 효과가 없다고 생각하거나 윤리적으로 옳지 않다고 생각하는 사람들이 있다. 구체적으로 살펴보면 특정 세부집단에 더 많은 자원을 투입하는 것은 비윤리적이라는 비판이 있을 수 있다. 특히 공적 예산이 투입되는 보건사업에서 특정 세부집단에 대해 편중적으로 예산을 투입하는 것은 정치적으로나 윤리적으로 위험하다는 생각을 할 수 있다. 또, 전체 시장을 대상으로 동일한 서비스를 제공하는 것이 규모의 경제에 따른 비용절감 효과가 클 것이라고 생각하는 사람도 있다.

그러나 이 원인 중 어느 하나도 사실이 아니다. 집단 특성을 고려하지 않고 모든 세부집단에 자원을 균등 배분하는 것이 오히려 시장세분화를 통한 차별화 전략보다 더 위험할 수 있다. 따라서 보건사업 담당자는 시장세분화를 위해 다음의 사항에 주의를 기울여야 한다.

① 시장을 세분화할 필요가 있는가?

② 시장세분화를 위해 어떤 기준을 사용할 것인가?

③ 세분화된 시장 중에 어느 것을 표적 집단(시장)으로 할 것인가?

④ 표적 집단에 대해 차별화된 사업전략을 어떻게 개발할 것인가?

2) 시장세분화의 필요성 판단

시장세분화를 통해 사업 대상자를 여러 집단으로 나누고 각각의 세분화 집단에 대해 여러 가지 차별화된 전략을 전개할 경우 더 많은 비용과 더 많은 사업 인력과 관리를 필요로 하는 것이 사실이다.

하지만 다음과 같은 요인이 충족되는 경우 시장을 세분화하는 것이 보건사업의 효과를 증대시킨다(Kotler and Armstrong, 2013).

① 시장세분화의 기준으로 사용되는 변수들에 대한 사업대상 집단의 정보를 어렵지 않게 획득할 수 있어야 한다. **변수의 측정**이 용이하지 않다면 시장세분화는 처음부터 벽에 부딪히게 된다.

② 시장을 세분화하기 위해서는 **경제성**이 높아야 한다. 세부시장의 크기나 이윤창출 가능성이 시장세분에 소요되는 비용을 합리화할 수 있을 정도로 커야 한다. 즉 각각의 하위 세분화 집단이 차별적인 전략을 적용받아도 될 만큼 충분히 커야 한다.

③ 하위 세분화 집단이 **다른 사업전략에 다르게 반응**하여야 한다. 예를 들어, 어떤 하위 집단은 희망적 호소력을 담은 대중 매체를 통한 홍보에 반응하고, 어떤 집단은 개인적 접촉과 공포메세지에 반응한다. 또 다른 하위집단은 보건시설과 서비스의 효과적 분배에 반응한다.

보건사업을 위해 시장을 세분화할 필요가 있는가 여부는 결국 시장세분화에 따른 비용의 증대와 차별화된 전략의 구사에 따른 이익의 증가 중 어느 쪽이 더 큰가에 따라 결정된다.

하지만 시장세분화의 비용보다 이익이 더 크더라도 시장세분화를 못하는 경우가 있는데 다음과 같은 경우이다.

① 조직이 세부시장별로 차별적 전략을 개발하고, 전달하는 능력을 가지지 못한 경우인데, 이를 **실행 가능성**이 없는 경우라고 한다. 즉, 보건사업을 수행하는 조직이 세분화된 집단이 사업 반응에 차이를 보일 것이라는 것을 알더라도, 필요한 사업을 개발할 수 있는 능력과 업무를 수행할 인적 자원을 가지고 있지 않으면 시장세분화를 실행할 수 없다.

② 표적 집단에 따라서는 자신들이 선호하는 공급자나 대중매체가 있어 이를 이용하지 않

고는 접근하기 어려운 경우가 있다. 세부시장에 속한 소비자들에게 효과적으로 접근할 수 있는 수단을 조직이 가지지 못하고 있는 경우를 **접근가능성**이 없는 경우라고 하는데, 이 경우에는 시장세분화를 할 수 없다. 예를 들어 보건소에서 새로 개발한 교육 자료를 많이 이용할 것으로 생각하는 주민에게 이를 배포할 수단을 보건소가 가지고 있지 않다면 이 집단을 표적 집단으로 한 시장세분화는 성공할 수 없다.

3) 시장세분화의 기준

시장세분화 기준으로는 흔히 대상자의 인구학적 특성, 지리적 특성, 심리적 특성, 행태 특성을 이용하게 된다(Kotler and Armstrong, 2013).

(1) 인구학적 특성

인구학적 변수에는 성, 연령, 소득, 직업, 교육수준, 가족 규모, 종교, 인종 등이 있다. 이 변수는 가장 흔히 사용되는데 소비자의 욕구나 구매행동에 밀접한 관련이 있기 때문이다. 담배, 화장품 등의 제품은 성별을 세분화 변수로 삼아 남성용, 여성용으로 시장을 나누기도 하고 의류, 잡지, 화장품 등은 연령을 세분화 변수로 사용한다. 일반적으로 성별과 연령은 시장세분화 변수로 동시에 사용하는 경우가 많다. 예를 들어 10대 여학생을 위한 화장품, 30대 남성을 위한 잡지, 60세 이상의 여성 노인을 위한 내의 등과 같이 세분화한다. 또한 소득에 의한 시장세분화도 일반적이다. 화장품, 의류, 자동차 등의 경우 저가, 중저가, 고가 제품 등으로 저소득층, 중산층, 고소득층 등을 표적으로 시장을 세분화한다.

보건사업에서도 흔히 인구학적 변수를 이용한 시장세분화를 한다. 생애 주기에 따른 사업은 바로 대상자의 연령적 특성을 고려한 시장세분화이다. 그러나 소비자의 욕구가 점점 복잡하고 다양해지면서 인구학적 변수에만 의존하는 시장세분화는 점점 감소하고 있다.

(2) 지리적 변수

지리적 변수에 의한 시장세분화는 대상자들의 거주 지역이나 인구밀도, 도시화 정도 등을 중심으로 시장을 구분한다. 단순히 지역이 다르기 때문이 아니라 지역별로 대상자의 특성이 다르기 때문이다. 예를 들면 의류제품의 경우 강북과 강남 지역은 강북 패션, 강남 패션이라고 불릴 정도로 디자인이나 색상 등 각각 선호하는 제품의 유형이 다르다. 따라서 의류회사는 강북에 있는 판매처와 강남에 있는 판매처에 대해 각각의 성향에 맞는 제품을 집중적으로 공급한다.

지리적 변수는 지역별 사업전략을 세우는 데 많이 활용된다. 보건사업의 예를 살펴보면 1999년 서울시 영등포구 모자보건사업의 기획단계에서 사업팀은 지역의 특성을 분석하여 다음과 같이 시장을 세분화하였다.

① 영등포동 지역은 철도교통과 영등포시장을 중심으로 한 상가지역으로 이루어져 있어 상주인구는 줄어들고 있으나, 저소득층과 영세민이 밀집한 지역이다. 따라서 모자보건과 관련된 기본적 서비스를 제대로 공급받지 못하는 계층이 많다. 특히 고 위험군을 대상으로 한 임신 및 출산과 관련된 산전교실, 산욕기 여성에 대한 가정방문 등이 필요하다. 또, 영유아의 건강을 위한 영양사업도 중요하다.

② 여의도 지역은 통신, 금융, 문화의 중심으로 중산층 이상의 주민들이 거주하며 직장인이 많기 때문에 이동 인구가 많은 지역이다. 특히 엘리트 여성 직장인이 많으므로 이들을 대상으로 홈페이지를 개설하고 보건정보를 제공하면 좋은 효과를 볼 수 있는 지역이다.

③ 신길, 문래, 대림지역은 준 공업지역에서 공장들이 이전되고 재개발사업으로 주거지역으로 변화되어 가는 단계에 있다. 맞벌이 가정이 늘어나 유치원이나 보육원에 아이들을

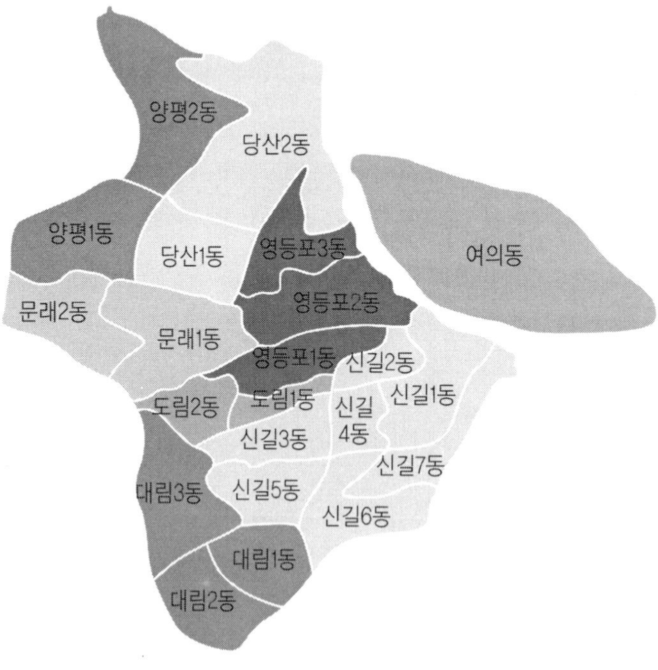

[그림 7-2] 서울특별시 영등포구의 관내지도

맡기는 가정이 많아 보육시설을 대상으로 한 건강사업이 필요하다.

④ 양평, 당산동은 공장이 현존하는 지역으로 여성근로자 인구가 많아 이들을 대상로 한 모자보건사업에 역점을 두어야 한다.

(3) 심리적 변수

대상자들의 성격, 믿음, 가치, 생활양식, 태도와 같은 심리적 요인에 따라 대상자들을 분류하는 것이다.

(4) 행태적 변수

행태적 변수에 의한 시장세분화는 제품이나 서비스의 사용목적(편익), 사용량, 사용경험, 상표충성도 등에 대한 대상자의 태도나 반응에 따라 시장을 구분하거나 행동의 변화단계에 따라 시장을 세분하는 것이다.

① 사용목적의 예를 들면 샴푸의 경우 머릿결을 부드럽게 해주는 기능을 추구하는 집단, 비듬을 없애는 기능을 추구하는 집단, 탈모를 예방하는 기능을 추구하는 집단, 샴푸와 린스의 효과를 동시에 주는 기능을 원하는 집단 등으로 나눌 수 있다.

② 사용경험은 소비자들이 제품을 사용하는 상황이나 경험을 말한다. 같은 제품이라도 소비자 자신이 사용하기도 하고 다른 사람에게 선물로 주기도 한다. 또한 화장실용 휴지, 화장용 휴지, 휴대용 휴지 등 사용하는 상황에 따라서 제품이 달라지는 경우도 있다. 이 밖에도 제품 사용량에 따라 대량소비자, 소량소비자 등으로 세분화할 수 있다.

③ 자사 상표에 대한 호의적인 태도와 반복구매 정도를 나타내는 브랜드충성도(brand loyalty)에 따라 자사브랜드 선호 집단, 경쟁브랜드 선호 집단 등으로 세분화하기도 한다.

보건사업의 경우 **행위변화의 단계**에 따라서 시장의 분류가 가능하다. 보건사업 대상자가 고려 이전, 고려, 행동준비, 실천, 유지, 종료 과정의 어디에 위치하고 있는지를 파악하는 것은 목표달성을 위해 사람들에게 어떻게 접근을 해야 하는지를 알려주는 중요한 정보이다. 이 같은 정보는 제공하여야 할 교육 메시지의 종류, 실행 채널, 행태변화를 위한 기술 훈련의 상대적 중요성, 사회적 영향의 필요성 등을 결정하는데 도움이 된다.

시장을 세분화할 때 하나의 변수를 기준으로 할 수도 있고 몇 개의 변수를 결합하여 세분화할 수도 있다. 소비자의 욕구가 다양해진 요즘에는 대부분 몇 가지 변수를 함께 사용한다.

TIP **행위변화단계**

Prochaska가 개발한 범이론적 모형(Transtheoretical Model)의 구성요소의 하나이다. 인간의 행동은 다음 6가지 단계에 속하는데, 각 단계마다 그 단계에 머무르는 것이 유리한지, 아니면 앞으로 나아가는 것이 유리한지를 판단하여 변화해 간다는 것이다.

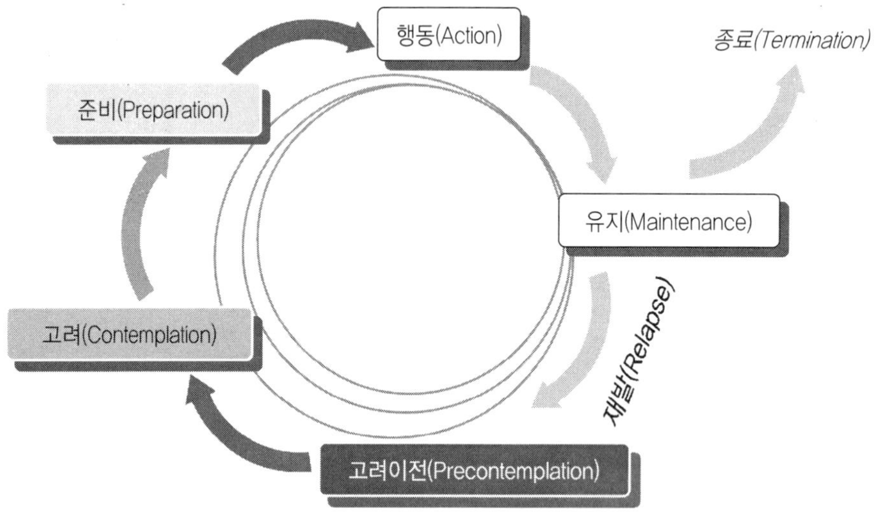

[그림 7-3] 행위변화의 단계(stages of change)

- **고려 이전(Pre-contemplation) 단계** : 가까운 장래에 변화하고자 하는 의도가 없음
- **고려(Contemplation) 단계** : 6개월 이내에 변화하려는 의도가 있음
- **행동 준비(Preparation) 단계** : 1개월 이내에 변화하고자 필요한 준비를 함
- **실천(Action) 단계** : 행동을 변화하였으나 6개월 미만인 상태
- **유지(Maintenance) 단계** : 6개월 이상 행동을 변화하였으나, 재발 위험이 있음
- **종료(Termination) 단계** : 재발의 위험이 없음

자료 : Prochaska 등, 2008.

변수의 수가 적으면 소비자의 욕구를 파악하고 충족시키기에 다소 부족하고 변수가 많아지면 세분시장에 대한 정보를 더 많이 얻어 시장의 욕구를 충족시킬 수 있다는 장점이 있으나 그만큼 세분시장도 많아지고 시장규모도 작아지는 단점이 있다.

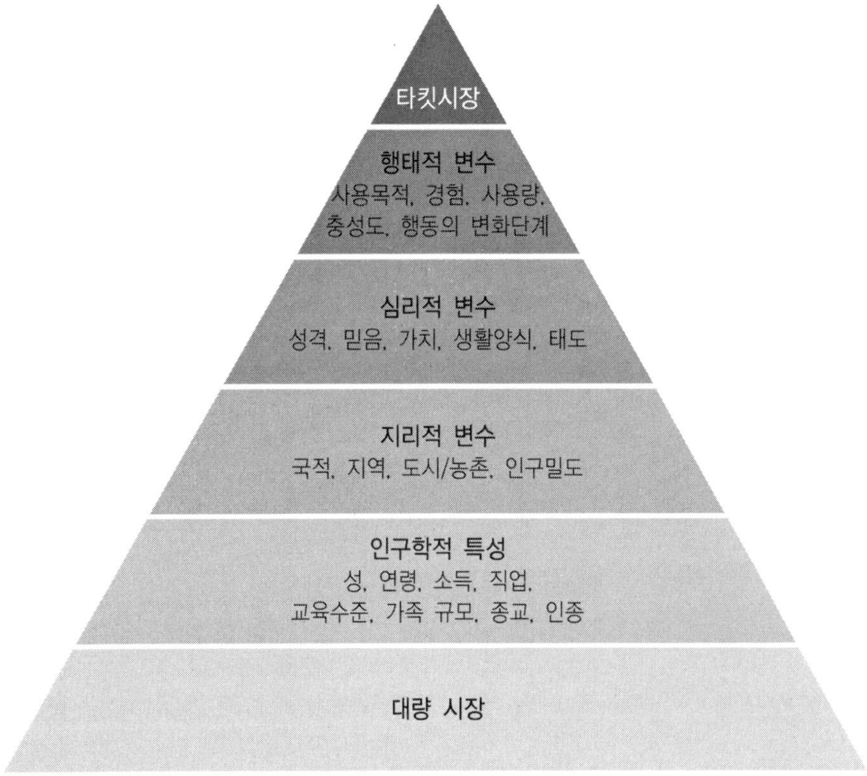

[그림 7-4] 시장세분화에 사용되는 변수

건강검진을 예로 시장세분화를 살펴보면 다음과 같다. 건강검진시장은 대상자의 연령, 성, 취업 여부, 소득정도, 기능적 편익, 심리적 편익, 검진의 경험여부와 주기적 검진여부 등에 따라 여러 세분시장으로 분류될 수 있다. 예를 들어 직장인으로 중산층이며 검진받기를 귀찮아하고, 건강에 자신이 있으며, 검진 받아본 경험이 있는 중년 남성, 직장인으로 고소득자이며, 신분과시욕이 강하고, 서비스 이용의 편의성을 중시하는 중년 남성, 가정주부이며, 중산층이고, 건강에 무관심하고, 검진경험이 없는 중년여성, 직장이 없으며, 검진에 관심이 없는 노인, 저소득층으로 검진경험이 없고, 건강에 관심이 많은 남성 등으로 대상시장 군이 세분될 수 있다.

[그림 7-5]는 필자가 2004년 무작위로 추출된 전국 성인 1,182명을 대상으로 전화로 지난 2년간 암검진 시행여부와 검진 및 미검진의 이유를 조사한 자료를 다시 분석한 것이다.

	암 검진 욕구 없음	암 검진 욕구 있음
검진 받음	A군 • 욕구는 없으나 검진은 받음 • 보험공단이나 보건소에서 제공하는 검진을 받은 노인 • 직장에서 제공하는 검진을 받는 남성 직장인	B군 • 검진을 잘 이해하고 자비로 검진을 받는 고소득 계층, 고학력, 40~50대의 연령층 • 증상을 뒤늦게 발견하여 암을 의심하여 검진을 받게 되는 저소득층, 노인
검진 안 받음	C군 • 검진에 대한 욕구가 없으며 증상이 없거나 건강에 자신이 있어 검진을 안 받는 군	D군 • 검진 필요성은 인지하나 '비용이 비싸서', '암 발견에 대한 두려움', '이용의 불편' 등으로 검진을 안 받는 노인, 저소득층, 일부 젊은 여성

(중앙: 암 검진)

[그림 7-5] 암검진의 세분시장

2. 표적 집단의 결정과 마케팅 전략

사업대상자를 몇 가지 유형의 동질적 그룹(세부 시장)으로 나누고 나면 이들 그룹 중 어떤 그룹을 우리 사업의 대상자로 할 것인가를 결정하여야 한다. 이 과정을 표적 집단의 결정(Targeting)이라고 한다.

1) 표적 집단의 결정 기준

시장세분화의 필요성 판단에 대한 설명에서 기술한 내용을 토대로 판단해 본다면 첫째, 우리의 표적 집단은 **경제성**이 있어야 한다. 구체적으로 살펴보면 양적으로 적합하여 시장세분화에 따른 비용을 상쇄하고 이윤을 보장하여야 한다. 대상자가 너무 작은 경우 표적 집단으로서의 가치가 떨어진다. 성장속도가 빠른 세분시장이 그렇지 않은 세분시장보다 표적 집단으로서 매력적이다.

수익성이 가장 큰 시장은 경쟁 강도가 가장 높기 때문에 일반적으로 가장 좋은 기회를 제공하지는 못한다. 이 경우 경쟁자간의 심한 경쟁과 더불어 소비자들이 기존 경쟁자들의 제품과 브랜드에 충성도가 높은 경우가 많다. 따라서 많은 경우에 경쟁자들이 무시하고 있는 틈새시장이 가장 좋은 선택이 된다. 틈새시장의 경우 소비자들이 기존 경쟁자들의 제품과 브랜드에 불만족 하는 경우가 많기 때문이다.

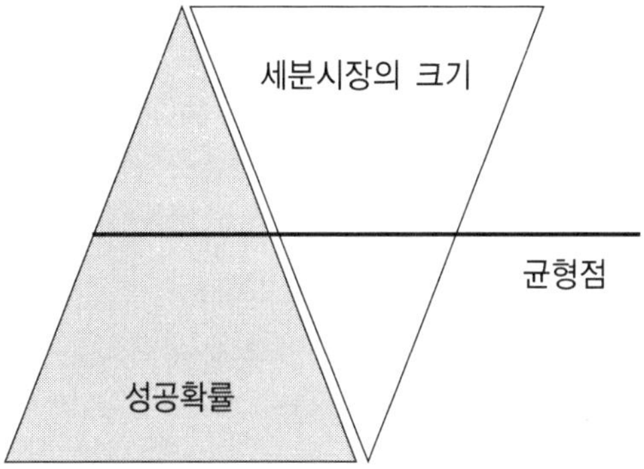

[그림 7-6] 표적 집단의 선정: 경제성

둘째, 선택된 표적 집단이 조직이 제공할 수 있는 전략에 **호응도**가 높아야 한다. 즉, 조직이 제공하는 전략에 가장 쉽게 반응할 수 있는 집단을 표적 집단으로 한다. 대상자의 호응(반응성)은 직접 측정하거나 간접적으로 측정할 수 있다.

- 금연사업의 경우 금연의 필요성에 대해 알고, 실제 금연하고자 하는 사람으로서 어떻게 금연하는지 배우고 싶다고 응답한 사람은 금연사업에 호응이 높을 것으로 생각할 수 있다. 이러한 사람의 비율은 흡연자들에 대한 설문조사, 즉 직접 측정을 통해 파악할 수 있다. 금연에 대한 지각된 이익과 지각된 비용, 흡연 및 금연 행동을 할 때 본인이 지각하는 사회적 압력, 금연을 비롯한 자기행동에 대한 통제능력(self efficacy) 등을 조사할 수 있으면 그 결과는 더 도움이 된다.
- 반면 간접 측정은 사회경제적 수준이나 교육수준 등을 측정하여 보건사업에 대한 반응을 예측하는 것이다. 대체적으로 소득수준이 높고, 교육수준이 높은 사람이 보건사업에 대한 반응이 좋다.

셋째, 선정된 표적 집단에 대한 **접근이 용이**하여야 한다. 효과적으로 접근할 수 있는 수단을 조직이 보유하고 있는 집단을 우선적으로 표적 집단에 포함시킨다.

보건사업에서 표적 집단을 결정할 때는 상품 시장에서 표적 집단을 정할 때 사용하는 기준을 근간으로 하나, 보건사업의 특성상 몇 가지를 더 고려하여야 한다. 보건사업의 표적 집단 결정을 위해 사용할 수 있는 기준은 다음과 같다(Wurzbach, 2002).

- Impact-ability : 대상 집단의 크기
- Benefit-ability : 대상 집단으로부터 얻을 수 있는 효과
- Access-ability : 대상 집단에 대한 접근의 용이성
- Achieve-ability : 대상 집단의 변화를 위해 극복해야 할 어려움의 정도, 사업실행의 용이성
- Response-ability : 대상 집단의 반응 정도, 대상 집단의 변화에 대한 의지
- Account-ability : 대상 집단 변화에 대한 책임성
  - 국가나 지방자치단체, 보건소의 전략적 목표에 부합하는 집단
  - 보건소가 아니면 서비스를 제공받지 못하는 집단
  - 취약계층처럼 가장 도움을 필요로 하는 집단을 선택

2) 일차 표적 집단과 이차 표적 집단

표적 집단을 선정할 때 반드시 사업의 직접적 대상자만 고려하는 것은 아니다. 청소년을 대상으로 한 보건교육의 경우 당연히 청소년이 보건교육의 일차적 대상이다. 그러나 청소년 교육을 위해서 학교 선생님들이나 학부모를 교육할 필요도 있는데, 이와 같이 사업의 효과를 인지하고, 일차 사업대상으로의 접근을 도와 줄 수 있는 대상을 우리는 이차 표적 집단이라고 한다. 보건사업에서는 일차 표적 집단 보다 이차 표적 집단이 더 중요한 경우가 많다.

- **일차 표적 집단** : 사업의 주된 대상
- **이차 표적 집단** : 사업의 효과를 인지하고, 일차 표적 집단으로의 접근을 도와 줄 수 있는 대상. 청소년 사업에서 교사, 학부모, 산업보건에서 경영자, 건강증진사업에서 의료제공자 등이 그 예이다.

표적 집단은 꼭 하나일 필요는 없다. 만일 시장에서 지배적 위치를 확보하고 싶다면 여러 세분화된 집단을 표적으로 삼아 각 표적 집단에 다른 서비스를 제공할 수 있다. 그러나 자원이 부족하다면 하나의 표적 집단을 대상으로 집중적인 서비스를 제공하는 것이 바람직하다.

표적 집단을 정하고 나면 다음 단계에 하여야 할 일은 표적 집단의 필요에 부응하는 **맞춤식 사업**을 개발하는 것이다.

TIP 표적 집단과 마케팅 전략

• 무차별 마케팅 전략
- 각 세분시장의 차이를 무시하고 전체 시장을 하나로 보고 접근하는 전략으로 시장을 세분화하는 목적에 부합되지 않는다.
- 이용자들에게 좀 더 관심을 불러일으키는 제품이 나오면 경쟁력을 상실한다.

• 차별화 마케팅 전략
- 여러 세분시장을 표적시장으로 삼고, 각 세분시장에 대해 다른 마케팅 믹스 전략을 구사한다. 앞서 제시한 영등포구 모자보건사업은 지리적 변수에 따라 시장을 세분하고, 각 시장에 대한 차별적 마케팅을 구사한 예이다.
- 각각의 세분시장마다 비용이 증가한다.

• 집중적 마케팅 전략
- 자원이 부족한 조직이 선택하는 대체 전략이다.
- 하나의 세분시장에 집중적으로 진출, 경쟁력 확보가 용이하다.
- 시장 규모의 축소나 대상자의 기호 변화가능성이 있어서 위험할 수 있다.

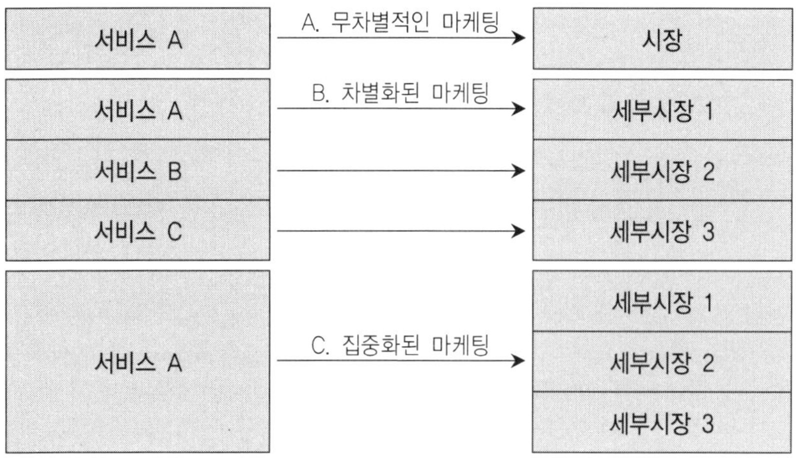

[그림 7-7] 시장세분화 전략

자료 : 최덕철, 1995.

사례 1 Adidas의 고객의 라이프스타일에 따른 시장세분화와 표적 집단 선정

스포츠 용품 업체인 아디다스의 경우 타깃 고객의 라이프스타일 방식에 따른 시장세분화 기준을 효과적으로 적용하는 것으로 유명하다. Adidas사는 고객을 아래와 같이 다섯 가지의 라이프스타일로 구분한 다음, 각각의 라이프스타일에 따라서 차별화된 제품 라인과 마케팅 전략을 실행하였다.

- 전문 스포츠인 그룹인 Adidas Sports Performance
- 유행 추종형 고객인 Adidas Sports Style
- 아마추어 스포츠 고객인 Salomon
- 골프 플레이어 그룹인 Taylor Made Adidas Golf
- 고 품격 고객인 Adidas Sports Heritage

예컨대 아디다스는 유행 추종형 고객인 Adidas Sports Style 비중이 높은 아시아 시장을 공략하기 위해 스타마케팅 강화, 스포츠 동호회 및 학교 체육활동 지원 등 다양한 제품 홍보 및 판촉 활동에 주력하고 있다.

자료 : 박정현, 2004.

사례 2 TGIF의 시장세분화와 표적 집단 선정

미국을 본거지로 하는 외식업체들이 우리나라에 대거 진출하여 한국인의 식생활을 변화시키고 있다. 이들이 우리나라 시장진출에 앞서 어떻게 판매 전략을 수립하는지 살펴보자.

- 시장세분화(Segmentation)

TGIF는 다른 음식점에 비해 비교적 한정된 대상을 대상으로 하고 있어 시장세분화가 아주 중요하다고 볼 수 있다. 그래서 TGIF는 다양한 기준으로 시장을 세분화 하였다. 특히 TGIF 시장세분화의 핵심적인 기준 중 하나는 식생활에서 중요하게 생각하는 가치, 즉 식사를 통해 얻는 편익에 따라 시장을 분류한 것이다. 이 기준에 따라 다음 4가지로 시장을 세분화 할 수 있다.

① 기본적인 배고픔의 해소를 위한 소비자층 : 음식의 맛, 영양, 음식점의 서비스, 분위기를 전혀 고려하지 않고 허기를 채우는 기본적인 욕구를 충족시키려는 소비자. 이 소비자층에게는 가격이 가장 큰 요소이다. 저소득, 학생 등으로 구성된다.

② 건강주의 소비자층 : 맛보다는 건강을 추구하는 소비자층으로 외식에 가장 많은 돈을 들일 수 있지만 서비스, 분위기 등과는 상관없이 오직 건강만이 소비를 결정하는 요인이 된다. 비교적 40~50대 이상의 장년층에 많이 분포되어 있다.

③ 가족화합층 : 건전성을 추구하는 소비자층. 반드시 비싼 외식을 하지 않더라도 가족이 함께 식사할 수 있는 단란한 분위기를 가장 중요하게 생각하는 소비자층이다. 경제적으로 여유 있

지는 않지만 단란함을 추구하는 근로자가족과 대학교육 이상 높은 수준의 중상층에 많다. 특히, 중상층의 경우 가격과 상관없이 가족모임을 위해 서비스와 분위기가 좋은 곳을 선택할 가능성이 높다.

④ 식생활의 문화적 가치를 추구하는 소비자층 : 식사는 하는 것이 단순히 음식을 먹는 것이 아니라 문화적인 가치를 지닌다고 인식하는 소비자로 영양보다는 음식의 맛과 서비스에 중점을 둔다. 식사하는 것 외에 즐거움을 위한 이벤트, 여러 나라의 새롭고 다양한 음식을 먹음으로써 얻을 수 있는 문화적인 경험을 중요시 한다. 20~30대의 젊은 층에 많이 분포되어 있다.

TGIF의 목표 대상은 가족화합과 문화적 가치를 추구하는 소비자층으로 볼 수 있다. 또한 TGIF는 소비자의 음식점을 선택하는 행동적인 기준에 따라 일상적인 생활의 일부분으로 음식점을 찾는 소비자와 생일, 파티 등 특별한 목적으로 음식점을 이용하는 소비자로 세분화했다. 일상적 목적으로 음식점을 이용하는 소비자는 맛 대비 가격의 합리성을 중시하는 반면 특별한 목적으로 음식점을 이용하는 소비자는 맛과 서비스, 음식점 인테리어, 이벤트 등을 중요한 요인으로 생각한다.

그리고 소비자의 음식점 이용특성에 따라서 새로운 사람의 처음 방문이 많은 경우와 기존 소비자의 지속적인 이용이 많은 경우로 나누어 볼 수 있다. 이외에도 TGIF는 인구통계학적, 지리적 기준을 이용하여 시장을 세분화 하였다. 이러한 여러 기준을 바탕으로 TGIF는 다음의 표적 집단을 설정하였다.

• **표적 집단 설정**(Targeting)

① 연령 : 20–30대의 젊은 세대, 특히 여성, 어린이, 가족

② 지리적 위치 : 서울 강남, 대학가, 젊은 유동인구가 많은 강북, 사무실 밀집 지역

③ 학력 : 대졸, 전문대졸 이상의 고학력

④ 중요하게 생각하는 가치

- 맛, 친절한 서비스, 세련되고 깔끔한 분위기
- 즐거움을 추구 : 무료한 일상에서 탈출하고 싶어 함. 즐거움을 주는 이벤트를 선호
- 개성을 중요시 함
- 새로운 음식을 먹는 경험을 중요시 함
- 서구 음식, 문화 선호
- 가족 중심적인 사고
- 외식 선호

자료: 맥스 경영컨설팅(주), 컨설팅 리포트.

사례 3 **행동변화 단계에 따른 AIDS 예방을 위한 차별적 전략의 개발**

다음은 미국에서 에이즈 예방프로젝트 전략을 개발한 비영리 단체의 시장세분화를 통한 사업전

략 개발 예이다.

사업기획가는 한정된 예산을 가지고 있어 특정한 지역과 제한된 수의 표적 집단에만 초점을 맞추어야 했다. 이 기획가는 나이, 성별, 지역 등에 따라 에이즈의 위험과 지식에 대한 생각이 분명히 다양하게 변한다는 것을 알고 있었다. 또한 이 기획가는 예방 프로그램은 특정한 인종이나 민족에 초점이 맞춰질 때 더욱 효과적일 것이라고 믿었다. 따라서 대상을 세분화하기 가장 유력한 근거로 나이, 성별, 지역, 인종을 선택했다. 기획가는 상대적으로 당시 덜 관심을 받았던 세 지역을 선정하였다. 극남(極南)부(미시시피, 루이지애나, 앨라배마, 조지아), 산악지대(몬태나, 아이다호, 콜로라도, 와이오밍, 유타), 남서부(애리조나, 뉴멕시코)지역이다.

(1) **극남부의 젊은 흑인 여성의 경우**(세그먼트 1)

표적 대상의 대부분은 '고려 이전단계'에 있을 수 있다. 에이즈와 에이즈의 위험에 대한 인식도 낮다. 이 여성들은 위험이 시급하고 심각하다는 것을 알 필요가 있다. 그러나 이 집단의 경우에 초점은 성행위로 감염되는 병에 대한 것이지 에이즈 하나에만 초점이 맞추어져서는 안 된다. 광고와 홍보물은 에이즈와 성병의 위험을 지적해야 하고 콘돔 사용의 장점도 말해줘야 한다.

광고와 홍보의 강조점은 표적 집단이 콘돔을 사용한 성행위를 할 경우 장차 행복한 어린이들의 건강한 어머니가 될 수 있는 기회를 더 많이 가진다는 것이어야 한다. 또한 캠페인은 콘돔 사용을 하지 않으려는 화난 남자친구에게 어떻게 대처해야 하는지도 가르쳐 줘야 한다. 높은 문맹률 때문에 편향된 남성들에게 적절한 대응방법을 가르치기 위해 여성들을 위한 만화책을 활용할 수 있다. 이러한 광범위한 노력은 여성들이 점차 행동통제에 대한 감각을 더 지닐 수 있도록 해 줄 것이다.

또한 주변의 압력이 중요하게 작용하기 때문에 그럴듯한 모델을 사용하여 메시지를 전달하고 모델링 하도록 해야 한다. 세분화 집단에 있는 젊은 여성들이 바람직한 행동에 대해 친구들에게 직접적으로 말을 하도록 촉진하는 방법도 마련해야 한다.

(2) **산악지대의 25-34세의 백인 여성의 경우**(세그먼트 2)

이 집단은 완전히 '고려이전 단계'에 있다. 에이즈 인식은 평균정도이지만 지각된 위험도는 낮다. 게다가 에이즈에 대해 더 배우고자 하는 욕구도 매우 낮다(이 집단에서 10만명당 에이즈 비율이 가장 낮을 것으로 예상된다. 뿐만 아니라 지역이 광범위하여 표적 대상의 사람들은 에이즈에 걸린 사람을 전혀 모를 수도 있다). **잠재적 위험에 대한 정보는 전달될 필요가 있지만, 콘돔을 사용하지 않고 섹스를 한 결과는 표적 집단 구성원에게 피해가 가는 것이 아니라 표적 집단 구성원의 가족과 가족의 가계소득에 피해를 준다는 것에 초점을 맞추어야 한다.**

이 집단의 2/3는 결혼을 하였고 대부분 일을 한다. 에이즈와 성병이 감염되는 것은 그들이 자신이나 가족을 부양할 수 없음을 의미한다. 사회적 압력은 이 지역사회에 도움이 될 수 있지만 압력의 원천이 가족이어야지 같은 또래의 여성이어서는 안 된다. 따라서 모델은 위험과 이득에 대해 이야기를 해 주는 나이가 지긋한 사람이 바람직하다.

결론적으로 이러한 표적 시장을 위한 캠페인은 최소한 초기 캠페인 단계 동안 무료 콘돔 배포와 같은 촉진방법을 병행하는 것이 좋을 것이다. 콘돔 비용은 이 집단에게는 중요한 장벽으로 느껴질 수 있기 때문이다.

(3) **극남부의 젊은 히스패닉 남성**(세그먼트 3)

이 집단은 대부분 '고려단계'에 있다. 그들은 비교적 에이즈 문제에 대해 높은 인지도를 가지고 있으며 대부분 질병에 대해 더 알고 싶어 하고 어떻게 예방해야 하는지 궁금해 한다. 그들은 인생을 즐기는 편이다. 그들이 삶을 즐긴다는 것은 기획가들이 건강이 나빠지는 것만을 강조하는 것은 피하고 에이즈로 인해 죽음에 이를 수 있는 위험성을 강조해야 된다는 것을 의미한다. 또한 그들이 인생을 즐긴다는 것에서 그들은 콘돔을 즐거움을 방해하는 요소로 생각한다는 것을 알 수 있다. 따라서 캠페인은 콘돔이 섹스의 즐거움을 증가시킬 수 있다는 것을 보여줄 필요가 있으며 다른 회피하고 싶은 이유 때문에 콘돔 착용을 거부하는 행동을 감소시켜야 한다. 이 집단에는 매직 존슨이 아주 효과적일 수 있다. 이 집단은 높은 자기 확신감을 가지고 있기 때문에 캠페인은 행동조절에 대해 크게 걱정할 필요는 없다. 홍보 자료는 스페인어로 제작될 필요가 있다.

3. 맞춤식 의사소통(Tailored Communications)

시장세분화는 각 소집단이 홍보, 의사소통, 가격 등의 변수에 상이하게 반응할 수 있도록 세분 시장 내부적으로는 동질성을, 외부적으로는 이질성을 가지도록 시장을 세분화하는 것이다. 시장을 세분화할수록 각 소집단 구성원 사이의 차이가 적어져 상품이나 서비스를 좀 더 고객의 필요와 선호에 맞출 수 있다. 그러나 고객의 필요나 선호를 배려하기 위한 비용, 즉 시장 세분화에 따른 비용이 효과보다 커질 수 있어 과도한 시장 세분화는 오히려 비효율적이라 생각되어 권장되지 않았다.

세분시장에 속한 집단을 동일하다고 보고 설계된 집단대상 판매나 의사소통이 무차별적인 판매나 의사소통에 비해 상품이나 서비스, 메시지의 관련성을 높여주지만 여전히 일부 집단 구성원에는 부적합한 경우가 생기기 마련이다. 그런데 정보통신 기술의 발달에 의해 최근에는 개인 맞춤식 판촉이나 의사소통이 가능해졌다. Amazon이나 E-bay 등을 자주 이용하는 독자들은 이미 개인 맞춤식 판촉을 경험하고 있을 것이다.

보건 분야에서도 Web 기반의 건강증진프로그램에서는 이미 개인 맞춤식 의사소통 방법이 사용되기 시작하고 있다. 과도한 분류에 따르는 추가 비용부담에 대한 우려가 있으나 인쇄물에 대한 실증연구를 살펴보면 비용-효과적인 것으로 밝혀졌다(Noar 등, 2007).

시장세분화를 통해 소집단별로 전달할 메시지를 차별화하는 것을 message targeting이라 하는데 비해 개인 평가를 통해 수집된 개인의 특징과 관심을 근거로 차별화된 정보가 개인에게 전달되도록 조합하는 것을 message tailoring이라고 한다(Kreuter 등, 1999).

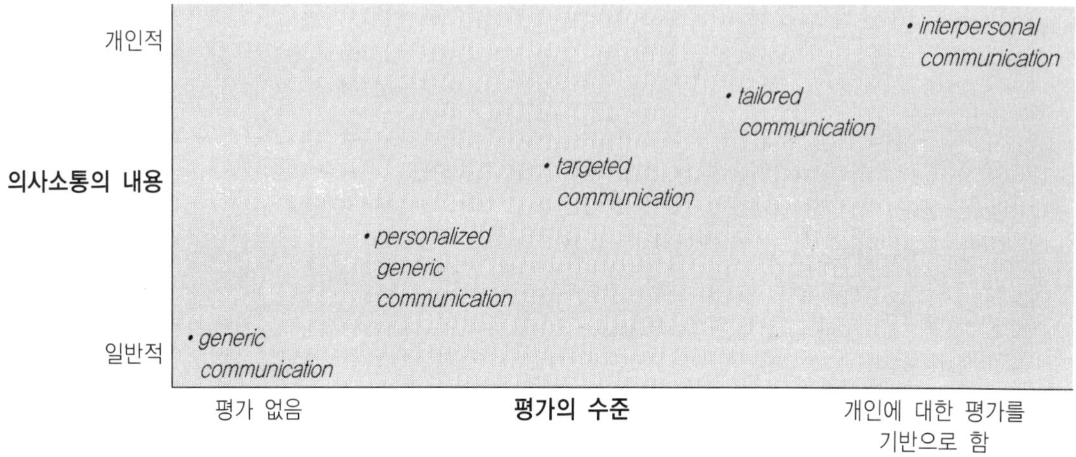

[그림 7-8] 보건 의사소통의 분류
자료: Kreuter 등, 1999.

> **TIP** message targeting과 message tailoring
>
> • message targeting : 대중을 대상으로 한 의사소통에서 사용. 일반적인 내용을 전달
> • message tailoring : 개인을 대상으로 한 의사소통에서 사용. 개인에 대한 평가를 기반으로 특화된 내용을 전달
>
> 자료 : DiClemente 등, 2011

4. 실습

다음 표는 고혈압, 당뇨 환자로서 치료를 받지 않는 사람들에 대한 전화조사 자료이다. 이 표를 이용하여 고혈압, 당뇨 관리사업의 표적 집단을 결정하여 보아라.

응답자의 특성		N	경제적 어려움	병이 심각하지 않다고 생각	병원 갈 시간이 없어서	겁이 나서	주위에 치료 받을 곳이 없어서	식이 요법이 어렵다	약을 제때 먹기 힘들다
전체		400	36.6	8.0	5.7	5.0	3.7	3.0	2.8
학력	중졸 이하	212	40.8	4.2	3.7	7.0	2.8	2.8	2.3
	고졸	124	36.4	13.7	8.9	3.2	4.0	1.6	1.6
	대졸 이상	62	24.1	9.7	6.5	1.6	6.5	6.5	6.5
소득	100만원 이상	185	46.0	5.4	4.3	5.9	2.2	2.2	1.6
	100-199만원	77	31.1	1.3	6.5	7.8	7.8	5.2	1.3
	200-299만원	53	35.7	15.1	9.4	3.8	3.8	1.9	5.7
	300-399만원	31	29.0	16.1	0.0	0.0	6.5	9.7	0.0
	400-499만원	15	26.6	26.7	13.3	0.0	0.0	0.0	6.7
	500만원 이상	18	11.1	16.7	11.1	4.8	0.0	0.0	11.1
	무응답	21	18.8	4.8	4.8		4.8	0.0	4.8

제 8 장

전략개발

1. 용어의 정의
2. 전략의 개발을 위한 기본 틀
3. 전략의 종류
4. 전략의 실제
5. 전략의 개발
6. 전략개발을 위한 유의사항

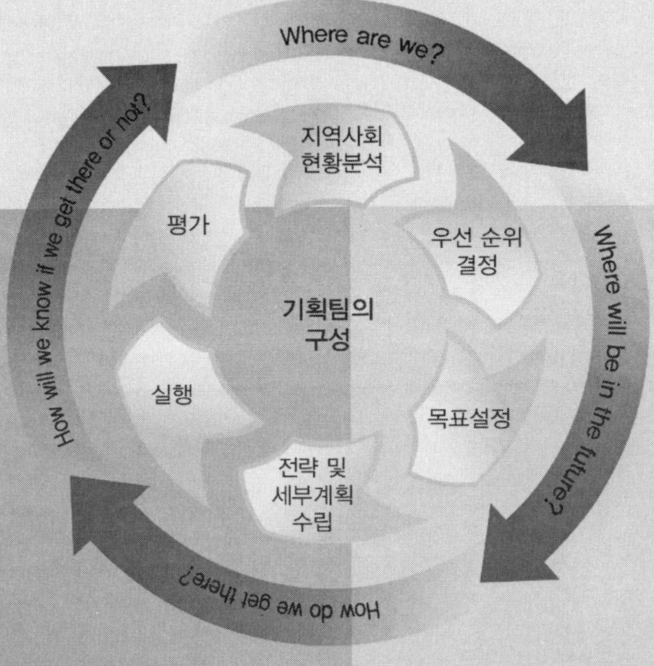

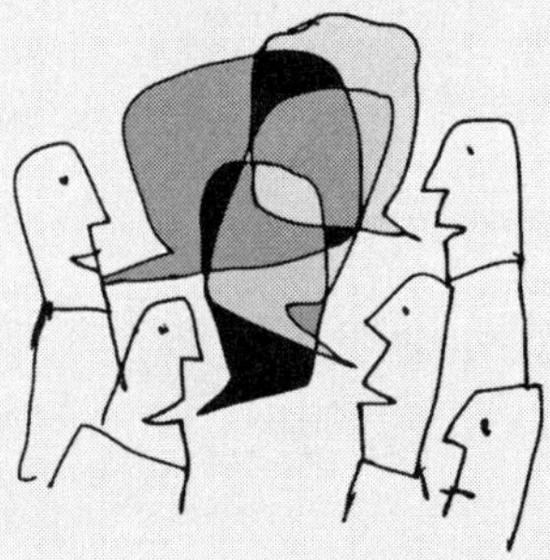

제 8 장

전략개발

학습목표

- 전략, 중재, 개입, 활동 등의 단어를 정의할 수 있다.
- 보건사업에서 사용되는 전략과 활동의 종류를 열거하고, 설명할 수 있다.
- 복합전략을 활용하는 것의 장점을 설명할 수 있다.
- 본인의 보건사업에 적합한 전략과 활동을 선정할 수 있다.
- 개인 및 집단의 특성에 맞는 차별화된 사업계획을 수립할 수 있다.

학습내용

- 전략과 활동의 정의
- 보건사업의 전략의 종류와 사례
- 보건사업의 전략 수립 방법
- 성공적인 전략개발을 위한 유의사항

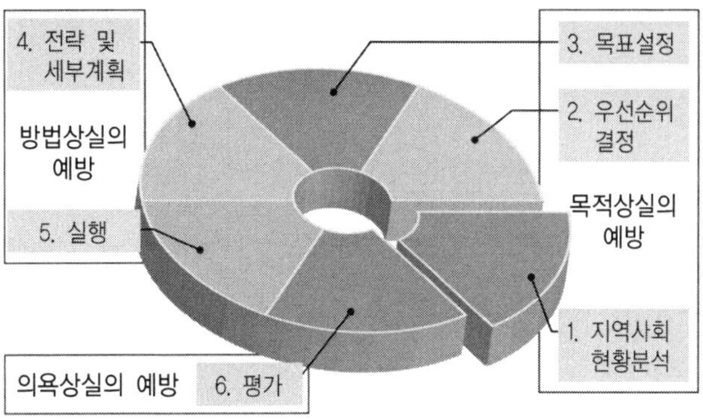

쉼터 **문제가 아니라 해법에 초점을 맞추어라.**

"누구든지 언제 어디서나 문제를 발견할 수 있다. 그렇지만 나는 초점을 해법에 100% 맞추려고 한다. 문제는 부정적이지만 해법은 긍정적이다. 회사가 성장하기 위해서는 문제가 아닌 해법이 필요하다. 그러므로 나는 해법 지향적인 사람을 원한다."

– 프린스 스포츠 그룹 CEO, 찰스 L. 파이퍼

비평가가 세상을 바꾸지는 못한다. 세상을 바꾸는 사람들은 파괴와 함께 창조를 하는 사람들이다. 회사에서 인정받는 사람이 되고 싶으면 반드시 문제의식과 더불어 해법을 함께 제시할 줄 알아야 한다.

자료: 조영탁. 행복한 경영이야기. 오늘의 행경. 제849호. 2007. 08. 16

제2장에서 좋은 기획이란 핵심과제(문제)를 제대로 찾아내어, 이에 대한 가장 적합한 해결책을 제시하는 기획이라고 정의한 바 있다. 이제 우리는 문제에 대한 적합한 해결책을 찾는 단계에 도달하였다. 문제에 대한 해결책을 전략(strategy) 및 활동(activity)이라고 부른다.

우리나라에서 실제로 수립된 보건사업 기획을 살펴보면 전략 및 활동의 수립에서 크게 다섯 가지 문제를 발견할 수 있다.

첫째는 전략 및 활동으로 **자신들이 평소에 하고 있는 사업을 나열**하는 경우를 많이 발견할 수 있다. 현재 하고 있는 사업이 효과적인가, 효율적인가를 평가하지도 않고 기획가에게 익숙하니까, 지금까지 해오던 사업을 중지하면 기존의 사업대상자로부터 반발이 있을 것이니까, 기존사업이 예산확보에 유리하니까, 또는 이 일이 없어지면 직장에서의 나의 위치가 흔들릴까봐 등의 이유로 기존 사업을 그대로 기획에 포함시킨다. 이와 같은 기존사업의 무비판적인 답습은 문제에 대한 최적의 해결방안을 제시하고자 하는 기획의 본질에 부합되지 않는다.

두 번째 문제는 대상자의 건강문제가 발생한 **원인과 상관없는 사업을 시행**하는 경우이다. 모든 문제는 그 원인이 있기 마련이다. 따라서 그 원인을 분석하여 여기에 맞는 처방을 하여야 효과가 있기 마련이다. 만일 건강에 문제가 있어 병원에 갔는데 의사가 병의 원인은 찾아 치료하지 못하고 증상만 치료해 준다면 여러분은 어떻게 생각하겠는가? 병의 원인을 치료하지 못하면 반드시 증상이 재발하고, 시간이 경과할수록 악화되듯이 보건사업도 마찬가지다. 대상자의 건강문제에 대한 원인 분석을 하고, 그 원인에 맞는 처방, 여기서는 전략을 세우지 않은 채 다른 곳에서 효과가 있었다든지, 최신 지견이라는 이유로 전략을 선택하는 것은 어리석은 짓이다.

세 번째 문제는 실현 불가능한 구상을 전략이라 제시하는 경우이다. 지역사회와 조직의 사업역량을 고려하지도 않고 **실현 가능성이 없는 구상**을 기획에 포함시키는 것은 기획과 꿈을 혼동하고 있다고 비판받아 마땅하다. 필자가 본 어느 보건소의 지역보건계획은 지역의 건강수준 향상을 위한 다양한 사업계획(전략과 활동)을 제시한 뒤, 이 계획을 실현하기 위해 3년 이내에 직원 30명의 증원이 필요하다고 기술되어 있었다. 그 당시 그 보건소의 직원이 50-60명이었던 것으로 기억되는데 직원이 30명이나 더 있어야 실현할 수 있는 기획은 그야말로 꿈이라고 말할 수밖에 없다. 기획이 꿈과 다른 것은 기획은 그것을 달성하는 현실적이고 구체적인 수단을 제시한다는 점이라는 것을 명심하자.

네 번째 문제는 조직의 목표 달성에 시너지 효과를 발휘하지 못하는 **상호 독립적인 활동의 난립**이다. 많은 지역보건기획이나 보건사업기획이 상호 연관성이 없는 전략과 활동으로 점철되어 있다. 그 결과 관계자 모두가 열심히 일하여도 지역 전체의 건강문제에는 큰 변화가 없는 모순이 나타난다. 이와 같이 상호 연관성 없는 전략과 활동이 뒤섞여 있는 이유는 조직 차원의 비전과 전략이 결여되어 있어 사업부서의 활동 통일이 어렵고, 사업관련 인력들도 기존의 업무를 그대로 지속하는 것이 유리하기 때문이다.

마지막 문제는 사업이 중·장기계획에 입각해서 전개되지 못하고, **단기적인 전략**이 많아 대상자의 행동변화를 유발하지 못하는 경우가 많다.

어떻게 하면 이러한 문제를 극복하고 효과적이고 효율적인 문제 해결방안을 제시할 수 있을까? 지금부터 보건사업의 전략개발에 대해 같이 공부해 보기로 하자.

1. 용어의 정의

건강문제에 대한 해결책을 우리는 전략(strategy)과 활동(activity)이라고 한다. 이들 용어에 대해 설명하면 다음과 같다.

1) 전략(Strategy)

전략이란 목적이나 목표를 달성하기 위한 접근방법을 말한다. 활동보다 폭넓은 의미로 사용되는데 유사한 활동들의 집합(group of activities)이라고 생각할 수 있다(THCU, 2001b).

2) 활동(Activities)

활동은 전략의 범위 안에서 목표 달성을 위해 대상자에게 제공되는 구체적인 수단을 뜻한다. 다시 말해 목표 달성을 위해 일정 기간 중에 대상자에게 실행하여야 할 구체적인 행동이 활동이다(THCU, 2001b).

[표 8-1] 전략과 활동의 예

전략	활동
교육	워크숍, 대화형 웹사이트, 원격 교육 과정 등
정책옹호	컨퍼런스, 시 의원과의 회합, 잡지 편집자에 대한 서신, 출판, 청원 등
역량개발	교육 훈련을 위한 워크숍, 거리 전시, 집회 등

그러나 전략과 활동을 구분하지 않고 사용하는 경우가 많으며, 이 책에서도 특별한 경우가 아니면 전략과 활동을 합하여 전략이라는 용어로 사용하고 있다. 중재 또는 개입이라고 번역되는 "intervention"은 건강문제를 가지고 있는 개인에게 직접적인 영향을 미치기 위하여 의도적으로 행해지는 행동(Issel, 2013)을 말하는데, 전략 및 활동과 동일한 의미이다.

쉼터 전략이라는 용어의 기원과 용도

전략이란 원래 전쟁용어로서 전쟁에서 적을 속이는 술책이라는 뜻을 가지고 있으며, 전쟁에서의 승리를 위해 여러 전투를 계획·조직·수행하는 방책을 뜻한다. 기업경영도 전쟁과 같이 생사에 관한 치열한 문제라고 인식되면서 전략이라는 용어를 사용하게 되었는데 이때의 전략이란 "불확실한 상황 속에서 목적을 달성하기 위한 상위 수준의 계획(en.wikipedia.org/wiki/Strategy)"을 뜻한다.

따라서 경영학에서 전략이란 단어를 사용할 때에는 조직으로 하여금 경쟁자보다 우위를 얻을 수 있도록 설계된 계획이라는 뜻이다. 전략적 기획이라는 용어에서 전략이 바로 이러한 뜻을 함축하고 있다. 그러나 일반적으로 보건사업 기획에서 전략이란 목표의 달성을 위한 수단의 뜻으로 사용되는 경우가 많다.

2. 전략의 개발을 위한 기본 틀

전략, 또는 중재란 사업대상자에게 변화를 일으키기 위해 사업담당자가 행하는 행동이라고 생각할 수 있다. 사업담당자는 사업대상자에게 바람직한 변화를 일으키기 위해, 다른 말로 표현한다면 사업의 목적과 목표를 달성하기 위한 전략을 어떻게 선정하고 구체화할 수 있을까?

많은 사업담당자들은 자신들이 해 오던 전략이나 소위 '선진지'라고 하는 다른 지역이나 기관에서 행하는 전략을 그대로 실현하는 경향이 많다. 그러나 이는 크게 잘못된 것이다. 지금 행하고 있는 전략이 효과가 있는지를 평가하지 않은 채 계속 같은 전략을 사용한다면 과거의 잘못을 답습할 가능성이 높다. 설사 지금 사용하는 전략이 효과가 있다 할지라도 이보다 더 좋은 전략이 있을 수도 있지 않은가? 다른 지역이나 조직에서 효과적이었던 전략이 우리 지역이나 조직에서 사용한다고 해서 효과적이라 판단할 수도 없다. 사업의 효과는 전략을 수행하는 조직의 특성, 사업대상자의 특성, 그리고 사업 환경에 의해 달라지기 때문이다. 그래서 "전략은 도입하지 말고 적용해라"라는 말이 있다.

어떻게 하여야 효과적인 전략의 개발이 가능할까?

전략의 개발을 위해서는 건강문제의 원인 분석과 건강문제의 변화를 위한 이론에 대한 이해가 필요하다. 이론이란 "변수들 간의 관계를 표시함으로써 사건이나 상황에 대한 설명이나 예측을 가능하게 하는 상호 연관된 개념, 정의, 주장"을 말한다(Glanz 등, 2008). 쉽게 풀어 설명하다면 우리가 관찰하는 사물이나 현상의 발생 이치를 일반화 시켜 설명해주는 틀이다. 이론은 우리들로 하여금 복잡한 현상을 이해하기 쉽도록 정리하는데 도움을 준다. 사람들이 자신, 가족, 조직, 지역사회의 건강을 유지, 증진하기 위하여 왜 행동하는지, 또는 행동하지 않는가에 대한 일반적인 설명을 가능하게 해 준다.

이론은 크게 행동의 원인을 설명하는 설명 이론(explanatory theory, 또는 theory of problem)과 변화 이론(change theory, 또는 theory of action)으로 나눌 수 있다. [그림 8-1] 설명 이론을 참조해 우리는 왜 건강문제가 발생하고 지속하는지를 이해 할 수 있다. 또 건강문제의 해결을 위해 우리가 변경 가능한 요인들이 무엇인지, 다시 말해 지식, 태도, 자기효능감(self-efficacy), 사회적 지지, 자원의 부족 중에서 무엇을 변화시켜야 하는지를 알 수 있다. 변화 이론을 활용해 우리는 설명 이론을 통해 찾은 변경하여야 할 요인들을 어떻게 하면 변화시킬 수 있는지를 알 수 있다. 즉 적합한 전략의 선택이 가능해진다(Glanz 등, 2008).[1)]

---

1) 건강문제의 해결과 관련된 이론에 대해서는 배상수, 건강증진의 이론과 실제, 2008을 참조하기 바란다.

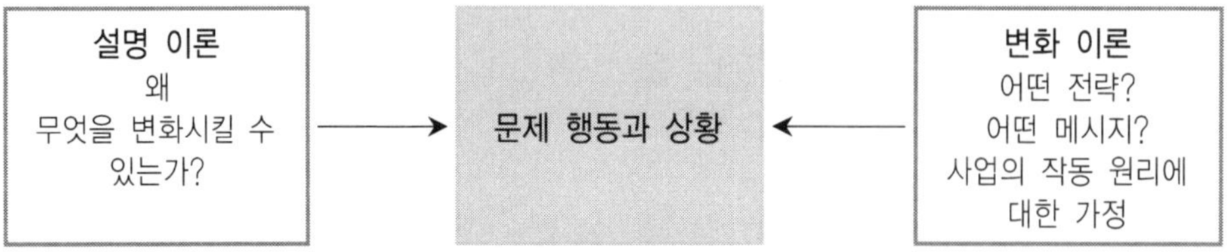

[그림 8-1] 설명 이론과 변화 이론
자료: Rimer and Glanz, 2005.

이론이 전략개발에 기여하는 바를 그림으로 표시하면 [그림 8-2]와 같다.

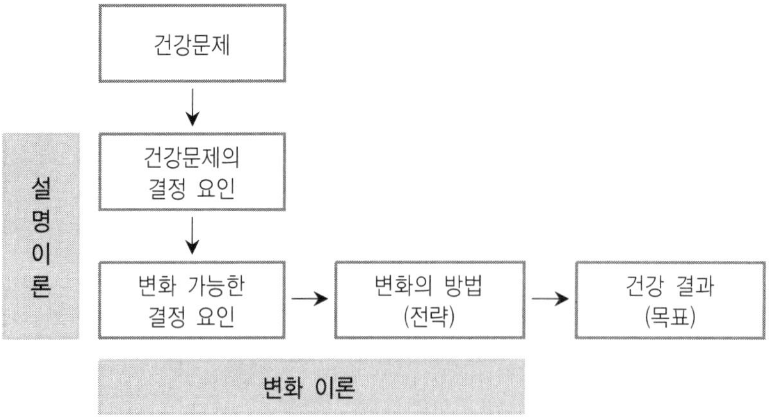

[그림 8-2] 설명 이론과 변화 이론을 이용한 전략개발

3. 전략의 종류

1) 사회생태학적 모형

인간의 행동에는 다차원적인 요인들이 영향을 미친다. 사회생태학은 인간과 환경 사이의 동적이고 적극적인 상호작용과 인간생활의 사회적, 역사적, 문화적, 제도적 맥락을 이해하고자 하는 학문이다(Huff, 1999). 따라서 개인과 환경, 건강사이의 상호관계를 이해하기 위해서는 사회생태학의 틀(framework)을 이용하는 것이 좋다.

사회생태학적 모형에 의하면 개인 또는 집단의 행태는 개인적 요인, 개인간 관계 및 일차 집단, 조직 요인, 지역사회 요인, 정책요인의 상호작용에 의해 영향을 받는다(McLeroy 등, 1988). [그림 8-3], [표 8-2] 따라서 보건사업의 성공을 위해서는 이들 각 수준에 영향을 미치는 전략을 다양하게 사용하는 것이 바람직하다.

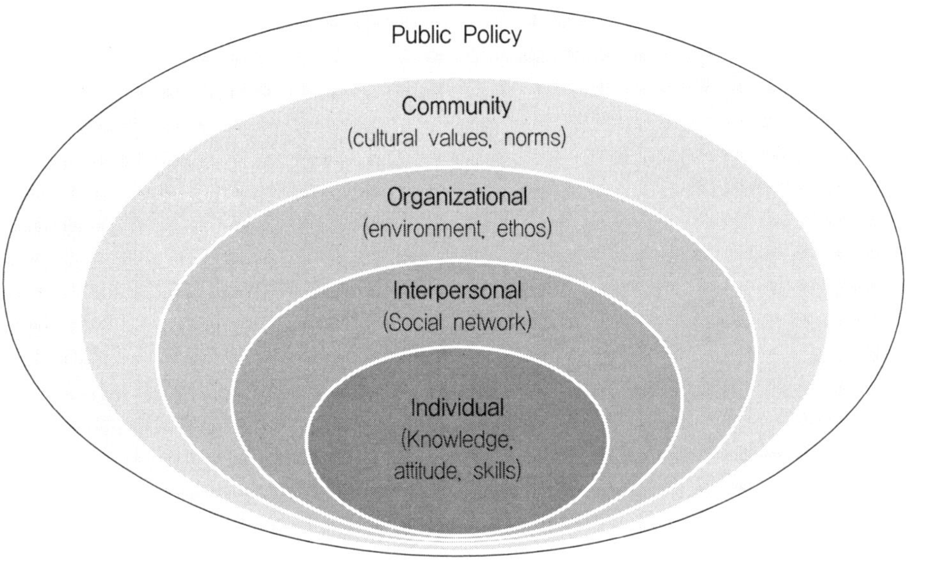

[그림 8-3] 사회생태학적 모형에 따른 건강에 영향을 미치는 요인

[표 8-2] 사회생태학적 모형에 따른 건강에 영향을 미치는 요인

단계	정의
개인적 요인	지식, 태도, 행동, 자아 인식, 기술과 같은 개인의 특성, 개인의 발달사를 포함한다.
개인간 관계 및 일차 집단 (primary group)	가족, 직장동료, 친구 등을 포함하는 공식적, 비공식적 사회적 관계망과 지지 시스템
조직 요인	조직적 특성을 지닌 사회적 기관들, 공식적 비공식적 규칙과 규제
지역사회 요인	일정한 경계 안에서 이루어지는 조직, 기관, 비공식 네트워크 사이의 관계
정책 요인	각급 정부의 정책과 법

자료: McLeroy 등, 1988.

2) 보건사업에서 사용되는 전략의 유형

(1) Grobe와 Hughes의 분류를 기반으로 한 Issel의 분류

Issel(2013)은 보건사업의 전략을 Grobe와 Hughes(1993)가 정리한 7가지 유형에 하나를 추가하여 8가지의 유형으로 분류하였다.

8가지의 전략 유형은 (개인에 대한) 직접적인 서비스 제공, 사업대상의 역량강화, 인구집단 차원의 접근이라고 하는 틀 속에서 분류된다.

[표 8-2] 보건사업담당자가 사용하는 전략의 유형과 예

개입 종류	직접서비스 수준	역량강화 수준	인구집단 수준
치료 (Treating)	의학적, 치의학적 처치, 투약, 물리치료, 3차 예방, 아로마 요법	수발자의 휴식지원 프로그램, 운동교실이나 집단	음용수 관리, 수돗물 불소화, 집단 예방접종
사정 (Assessing)	개인에 대한 사정을 통한 필요와 선호도 결정, 이차 예방	필요 조사를 통한 필요와 선호도 결정	질병이나 건강문제의 경향이나 율을 파악하기 위해 역학적 자료의 활용
조정 (Coordination)	케어 조정, 클라이언트 옹호, 의뢰, 서비스 연계	사례 관리, 지역 제공자 네트워크와 협력	체계 통합, 기록과 자료의 공유, 재난관리 계획
모니터링 (Monitoring)	재평가 추구관리	지역의 변화경향과 뉴스의 보고	경향 분석
교육 (Educating)	기술 개발 정보 제공	자격인정 시험, 직업훈련프로그램	미디어 캠페인
상담 (Counselling)	심리치료, 정서적 지지, 결혼상담, 인지적 행동치료	집단상담, 가족상담, 비탄에 대한 집단상담	뉴스 경보와 조언
코칭 (Coaching)	역할 모델, 동기강화 상담, 역량강화, 격려, 스트레스 관리	지역사회개발	정책형성
유형적 물품제공 (Giving tangibles)	식품이나 의류에 대한 바우처 제공	의료용품 임대 프로그램	소득이나 보험의 부가급여

자료: Issel, 2013.

(2) 공중보건의 전략: 중재의 바퀴(Intervention Wheel) 모형

미국의 미네소타 주 보건부는 공중보건의 핵심 기능과 필수서비스를 근거로 보건 분야에서 사용될 수 있는 17가지의 전략을 제시하였다(Public Health Nursing Section, 2001). [그림 8-4]

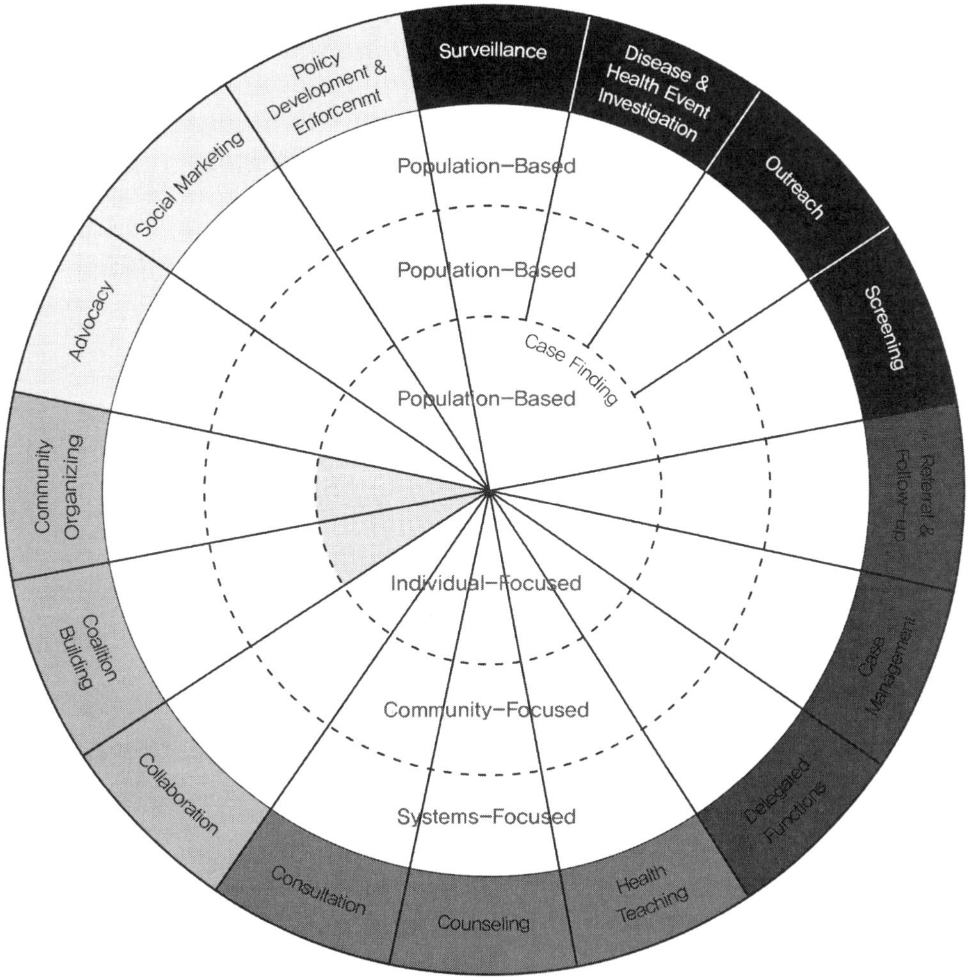

[그림 8-4] 공중보건의 전략: 중재 바퀴(Intervention Wheel) 모형
자료: Public Health Nursing Section, 2001

'중재의 바퀴(Intervention Wheel)'라고 불리는 모형에서는 보건사업의 대상인 인구집단을 다음과 같이 정의하고 있다. 인구(population)는 하나 이상의 개인 또는 환경적 특성을 공통으로 지니고 있는 개인의 집합이다. 관심집단(population of interest)은 기본적으로 건강하나 건강을 증진 또는 보호할 수 있는 요인을 개선할 수 있는 집단이다. 위험집단(population at risk)은 건강을 위협하는 확인된 위험요인에 공통으로 노출되어 있는 집단이다. 보건사업 전략은 다음과 같은 경우에는 인구집단을 기반(population-based)으로 하고 있는 것이라고 주장한다(Public Health Nursing Section, 2001).

① 보건사업 전략이 유사한 건강관심사나 특성을 지닌 전체 인구집단을 대상으로 하면 인구집단을 기반으로 하는 전략이다. 백신을 통해 예방 가능한 전염성질환에 대한 예방접종도 예산의 제한으로 인해 전염성 질환에 취약한 고위험 영유아에게 우선적으로 제공되는 경우가 많다. 그러나 이 경우도 예방접종은 전체 영유아를 대상으로 하되 우선순위를 정하여 제공된 것이므로 인구집단을 기반으로 한 전략이라 할 수 있다.

② 보건사업 전략이 지역사회 건강평가(community health assessment), 이 책에서는 현황분석이라고 명명된 과정을 통해 확인된 인구의 건강수준을 분석하고, 우선순위를 수립하며, 계획을 수립하고, 실행하고, 평가된다면 이는 인구집단을 기반으로 한 전략이라 할 수 있다.

③ 보건사업 전략이 개인적 수준의 건강결정요인 뿐만이 아니라 사회적 건강결정요인을 포함한 광범위한 건강결정요인을 고려한다면 이는 인구집단을 기반으로 한 전략이라 할 수 있다.

④ 보건사업 전략이 일, 이, 삼차 예방을 모두 고려하되, 일차 예방을 중시한다면 인구집단을 기반으로 한 전략이라 할 수 있다.

⑤ 보건사업 전략이 개인/가족, 체계, 지역사회 수준을 모두 고려한다면 인구집단을 기반으로 한 전략이라 할 수 있다. 이 세 수준은 중재의 수레바퀴 모형이 사회생태학적 관점을 반영하고 있다는 것을 보여주며, [그림 8-4]의 내부 원으로 구분되어 있다.

- **인구집단 기반의 지역사회 집중(community focused) 전략** : 지역사회 규범과 태도, 지역사회의 인식, 관행, 행태를 변화시킨다. 지역사회 전체 주민을 대상으로 하지만 경우에 따라서는 전체 주민 중의 일부 표적 집단을 대상으로 한다. 전체 주민 중 실제로 변화한 주민의 비율을 통해 성패를 측정한다.
- **인구집단 기반의 체계 집중(system focused) 전략** : 조직, 정책, 법, 권력 구조를 변화시킨다. 개인이나 지역사회를 직접 대상으로 하는 것이 아니라 건강에 영향을 미치는 체계에 집중한다. 체계를 대상으로 하는 것이 개인을 대상으로 하는 것보다 효과가 크고 지속적인 경우가 많기 때문이다.
- **인구집단 기반의 개인/가족 집중(individual/family focused) 전략** : 개인의 지식, 태도, 믿음, 행동을 변화시킨다. 개인 단독 또는 가족, 교실, 집단의 구성원으로서의 개인에 집중한다. 개인은 위험집단에 속해 있다고 확인되었기 때문에 서비스를 제공받는다.

쉼터 일차, 이차, 삼차 예방

보건사업은 질병의 자연사(natural history of disease)에 따라 단계적 접근을 취한다. 우리는 이를 일차예방, 이차예방, 삼차예방의 단계로 구분한다(U.S. Preventative Services Task Forces, 1996; National Public Health Partnership, 2006).

1. 일차예방(primary prevention)

일차예방은 생물학적 발병 이전에 새로운 환자의 발생을 감소시키기 위한 활동(Reduce incidence of a disorder)이다. 전체인구나 소집단, 건강한 개인을 대상으로 한다. 일차예방은 다음의 세 가지 범주로 구분할 수 있다.

① 질병이나 사고의 예방을 위한 예방접종, 안전한 음용수 공급, 충치 예방을 위한 치면열구전색, 사고 예방을 위한 안전장비 착용 교육이나 상담, 안전규정 제정 등과 같은 특정 건강문제를 예방하기 위한 조치들(이를 특수 예방이라 함)

② 건강수준을 일반적으로 향상시키는 조치들로 건강한 생활습관(영양, 운동, 위생, 휴식, 건강위험의 회피 등)을 형성하는 활동이나 건강한 환경 조성을 위한 보건교육 등이 이에 해당한다(이를 건강증진 활동이라고 함).

③ 물리적, 화학적, 환경적 건강위험요인에 대한 관리 활동으로 공기의 질 관리, 폐기물 처리, 방사선 관리 등이 해당된다(이를 건강보호라고 함)

역사적으로 보건사업은 환경보건이나 예방접종과 같은 일차예방을 통한 전염병 관리에 초점을 두었고, 최근에는 만성병 관리를 위한 건강증진 활동을 중시한다. 성공적인 일차예방은 질병에 의한 고통이나 비용, 부담을 회피할 수 있게 하므로 보건사업 중 가장 비용-효과적인 방법으로 간주되고 있다.

2. 이차예방(secondary prevention)

이차예방은 질병의 조기발견을 통해 완치나 진행 속도의 완화, 후유증이나 장애 발생의 예방과 최소화를 목적으로 하는 활동이다. 아직 임상 증상이 나타나지 않았으나 위험요인을 가지고 있거나 발병 전(preclinical) 단계에 있는 사람들을 발견하고, 치료하는 조치가 이에 해당되는데, 조기검진(screening tests)이 대표적인 예이다.

이차예방의 또 다른 목적은 전염성 질환의 확산을 방지하는 것이다. 전염성 질환 감염자를 조기발견하여 치료하면 환자 본인의 건강상의 이득뿐만 아니라 타인에 대한 전염 위험을 감소시킬 수 있다.

3. 삼차예방(tertiary prevention)

삼차예방은 이미 질환이 진행된 사람들을 대상으로 질병의 진행속도를 늦추거나, 기능을 회복시키고, 후유증을 최소화시킴으로써 환자의 삶의 질을 향상시키는 것을 목적으로 하는 활동을 말한다. 삼차예방의 대표적 예는 재활서비스이다.

중재의 바퀴 모형에서는 보건사업에 사용되는 17가지 전략을 쐐기 모양으로 모형 속에 표시하고 있다[그림 8-4]. 17가지 전략은 전략의 유사성을 고려하여 5가지 유형으로 구분되고 각기 다른 색으로 표시되어 있다(Public Health Nursing Section, 2001). 첫 번째 유형은 건강수준의 사정(assessment)과 관련된 것으로 서베일런스, 질병 및 건강관련 사건의 조사, 검진, 검진자를 최대화하기 위한 외부활동(outreach activities), 사례 발견 등이 이에 속한다. 두 번째 유형은 대상자의 관리(management)와 관련된 것으로 의뢰와 추구관리, 사례관리, 위임된 활동(delegated activities)의 수행 등이 해당된다. 세 번째 유형은 교육, 상담, 자문으로 대상자의 지식수준 향상과 관련된 전략들이다. 네 번째 유형은 체계나 지역사회 수준에서 시행되는 역량강화 전략으로 협력, 연합 형성, 지역사회 조직화가 이에 해당된다. 마지막 유형은 정책 옹호와 관련된 전략으로 옹호, 사회 홍보, 정책 개발 및 시행이 포함된다. 각 전략에 대한 설명은 [표 8-4]에 제시되어 있다.

[표 8-4] 공중보건의 전략 : 중재 바퀴(Intervention Wheel) 모형

전략의 종류	정의
서베일런스 (surveillance)	공중보건학적 개입을 목적으로 이루어지는 지속적이고 체계적인 건강관련 자료의 수집, 분석, 해석을 통한 건강관련 사건의 기술과 모니터링
질병 및 건강관련사건 조사 (disease and other health event investigation)	인구에 대한 건강 위협과 관련된 자료를 체계적으로 수집하고 분석하며, 위협의 근원을 확인하고, 환자와 고위험자를 판별하며, 통제조치를 결정하는 활동
외부활동 (outreach activities)	관심 집단이나 위험 집단의 위치를 파악하고, 그들이 가지고 있는 관심의 성격, 가능한 대처 방법, 서비스 획득 방법 등에 관한 정보를 제공하기 위한 활동
검진(screening)	본인이 인지하지 못하고 있는 위험요인이나 무증상 질환을 가지고 있는 개인을 확인
사례 발견 (case finding)	확인된 위험 요인을 가지고 있는 개인이나 가족을 찾아서 자원에 연결시켜 주는 활동
의뢰와 추구관리 (referral and follow-up)	문제나 관심사를 예방하거나 해결하는데 필요한 자원을 확인하고, 접근가능하도록 개인, 가족, 집단, 조직, 지역사회를 도와주는 활동
사례관리 (case management)	개인이나 가족의 자기관리 능력과 체계나 지역사회의 서비스를 조정하고 제공하는 능력을 최적화하기 위한 활동
위임된 기능 (delegated functions)	의사의 관리 하에 행해지는 간호사의 환자에 대한 의료행위와 같이 법에 의해 허용된 위임된 활동
보건교육 (health teaching)	개인, 가족, 체계, 지역사회의 지식, 태도, 가치, 믿음, 행동을 변화시키기 위한 사실, 아이디어, 기술 전달을 위한 의사소통

상담(counseling)	자가 관리와 적응능력을 향상시키기 위해 행해지는 지역사회, 체계, 가족, 개인 사이의 인간관계를 구축하는 활동. 상담은 감정적 차원에서 개인, 가족, 체계, 지역사회를 개입시킴
자문(consultation)	지역사회, 체계, 가족, 개인이 함께 하는 상호적인 문제해결과정을 통해 인지된 문제나 과제에 대한 정보를 찾고, 적합한 해결책을 만들어 내는 활동. 지역사회, 체계, 가족 또는 개인은 상황에 가장 알맞은 대안을 선택하고 행동함
협력(collaboration)	건강을 증진하고 보호하는데 필요한 구성원들의 능력을 향상시킴으로써 공동의 목적을 달성하기 위한 둘 이상의 개인이나 조직의 헌신적 활동
연합 형성 (coalition building)	공동의 목적을 위해 조직 사이의 동맹을 촉진하고 구축함. 건강문제를 해결하기 위한 연관관계를 맺고, 문제를 해결하며, 지역사회 리더십을 향상시킴
지역사회 조직화 (community organizing)	지역사회의 문제나 목적을 확인하고, 자원을 동원하며, 공동으로 수립한 목적을 달성하기 위한 전략을 개발하고, 실행할 수 있도록 지역사회 조직을 도와주는 활동
옹호(advocacy)	지역사회, 체계, 개인, 가족이 스스로를 위해 청원하거나 행동할 수 있는 능력을 향상시키는데 초점을 두고 남을 위해 청원하거나 행동하는 활동
사회 홍보 (social marketing)	관심집단의 지식, 태도, 가치, 믿음, 행동에 영향을 미치기 위해 상업광고의 원칙과 기술을 활용
정책 개발 (policy development)	건강문제를 의사결정권자의 의제로 만들고, 해결 계획을 수립하고, 필요한 자원을 결정하는 활동. 정책개발의 결과는 법, 규정이나 규제, 조례, 정책 등임
정책 시행 (policy enforcement)	정책 개발을 통해 만들어진 법, 규정이나 규제, 조례, 정책을 따르도록 강요하는 활동

자료: Public Health Nursing Section, 2001

(3) 건강증진을 위한 전략

Kelvin Sheridan은 건강증진을 위해 사용되는 전략을 다음과 같이 10가지로 정리하였다(Sheridan, 2007).

① **지지적 환경의 조성**(creating supportive environments) : 건강에 유리한 물리적, 사회적, 경제적 환경을 조성하는데 필요한 정책의 수립을 목적으로 하는 활동

② **보건 교육**(health education) : 사전 결정된 목적의 달성에 필요한 행동변화를 촉진하기 위해 개인이나 지역사회의 건강향상에 필요한 건강정보 이해능력, 지식, 생활 기술을 향상시키기 위한 의사소통을 포함하여 의식적으로 학습 기회를 만드는 활동

③ **보건 의사소통**(health communication) : 대중매체나 멀티미디어, 다른 기술적 혁신을

활용하여 대중에게 건강에 대한 정보를 제공하고, 중요한 건강문제를 공중의제로 만듦으로써 건강에 관한 정보를 확산시키고, 개인 및 집단의 건강과 관련된 주목할 만한 특성에 대한 사회적 인식을 향상시키고, 사회발전에 건강이 얼마나 중요한 가를 알리는 전략

④ **스스로 돕기**(self-help) : 일반인들이 일상생활 과정에서 수행하는 자가 투약이나 치료, 응급처치와 같은 자기 관리 활동을 통해 개인이나 지역사회의 건강을 회복, 유지, 향상하는 것이 가능하도록 필요한 자원을 동원하는 활동

⑤ **조직 개발**(organizational development) : 업무 수행, 생산성, 사기 등을 향상시키고, 조직의 기능을 최적화하며, 모든 이해관계자들의 응집력, 웰빙, 만족도를 최고로 높이기 위해 직장에서 주로 사용되는 활동으로 지역사회나 다른 삶의 터에서도 적용이 가능

⑥ **지역사회 개발/활동**(community development/action) : 건강결정요인에 대한 지역사회의 통제력을 향상시키고, 건강수준을 향상하며, 우선순위가 높은 문제를 해결하기 위해 개인 및 집단의 역량을 강화시키기 위한 지역사회의 집단적 노력 과정

⑦ **건강한 공공정책**(healthy public policy) : 건강과 형평성에 대한 관심을 천명하고, 건강을 지지하는 사회적, 물리적 환경을 조성함으로써 시민들로 하여금 건강한 선택이 용이할 수 있도록 해 주는 공식적인 선언

⑧ **옹호**(advocacy) : 특정 보건 목적이나 프로그램에 대한 정치적 헌신, 정책지지, 사회적 수용, 제도적 지지를 획득하기 위한 개인 및 사회 행동의 결합

⑨ **연구**(research) : 실제 사회에 대한 탐구를 통해 이론과 실제를 연결하려는 활동

⑩ **의학적 접근**(medical approach) : 예방접종이나 검진과 같은 사회적/환경적 차원을 무시한 채 질병과 건강에 대한 생의학적 설명에 집중된 활동

4. 전략의 실제

이 절에서는 위에서 설명한 보건사업에서 사용되는 전략 중 중요한 것들을 [표 8-5]와 같이 사회생태학적 모형에 따라 개인적 차원, 개인간 차원, 조직 및 지역사회 차원, 그리고 정책개발 차원으로 나누고, 여기에 건강문제 관리의 기반이 되는 연구와 기술개발 전략을 추가하여 설명하도록 하겠다.

[표 8-5] 사회생태학적 모형에 따른 전략의 종류

단계		사용되는 전략의 종류
개인적 수준		• 교육 • 행태개선 훈련 • 직접 서비스 제공(예방접종, 검진, 진료, 재활 방문간호 등) • 유인 제공
개인간 수준		• 기존 네트워크의 활용 • 새로운 네트워크의 개발 – 후원자(mentor) 활용 – 동료(buddy)의 활용 – 자조집단(동아리)의 형성 • 자생적인(비공식적) 지도자(natural helper)의 활용
지역사회 수준	조직 요인	• 조직개발 이론과 조직관계 이론의 적용
	지역사회 요인	• 이벤트 • 매체 홍보 • 사회마케팅 • 지역사회 역량강화
	정책 요인	• 옹호 • 정책개발

자료: Rimer and Glanz, 2005.

1) 개인적 차원의 전략

개인이 가지고 있는 지식, 믿음, 태도, 기질이 건강관련 행동을 좌우하고, 나아가 건강한 환경이나 정책 개발에도 영향을 미친다. 개인이 가지고 있는 지식, 믿음, 태도, 기질을 변화시키기 위해 교육, 상담, 유인 제공 등의 전략이 사용된다.

(1) 교육

강좌, 세미나, 워크숍 같은 공식적인 교육과정을 통해 정보를 제공한다. 구체적인 방법은 다음과 같다.

① **시청각 교재와 장비의 활용** : 녹음테이프, 시디, 차트, 그림, 포스터, 영화, 슬라이드, 실물투사기

② **정보통신기술의 활용** : 인터넷의 활용, 컴퓨터를 이용한 개인 학습프로그램, 전자 소식지나 잡지, 전화상담, 문자메시지의 활용, 쌍방향 텔레비전의 활용 등

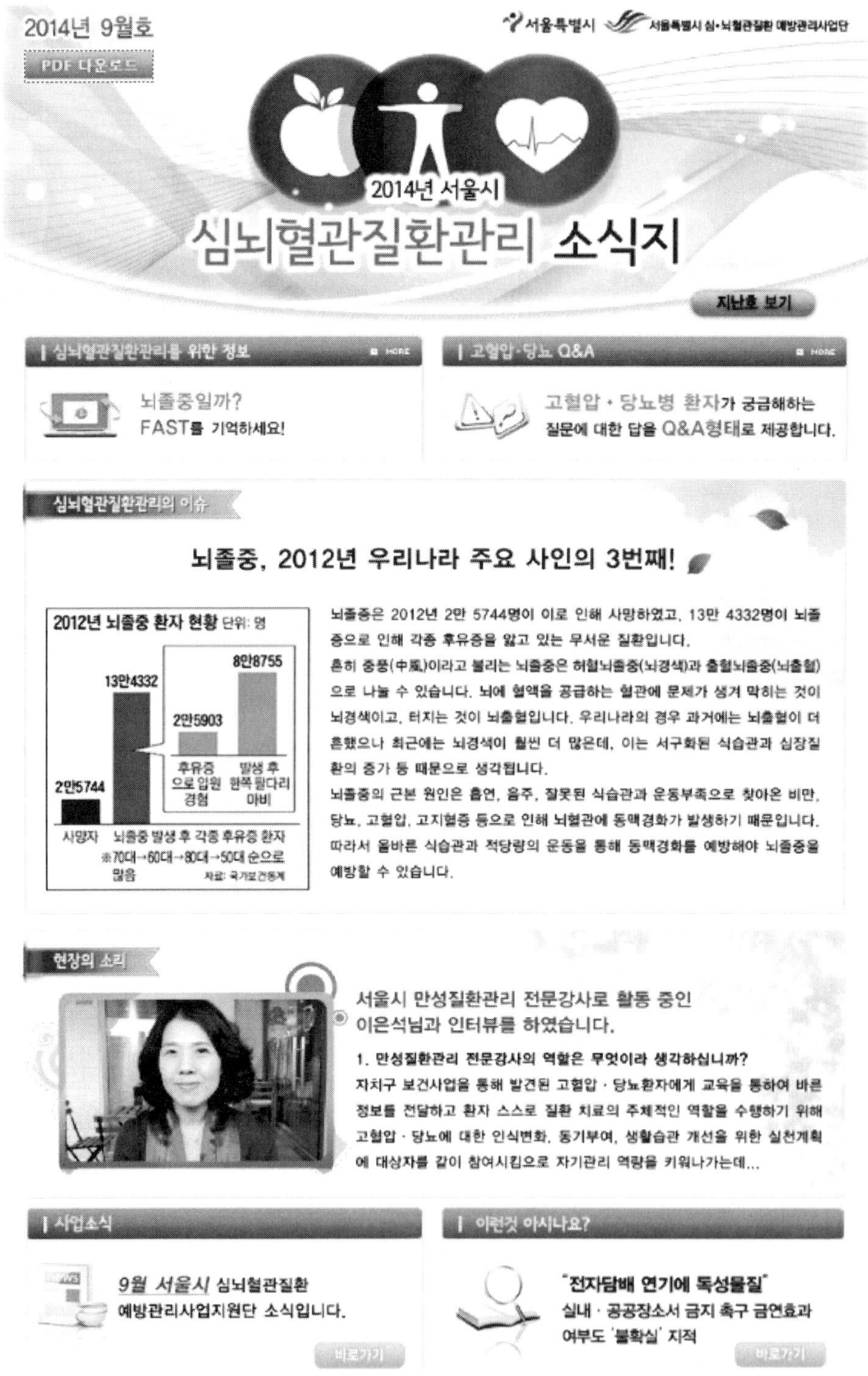
2014년 9월호
PDF 다운로드
서울특별시
서울특별시 심·뇌혈관질환 예방관리사업단
2014년 서울시
심뇌혈관질환관리 소식지
지난호 보기
심뇌혈관질환관리를 위한 정보
뇌졸중일까?
FAST를 기억하세요!
고혈압·당뇨 Q&A
고혈압 · 당뇨병 환자가 궁금해하는
질문에 대한 답을 Q&A형태로 제공합니다.
심뇌혈관질환관리의 이슈
뇌졸중, 2012년 우리나라 주요 사인의 3번째!
2012년 뇌졸중 환자 현황 단위: 명
2만5744
13만4332
2만5903
8만8755
후유증으로 입원 경험
발생 후 한쪽 팔다리 마비
사망자
뇌졸중 발생 후 각종 후유증 환자
※70대→60대→80대→50대 순으로 많음
자료: 국가보건통계
뇌졸중은 2012년 2만 5744명이 이로 인해 사망하였고, 13만 4332명이 뇌졸중으로 인해 각종 후유증을 앓고 있는 무서운 질환입니다.
흔히 중풍(中風)이라고 불리는 뇌졸중은 허혈뇌졸중(뇌경색)과 출혈뇌졸중(뇌출혈)으로 나눌 수 있습니다. 뇌에 혈액을 공급하는 혈관에 문제가 생겨 막히는 것이 뇌경색이고, 터지는 것이 뇌출혈입니다. 우리나라의 경우 과거에는 뇌출혈이 더 흔했으나 최근에는 뇌경색이 훨씬 더 많은데, 이는 서구화된 식습관과 심장질환의 증가 등 때문으로 생각됩니다.
뇌졸중의 근본 원인은 흡연, 음주, 잘못된 식습관과 운동부족으로 찾아온 비만, 당뇨, 고혈압, 고지혈증 등으로 인해 뇌혈관에 동맥경화가 발생하기 때문입니다. 따라서 올바른 식습관과 적당량의 운동을 통해 동맥경화를 예방해야 뇌졸중을 예방할 수 있습니다.
현장의 소리
서울시 만성질환관리 전문강사로 활동 중인
이은석님과 인터뷰를 하였습니다.
1. 만성질환관리 전문강사의 역할은 무엇이라 생각하십니까?
자치구 보건사업을 통해 발견된 고혈압 · 당뇨환자에게 교육을 통하여 바른 정보를 전달하고 환자 스스로 질환 치료의 주체적인 역할을 수행하기 위해 고혈압 · 당뇨에 대한 인식변화, 동기부여, 생활습관 개선을 위한 실천계획에 대상자를 같이 참여시킴으로 자기관리 역량을 키워나가는데...
사업소식
9월 서울시 심뇌혈관질환
예방관리사업지원단 소식입니다.
바로가기
이런것 아시나요?
"전자담배 연기에 독성물질"
실내 · 공공장소서 금지 촉구 금연효과
여부도 '불확실' 지적
바로가기

[그림 8-5] 서울시 심뇌혈관질환예방관리사업단 발간 전자 소식지

③ **인쇄 자료의 활용** : 핸드아웃, 작업지(worksheets), 팸플릿, 학습지침서, 교재

④ **교실에서의 교육** : 브레인스토밍, 사례연구, 협동적 학습, 토의, 시범, 초청강연, 강의, 강의 후 토론, 패널 토의, 동료집단 교육, 문제해결, 질문, 역할 연극, 모의실험, 게임, 수수께끼 등

⑤ **교실 밖에서의 교육방법** : 견학, 건강박물관, 보건교육센터 등

(2) 행태개선 훈련

일반적으로 교육이 다수를 대상으로 하는데 비하여 행태개선은 소수를 대상으로 집중적으로 제공되며, 정보제공, 필요한 기술훈련과 동시에 동기강화를 위한 훈련일지 작성, 시뮬레이션, 소집단 토의 등이 동시에 이루어진다.

우리나라에서는 과거에는 행태개선 훈련이 전문 인력과 시간의 부족으로 활성화되지 않았으나 최근에는 보건소, 의료기관, 민간 전문상담기관 등을 중심으로 활발해지고 있다. 보건소에서 이루어지는 행태개선 훈련만 살펴보아도 금연클리닉, 고혈압・당뇨환자에 대한 건강행태 상담 및 지도, 노인운동지도 등이 있다. 건강검진 후 고위험자나 환자를 대상으로 상담을 통한 행태 개선 프로그램도 있는데, 국민건강관리공단이 “가입자 지원 사업”의 일환으로 제공하고 있는 건강증진사업이 그 예이다. 대형병원에서는 암환자 등을 대상으로 생활 훈련을 지도하고 있다.

(3) 직접 서비스의 제공

예방접종, 조기검진, 진료, 재활, 방문간호 등 대상자의 건강상태에 따라 보건의료제공자가 직접 서비스를 제공한다. 주로 질병관리를 위해 사용되는 전략이다. 최근에는 보건의료제공자가 직접 서비스를 제공하면서 교육이나 기술 지도를 하는 복합적 방법이 선호된다.

(4) 유인과 불이익 제공

인간은 행동을 취하기 전에 행동의 결과가 이득과 행동에 드는 비용을 계산하여 이득이 비용보다 큰 경우에 행동을 한다(McAlister 등, 2008). 아이로니컬하게도 보건전문가가 주민에게 기대하는 대부분의 행동은 주민들이 실행하기를 꺼려하는 행동이며, 주민들이 행하지 않기를 기대하는 대부분의 행동은 주민들이 즐겨하는 행동이다. 예를 들어 보건전문가는 주민들이 규칙적으로 운동하고, 골고루 알맞게 먹기를 기대하나 많은 사람들은 운동하지 않고 편하게 지내고, 자기가 좋아하는 음식을 편식하는 것을 더 선호한다.

또한 현재의 행동이 주는 기쁨은 즉각적인 반면에 건강한 행동을 통해 얻을 수 있는 이득은 오랜 시간이 지나야 그 효과가 나타난다. 따라서 행동의 결과로 나타나는 이득이 행동에 드는 비용(이 경우는 올바른 건강행동으로 인해 잃어버리게 되는 기쁨)보다 적게 느껴진다. 따라서 단순히 지식을 제공하거나 기술을 습득시키는 것만으로 개인이나 집단의 행동을 변화시키기는 어려우며, 올바른 행동을 취하는데 따른 이득, 특히 단기간에 체득할 수 있는 이득을 추가로 제공하거나 올바른 행동을 하지 않는데 따른 손해, 단기간에 느낄 수 있는 손해를 줄이는 것이 행동변화를 촉진하기 위해 필요하다.

이런 맥락에서 유인(incentives)과 불이익(disincentives)을 제공하는 것은 보건사업에서 흔히 사용하는 전략의 하나이다(McAlister 등, 2008). 어떤 유인과 불이익을 사용할 것인가를 결정하기 위해서는 사업대상자를 대상으로 사전에 조사를 하거나, 과거의 경험, 또는 다른 사람의 경험을 참조한다.

유인(incentives)은 활동의 기대가치를 증가시키거나, 참여를 조장하거나, 프로그램 참가자들에게 그들이 내린 행동변화의 결단과 목표를 상기시켜준다. 크게 사회적 유인과 물질적(경제적) 유인으로 구분된다.

- **사회적 유인** : 상급자, 동료, 강사 등으로부터의 특별한 인정, 칭찬이나 격려, 신문이나 게시판 등에 이름을 게재, 가족을 사업대상에 포함시켜 줌, 목표달성자에 대한 개인적 편지 등
- **물질적 유인** : 저렴한 물품의 제공(의류, 모자, 달력, 열쇠고리, 펜, 손전등, 머그 컵, 가정 소화기, 자동 안전장치, 핀이나 단추, 모조 그림, 수건, 우선주차권이나 무료주차권 등), 고용자와 피고용자 간에 프로그램 비용의 분담(사업 등록비, 헬스클럽 등록비, 활동의 수료 정도에 따라 차등을 둔 프로그램 참가비용의 상환 등), 추가 의료보험 가입, 추가 검진, 상품권, 마일리지 점수, 복권, 보너스나 추가 급료, 작업시간의 단축, 재계약시 우선권 부여, 이벤트나 특별한 식사 제공 등

성공축하 펀드가 유인제공의 대표적 예이다. 금연펀드라는 이름으로 민간 기업에 의해 도입되기 시작한 성공축하 펀드는 최근에는 비만관리 등으로 적용 범위를 확대하고 있으며, 보건사업에서도 활용되고 있다.

사례 **금연펀드**

- 한 중소 전자업체가 회사 차원에서 금연펀드를 조성하는 등 캠페인을 벌이며 직원들의 금연을 권

장하고 있어 화제다.

일체형 PC 및 모니터 제조업체인 에이텍(대표 신승영)은 9월 1일부터 내년 2월 말일까지 6개월간 '금연펀드'를 운영, 금연에 성공한 직원에게 포상금을 지급하기로 했다. 이 회사는 이미 2002년에도 금연자에게 매월 10만원을 지급하는 등 금연운동을 펼친 바 있지만 이번에는 '펀드'라는 수단을 동원해 직원들의 참여와 재미를 북돋우고 있다. 이에 따라 금연에 대한 생각만 하고 있던 직원들은 회사에서 적극적으로 지원해 준다는 소식에 '이번만큼은...'이라며 전의(?)를 다지고 있다는 소식이다. 회사 내 40여 명의 흡연자 가운데 30여 명이 이번 펀드에 신청했다.

내용은 신청자 본인 5만원과 회사지원 5만원을 합해 펀드를 조성하고 신청자 가운데 6개월간 금연에 성공한 직원을 대상으로 기 조성된 금액을 'N분의 1'로 나눠 지급하는 형태다. 여기에 회사가 30만원을 추가 지급한다.

금연 성공자 확인에 대한 규정도 엄격해 자칫 '한 대쯤이야...'하는 방심은 금물이다. 회사 측은 캠페인 기간이 끝난 후 성공자에 대해 체내 니코틴 검사를 해 최종 성공 여부를 결정하기 때문이다. 또 신청자의 흡연을 목격한 직원이 신고할 경우 포상금 3만원도 펀드에서 지급된다.

에이텍은 이번 펀드 운영을 앞두고 신청자 가족들에게 일일이 전화를 걸어 "신청자가 금연에 성공할 수 있도록 회사와 가족이 함께 노력하자"고 협조를 구하기도 했다. 또한, 이 회사는 이번 금연 캠페인을 계기로 매주 수요일은 자체 '금연의 날'로 지정하고 해당일에는 사내 흡연을 자제토록 유도하고 있다.

에이텍 신승영 사장은 "건강의 첫걸음은 금연이라고 생각합니다. 직원들의 건강이 곧 회사 발전의 밑거름 아니겠습니까. 직원들의 금연과 건강을 위해 회사가 할 수 있는 일이라 생각해 이번 금연펀드 및 캠페인을 적극적으로 진행하고 있습니다"라고 말했다.

[전자신문, 2004-09-06]

• 직원들의 금연을 돕기 위해 한 회사가 세달 전 조성한 금연펀드가 큰 효과를 거뒀다.

외국계 하드웨어 업체인 컴팩코리아(대표 강성욱)는 지난 2월 금연을 희망하는 임직원들로부터 5만원씩을 받아 금연펀드를 만들었다. 회사에서는 당시 모아진 돈의 배가되는 금액을 지원해 조성된 금연펀드를 지난 2월부터 지난달까지 세달 동안 담배를 피우지 않은 사람에게 고르게 나눠 주기로 했다. 당시 금연을 선언하고 5만원을 낸 직원은 69명으로 345만원이 모아졌고 여기에 회사의 지원금 690만원을 더해 모두 1천35만원의 금연펀드가 조성됐다.

3개월이 흐른 지난달 31일 금연에 성공한 사람은 43명으로 62%라는 놀라운 금연성공률을 보였다. 이들 43명은 금연펀드에서 24만원씩을 상금으로 받았다.

특히 금연에 성공한 직원 가운데 기술지원부의 장모(39) 차장은 중학교 때부터 24년간 매일 두갑씩 피웠던 담배를 끊어 직장동료들로부터 '인간승리'라는 찬사를 듣기도 했다.

컴팩코리아의 권형준 대리는 2일 "장 차장의 경우 동료들이 금연초를 사주는 등 주위의 관심이 금연을 성공시켰다"며 "금연펀드가 사내에 금연 분위기를 확산시키는데 큰 역할을 했다"고 말했다.

[연합뉴스, 2002-05-02]

• 살 빼면 펀드배당 준다 : 현대증권

현대증권이 임직원들을 대상으로 살을 빼면 배당을 주는 '건강펀드'를 운용키로 해 화제다.

11일 현대증권에 따르면 건강펀드는 표준체중보다 15% 이상 몸무게가 초과한 임직원 중 희망자들로부터 납입받는 10만원과 회사가 참가자 1인당 10만원씩 내놓는 격려금으로 조성된다.

참가자들은 비만위험교육과 예방교육을 받고 3월 1일부터 올해 말까지 총 10개월 동안 살빼기에 나선다. 남녀 각각 현재 체중의 6%, 5% 감량이 성공 기준이며, 살빼기에 성공한 직원들은 펀드 설정금액을 균등하게 나눠 배당을 받는다.

현대증권 관계자는 "지난 2년간 2차에 걸쳐 임직원들을 대상으로 금연펀드를 운영해 호응을 얻었다"며 "건강펀드는 금연에서 한 단계 더 나아가 임직원 건강을 해치는 비만을 줄이려는 시도"라고 말했다.

[한국일보, 2007-02-11]

불이익(disincentives)의 유형으로는 흡연자에 대한 추가 보험료 부과, 특별세의 부과(담배, 술 등), 벌금 부과(안전벨트나 안전모 미착용자), 특정 장소의 이용금지(흡연자) 등이 있다.

사례 **미국 기업들 흡연 · 뚱보 직원에 '벌금'**

건강하지 않은 직원들에게 '벌금'을 물리는 미국 기업이 늘고 있다. AP통신에 따르면 최근 들어 일부 기업은 담배를 피우는 직원의 월급에서 의료보험료를 추가 공제하고 있다. 기업들은 비만이거나 혈압 · 콜레스테롤 수치가 높은 직원이 의료보험 비용 부담을 늘리고 있다고 주장한다.

오하이오주 신시내티시에 있는 웨스턴&서던 파이낸셜 그룹은 건강관리를 받고 있는 직원의 체질량지수(BMI) 수치에 따라 의료보험료 명목으로 매달 15~75달러를 추징하고 있다. 대신 체력단련실에서 비만 관리와 건강검진 프로그램을 제공한다. BMI 수치를 줄이는 직원은 낸 돈을 돌려받을 수 있다. 올해 건강관리에 참가한 직원 중 40%가 의료보험료를 더 냈다. 지난해 벌금을 냈던 종업원 중 15%는 올해 되돌려 받았다.

인디애나폴리스주의 클래리언 헬스 병원은 2009년부터 직원이 비만이면 봉급에서 매주 10달러를 깎고 혈압과 콜레스테롤 기준도 넘어서면 5달러를 추가로 공제하기로 했다.

[중앙일보, 2007. 9. 12]

2) 개인간 수준의 전략

사람들의 행동에는 가족, 친구, 직장 동료, 이웃 등이 영향을 미친다. 따라서 건강에 문제가 있는 개인을 단독으로 관리하려 하기 보다는 그 사람에게 영향을 미칠 수 있는 사람들과 함께 관리할 때 사업의 효과가 높아진다.

쉼터 **비만은 사회적 전염병**

"댁의 주변엔 살찐 사람 없나요?"

"살찌는 것도 친구 따라 강남 간다?"

친구나 형제자매, 배우자 등 주변 사람들이 뚱뚱한 경우 본인도 비만해질 가능성이 높다는 연구 결과가 나와 흥미를 끌고 있다.

미국 하버드대와 캘리포니아대 공동 연구팀이 매사추세츠에서 거주하는 서로 혈연이나 친분 관계가 있는 성인 1만2,067명을 지난 71년부터 2003년까지 32년간 추적 조사한 결과 이 같은 사실이 확인됐다.

연구팀은 25일 New England Journal of Medicine에 발표한 논문에서 주위에 살 찐 사람이 많을 경우 비만에 대한 저항감이 사라지게 되면서 자신도 뚱뚱한 사람으로 될 공산이 큰 것으로 지적했다.

그간 연구팀은 조사 대상 가운데 체격지수(BMI)가 30 이상인 비만자를 둘러싼 인간관계와 상대방의 BMI 등과의 연관성을 통계적으로 분석했다.

연구결과 친구가 뚱뚱한 사람은 그렇지 않은 사람에 비해 비만으로 될 위험도가 57%나 급증했다. 형제가 살이 쪘을 경우에는 40%, 배우자가 그러면 남편 또는 아내가 비만으로 될 위험도는 37%나 높아지는 것으로 밝혀졌다.

이들 가까운 사람과 거주지가 떨어져 있어도 그 위험도 증가율은 거의 비슷했으며 단순한 이웃 사이인 사람이 비만자일 경우엔 별다른 영향이 없는 것으로 드러났다.

또한 남자 친구끼리의 경우 비만 위험도가 100%나 늘어난 반면 여자 친구 사이에선 38% 증가하는데 그쳐 대조를 보였다.

연구팀은 이런 현상이 주변 인물이 음식물을 맛있게 먹는 장면을 자주 보게 되는 사람의 먹는 것을 주관하는 뇌 부위가 자극을 받아 생긴다고 설명했다.

하지만 연구팀은 이번 조사 결과를 뒤집어 보면 한 사람이 건강한 식단을 즐기고 꾸준히 운동을 통해 날씬한 몸매를 갖게 될 경우 다른 주변 사람들도 덩달아 비만이 되지 않을 확률이 높아지게 된다고 강조했다.

[스포츠한국, 2007-07-27]

사람과 사람과의 관계망을 우리는 사회적 네트워크(social network)[2]라고 부르며, 네트워크를 통해 제공되는 지지나 지원을 사회적 지지(social support)라고 한다(Heaney and Israel, 2008).

건강행태의 개선을 위해 개인간 수준에서 활용되는 전략은 기존의 사회적 네트워크를 강화하거나 새로운 네트워크를 만들고, 네트워크를 통해 건강에 유리한 방향으로 개인들이 행동하도록 감정적, 도구적 지지를 강화하거나 정보제공과 교환을 활성화하고, 자기 평가가 제대로 이루어지도록 정보를 제공, 격려하는 것이다(Heaney and Israel, 2008).

(1) 기존 네트워크를 활용

① 네트워크의 강화를 통해 사회적 지지를 제공할 수 있도록 유도
② 네트워크 구성원에 대한 지지 제공을 위한 기술 훈련
③ 중심인물(지도자)에 대한 사회적 네트워크의 활성화와 유지에 필요한 기술 훈련, 리더십 교육
④ 네트워크 간의 경쟁과 우수한 네트워크에 대한 유인의 제공 등

(2) 새로운 네트워크의 개발

① 짝짓기(buddy system)

혼자서 운동하는 것보다는 가족이나 친구, 동료와 같이 운동하는 것이 효과가 높다. 따라서 같이 운동하거나 금연할 짝(buddy)을 만들어 주는 것이 성공할 확률이 높다.

② 후견인 제도(mentoring system)

짝짓기가 비전문가끼리의 네트워크 형성이라면 후견인 제도는 전문가나 이미 건강행태 개선을 경험한 사람을 신참의 후원자로 활용하여 사회적 지지를 제공하는 것이다. 최근 많은 대학에서 신입생들의 대학생활 적응을 위하여 선배 학생들을 후견인으로 활용하고 있으며, 민간 직장이나 공무원 사회에서도 신입사원의 적응 훈련에 활용하고 있다. 보건사업에서 건강행태 개선 프로그램을 이수한 사람들을 새로이 프로그램에 등록된 사람들의 후견인으로 활용하고 있다.

---

2) 네트워크에는 의사-환자관계처럼 전문가와 비전문가 사이의 관계와 가족, 친구, 직장 동료, 이웃 사이처럼 일반인간의 관계가 있다.

③ 동아리의 조직

앞에서 소개한 짝짓기나 후견인 제도가 1:1의 네트워크를 형성하는 것이라면 집단을 대상으로 네트워크를 만드는 것이 동아리 조직이다. 걷기 동아리, 금주동맹, 환자 자조모임 등이 그 예이다.

짝짓기나 후견인 제도, 동아리 결성 등이 모두 새로운 네트워크를 만드는 기전이다. 그러나 단순히 네트워크를 만드는 것만으로는 사람들의 행태를 개선하는데 부족하다.

네트워크를 통해 사회적 지지가 주어지지 않는다면 네트워크를 만든 의미가 퇴색된다. 따라서 네트워크를 통해 감정적, 도구적 지지가 제공되고, 정보제공과 교환이 활성화되며, 올바른 행동을 칭찬함으로써 상호 격려가 되도록 유도하여야 한다(Heaney and Israel, 2008).

사회적 지지제공을 위한 네트워크 구성원에 대한 교육과 훈련, 지도자 프로그램을 통한 리더십 교육, 네트워크 간의 경쟁, 우수한 네트워크에 대한 유인의 제공 등이 병행되어야 네트워크 결성이 소기의 목적을 달성할 수 있다.

(3) 자생적 지도자(natural helper)의 활용

지역사회에 자생적으로 존재하는 지도자(natural helper)를 이용하여 사회적 지지를 강화할 수도 있다. 이 경우는 자생적 지도자를 비전문가 보건인력(lay health adviser)으로 활용하여 이들이 자신이 속한 네트워크 구성원들에게 사회적 지지를 제공하도록 하는 방법이다.

맞춤형 방문건강사업에 대한 세미나에서 방문간호사로 일하고 있는 어떤 분께서 저소득층 가정을 방문하면 대상자들이 더 이상 살고 싶지 않으니 오지 말라고 하는 등 냉대를 한다고 하소연하였다. 지역사회의 구성원들이 항상 외부의 전문가들에게 마음의 문을 열어주는 것은 아니다. 정서와 가치관이 다른 집단에 대해 기술적 우위만을 앞세운 접근은 실패하기 마련이다.

지역사회에는 공식적이든 비공식적이든 여론지도자가 있기 마련이다. 이런 분들을 보건사업에 활용하는 것이 막힌 지역사회의 문을 여는 지름길이다.

자생적 지도자를 보건사업에 활용하는 과정은 다음과 같다.

① 지역사회의 자생적인 지도자의 확인

② 자생적 지도자의 사회적 네트워크 분석

③ 자생적 지도자에 대한 건강문제와 지역사회의 문제 해결 전략에 대한 훈련 제공

위에서 언급한 것처럼 자생적 지도자의 활용은 저렴한 비용으로 특수 집단에 정보 제공과 사회적 지지 제공을 활성화할 수 있는 장점이 있으나, 자생적 지도자는 자신이 속한 네트워

크 구성원들에 대해서만 빈번하게 접근하는 경향이 있어 소외되고 고립된 사람들에게는 정보나 지지가 제공되지 않을 위험성이 있고, 저소득층보다 고소득층이 자생적 지도자와 접촉할 확률이 높다는 문제점이 있다.

사례 **자생적 지도자를 활용한 North Carolina Breast Cancer Screening Program**

미국 농촌의 흑인과 백인의 유방검진, 특히 mammography 검진율 차이를 완화하기 위해 1990년대에 미국 농촌에서 진행된 사업으로 흑인은 백인에 비해 유방암 발생률은 차이가 없으나 조기발견이 되지 않아 5년 생존율은 낮은 문제를 해결하기 위해 시행되었다.

지역사회 흑인 여성 148명에게 10~12시간 동안 유방암과 mammography에 대한 지식, 대인 및 집단 의사소통 능력, 감정적 및 정서적 지지 제공 기술, 평가 등에 대해 훈련을 제공하고, 이들을 비전문가 보건인력으로 활용하였다.

사업시작 3년 후에도 75%가 계속 활동하고 있었으며, 이들은 매주 1인당 1~3명의 주민을 접촉하였다.

이들과 접촉한 주민들은 이들이 신뢰할 만하고, 접촉하기 용이한 정보원이라고 평가하였다.

사업지역과 대조지역을 비교할 때 mammography 검진율은 통계적으로 약간 유의한 정도인 6%가 증가하였다. 그러나 흑인, 특히 저소득층 여성의 백인과의 mammography 검진율 차이는 현저하게 완화되었다.

연간 가구소득이 12,000불 이하인 흑인 여성의 2년간 mammography 검진율은 37%에서 59%로 증가, 백인 여성은 54%에서 60%로 증가하였다.

자료: Heaney and Israel, 2008.

3) 조직 차원의 전략

개별 학교나 직장과 같은 조직에 대한 접근은 조직개발이론에 근거를 두고 수행되며, 지역사회의 조직간 네트워크를 통한 역량강화는 조직관계 이론에 바탕을 두고 전개된다.

개별조직에 대한 접근은 대체적으로 조직분위기의 변화, 조직 규범이나 문화의 변화, 조직환경의 개선 및 조직역량(인적자산, 문제 진단, 프로그램 개발 및 평가 능력, 외부자원 획득, 외부조직과의 협력)의 강화를 목표로 한다(Butterfoss 등, 2008). 이를 위해 다음과 같은 절차를 거치게 되는데, [표 8-6]은 조직개발 이론을 적용한 직장건강증진사업의 틀이다.

① 진단

② 실행계획 수립

③ 개입
④ 평가

[표 8-6] 조직문화의 변화를 통한 직장건강증진사업의 틀

단계	과제/구성요소	실제 예*
Ⅰ. 시작 (start-up)	사업지도자의 승인, 지지획득 준비 팀의 조직 현황분석과 목표의 설정	자발적인 사업지도자들을 개발 근로자 건강증진자문위원회 조직 종업원에 대한 사업필요 조사 행정적, 관리적 문제를 확인 목표 설정 전략적인 기획과정을 확립
Ⅱ. 홍보, 참여유도 (involvement)	사업소개 워크숍	근로자들의 관심을 집중시킴 우선 사업대상자들의 검토, 평가 홍보계획을 활성화 유인 및 보상전략을 현실화 사업시작을 위한 계기 마련
Ⅲ. 변화의 시작 (installing change)	동료, 가족 등 지지그룹 특정 건강문제에 관한 지지그룹 자조적 프로그램 과업성취 프로그램	검진 및 건강평가 건강교실 지지그룹 조직 건강교재의 제작과 배포 개인상담
Ⅳ. 변화의 지속 (sustaining change)	사업 평가 사업 수정 사업 확대	사업 평가 새로운 사업의 개발 재발 방지 전략의 설계

자료: Dejoy and Wilson, 1995의 표 2.1 및 2.2를 이용하여 재작성 하였음.
* Tenneco 건강증진사업에서 사용된 예임.

사례 **남양유업 천안신공장 금연캠페인 성공사례**

남양유업 천안신공장에서는 세계최고의 유가공사업장으로서 전사원이 건강하고 청결한 분위기에서 근무할 수 있는 건강한 회사를 만들고, 최고의 위생수준에서 최고품질의 제품을 만들기 위해 지난 2003년부터 2005년까지 2년간 금연캠페인을 전개하였다. 그 결과 전사원이 금연을 실천하고 사업장전구역에서 금연을 실천하는 '완전금연사업장'을 실현하게 되었고, 이를 통해 청결하고 깨끗한 회사의 이미지를 고객을 비롯한 외부인들에게 심어줄 수 있었다. 남양유업 천안신공장을 찾는 방문객들은 '완전금연사업장'이라는 소개에 놀라움과 부러움, 찬사를 아끼지 않았으며 금연은 이제 남양유업 천안신공장의 기업문화로 정착된 것이다.

완전금연공장의 필요성과 효과에 대한 충분한 의사소통과 노동조합의 협조를 통해 조직변화의 해빙단계에서 발생할 수 있는 저항력을 최소화하였으며, 공장장의 강력한 의지와 지원 · 체계적인 프로그램의 추진 · 성공자에 대한 적절한 보상 등을 통하여 조직 변화 단계에서의 추진력을 증가시켰고, 지속성 있는 프로그램의 추진 · 금연자에 대한 지속적인 관심과 피드백 · 다양한 형태의 흥미 있는 프로그램의 전개 · 금연규칙의 엄격하고도 예외 없는 적용 등을 통해 조직변화의 재동결 단계의 새로운 균형을 고착시켰다.

남양유업 천안신공장의 완전금연사업장 달성을 통하여 확립된 기업문화는 기업문화가 수행하는 4가지 기능, 즉 조직구성원에게 소속 조직원으로서의 정체성을 제공하여 문화의 동질화를 이루었으며, 가치관 · 믿음 · 행동의 통일을 가져왔고, 명예와 긍지를 심어줌으로써 조직구성원들의 집단에 대한 몰입과 참여가 손쉽게 이루어 질 수 있게 되었다. 그 결과 기업체계의 안정성을 높이는 결과를 가져왔으며, 일종의 학습도구로서의 기능을 수행함으로서 구성원들의 행동을 회사가 원하는 방향으로 조각해 나갈 수 있도록 공감대를 형성해나가는 분위기를 조성하였다. 금연은 남양유업 천안신공장에서 전 구성원들이 느끼는 당연하고 반드시 실천해야 할 철학과 분위기, 가치관이 될 것이다.

이러한 남양유업 천안신공장의 금연캠페인 성공으로 형성된 기업문화로 말미암아 사원들의 의식향상과 기업이미지 및 신뢰향상 뿐만 아니라, 품질 향상, 생산성 향상의 성과를 가져오게 되었다. 금연캠페인을 시작한 후 완전금연사업장을 이룩할 때까지의 기간 동안에는 금연자로 분류되었던 사원들 중에서 다시 흡연의 유혹에 빠지는 사례가 발생하기도 하면서 2년이라는 기간이 소요되었으나, 금연산업장으로 선포된 이후에는 우리나라 최초 유일의 완전금연사업장 근무 사원으로 긍지와 자부심을 갖고 금연문화를 능동적으로 철저하게 지켜가고 있다.

자료: 정승환, 정규언. 2006.

4) 지역사회 차원의 전략

(1) 이벤트

이벤트란 '사람을 동원하여 현장에서 실시하는 모든 활동 형태'를 뜻한다. 이벤트는 특정의 목적, 기간, 장소, 대상을 전제로 하여 실시되는 개별적이고 직접적이며 쌍방향적인 커뮤니케이션 매체이다. 다시 말해서 특정한 목적을 가리고 일정한 기간, 장소, 대상을 전제로 하여 실행되는 행사는 넓은 의미에서 이벤트라 할 수 있다. 하지만 이중에서 부정적인 목적, 의미의 모임이나, 정치적 캠페인, 종교적 행사와 개인적인 친선이나 사교를 목적으로 하는 행사 또는 모임(등산모임, 낚시회, 기타 친목회)은 이벤트가 아니다.

보건사업에 있어 대표적인 이벤트는 건강박람회, 걷기대회 등이다. 홍보와 교육의 목적으로 이벤트가 보건사업에서 자주 활용되나 이벤트 사업만 가지고는 교육효과의 지속성이 떨어진다는 점을 명심하여야 한다.

(2) 홍보

홍보는 어떤 소식이나 정보를 일반에게 널리 알리는 것을 말한다. 모든 보건사업 전략은 홍보요소를 포함하고 있다. 홍보 전략은 다양한 목적이나 목표 달성에 유용하고, 많은 대상자에게 정보를 제공할 수 있으며, 비용-효과적이며[3], 덜 위협적이라는 장점이 있다.

다음은 널리 쓰이는 홍보방법이다.

① 방송이나 신문, 기타 대중매체를 통한 뉴스보도, 칼럼 게재, 공익광고, 유료광고, 대담, 오락프로, 사설이나 편집자 글, 편집자에게의 편지, 만평 등

② 게시판, 소책자, 회보, 대상자에게 직접적인 우편물 발송, 상품에 정보 게재(담배, 식품, 술), 소식지, 포스터

③ 대상자와의 대면을 통한 정보제공(보건의료인과 환자 관계)

(3) 사회마케팅

단순한 홍보만으로는 사람들의 행동을 바꾸기가 쉽지 않은데 이는 사람들의 행동의 근저에는 행동에 따르는 편익과 손실에 대한 판단이 자리를 잡고 있기 때문이다.

사회마케팅은 마케팅의 원리와 기법을 활용하여 상업적인 상품이나 서비스를 판매하는 것이 아니라 사회적 가치, 이념, 또는 규범을 소비자들이 수용하도록 유도하는 방법이다.

사회마케팅은 대상집단에게 (특정)행동을 실천함으로서 얻을 수 있는 혜택을 알려주고, 행동실천에 장애가 되는 요인을 줄일 수 있도록 하며, 프로그램 활동 참여를 설득함으로써 사람들이 자발적으로 행동할 수 있도록 조장하는 과정이다. 사회마케팅의 특징을 요약하면 다음과 같다(김광기, 2008).

① 궁극적인 목표는 대상집단 구성원들의 자발적인 행동(또는 행동의 변화이거나 기존 행동의 유지)에 영향을 미치려는 것이다.

② 대상집단 구성원들에게 자발적인 행동을 하는 것이 가져다 줄 혜택과 이를 실천하는 과정에서 경험하게 되는 장애요인을 감소시킬 수 있도록 하는 것이다. 이를 위해서 사회마케팅에서는 첫째, 즉각적이고 직접적인 혜택을 찾아내는 것과, 둘째, 대상집단 성원이 바람직하게 여기는 행동을 하도록 동기화되거나 수행하려고 할 때 장애가 될 수 있는 요인을 찾아서 제거하거나 감소시키는 것이 필요하다. 이런 장애요인에는 개인적인

3) 홍보의 비용은 사용하는 방법(활동)에 따라 상이하다. 초등학교 학생을 대상으로 건강문제에 대한 인식을 높이기 위한 포스터 그리기 같이 거의 비용이 들지 않는 방법도 있고, 소책자의 발행처럼 약간의 비용이 드는 방법, 개인 상담처럼 상당히 비싼 방법, 그리고 황금시간대의 광고처럼 매우 비싼 방법도 있다.

것(자아효능감의 부족), 사회적(행동변화를 지지하는 주변사람의 부족), 경제적(돈) 또는 환경적(행동수행에 필요한 서비스나 상품에 접근할 수 없음)인 것이 있다.

③ 사회마케팅의 궁극적인 수혜대상은 대상집단 구성원들 자신 또는 사회전체(마케팅프로그램을 시행하는 당사자가 아님)이다. 상업 마케팅의 경우에는 마케팅을 하는 당사자가 수혜자가 되지만 사회마케팅의 경우는 이와는 다르다.

④ 관련된 사람들이 서로 자기이해를 충족시킬 수 있어야 하기 때문에 성공적인 마케팅이 되려면 대상집단이 원하는 요구를 제대로 평가해서 이를 충족시켜줌으로써 자신의 이해를 충족시킬 수 있어야 한다(상업 마케팅의 경우에 상품을 제공하는 생산자와 소비자가 모두 만족할 수 있도록 마케팅이 이루어져 서로 Win-Win하도록 하는 것처럼).

⑤ 강제적인 것이 아닌 자발적인 교환(서로간의 각자의 이해를 충족하는 것은 자발적인 교환을 통해서)이 되어야 한다.

⑥ 상업 마케팅의 성공여부는 재정적인 이익이 생겼느냐 이지만 사회마케팅에서는 대상집단의 구성원이나 사회전체의 혜택이다.

정리해보면 사회마케팅은 마케팅 조직과 대상집단 구성원들이 각자의 이해를 서로 달성하기 위해 자발적으로 상호교환하는 과정으로 마케팅조직은 자신들의 자원을 사용해서 대상집단 성원들에게 상품, 서비스 또는 아이디어로 초래될 수 있는 일련의 혜택을 알려주고 확장시키려 하며 이런 상품, 서비스 또는 아이디어를 채택하거나 유지하려고 할 때 장애가 되는 요인들을 감소시킬 수 있도록 한다. 이에 반해 대상집단 성원들은 자신들이 가지고 있는 자원(돈, 시간 또는 노력)을 써서 행동을 변화하는 것이 가지는 명확한 이점을 알고 이런 제의를 받아들이게 된다.

(4) 환경개선

인간을 둘러싸고 있는 환경에 변화를 줌으로써 개인의 인지, 지식, 태도, 행동에 영향을 미치려고 하는 활동으로 조직이나 지역사회의 물리적 및 사회적 환경의 변화를 꾀하는 다음과 같은 활동이 해당된다.

① **"행동을 유도하는 환경"의 조성** : 자판기나 식당에서 건강식만을 판매, 자판기에서 건강식품에 대한 가격인하, 고속도로의 중간분리대 설치, 범죄를 감소시키고 육체적 활동을 증가시키기 위한 가로등 설치의 증가, 상점에서 저지방 유제품의 구매를 용이하게 배치, 사용하지 않는 철로의 보행자를 위한 도로로 전환, 운동을 하는 직장인을 위한 직

장 내 사물함과 샤워시설 설치, 공공건물에서 담배 자판기나 재떨이의 제거, 노인을 위한 교통편의 제공 등

② **대상자에게 건강메시지나 특정 행동에 대한 계기나 단서(cues)를 제공** : 금연 사인 설치, 자판기의 경고나 식당 배식장소에 식품 표시 같은 구매 지점에서의 교육자료 설치 등

사례 노인놀이터

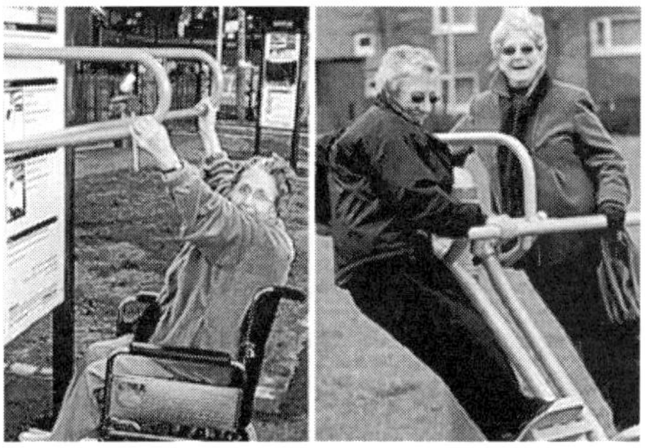

최근 영국 맨체스터(Manchester)에 60대 이상의 고령자들을 위한 '노인 전용 놀이터'가 등장해 화제가 되고 있다.

지역 노인들의 건강과 복지를 위해 안전하고 편하게 즐길 수 있는 전용 놀이기구가 마련된 것.

놀이터에는 노화로 굳어진 신체부위를 자극시키는 각종 놀이기구가 마련돼 있어 노인들의 건강에 효과적이라는 반응이다.

놀이터를 지은 맨체스터 지역주민회는 노인들의 약해진 근력을 보강하고 점차 줄어든 활동량을 늘려주기 위해 스텝퍼(stepper)와 평행봉 등을 응용시킨 그네와 시소 등을 설치했다.

또 노인 전용 놀이터 부근에 아이들의 놀이터도 함께 있어 노인들은 같이 나온 손자·손녀의 뛰노는 모습을 지켜볼 수 있다.

지역주민회장인 조안 핏젤라드(Joan FitzGerald)는 "놀이터에서 70대 이상의 노인들이 이렇게 재밌게 놀고 웃는 모습은 본 적이 없다"며 "너무 늙어서 놀기 어렵다는 생각은 틀린 것 같다"고 밝혔다.

아울러 놀이터를 만든 고든 리스만(Gordon Lishman)은 "이곳은 고령자들에게 사회에 참여할 수 있는 기회를 줄 것"이라며 "많은 노인들이 충분한 신체적 활동을 할 수 있게 노력하고 싶다."고 덧붙였다.

페기 유일(Peggy Yuill · 74) 할머니는 "여기에서 놀고 있으면 다시 21살로 돌아간 것 같다"며 "앞으로 건강해질 것 같은 느낌이다"라고 소감을 밝혔다.

[서울신문, 2008-01-31]

(5) 지역사회의 규범개선

사람들은 자신이 속해 있는 조직의 문화와 규범에 의해 영향을 받듯이 자신이 살고 있는 지역사회의 문화나 규범에 의해서도 영향을 받는다.

사례 **지역사회의 규범이 건강행동에 미치는 영향**

다음 2 가지 사례는 보건당국자의 개입이 없이 마을 주민들 사이에서 자발적으로 금연 및 절주에 대한 규범이 확산된 사례이다.

전남 보성 장동마을 '금연촌'

50~60년 골초 80代 할아버지까지 작년 1월 주민 98명 완전 금연 성공. 담배 문 촌로 모습 이젠 '추억의 풍경'. 감기·기관지염 없는 건강마을로 거듭나.

31일 오후 전남 보성군 문덕면 용암리 장동마을. 마을 입구에서 논에 물대기를 하던 공동수(67) 이장은 "정말 마을 사람들 한 분도 담배를 피우지 않느냐"고 묻자 고개를 갸우뚱거리더니 담배가 어떻게 생겼냐고 웃으며 되받는다. 공 이장은 "어디 우리 동네 사람 중에 입에 담배 물고 있는 사람 본 적이 있느냐"며 "우리 마을 사람들은 담배 생각이 날 때 소주잔을 기울였으면 기울였지 담배는 절대 안 피운다"고 너스레를 떨었다.

전체 46가구 98명이 살고 있는 장동마을은 '금연촌'으로 통한다. 요즘은 농번기. 옛날 같으면 건강에 나쁜 줄 알면서도 힘든 농사일의 고단함을 잊기 위해 짬이 나면 으레 담배를 꺼내 물던 촌로의 모습은 마을 어디서도 볼 수 없다.

장동마을에서 담배 연기가 사라지기 시작한 것은 마을회관이 방 2개짜리 경로당으로 바뀐 1996년 3월부터. 추수를 마친 농한기에 할 일이 마땅치 않던 할아버지들이 경로당에 모여 허구한 날 줄담배를 피워대자, 참다못한 할머니들이 들고 일어섰다. 당시만 해도 '남녀칠세부동석'을 따지며 방을 따로 쓰던 할머니들이 자신들의 방으로 매캐한 담배 연기가 그대로 새어 들어오자 더 이상 참지 않겠다고 나선 것이다.

"담배를 피우려면 나가서 피우시오!" 할머니들의 빈축을 사며 경로당 문 밖에서 쪼그리고 앉아 담배를 피우던 할아버지들이 하나둘 담배를 끊기 시작한 것은 어찌 보면 당연했다.

이렇게 할머니들의 등쌀에 못 이겨 시작된 '담배 없는 마을 만들기'는 지난해 1월 그 결실을 맺었다. 주위의 눈총에도 아랑곳하지 않고 끝까지 담배를 손에서 놓지 않았던 이 마을의 '마지막 흡연자' 정모(85) 할아버지가 50년 넘게 피워온 담배를 끊고 금연 대열에 합류한 것이다.

마을 최고령자인 이수업(90) 할아버지는 "작년에 정씨가 담배를 끊었다고 해 찾아가서 '정말 잘했다'고 크게 칭찬을 해줬다"며 "주위에서 싫다고 하는데 나이 한 살이라도 더 먹은 사람이 할 짓 아닌 것 같아 나도 3년 전에 담배를 끊었다"고 말했다.

장동마을이 금연마을로 자리 잡으면서 몰라보게 달라진 것은 주민들의 건강. 불과 몇 년 전만 해도 겨울이면 연례행사처럼 감기 환자들이 속출했지만 이제는 거의 사라졌다. 기관지염을 호소하는 주민들도 줄어들어 지난해 건강검진에서 기관지염 등 이상 증세가 나타난 주민은 단 한 명도 없었다.

공 이장은 "금연의 효과는 그대로 건강으로 나타나고 있다"며 "현재 마을 입구에 설치된 전라남도 지정 '환경친화마을' 간판을 내리고 '건강을 지키는 금연마을'이라는 새 입간판을 세우는 방법을 생각하고 있다"고 기염을 토했다.

[한국일보, 2005-05-31]

장성군 율정마을 주민 "술 사양합니다"

'술 익는 마을마다 타는 저녁놀/구름에 달 가듯이 가는 나그네..' 박목월의 시 '나그네'가 무색할 정도로 술이 없는 마을이 있다.

전남 장성군 북이면 율정마을. 13가구 30여명이 정답게 모여 사는 이 작은 산골마을에는 술이 없다.

예부터 술을 즐겨하지 않은 마을이었지만 2년여 전부터 마을 주민 모두 '금주'에 성공했다.

누군가 나서서 술을 끊자고 하지 않았지만 주위에서 다들 술을 입에 대지 않아 자연스럽게 끊게 됐다는 것이 주민들의 설명이다.

술을 하지 않으니 간혹 외지에서 친지들이 술을 들고 찾아 와도 마을에 술을 찾는 이가 없어 술 대신 과일이나 음료수를 사들고 오는 사람이 많다.

아무리 술을 안 한다고는 하지만 잔칫상이나 제사상에 술이 빠질 수는 없는 법.

그러나 제사상에 오른 술이래야 고작 정종 1병에 그것도 차고 넘쳐 후손들의 '음복주' 대신 퇴주잔에 담겨 창고에 갇히고 만다.

가끔 매실을 따 술을 담긴 하지만 이것도 외지 손님을 위한 접대용일 뿐 주민들은 일절 술을 입에 대지 않는다.

김종순(66.여)씨는 "제사를 지내면 상에 올린 막걸리 1병으로 온 가족이 나눠 마시면 충분하다"며 "때로는 제주(祭主)대신 손님이 음복하는 경우도 많다"고 말했다.

지난해 여름에는 부임한지 얼마 안 된 면사무소 직원이 인사차 맥주 1상자를 들고 마을을 찾았는데 주민들은 이 맥주를 가게에 반납하고 아이스크림으로 바꿔 왔다.

마을 사정을 아는 손님들은 이제 술 대신 음료수나 과일, 떡을 사들고 마을을 찾는다.

마을 주민 대부분 70-80대로 고령이지만 술, 담배를 하지 않아 건강한 편이다.

암이나 간질환 등 음주나 흡연으로 인한 성인병을 앓고 있는 사람도 없다.

2년 전 마을에 정착한 김성수(50)씨는 "고향에 오기 전 도시에서 사업할 때 술 접대도 많이 하면서 부담을 느꼈는데 주위에서 술을 마시거나 권하는 사람이 없어 편하다"며 "술, 담배가 없으니 가족도 화목해지고 마을도 평안한 것 같다"고 말했다.

김영신(63) 이장은 "마을에 술이 없어지면서 큰소리도 나지 않고 마을이 평화로워졌다"며 "건강도 챙기고 마을의 단합과 평화를 위해 아름다운 전통을 지켜갔으면 한다"고 말했다.

[연합뉴스, 2006-04-12]

지역사회의 문화나 규범을 바꿈으로서 개인이나 집단의 행태에 영향을 미치려는 보건사업이 최근에 증가하고 있다. 금연마을, 금연아파트, 건강마을 만들기 사업 등이 그 예이다.

(6) 지역사회 개발

지역사회 개발이란 지역사회가 자신의 요구와 목적을 설정하고, 우선순위를 정하며, 이를 달성하고자 하는 신뢰와 의지를 개발하고, 문제해결을 위한 내적, 외적 자원을 확보하고 필요한 조치를 취하며, 이러한 사업들을 통해 지역사회 내에서 협동적 태도와 실행을 개발해 가는 과정이다. 다시 말해 지역사회 개발이란 건강과 관련된 요인에 대한 의사결정에 지역사회가 밑으로부터(from the ground up) 참여할 수 있도록 하는 과정이며, 주민과 지역사회가 즉각적인 문제를 해결할 뿐만 아니라 장기간에 걸쳐 그들의 능력과 자신감을 배양할 수 있도록 함께 노력하는 과정이다.

우리나라에서도 최근 지역사회 개발 방식을 이용한 보건사업에 대한 관심이 높아지고 있다.[4)]

5) 옹호(advocacy) 및 정책개발

정책은 일반적으로는 각급 정부가 제정하는 정책, 규제, 법 등이 해당되나, 민간단체(학교, 서비스 제공기관, 기업 등)의 공식적, 비공식적인 규정이나 합의도 이에 해당된다.

건강과 관련된 정책은 크게 건강에 해를 끼치는 행동을 억제하거나 제한하기 위한 규제나 건강한 행동을 촉진하기 위한 정책으로 나누어진다.

① **건강에 해를 끼치는 행동을 억제하거나 제한하기 위한 규제** : 담뱃값 인상, 금연구역 설정(금연공원, 금연정거장 등), 공공장소에서 담배관련 상품의 판매 제한, 청소년에게 대한 담배 및 알코올 판매를 엄격히 제한하는 정책, 금주구역 설정(절주공원), 음주운전에 대한 벌칙, 식당에서 안전하지 못한 식품 제공에 따른 벌칙, 유독 폐기물 취급에 대한 규제 등

사례 교칙 제정

'흡연하면 퇴학?' 금연대학교 화제

담배 피는 학생은 절대 다닐 수 없는 금연대학교가 있어 화제다.

일본의 나고야 여자 전문대학은 캠퍼스는 물론 통학로까지 전면 금연구역으로 지정하는 한편 신입생에게 이례적으로 '금연 서약서' 를 쓰게 하는 등의 금연 교육을 실시해 흡연자가 반감하는 큰 효과를 올렸다고 교토통신이 19일 보도했다.

일부 교직원이나 학생으로부터 '여성 차별이다'는 반대 의견도 있었지만 학교 측은 임신 출산기의 악영향이 뚜렷한 이상 연기가 없는 캠퍼스를 만들기 위해 2003년부터 전면 금연을 단행했다. 지난 해에는 금연 서약서도 도입했다. 그 결과 흡연으로 인한 퇴학자가 1명도 없어 0%에 가까운 흡연율을 자랑하고 있다.

4) 지역사회 개발의 자세한 내용은 배상수. 건강증진의 이론과 접근방법. 2013을 참조하기 바란다.

이 학교는 흡연자를 상대로 개인 면접을 실시해 금연을 돕는 니코틴 패치를 지급하고 있다. 또 흡연 예방을 위해 지역 내 소아과 전문의들의 도움을 받아 특강을 펼치는 등 다채로운 금연 프로그램을 운영하고 있다.

[스포테인먼트, 2005-01-19]

사례 **시 · 도의 정책**

전북 학교 내년까지 탄산음료 전면 퇴출

전북 지역 학교에서 판매하는 콜라와 사이다 등 탄산음료가 내년부터 전면 퇴출된다.

전북도교육청은 탄산음료가 든 자판기를 설치한 전북지역 중등학교 49곳(중 20곳, 고 29곳)을 대상으로 청소년위원회의 권고에 따라 탄산음료 판매제한을 권장한 결과, 4월부터 현재까지 38곳이 판매를 중단했다고 18일 밝혔다. 나머지 11곳은 2007년까지 탄산음료 자판기 폐쇄를 마무리할 계획이다.

교내 매점에서 탄산음료를 판매하는 학교 40곳 가운데서도 지금까지 31곳이 탄산음료 판매를 중지했으며, 나머지 9곳도 내년까지 탄산음료를 퇴출시킬 방침이다.

도교육청 관계자는 "탄산음료를 마시는 청소년은 칼로리와 지방 섭취량이 높고 칼슘 섭취량은 낮은 것으로 나타났다"며 "탄산음료 판매를 중지한 학교는 과일주스 등으로 메뉴를 대체하고 있다"고 말했다.

[한겨레, 2006-09-18]

② **건강한 행동을 촉진하기 위한 정책** : 안전벨트나 안전모 착용의 의무화, 근로자들이 육체적 활동을 증가할 수 있도록 유연한 작업시간 운영, 비 흡연자에 대한 보험료 감면, 근로자를 위한 진료시간 연장, 대학 진료소에서 콘돔의 제공, 지역 여가시설의 개장시간 연장 결정 등

사례 **법률제정**

英, 기형아 막기 위해 밀가루나 빵에 엽산 첨가

영국 식품기준청(FSA)이 기형아 출생률을 떨어뜨리기 위해 빵이나 밀가루에 강제적으로 비타민

인 엽산을 첨가하는 방안을 추진하고 있다.
FSA는 이번 주 엽산 첨가 방안에 대해 공식 발표하고, 올 여름 공청회를 거쳐 9월부터 이 방안을 실행한다는 계획을 세우고 있다고 더 타임스 신문이 5일 보도했다. FSA는 아직 빵을 만들 때만 엽산을 첨가할지, 밀가루에 무조건 엽산을 첨가할지는 결정하지 않았다.
국민 건강을 위해 정부 기관이 식품제조업자들에게 특정 영양분을 의무적으로 집어넣으라는 지시를 하기는 제2차 세계대전 이후 처음일 것이라고 타임스는 지적했다.
전문가들은 빵이나 밀가루에 엽산을 첨가함으로써 신생아의 척추갈림증과 신경관 장애 질환을 40%까지 줄일 수 있다고 말하고 있다.
엽산은 또 임신부의 유산 위험을 줄여주고, 성인의 뇌졸중, 심장질환, 뼈 질환을 예방하는 효과도 있는 것으로 알려져 있다.
이미 엽산의 의무적인 첨가를 정책적으로 시행하고 있는 미국, 캐나다, 칠레에서는 태아의 신경관 결함을 50%까지 줄이는데 성공했다.
FSA 자문위는 밀가루 100g당 100~450㎍을 첨가할 경우 신경관 결함 태아를 임신한 여성의 숫자가 40~370명쯤 줄어들 것이라고 말하고 있다.
FSA는 4년 전에도 엽산 첨가안을 검토했지만 엽산 과다 복용시 노인들의 비타민 B12 결핍 증세를 인식하기 어렵다는 우려에서 이 방안의 추진을 보류했다.
이제 자문위는 보건소 의료진이 노인들의 B12 결핍 여부를 정기적으로 모니터함으로써 이 문제를 해결할 수 있다고 말하고 있다.
그러나 일부 소비자들은 노인들의 비타민 결핍 문제와 함께 개인 자유의 침해를 이유로 들며 "강제적인 엽산 첨가방안"에 반대하고 있다.

[런던=연합뉴스, 2006.04.05]

앞에서 설명한 교육이나 상담, 유인과 벌, 사회적 지지, 이벤트나 홍보, 환경 개선 등은 모두 정책을 통해 실현을 뒷받침 받는다. 건강에 해를 끼치는 행동을 억제하거나 제한하기 위한 규제나 정책은 개인의 입장에서 보면 건강에 해를 끼치는 행동의 수행에 드는 비용 손실을 증대시킨다. 반대로 건강한 행동을 촉진하기 위한 정책은 건강에 이로운 행동을 하는데 드는 비용을 감소시키거나, 건강한 행동에 따른 이득을 강화시킨다. 따라서 정책은 다른 전략의 실현 가능성을 보장해 주는 전략이라 할 수 있다.

정책 채택을 가능하게 하기 위한 로비, 민원 편지의 발송, 청원, 정책 당국자와의 면담 등을 옹호(advocacy)라 한다. 구체적으로 살펴보면 옹호는 지역사회 주민들이 그들의 일상생활에 영향을 미치는 제도나 의사결정에 참여하는 과정이다. 옹호 활동을 통해 더 많은 지지를 이끌어 내거나, 의사결정에 영향을 미치거나, 비 참여자를 활성화하거나, 서비스를 향상하거나, 당국자나 계획 및 사업이 보다 대상자의 요구에 민감하게 반응하도록 유도할 수 있다. 지역사회 조직의 결성, 조직의 연대, 지역사회나 의사결정권자에 대한 교육 등도 이에 해당된다. 옹호를 위한 구체적인 활동은 다음과 같다.

- 중요인물에 대해 교육하거나 로비를 위한 개별 방문
- 지역사회 집회
- 의사결정권자 사무실에 대한 전화 걸기
- 의사 표명을 위해 방송매체에 출현
- 중요인물에게 편지 쓰기
- 특정과제에 대한 표결결과에 관심을 표하는 편지를 신문 편집자에게 보내기
- 특정문제를 지지해 준데 대한 감사의 편지를 의사결정권자에게 보내기

사례 **옹호**

단대병원, 국내 최초 실내흡연금지촉구 범시민 금연운동 전개

"사랑스런 자녀들과 함께 외식을 위해 식당에 들어섰을 때 매캐한 담배연기가 자욱하다면 어떤 선택을 하시겠습니까?"

실내흡연이 공공연히 이뤄지고 있는 현실에서 실내흡연을 불특정 다수에 대한 테러로 규정하는 시민운동이 시작돼 눈길을 끈다.

5월 초 단국대병원 가정의학과 정유석 교수는 '실내흡연금지를 촉구하는 천안시민의 모임'을 시작했다. 정 교수는 "우리나라에서 한해에 간접흡연으로 인한 폐암 사망자수가 700명에 달한다. 식당 등에서 남이 피운 담배연기로 예상되는 피해에 대해 천안 시민들은 더 이상 침묵해서는 안 된다"고 말했다.

정 교수에 따르면 실제 비흡연자가 별도로 흡연구역이 지정된 대형식당의 비흡연 구역에서 두 시간 동안 식사를 하면 담배 2대를 피운 것과 같은 피해를 입고, 담배 연기가 자욱한 식당에서 2시간 동안 머물면 담배 4대를 피운 것과 동일한 피해를 입는다고 밝혔다. 그러나 대부분의 사람들은 이러한 사실을 모르고 있다고.

간접흡연으로 인한 피해가 심각한 곳은 서민들이 자주 이용하는 작은 음식점이다. 우리나라보다 흡연문화에 관대한 유럽이나 미국, 홍콩을 비롯한 아시아 선진국들도 이미 식당에서는 물론이고 술집에서조차 흡연을 금지하고 있다. 동네 어귀의 선술집에서 담배를 물고 맥주잔을 기울이는 것이 오랜 전통이었던 아일랜드에서도 지난 2004년 이후에 실내 전 지역이 금연구역으로 선포됐다.

정 교수는 "반쪽에 불과한 한국의 금연운동에 대한 이제는 전 국민들에게 공감대를 얻어내고 싶다"며 "자녀들과 함께 가는 작은 식당까지 완전 금연법 개정을 위한 서명운동에 동참해 줄 것"을 당부했다.

이미 천안 YWCA, 기독교연합회, 호서대, 남서울대, 천안대 등에서는 적극적인 동참을 선언했으며, 시민사회 단체들의 지지가 뜨겁다. 각 교회와 천안 오성중학교 학생 전원, 단국대 의대·간호

대, 체육대 학생들이 서명운동에 참여했고, 단국대병원에 방문하는 내원객들도 병원 곳곳에서 금연 서명운동에 동참하고 있다.

정 교수는 이러한 운동이 캠페인으로만 끝나지 않도록 하기 위해 오는 31일(목) 오후 2~4시 세계 금연의 날에 각계 인사를 초청해 천안시보건소와 공동으로 간접흡연금지조례 제정을 촉구하는 심포지엄을 개최할 예정이다.

식당에서의 완전 금연을 촉구하는 이번 서명운동이 국내에서는 처음으로 시도되는 만큼 많은 사람들의 관심과 참여가 요구된다.

[충남시사신문, 2007-05-12]

6) 연구와 기술개발

새로운 건강문제를 해결하기 위한 연구, 인적자원 개발, 정보체계의 개발과 운영, 보건의료서비스 제공체계의 개선 등도 건강문제를 해결하기 위한 전략의 하나이다.

5. 전략의 개발

전략 개발은 대체적으로 다음과 같은 단계를 거친다.

① 시장의 세분화와 표적 집단의 선정

② 표적 집단의 건강문제의 원인 분석

③ 원인 해결을 위한 전략의 취합과 적합한 전략의 선정

1) 시장의 세분화와 표적 집단의 선정

시장세분화(segmentation)와 표적 집단의 선정(Targeting)이란 세부 시장 중 어떤 시장(그룹)을 우리 사업의 대상자로 할 것인가를 결정하는 것을 말한다. 자세한 내용은 7장을 참조하기 바란다.

2) 표적 집단의 건강문제의 원인 확인

표적 집단이 가지고 있는 건강문제의 원인을 분석하여 맞춤식으로 문제를 해결하는 것이 시장세분화와 표적 집단 선정의 의도이다. 표적 집단이 가지고 있는 건강문제의 원인을 분석하기 위해 심층면접과정(focus group interview)이나 의사결정 나무(Decision Tree), 특성요인도(Fishbone Diagram), 그리고 5 Why's 등을 활용하게 된다. 구체적 방법은 부록을 참조하기 바란다.

3) 가능한 전략의 취합과 선정

원인의 해결에 적합하다고 생각하는 전략을 기획팀원들이 브레인스토밍이나 Storyboarding 등의 방법을 이용하여 취합한다. 이 역시 부록을 참조하기 바란다. 팀원의 의견취합만으로 부족하다고 판단되는 경우에는 전문가를 대상으로 델파이 조사 등을 병행한다.

취합된 전략 중 가장 적합한 전략을 선별하기 위해서는 건강문제의 우선순위 결정과정에서 배웠던 PEARL이나 CLEAR와 같은 결정기준을 활용하여 가장 좋은 대안을 고를 수도 있으나 자체적으로 평가기준을 정하고, 의사결정 매트릭스, 쌍 비교법 등을 활용하여 전략을 선정할 수도 있다. 이때 활용할 수 있는 전략의 우선순위 결정기준은 다음과 같다.

① **효과의 크기**

② **효과의 즉시성** : 할인율을 고려할 때 사업 효과가 늦게 나타나는 전략은 즉시 나타나는 전략에 비해 효과가 동일하더라도 우선순위가 낮아져야 한다.

③ **효과의 지속기간** : 이벤트 같은 전략은 효과가 반짝 나타났다가 시간이 지나면 급속히 사라져 버린다. 이런 전략은 효과가 꾸준하게 지속되는 전략에 비해 우선순위가 낮다.

④ **시너지 효과** : 다른 전략이나 사업에 시너지 효과를 줄 수 있는 전략이 더욱 가치가 크다.

⑤ **예상하지 않은 부작용** : 많은 전략이 기획가가 의도하지 않은 부작용을 낳는다. 따라서 전략을 선정할 때에는 대상전략이 예기치 않은 부작용은 없을 것인지 심사숙고하여야 한다.

⑥ **전략의 실행에 필요한 자원의 양** : 같은 효과를 거두기 위해 자원이 많이 필요한 전략은 그렇지 않은 전략보다 우선순위가 낮다.

⑦ **전략실행의 기술적 난이도** : 기술적 난이도가 높은 전략이 우선순위가 낮다.

⑧ **지역사회나 대상자의 반응** : 지역사회나 대상자의 호응이 좋은 전략이 있는가하면 그렇

지 않은 전략도 있다. 기획가는 사업대상이 선호하는 전략을 우선시하는 것이 옳다.

6. 전략개발을 위한 유의사항

그동안 필자가 보건소와 같이 일해 본 경험에 의하면 우리나라의 보건사업 전략은 이 장의 맨 앞에 기술한 것처럼 현재 하고 있는 사업의 효과와 효율을 평가하지도 않고 자신들이 평소에 하고 있는 사업을 그대로 시행하는 경우, 대상자의 건강문제가 발생한 원인과 상관없는 사업을 시행하는 경우, 지역사회와 조직의 사업역량을 고려하지도 않고 실현 불가능한 구상을 전략이라 제시하는 경우, 조직의 목표 달성에 시너지 효과를 발휘하지 못하는 상호 독립적인 활동의 난립, 대상자의 행동변화를 유발하지 못하는 단기적인 전략의 중시 등과 같은 문제를 지니고 있다.

이러한 문제점을 개선하고 효과적인 전략을 개발하기 위해서는 다음 사항을 유의하여야 한다.

1) 표적 집단을 정하여 집중하라.

우리나라 보건사업의 가장 큰 문제의 하나가 전체 주민을 대상으로 무차별적으로 사업을 시행하는 것이다. 조직의 내부역량은 생각하지 않고, 많은 대상자에게 서비스를 제공하고자 하다 보니 사업대상자의 입장에서 보면 언 발에 오줌 누기 식의 사업이 지속되고 있다. 그 결과 보건사업 담당직원은 무지하게 바쁘게 일하는데 비해 실제 지역사회의 건강수준 향상에 대한 기여는 미미한 불합리가 계속되고 있다.

최근 행정에서도 "선택과 집중"의 원칙이 중시되고 있다. 우선적으로 사업을 시행하여야 할 사업대상자를 선정하여 이들에게 집중적으로 사업을 전개하는 것이 바람직하다. 그리고 가치가 적은 사업은 과감히 정리하도록 하자.

쉼터 **'버리기' 전략과 '버티기' 전략**

기업전략에서 미래전망이 좋지 않은 사업에 대하여 기업이 철수하는 '버리기' 전략과 그것을 집념으로 그대로 유지해 나가는 '버티기' 전략이 있다. GE는 1980년대에 경쟁력을 잃고 있던 TV, 에 어컨 등 전통적인 전기제품에서 과감히 철수했고, 인텔도 메모리 반도체분야에서 일본기업들의 맹추격에 못 이겨 일찍이 철수하였다. GE, RCA 등도 컴퓨터 분야에 진출했다가 IBM과 경쟁할 수 없음을 깨닫고 역시 과감히 철수하였다. 이와 같이 미국기업은 사업전망이 의심되는 분야에서 과감히 철수하는 '버리기' 전략을 자주 적용한다.

그 반면에 일본기업은 '버리기'보다는 '버티기' 전략을 적용하는 경우가 많다. 양조업체인 산토리는 맥주시장에 진출한 후발업체로서 아사이맥주와 기린맥주에 밀려 10% 이하의 시장점유와 계속적인 적자운영에도 불구하고 맥주에 대한 집념을 버리지 않고 있다. 우리나라의 재벌그룹들도 근래에 경쟁력 강화를 목적으로 '문어발식'으로 확장해 온 사업들을 재정리하는 사업 구조조정을 전개하고 있다. 그러나 경쟁력이 없고 미래전망도 의심되는 사업으로부터 과감히 철수하기보다는 이들 사업을 아직도 그래도 거느리고 있는 것이 일반적이다. 그 이유는 무엇이든 간에, 우리나라 기업도 일본기업과 같이 '버리기'보다는 '버티기' 전략을 적용하는 경향이 있다. 한국, 미국, 일본의 기업전략을 비교・분석한 한 연구에서도 일본기업이 미국기업에 비하여 제품포트폴리오(PPM)의 '개'제품을 실제로 더 많이 가지고 있는 것으로 나타났다.

우리나라의 보건소는 "버리기" 전략과 "버티기" 전략 중 어느 쪽을 중시하고 있을까? 아마 재벌그룹 보다도 더 "버티기" 전략에 집착하고 있는 것은 아닌지 반성할 필요가 있다.

2) 건강문제의 원인을 분석하여 맞춤식 전략을 개발하라.

전략이 목표 달성에 도움이 되려면 우리가 해결하고자 하는 건강문제의 원인과 전략 간에 인과관계가 있어야 한다. 우리는 흔히 지식이 부족하여 생활습관이 올바르지 못하다고 생각한다. 그러나 운동을 하지 않는 사람들이 모두 운동부족의 폐해를 모르는 것이 아니다. 오히려 운동할 시간이 없거나 주변의 지지가 부족하여 운동을 하지 못하는 경우도 많다. 이런 사람을 대상으로 지식의 증가를 목적으로 하는 교육적 활동은 실패할 가능성이 많다.

사례 **모유수유 사업의 한계**

지하철역서 우산 펴고 젖 물리는 심정 아세요?
모유가 아이에게 좋다는 홍보 넘쳐나나
맘놓고 먹을 시설은 턱없이 부족

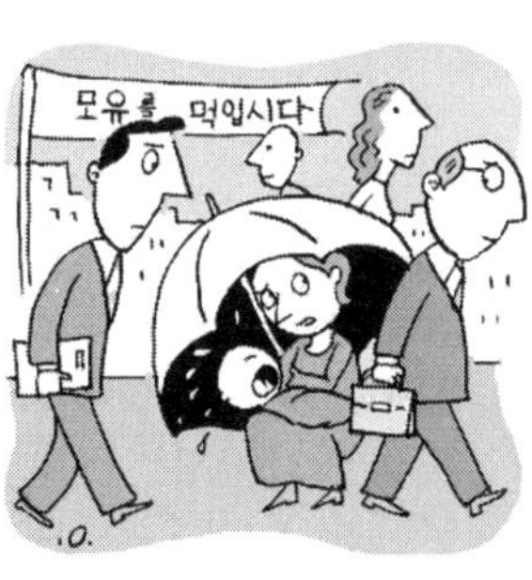

공공기관 36% 대기업 20%만 시설 갖춰
"교육도 미비…기업・정부・가족 관심 필요"
"6개월 이상 모유를 먹이려고 했는데, 넉 달

만에 '백기'를 들었어요."

서울 강남구 논현동에 있는 화학 관련 제품을 파는 ㅅ사에 다니는 '직장 맘' 이지영(32 · 가명)씨는 올해 1월 딸을 낳고 출산휴가 석 달 동안 모유를 먹였으나, 회사 복귀 두 달 만에 포기했다. "1~3개월까지는 한번에 20~30㎖ 정도 먹던 아이가 백일이 넘어가니 양이 부쩍 늘었어요. 회사에 수유시설이 없어 3시간에 한차례 화장실에서 유축기를 이용했는데, 도저히 감당을 할 수 없었답니다." 사람들 눈치도 보이고, 위생 문제도 있을 것 같아 분유가 낫겠다고 판단했다는 것이다.

경기 부천시 원미구에 사는 전업주부 김주현(30)씨도 지난해 9월 아들을 낳아 올 6월까지 열 달 동안 모유를 먹였다. 아이 건강에 좋고, 잔병치레도 없다는 말에 주저 없이 모유를 선택했다. 하지만 아이와 함께 외출을 할 때면 불안한 맘부터 들었다. "칭얼대면 젖을 물려야 하거든요. 비 오는 날은 지하철역 안 구석에서 우산을 펴고 젖을 주기도 했죠. 식당 주방을 이용하기도 하고. 안 해본 사람은 그 난감함과 괴로움을 모르죠."

'제16회 세계 모유수유 주간'(1~7일)을 맞아 정부와 지방자치단체 등이 각종 행사 및 캠페인을 통해 모유 수유의 장점을 알리고 있다. 하지만 정작 모유를 먹일 수 있는 시설은 턱없이 부족해, 모유 수유를 하고 싶어도 이를 포기하는 여성들이 속을 태우고 있다.

김춘진 열린우리당 의원이 7월 말 행정 · 사법부 등 중앙관서 62곳과 산하기관 등 203곳의 모유수유 시설 현황을 조사해 보니, 73곳(35.9%)만이 수유시설을 설치하고 있었다. 공공시설인 지하철도 1~8호선 265개 역 가운데 단 6곳에만 모유수유 시설이 있었다.

민간 분야는 더 열악하다. 대기업은 20% 안팎, 중소기업은 손에 꼽을 정도만 모유수유 시설을 갖추고 있는 것으로 관련 단체들은 추정하고 있다. 6개월 이상 모유를 먹이는 완전 모유수유율이 미국 · 유럽 등은 80%인데, 한국은 20% 미만이다.

모유수유운동 단체인 '아름다운 엄마'의 최희진 대표는 "시설도 부족하지만 모유 수유에 대한 교육도 형편없어, 중간에 젖먹이기를 포기하는 여성이 많다"며 "우리의 미래가 달린 아이의 건강과 직접 연결돼 있는 모유 수유에 기업 · 정부 · 가족의 관심이 무엇보다 필요하다"고 말했다. 김춘진 의원은 "사업주에게 모유수유 시설의 설치 노력을 하도록 하고 정부가 비용을 지원하는 내용의 남녀고용평등법 개정안을 2004년 11월 발의했으나 아직도 국회에서 잠자고 있다"고 말했다.

#1. 점심시간이 막 지난 오후 1시30분. 다시 젖이 차오르기 시작했다. 책상 밑에 놓아 둔 유축기와 아이스박스가 눈에 들어왔다. 죄를 진 사람처럼 고개를 숙이고 유축기와 아이스박스를 들고 살며시 사무실을 빠져 나왔다. 왠지 부장이 째려보는 것 같아 뒤통수가 찌릿하다. 여직원 숙직실에 들어가 임시방편으로 마련된 칸막이 뒤에서 젖을 짜기 시작했다. 잠을 자고 있던 한 여직원이 유축기에서 나는 소리 때문에 시끄럽다고 투덜대며 휴게실을 나간다. 얼굴이 화끈거린다. 젖을 짠 후 황급히 사무실로 돌아왔다. 아무리 빨라도 30분은 족히 걸린다. 자리를 자주 오래 비우는 것에 대해 부장이 언젠가 한 말 할 것 같아 걱정이 된다. (김미경 · 33 · 회사원)

#2. 지방출장이 두렵다. 유축기와 아이스박스를 바리바리 싸들고 가도 막상 젖을 짤 공간이 없다. 관공서를 포함해 어느 곳도 수유공간이 없었다. 할 수 없이 지하철 화장실에 들어가 젖을 짰다. 하지만 불결한 공간에서 짠 젖을 아이에게 먹일 수 없어 짜놓은 젖을 다 버렸다. 눈물이 핑 돌았다. 모유가 건강에 좋다고 말만 하지 모유 수유를 할 공간이 없는데 어쩌란 것인가.

(이은영 · 32 · 공무원)

전문가들에 따르면 모유 수유의 걸림돌은 신체적 문제와 사회적 문제로 나뉜다. 신체적 문제는 '젖몸살'과 같이 모유수유를 포기하게 만드는 육체적 고통을 말한다. 실제 많은 여성들이 젖몸살의 고통으로 인해 호르몬제를 처방받아 젖을 끊는다. 모유수유교육센터 '아름다운 엄마'에 따르면 모유 실패 사례 가운데 절반 이상이 젖몸살 때문이다. 이밖에도 유두열상(유두가 까지고 피가 나는 것), 함몰유두와 같은 신체적 문제도 모유 수유를 힘들게 하는 요인이다.

하지만 이러한 신체적 문제들은 적절한 치료와 상담을 통해 호전될 수 있고 일정 기간이 지나면 적응되기 때문에 충분히 '극복 가능한 고통'이다. 정작 문제는 사회적 문제다. 집밖을 나서면 마음 놓고 아이에게 수유할 수 있거나 젖을 짤 수 있는 공간이 거의 없다는 게 직장에 다니면서 모유수유를 시도한 엄마들이 말하는 실패의 주된 이유다.

모유 수유에 대한 사회 전반의 몰이해도 모유수유를 힘들게 하는 요인이다. 모유 수유를 하는 직장인 박은주(30)씨는 "미혼인 직원들이 '그냥 젖 물리면 되는 거 아니야?'라고 말하는 것을 보면 한숨부터 나온다"며 "엄마뿐만 아니라 미혼자들도 모유수유에 대한 학습이 절대적으로 필요하다"고 말했다.

'아름다운 엄마'의 최희진 대표는 "최소 6개월을 채워야 모유 수유에 성공했다고 보는데, 개인적, 사회적 문제 등으로 현재 모유 수유에 성공하는 확률은 20% 정도"라며 "모유 수유가 아이의 평생 건강이고 이것은 곧 국가의 건강과도 이어진다는 것을 사회 모든 구성원이 공유해야 한다"고 지적했다.

취재를 통해 만나본 엄마들은 자신의 아이들에게 모유를 먹이고 싶어 했다. "모유 좋은 거 누가 모르나요? 그렇지만…"

〈한겨레신문, 2007〉

[표 8-7]은 흔히 사용되는 전략이 사업 목적 및 결과와 어떤 인과관계를 가지고 있는지를 보여준다. 이 표를 보면 교육은 학습에는 영향을 미치는 것이 입증되어 있으나 행동이나 환경의 변화나 건강수준과 같은 보건사업의 최종 결과에 영향을 미치는 가는 확실하지 않다. 따라서 대상자의 건강문제의 원인에 대한 분석을 통하여 대상자에게 적합한 전략을 채택하여야 한다.

[표 8-7] 전략과 사업 목적 및 결과의 관계

목적의 종류	사업 결과	전략										
		교육	행동 변화	환경	규제	옹호	조직 문화	홍보	유인	사회적 지지	건강상태 평가	기술 이용
학습	인식	×	×	?	×	×	?	×	?	×	×	×
	지식	×	?	?	?	×	?	×	?	×	×	×
	태도	×	?	?	?	×	?	×	?	×	×	×
	기술	×	×	×	×	?	?	×	×	×		×
행동 환경 변화	행동 변화	?	×	×	×	?	×	×	×	×	×	?
	환경 변화	?	×	×	×	×	×	×	?	?	?	?
최종 결과 변화	삶의질	?	?	?	?	?	?	×	?	×	?	?
	건강 상태	?	×	×	×	?	?	×	×	×	?	?
	건강 위험도	?	×	×	×	?	?	×	×	×	?	?
	사회적 편익	?	?	?	?	×	×	×	×	×	?	?

자료: McKenzie and Smeltzer. 2000, 173쪽.

3) 전략의 개발은 과학적인 이론(theory)에 기반을 두어야 한다.

보건사업의 전략은 인간의 행동과 사회 환경의 변화를 추구한다. 그런데 인간 행동과 사회 환경의 변화는 복잡한 현상으로서 이를 통찰할 수 있는 틀이 없다면 우리는 이것들을 제대로 이해할 수 없을 것이다. 사람들이 자신, 가족, 조직, 지역사회의 건강을 유지, 증진하기 위하여 왜 행동하는지, 또는 행동하지 않는가를 일반적으로 설명할 수 없다면 모든 사업의 효과는 우연의 산물이라고 간주할 수밖에 없다. 따라서 보편적으로 적용할 수 있는 효과적인 전략이란 존재하지 않게 된다.

이론은 행동, 건강문제, 사람들의 상태, 환경에 대해 논리적인 설명을 가능하게 하여 주고, 일상생활의 관찰에 정합성을 부여해 주며, 문헌에 있는 내용이나 과거의 성공적인 경험을 여러분이 재현할 수 있는지를 확인해 준다. 따라서 기획과정에 있어서도 이론에 기반을 두고 전략을 개발하여야 목표 달성에 필요한 활동을 누락하지 않게 되며, 사업결과의 일반화도 가능하다.

물론 전략개발 시 이론에 기반을 두라는 말이 이론을 교조적으로 따르라는 말은 아니다. 이론과 현실을 조화를 시키는 것이 중요한데, 이론을 단순히 모방하기 보다는 지역사회 환경과 문화, 기존 사업의 실패와 성공요인을 고려하여 **모방이 아니라 적용**(Adapting not adopting)하는 것이 바람직하다.

[표 8-8] 보건사업에서 이용되는 이론

	이론	강조점	주요 개념
개인수준	건강믿음모형	개인의 건강문제에 의한 위협에 대한 인식과 위협을 피하는데 따른 이득, 그리고 행동결정에 영향을 미치는 요인들	인지된 감수성 인지된 심각성 인지된 이득 인지된 장애 행동계기 자기능력에 대한 믿음
	변화단계 모형	문제 행태를 변화시키기 위한 개인의 동기와 준비	고려전단계 고려단계 결정단계 실행단계 유지단계
	이성적 행동이론	개인의 행동에 대한 태도, 인지된 규범, 변화의 용이성과 어려움에 대한 믿음	행동의도 태도 주관적 규범 행동통제에 대한 인지
	예방적행위 채택이론 (Precaution-Adoption Process Model)	자각의 부족으로부터 행동과 유지로의 개인의 여정	문제에 대한 자각 없음 문제에 대한 관심 없음 행동 결정 행동하지 않을 결정 행동 유지
개인간 수준	사회인지 이론	개인적 요인, 환경적 요인, 그리고 사람들의 행동이 상호 미치는 영향	상호 결정주의 행동능력 기대 자기능력에 대한 믿음 관찰 학습 강화

지역수준	지역사회 조직화	보건 및 사회문제를 확인하고 해결하기 위한 지역사회 주도의 접근	역량강화 지역사회 능력 참여 관련성 문제 선택 비판적 의식화
	혁신의 확산	새로운 생각, 제품, 행동이 사회 내에서 또는 한 사회에서 다른 사회로 퍼져 나가는 방법	상대적 장점 양립 가능성 복잡성 시험가능성 관찰가능성
	의사소통 이론	건강행태에 상이한 의사소통이 미치는 영향	예: 의제 선정 미디어 의제 선정 공공의제 선정 정책의제 선정 문제 인지, 확인 구성(틀 만들기)

자료: Rimer and Glanz, 2005.

쉼터 **왜 기획에서 이론이 중요한가?**

"이론만큼 실제적인 것은 없다." 이것은 핵폭탄 개발자들 중의 한사람인 저명한 물리학자 J. Robert Oppenheimer가 한 말이다. 이 말은 역설적인 것처럼 보이지만 우리가 정말로 이론이란 무엇인가에 대해 진지하게 생각해 본다면 어떤 의미를 가질 수도 있을 것이다. 이론이란 세계를 이해하는 한 방법이며, 사실과 경험을 조화시키고 체계적인 방법으로 해석할 수 있도록 하는 틀이다.

그러므로 이론은 우리들이 사실과 경험이라는 벽돌들을 이해라는 일관된 구조로 조립하고자 할 때 쓰이는 청사진인 것이다. 그러나 이론은 우리를 둘러싼 **세계를 이해할 수 있는 바탕이 되는 것만이 아니라 응용을 위해 필요한 기술과 도구를 만드는 기초**가 되기도 한다. 그러므로 이론이란 과학자들에게 중요한 만큼이나 실무가들에게도 중요한 의미가 있는 것이다.

이는 또한 기획과, 기획 상의 많은 이론과 방법들의 기초가 되는 사회과학 간의 상호작용의 한 차원을 보여주는 것이기도 하다. 경제학자, 사회학자, 도시인류학자, 사회심리학자 등에 의해 개발된 많은 이론들은 우리들의 기획의 주제와 맥락 등을 이해하는데 유익한 기여를 한다. 그러나 기획 또한 이론을 확인하거나 반박하기 위한 실제적인 적용의 장을 마련해 줄 수도 있다.

자료: E. R. 알렉산더, 현대기획이론에서 발췌하였음

4) 대상자의 문화와 처한 환경을 고려하여 대상자에게 적합한 전략을 개발하라.

대상자에게 맞는 전략을 개발하기 위해서는 건강문제의 원인 분석 이외에 또 하나 유의하여야 할 사항이 있다. 아무리 좋은 사업이더라도 대상자가 처해 있는 환경이나 문화를 고려하지 않았다면 성공하기 어렵다.

1999년부터 한림대학교 사회의학연구소에서는 보육시설 아동을 위한 건강 식단을 개발하여 영등포구 관내 어린이집에 배포하였다. 그러나 제공된 식단은 가정통신문에 삽입되어 부모에게 전달되기는 하나 실제 어린이집에서 제공하는 식단은 상이한 것을 발견하였다. 그 원인을 어린이집 원장들과 토의한 결과 익숙하지 않은 조리방법, 조리시설이나 기구의 부족, 단가가 맞지 않는다는 등의 대답을 듣게 되었다. 영양사가 어린이의 영양만을 고려하여 작성한 식단은 결국 어린이집의 식사제공 여건과 괴리가 있어 정착되지 못하였다.

최근 대학이나 요리학원의 조리시설을 이용하여 조리기술을 가르치는 사업이 증가하고 있다. 이 경우에도 실제 피교육자자의 조리환경을 고려하여야 나중에 습득한 기술이 활용될 수 있다.

5) 사업대상자를 합리적 행동의 주체로 대하라.

사업대상자들은 모두 합리적 행동의 주체라고 가정하는 것이 옳다. 설사 그들이 건강에 유해한 행동을 한다 하더라도 그것은 그들이 처한 환경에서는 그렇게 행동하는 것이 더 이득이 있다고 판단하기 때문이다. 따라서 유인과 사회적 홍보, 환경 개선 등의 전략을 통해 건강에 이로운 행동을 취할 때 얻을 수 있는 이득을 강화하고, 비용은 감소시키도록 노력해야 한다.

사업대상자들에게 건강에 유익한 행동을 유도하려면 행동의 지속적인 결과를 판단하여 유인을 제공해야 한다. 행동에 따른 결과가 나타나지 않았는데도 유인을 제공한다면 사업대상자들은 긍정적 행동을 지속할 동기를 잃어버리게 된다. 정부는 저소득 비만아동들에게 운동바우처를 제공하여 인근의 헬스센터에서 살빼기를 위한 운동이 가능하도록 지원하고 있다. 그러나 이 사업은 비만아동이 체중을 감량하지 않아도 헬스센터가 비용을 보상받을 수 있게 설계되어 있다. 따라서 운동바우처라는 유인은 비만아동과 헬스센터 운영자 모두에게 체중감량이라는 결과와 무관하게 제공되는 유인이라 할 수 있다. 그리고 이러한 설계상의 잘못으로 인해 사업의 성과가 높지 않을 것이라 예단할 수 있다. 반면 미국의 일부 직장에서 비만 종업원들에게 벌금을 부과하고 감량에 성공하면 이를 돌려주는 사업이나 금연이나 체중감량 편드, 상금제공 등의 사업은 바람직한 결과가 나타났을 때 대상자들이 유인을 받을 수 있어 올바른 행동을 유도하는 기전이 된다.

6) 생태학적 모형을 참조하여 복합적 전략을 개발하라.

인간의 행동에는 다양한 차원의 요인들이 영향을 미치므로 보건사업의 경우 다양한 수준에서 동시다발적으로 개인의 행태에 영향을 미칠 수 있도록 복합적인 전략을 채택하는 것이 바람직하다.

사례 **포괄적 전략의 사례**

전라북도 전주시의 어린이 비만예방교실

(1) 개인적 차원의 전략

구분	사업 적용전략
교육	• 보건반 · 몸짱교실 운영(주1회) ⇨ PPT자료, 유인물, 식품모형도, 각종 운동기구 등 활용(운동, 영양, 건강생활실천관련 교육)
행태개선 훈련	• 운동 · 식사일지 작성(매일작성) • 보건교사의 적극적인 개입(일지검토 및 코멘트 달아주기 등)
유인과 불이익 제공	• 교육과정 중간에 십자낱말 풀이, 골든 벨 퀴즈대회, 비만관련 그림 · 글짓기대회 개최로 성적우수 학생에 대하여 운동용품 및 학용품 수여

(2) 개인간 수준의 전략

구분	사업 적용전략
짝짓기	• 교육과정 운영을 학교별로 신청을 받고 학교별로 운영하여 같은 학교 학생들로 묶어 교육과정 진행
후원자 활용	• 학교 교사들도 보건소 운영프로그램인 뱃살빼기 대회에 등록하여 학생들과 같이 활동
동아리 조직운영	• 걷기 · 생활체조 · 비보이 · 힙합 · 유연성 키우기 · 고무줄놀이 동아리를 운영하여 같은 취미를 가진 동료들과 활동 독려

(3) 조직차원의 전략

• 지역사회 비만연구회, 민간의료기관의 간담회를 통한 자문과 역할 분담을 정하고 대상자 관리를 하고 있는 교육청과 학교 보건교사의 지지를 바탕으로 사업수행(학교 정규교육과정에 합류

/주1회 운영)

(4) 지역사회 차원의 전략

구분	사업 적용전략
이벤트	• 보건반 · 몸짱교실 운영, 하계 · 동계 비만캠프 운영, 보건소에서 실시하는 줄넘기 행사, 시민걷기대회 등에 참여 유도
홍보	• 사업에 대하여 교육청 관계자, 학교 보건교사들을 대상으로 사업 설명회, 간담회를 개최하여 사업홍보 • 시정 홍보지, 매스컴, 일간지 등을 통하여 사업의 필요성과 사업내용 적극홍보 • 건강걷기에 대한 영상물 제작 · 방송계약으로 지속적 홍보
환경 개선	• 전주천과 삼천 및 각 등산로, 산책로에 간단한 스트레칭 기구 및 운동시설 설치
지역 사회 개발	• 전주시에서 실시하고 있는 삼천 · 전주천 수질개선 사업과 더불어 천변 건강걷기 구간 개발 • 공원 · 등산로 등에 산책로 개발 및 운동 표지판설치 사업 추진 • 도심에 100만그루 나무심기 사업 추진
정책 개발	• 전라북도 교육청에서 학교에 탄산음료(콜라 · 사이다 등) 판매 제한조치

7) 전략의 과학적 근거(evidence)를 확보하라.

보건사업 전략의 개발과정을 지켜보면 전략의 선택이 상당히 주관적이라는 인상을 받게 된다. 보건사업 자체가 "사람이 하는 것이다"라는 말이 있을 정도로 담당자의 능력과 경험에 의존하는 바가 크다 보니 보건사업 기획과정에서 전략을 개발할 때에도 소위 기획가의 감(感)을 중시하는 경향이 나타나고 있는 것이다.

그러나 이는 잘못된 방법이다. 보건사업의 결과(outcome)는 오랜 기간이 지나야 나타나므로 결과에 입각한 객관적인 사업 평가가 쉽지 않다. 또 보건사업은 형평성, 효율성, 공정성 등과 같은 가치를 복합적으로 추가하므로 모든 사람이 동의하는 평가기준을 만들기도 쉽지 않다. 이런 이유로 효과적이지 못한 전략도 일단 채택되면 지속될 위험성이 높다.

따라서 보건사업의 전략을 결정할 때에는 가능한 전략의 효과를 객관적으로 평가한 후에 채택여부를 결정하여야 한다. 모든 전략의 우선순위 결정기준에 사업의 효과가 중요한 기준의 하나로 포함되어 있음에도 불구하고 실제 의사결정 과정에서 사업 효과를 알기 어렵다는 이유로 자기가 잘 아는 전략을 높게 평가하는 악습은 이제 버려야 한다. 국내 · 외의 문헌과 사업의 효과에 대한 데이터베이스, 전문가의 의견을 참조하여 전략의 효과를 객관적으로 평가할 수 있는 능력을 기르도록 해야 한다.

8) 경쟁자와 차별화된 사업전략을 개발하라.

개인을 대상으로 한 보건사업은 경쟁이 있으며, 앞으로 더 심화될 경향이 있다. 따라서 보건사업을 기획할 때는 경쟁자와 비교할 때 차별화된 서비스를 제공할 수 있도록 주의를 기울여야만 한다.

쉼터 **경쟁적 차별적 우위요소를 부여하라**

제한된 시간 때문에 조급하게 작성되거나 깊은 고민과 연구 없이 가볍게 생각하고 만들어진 기획안은 고객이나 상급자에 의해 단번에 거절당하거나 전면 수정을 요구 당하게 된다.

만일, 기획안에 이것만 정확히 있었어도 그런 화를 당할 일은 아마 없을 것이다. **'경쟁적 차별적 우위요소'**. 이는 아마 기획안의 존재 이유라고 말할 수도 있을 법하다.

'경쟁적 차별적 우위요소'란, 말 그대로 경쟁사, 혹은 경쟁제품 등 경쟁자에 비해 경쟁력이 있으면서도 뭔가 차별화된 기능, 혹은 이미지를 가짐으로써 경쟁관계에서 앞서나갈 수 있게 하는 요소를 뜻한다.

생활용품 회사의 상품기획자가 되었다고 가정해보자. '새로운 세안용 세제를 기획하라'는 과제를 받았다면, 가장 중요한 포인트의 고민 요소는 무엇이라 여겨지는가.

필자의 견해로는 그것은 다름 아니라, '기존 제품들에 비해 어떤 경쟁적 차별적 우위요소를 부여해야 하는 가'일 것이다.

물론, 소비자 조사를 통해 그들의 니즈를 파악해 보는 것도 병행해야 하겠지만, 여러 가지 전략적 대안들을 생각해 볼 수 있지 않을까. 이를테면, 비누 사이즈를 키우고 저가격으로 승부한다든지, 허브 성분을 함유시켜 향기로 차별화 한다든지, 나름대로 경쟁적 차별적 우위요소들을 나열해 볼 수 있을 것이다.

이렇게 상품기획의 과정에서 '경쟁의 차별적 우위요소'라는 개념이 사업의 성패를 가를 수 있는 핵심개념이듯, 다른 기획 분야 에서도 역시 마찬가지로 적용된다.

어떤 영화가 흥행에 성공했다면, 분명 그 이면에는 이미 기획단계에서 예측하고 준비해 놓은 주요한 경쟁적 차별적 우위요소가 크게 작용했음을 알아야 한다. 어떤 배우와 감독을 기용하는가, 어떤 시나리오를 채택하는가, 어떤 배급사를 활용하는가, 어떻게 영화를 홍보할 것인가 등에 관련해 치밀한 분석과 더불어 탁월한 수준의 경쟁적 차별적 우위요소들을 이미 구축해 놓았다고 봐야 할 것이다.

일련의 훌륭한 기획 작업들이 제대로 선행되어야만 성공적이 결과물이 나올 수 있으며, 핵심적인 기획 역량이란 바로 다름 아닌 '경쟁적 차별적 우위요소의 개발능력'이라는 점을 필자는 강력하게 주장한다.

지금 새로운 기획 작업을 하고 있다면, 자신에게 스스로 물어보라. '이 기획안에서 언급하고 있는 경쟁적 차별적 우위요소는 과연 무엇인가? 무엇인가 있다면 정말 '경쟁력'이 있는 것인가? 정말 '차별적'인 것인가? 정말 '우위요소인가? 이 물음들에 자신 있게 답할 수 있어야 한다.

그러나 차별화를 한답시고 "어쨌든 튀고 보자"는 식으로 무턱대고 다르게만 보이려는 생각과 행동은 자칫 전달하고자 하는 메시지를 흐트러뜨릴 수도 있고 본질적인 기획의도를 망가뜨릴 수도 있다. 차별화를 제대로 하려면 다음의 두 가지 전제를 만족시키는 차별화여야 한다.

• 소비자에게 꼭 필요한 차별화

첫째, 차별화 하는 요소는 소비자가 중요하게 여기는 요소여야 한다. 예를 들어, 신발 끈의 섬유 재질을 고급재질로 업그레이드 시킨 스포츠화 신제품이 기획되었다면, 과연 의미있는 차별화 요소라고 평가할 수 있겠는가. 기존 제품보다 내구성이 5배나 강하고 쿠션감이 2배나 향상된 밑창으로 업그레이드 된 신제품 스포츠화라면 의미있는 차별화라고 할 수 있지 않을까. 즉, 소비자가 스포츠화를 선택하는데 있어서 신발끈 정도는 그리 중요하게 생각하지 않지만, 밑창의 내구성이나 쿠션감은 무척 중요하게 생각하는 주요 구매기준이라는 것이다. 그러므로 차별화 할 수 있는 아이디어가 10개 있다면 그 중 소비자가 중요하게 여기는 요소는 무엇인지 순서대로 나열해 보는 과정이 반드시 필요하다. 그 판단이 정확히 서지 않을 때는 본인의 어림짐작에 의존하지 말고 다수의 실제 소비자를 만나서 직접 물어봐야 한다.

• 경쟁우위를 점하는 차별화

둘째, 차별화를 하되, 그것은 경쟁우위 요소여야 한다. 다시 말해, 경쟁 제품이나 브랜드가 갖고 있거나 주장하는 정도보다 경쟁우위에 있어야 한다는 말이다. 계속 스포츠화 예를 들면, 과거 일반제품보다 내구성이 5배나 강하고 쿠션감이 2배 좋아진 밑창으로 업그레이드 한 것 자체는 좋다고 할 수 있으나, 경쟁상황을 살펴보니 이미 경쟁사에서 내구성이 10배나 향상된 밑창의 제품을 출시한 상황이라면, 절대 좋은 차별화 포인트라고 할 수 없다. 참된 의미의 차별화, 곧 경쟁적 우위점을 나타내는 차별화를 해내기란 쉽지 않다.

앞으로 기획력이 뛰어난 기획자가 되기 위해서는 차별화라는 용어를 사용할 때 항상 '소비자가 중요하게 여기고 경쟁우위를 점하는 차별화' 라는 의미로 사용해야 한다. 몇 가지 예를 살펴보면서 차별화의 참된 의미를 다시 한 번 되새겨 보기 바란다. (참고로, 각각 어떤 요소에 초점을 맞춘 차별화인지를 괄호 안에 적어 놓았다)

• 차별화의 방법

차별화 내용	상품, 회사	차별성의 특징
입에서만 녹고 손에서는 안 녹아요	m&m	먹는 편리성의 차별화
큰사발 먹고 큰사람 되자	큰사발면	사이즈의 차별화
Looks Good	싸이언	디자인의 차별화
우리강산 푸르게 푸르게	유한킴벌리	기업성의 차별화

일요일엔 오뚜기 카레~	오뚜기 카레	이용상황의 차별화
150m 천연암반수로 만든 맥주	하이트 맥주	주성분의 차별화, 수질

자료: 하우석. 100억짜리 기획력. 2004에서 발췌하였음

9) 전략의 실천 가능성을 높여라.

고양이 목에 방물을 다는 이야기를 여러분은 모두 잘 알고 있을 것이다. 그런데 쥐들에게 고양이가 오는지를 감시할 필요가 있고, 이 문제를 해결하기 위한 최선의 방안이 고양이 목에 방울을 다는 것이라는데 대하여 이견이 없다 하더라도 실제 고양이 목에 방울을 달 수 있는 방법이 없으면 이 전략은 쓸모가 없다. 따라서 쥐들은 고양이 목에 방울을 다는 것과 같은 실현 불가능한 전략을 고집하기 보다는 아래 [그림 8-6]과 같은 보다 현실성 있는 전략을 생각하는 것이 더 바람직하다.

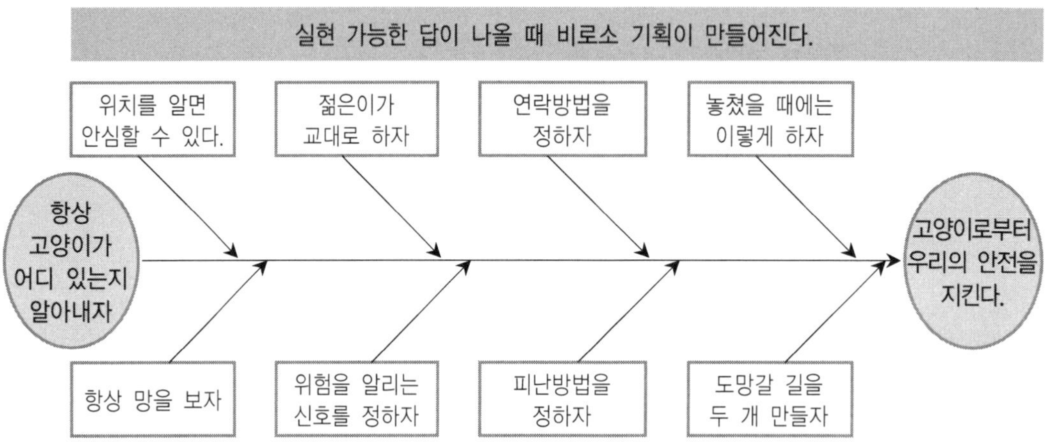

[그림 8-6] 고양이 목에 방울달기 보다 실천적인 방안

자료: Akio N 저, 나상억 · 김원중 옮김. 기획서 잘 쓰는 법, 2003.

필자가 보건소 직원들에 대한 교육시간이나 개별적 만남시간에 지역보건계획이 실제로 집행되는 지에 대하여 질문을 해 보면 거의 대부분 "계획은 계획, 사업은 사업"이라는 대답을 듣게 된다. 실행되지도 않을 전략을 많은 노력과 시간을 들여 계획하는 것은 낭비이다.

어떻게 하면 전략의 실천성을 높일 수 있을까? 첫 번째는 당연히 실현가능한 전략을 개발하여야 하고, 두 번째는 개발된 전략의 실천성을 높여야 한다. 이를 위한 구체적 방안을 제시하면 다음과 같다.

① 전략의 개발에는 조직과 지역사회의 문화, 역량과 환경을 고려하여 지역사회의 인지와 지지, 자원을 확보하여야 한다.
② 기존 사업의 실패와 성공요인을 고려하여야 한다.
③ 비전–목표–전략 간에 논리적 일관성이 있을 때 전략의 실천 가능성이 높다.
④ 수직적(기관–부서–팀–개인), 수평적(부서간, 팀간) 시너지 효과가 있는 전략이 실천될 가능성이 높다.
⑤ 사업규모와 지속성이 보장되어야 한다.
⑥ 전략–실천–평가–보상이 연계될 때 전략의 실천 가능성이 높아진다.

지금까지 논의한 전략을 개발할 때 유의하여야 할 사항을 정리하면 [그림 8–7]과 같다.

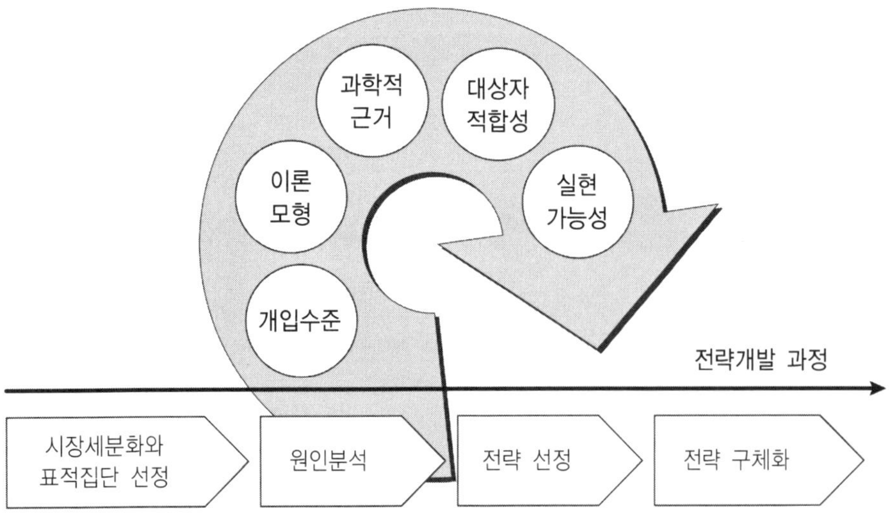

[그림 8–7] 전략개발을 할 때 유의사항

제 9 장

세부사업(실행)계획의 작성

1. 세부사업(실행)계획의 작성이유
2. 세부사업계획의 내용
3. 세부사업계획의 작성방법

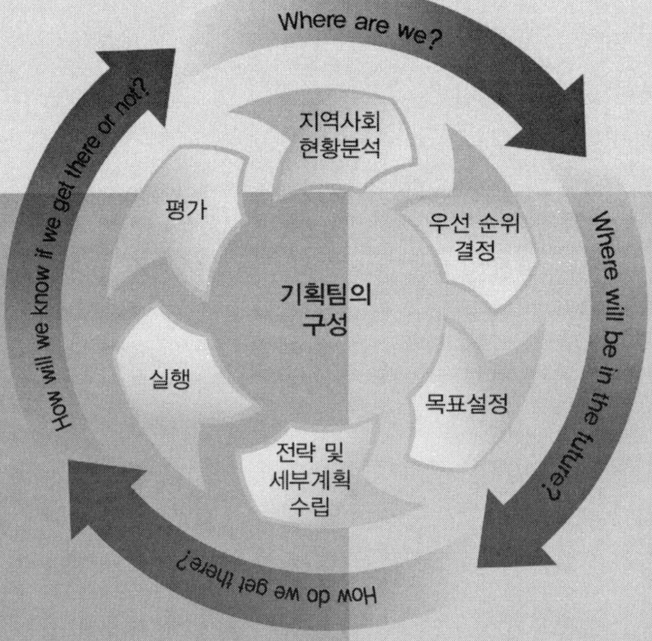

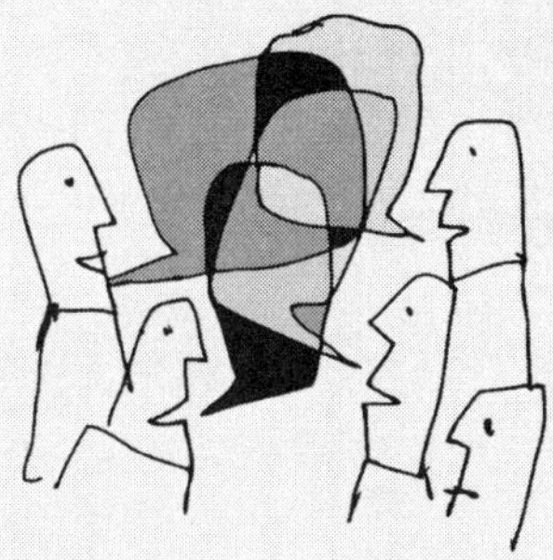

제9장

세부사업(실행)계획의 작성

학습목표

- 세부사업(실행)계획의 필요성에 대하여 설명할 수 있다.
- 세부사업계획에 포함되어야 할 구성요소를 설명할 수 있다.
- 본인 사업의 세부사업계획을 수립할 수 있다.

학습내용

- 세부사업계획의 정의
- 세부사업계획의 내용
- 세부사업계획 작성방법과 절차
- 세부사업계획 작성 시 유의사항

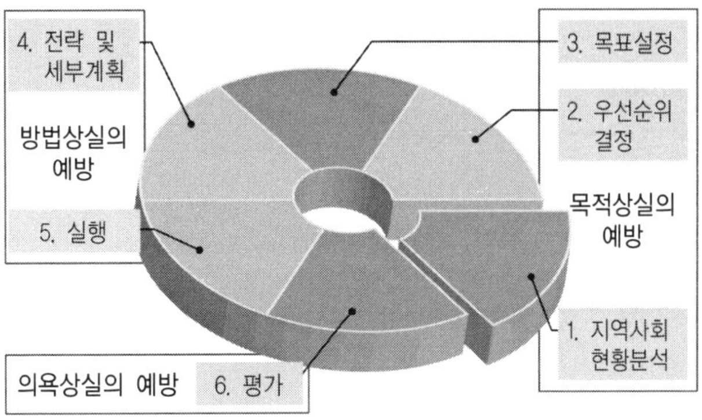

1. 세부사업(실행)계획의 작성이유

앞 장에서 보건사업의 전략수립에 대해서 살펴보았다. 전략을 수립하는 이유는 보건사업을 성공시키고, 효율을 높이기 위해서인데 단순히 전략을 수립했다고 해서 사업의 성공이 보장되는 않는다. 좋은 전략을 구상하였으나 사업은 성공하지 못한 많은 예들이 있다. 수립된 전략을 누군가 실행할 것이라고 막연히 기대하는 경우에 실패 사례들이 많았다. 누가 무엇을 해야 할지를 사전에 구체적으로 명기해 놓지 않으면 사업관계자들은 서로 업무를 미루고, 전략실행을 위한 구체적 활동들은 현안에 밀려 등한시된다. 그 결과 전략은 실행으로 옮겨지지 못하고, 사업은 실패하게 된다. 결국 전략을 세워도 아무런 효과가 없다는 전략 무용론, 나아가 기획 무용론이 득세하게 빌미를 제공하게 되는 것이다.

전략이 실행되기 위해서는 사업들을 체계적으로 정리한 다음, 목적을 달성하기 위해서는 구체적으로 어떤 일(활동)을 하여야 할지, 누가 그 일을 담당할지를 정하고, 각 단계에 필요한 시간과 비용을 할당하고, 각각의 활동을 완수하기 위한 일정을 정해 놓을 필요가 있다.

이와 같이 **전략의 구체적인 내용과 수행방법을 명시한 실천방안**을 세부사업계획 또는 실행계획(implementation plan, action plan)이라고 한다.

2. 세부사업계획의 내용

세부사업계획이란 개발된 전략의 구체적인 내용과 수행방법을 명시한 실천방안으로 다음과 같은 내용이 포함된다.

1) 사업의 추진체계

해당사업의 운영주체를 제시하는 부분으로 다음 사항을 기록한다.

① 해당사업의 운영주체, 즉 기획을 하는 기관이 자체 운영하는지 위탁 운영하는지 여부

② 내부와 외부의 참여인력과 역할

2) 담당자와 개인별 구체적인 업무

사업에 참여하는 개개인별로 어떠한 책임과 권한을 가지고 있는지를 명확히 기록한다. 필요한 경우에는 지침서(manual) 및 서식(format)을 작성한다.

3) 필요한 예산과 자원

보건사업에 필요한 세부 활동별 예산과 자원을 산출하고, 예산과 자원의 확보방안을 마련한다.

① **예산** : 세부 활동별 예산액과 예산 확보 방안

② **인력 확보 계획** : 직종별, 자격별, 전임/비전임 등으로 구분한 필요인력 수

③ **인력 교육 및 훈련 방안**

④ **장비, 시설** : 세부 활동별로 필요한 장비 및 시설의 종류와 확보 방안

4) 일정계획(Scheduling)

전략의 준비, 시작 시기와 종료 시기를 결정한다. 또한 실행의 책임자, 책임 팀 및 담당자를 결정하여 "누가, 무엇을, 언제까지 할 것인가"를 명확히 한다.

5) Monitoring 및 평가 방법

사업의 진행정도를 평가하기 위하여 monitoring 기전을 반드시 마련해 두어야 한다. 또한 활동방안 마다 기대성과와 평가기준을 명확히 해 두어 사업의 평가가 가능하도록 해 둔다.[1)]

요약 세부사업(실행)계획에 포함되는 내용

- 사업추진체계
- 담당자별 업무분담
- 지침 및 양식: 필요한 경우
- 세부 활동별 필요 예산 및 자원과 확보 방안
- 사업일정
- 평가계획과 평가결과의 활용 방안

---

1) 사업의 기대성과와 평가기준에 대해서는 10장 사업 평가를 참조하기 바란다.

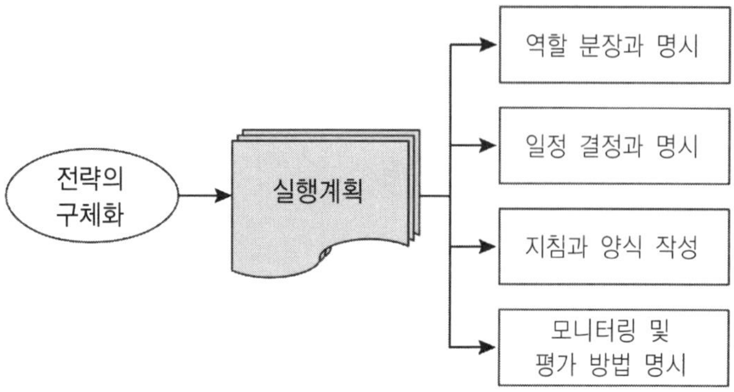

[그림 9-1] 세부사업계획의 개요

3. 세부사업계획의 작성방법

1) 세부사업계획의 작성 단위

세부사업계획서는 단위 사업(전략)별로 작성한다. 예를 들어 노인에 대한 사업으로 ① 경로당 노인 건강관리 프로그램, ② 거동불편 노인에 대한 건강관리 프로그램, ③ 만성질환자 관리 등의 사업(전략)을 구상하였다면 각각의 사업별로 세부사업계획서를 작성하여야 한다.

2) 세부사업계획의 작성자

세부사업계획서의 초안은 각 단위 사업의 책임자가 작성하여야 한다. 그리고 가능하면 각 단위 사업 책임자는 사업 기획팀의 구성원이 되는 것이 바람직하다. 단위 사업 책임자가 작성한 세부사업계획 초안은 사업 기획팀의 전체 회의에서 검토, 확정하도록 한다.

3) 세부사업계획의 작성 절차

세부사업계획의 작성을 위해서는 먼저 다음과 같은 단계를 거쳐 전략을 분석하여야 한다.

① 전략의 실행에 필요한 작업(세부 활동)을 빠짐없이 정리(의사결정 나무나 특정 요인도 방식을 활용)

② 각각의 작업(세부 활동)에 필요한 인원을 검토
③ 필요 인원의 조달 방법을 강구
④ 작업(세부 활동)의 수행에 필요한 예산을 추계
⑤ 작업(세부 활동)의 수행에 필요한 장비나 시설을 검토
⑥ 각 작업의 순서와 시간을 검토하여 총 소요일수를 계산하고, 사업일정을 결정

전략의 분석 작업을 위해서는 '작업분석표'를 이용하는 것이 좋다. [표 9-1]에 가상적인 작업 분석표 견본을 제시하였으니[2] 이것을 각자의 기획의 성격에 맞게 고쳐서 사용하기 바란다.

세부사업계획서 작성을 위한 작업분석표에도 일정부분이 포함되지만 보건사업의 진행 순서에 문제가 없는지, 작업별로 준비기간은 충분한지, 특정기간에 사업이 집중되어 담당자의 업무처리에 무리가 없는지 등을 사전에 검토하고, 사업의 실행 중에는 일정대로 사업이 진행되는지를 평가하기 위해서 "작업 일정표"를 작성하는 것이 바람직하다. [표 9-2]에 작업 일정표 견본을 실어 놓았으니, 참조하기 바란다.

소요시간은 담당자가 그 일에만 전념해서 완수하는데 필요한 시간을 말한다. 세부사업계획서에는 반나절 단위로 시간을 산출해서 적는 것이 좋다. 어떤 작업에 한 사람 이상이 참여할 때는 각자에게 필요한 시간을 따로 할당하여야 한다. 몇 시간 안에 완수할 수 있거나 다른 사람에게 위임해도 될 만한 일일 때는 "-"로 표시한다.

각 작업을 완수하는데 소요될 시간은 현실적으로 예측하여야 한다. 소요 예상시간을 가장 현실적으로 산출할 수 있는 방법은 그 일을 할 사람에게 직접 산출해 달라고 요청하는 것이다. 이렇게 하면 일을 해야 할 사람의 참여의식을 고양시킬 수 있다. 그들은 세부사업계획을 검토하면서 정해진 시간 내에 그 작업을 완수해야 한다는 것을 유념할 것이다. 또한 나중에 가서 시간이 부족하므로 계획을 수정하자는 요구도 하지 않을 것이다.

2) 이 작업분석표의 좌측에 실린 작업명은 가상적이며, 그 내용도 구체화시키지 않았다.

[표 9-1] 작업분석표: 어린이 비만교실의 예

단계	작업명과 내용	담당자	예산	장비·시설	일정		비고
					시작일	완료일	
준비 단계	지역신문 홍보						
	교육청 협조 공문발송						
	교육 내용 개발						
	교육 자료집 제작						
	자원봉사자 섭외						
	..						
실행 단계	교육 기자재 및 비품 배치						
	등록						
	체력 측정						
	영양교육 실시						
	체력훈련 실시						
	학부모에 대한 교육 결과 통보						
	불참자에 대한 참석 독려						
	언론에 사업 홍보						
	교육청, 학교 관계자와의 간담회						
	자문회의 개최						
	..						
평가 단계	평가자료 수집						
	평가자료 분석						
	평가보고서 작성						
	평가보고서 배포						
	평가보고회						
	..						

[표 9-2] 작업일정표의 예

기획명	OOOO 사업			일시	년 월 일	
일정 / 작업내용	O월	O월	O월	O월	O월	소요 일수
교육내용 개발						10
자원봉사자섭외						10
교육자료 제작						36
자료집 인쇄						14
교육자 훈련						28
사업 홍보						30
프로그램 운영						64
평가지표 개발						7
평가자료 수집						7
평가						7
↑ 기획의 실행에 필요한 작업을 순서대로 적는다.			↑ 일정은 기간을 고려, 적절한 간격을 둔다.			
담당자						

특기사항		

4) 세부사업계획서의 완성

세부사업계획서는 보통 한두 페이지 정도의 분량으로 작성한다. 작업분석표를 잘 작성하였으면 이를 약간만 보완하여 세부사업계획서로 보관하면 된다.

세부사업계획서는 맨 위에 사업명을 기재하고 우선순위, 사업 책임자, 최종검토일 등을 명기한 후, 작업분석표를 첨부하면 완성된다[표 9-3].

[표 9-3] 세부사업계획서

OO 세부사업계획서

사업명 :
우선순위 :
책임자 :
최종 검토일 :

단계	작업명과 내용	담당자	예산	장비·시설	일정		비고
					시작일	완료일	
준비 단계							
실행 단계							
평가 단계							

5) 세부사업계획서 작성 시 유의사항

곧바로 구체적인 세부사업계획서의 작성에 들어가기 보다는 세부사업계획서의 개요부터 작성하는 것이 바람직하다. 세부사항에 지나치게 많은 시간을 소요하기 전에 먼저 세부사업계획의 전체적인 개요를 사업팀원들과 공유하고 의견을 수렴하여야 한다. 팀원들이 동의한다면 사업 책임자 외 몇 명이 모여서 필요한 작업, 각 작업의 실무를 맡을 사람, 시간과 비용 등의 세부 사항을 결정한다. 이렇게 하여 완성된 세부사업계획서를 기획팀 전체회의에 올려 검토를 받도록 한다.

세부사업계획 작성에 참여할 사람과 그 절차를 다시 정리하면 다음과 같다.

① 사업 실행에 실제로 참여하게 될 사람(3-5명 정도)을 모아서 세부사업계획을 작성할 작업팀을 구성한다.
② 세부사업 개요를 작성하고, 사업팀의 의견을 수렴한다.
③ 개요를 발전시키고 실행단계에 포함될 작업들과 자원에 대해 브레인스토밍을 실시한다.
④ 작업들의 순서를 정한다.
⑤ 일주일 정도 지난 후 지금까지 작성한 초안을 다시 검토하고 수정한다.
⑥ 수정된 안을 기획팀에 배부하여 검토를 받는다.
⑦ 기획팀의 검토결과를 반영하여 최종 세부사업계획서를 완성한다.

사업의 실행단계가 세부사업계획서에 애매모호하게 적혀 있다면 사업이 의도했던 결과를 이끌어 내지 못할 수도 있고, 커다란 어려움에 처할 수도 있다. 따라서 세부사업계획서에는 각 작업의 최종 결과물로 기대하는 내용이 무엇인지를 구체적으로 밝혀야 한다. 다시 말하면 "자원봉사자 모집"이라는 작업명만 표시해서는 안 되며 "어떠어떠한 능력을 지니고, 어느 정도 시간을 할애할 수 있는 자원봉사자 OO명 모집"이라는 내용까지 기입하여야 한다. 이렇게 해 두어야 시간이 지나도 어떤 작업을 해야 할지 알 수 있다. 물론 상식적인 수준을 넘어서서까지 지나치게 구체적으로 기재할 필요는 없다. 또, "교육자료 검토"와 같이 수동적인 방향 제시보다는 "교육자료를 검토 후 채택"과 같은 적극적인 실행 내용을 명기하도록 한다.

제 10 장

사업 평가

1. 평가의 정의, 목적 및 영역
2. 보건사업 평가의 유형
3. 보건사업의 단계별 평가의 초점
4. 평가지표
5. 보건사업 평가의 과정
6. 사업 평가의 유의사항
7. 실습

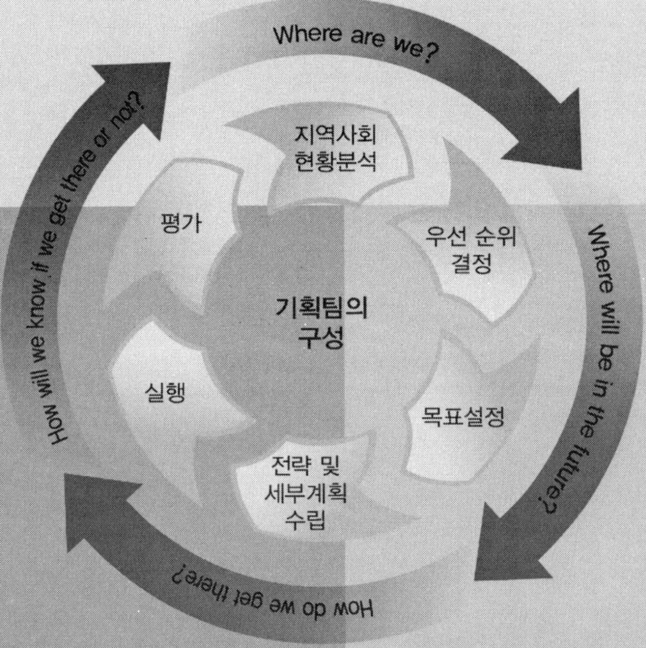

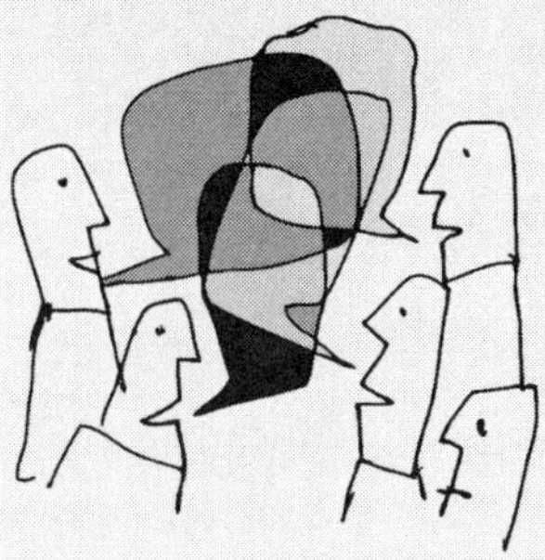

제 10 장

사업 평가

학습목표

- 사업 평가의 정의와 목적을 이해한다.
- 사업의 단계별로 적합한 평가유형과 세부 평가 내용을 이해한다.
- 평가지표를 개발할 수 있다.
- 보건사업의 평가 단계와 평가 자료수집 방법을 이해한다.
- 본인 사업의 평가를 실시할 수 있다.

학습내용

- 보건사업 평가의 정의 및 의의
- 보건사업 평가의 유형 및 지표
- 보건사업 평가의 과정
- 보건사업 평가의 고려사항

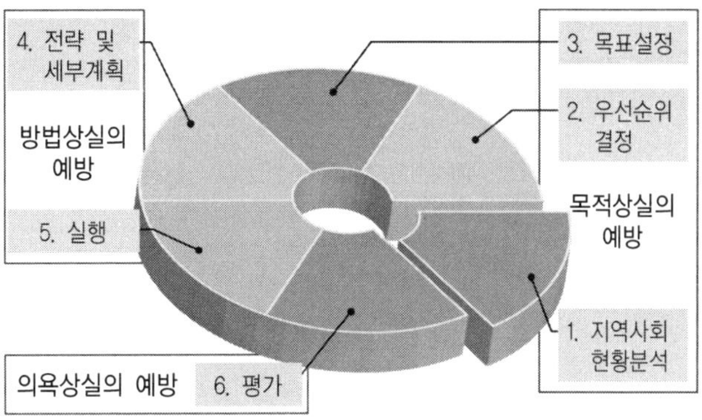

좋은 보건사업 기획은 반드시 보건사업이 실행되고, 목표를 달성하는지를 평가하기 위한 계획을 내포하고 있어야 한다. 보건사업의 기획과 평가를 별개의 과정으로 생각하는 담당자는 적으나 실제 보건사업의 기획과정 중에 사업의 평가계획을 포함시키는 담당자는 많지 않다. 대부분의 보건사업 담당자들은 사업의 수행 후에 사업평가 계획을 수립하고 사업을 평가하려는 경향이 있다. 그러나 이는 매우 잘못된 생각이다. 평가계획을 기획 단계에서 마련해 두지 않으면 사업 과정 중에 평가에 필요한 자료를 확보해 둘 수 없으며, 사업의 결과에 맞추어 평가결과를 유리하게 도출하고자 하는 욕구로 인해 평가의 객관성이 손상을 받게 된다.

이 장에서는 보건사업의 평가와 평가계획에 대해 기술하고자 한다.

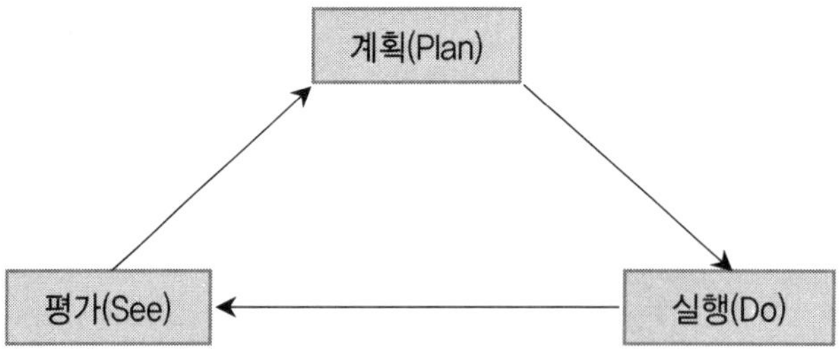

[그림 10-1] 계획-실행-평가의 순환

1. 평가의 정의, 목적 및 영역

1) 평가의 정의

사업 평가란 "사업에 대해 판단을 내리고, 사업의 효과를 높이며, 향후 사업의 방향을 결정하기 위해 사업의 활동, 특성, 그리고 결과에 대한 정보를 체계적으로 수집하는 과정"이다(Patton, 1997). 간단히 정리하면 사업에 관한 **의사결정을 지원**하기 위해 **체계적**으로 정보를 수집, 분석, 보고하는 과정이다(The Center for the Advancement of Community Based Public Health, 2000). 우리는 이 정의에서 "의사결정을 지원"한다는 문구와 "체계적"이라는 문구에 대해 주의를 기울일 필요가 있다.

먼저 "의사결정을 지원"한다는 것은 평가가 반드시 사업의 개선이라는 목적의식을 지니고 행해지며, 따라서 평가의 결과는 사업관계자들이 보다 효과적으로 행동할 수 있거나 의사결정을 할 수 있도록 활용되어야 한다는 것을 의미한다. 많은 사업에서 새로운 사업을 기획할 때 기존 사업의 평가결과를 활용하지 못하고, 관습대로 사업을 준비하는 것을 볼 수 있다. 이는 "기획은 기획, 평가는 평가"라는 잘못된 인식에서 비롯되는데, 이러한 인식이 싹트게 된 것은 사업의 효과와 효율성을 근거로 예산 등을 지원하는 평가에 따른 보상을 하지 않는 행정관행에서 비롯되었다.

두 번째로 "체계적"이라는 말은 평가가 일회적이거나 단편적인 행위가 아니라는 것을 뜻한다. 일부 사람들은 사업실행 과정 중에는 평가에 대해 관심이 없다가 사업이 종료된 후에 평가를 하려고 한다. 이는 마치 고등학교에 다니는 자녀의 평소 성적에는 관심이 없다가 대학입학 결과를 보고 비통해 하거나, "쪽 집게 과외"를 시켜 일거에 성적을 올리고자 하는 헛된 꿈을 꾸는 부모와 다름없다. 또 일부의 사람은 사업 전체 보다는 자신이 관심이 있는 활동만 평가하기를 원한다. 사업의 평가는 전체 결과를 평가하는 것이 기본인데, 일부 활동이 효과가 있다고 해서 전체 사업이 효과가 있는 것은 아니다. 따라서 이런 식의 평가는 마치 나무만 보고, 숲은 못 보는 우를 범할 위험이 있다.

2) 평가의 특징

사업 평가는 다음과 같은 특징을 지니고 있다.

(1) 체계적이고 객관적인 과정이다.

평가는 사업 기획단계에서부터 체계적으로 계획되어야 원활히 수행될 수 있다. 또한 평가과정은 객관적이어야 한다.

(2) 가치에 입각한다.

연구와 달리 평가는 가치에 대한 판단이 없이는 이루어질 수 없다. 그리고 합의를 위해서는 정해진 기준과의 비교가 필요하다.

(3) 평가는 의사결정에 도움을 주고, 활용되어야 한다.

평가는 사업의 효과와 효율성 증대, 사업의 지속이나 확대, 다른 지역에서의 추가 실행, 건강문제의 원인 발견이나 새로운 해결방안 제시 등의 의사결정에 도움을 주어야 한다.

(4) 평가에 필요한 예산(자원), 지식과 기술, 그리고 평가시점이나 정치적 상황 등이 평가결과에 영향을 미친다.

다른 상황에서의 평가는 다른 판단을 초래할 수 있다. 평가결과는 고정적이지 않다.

(5) 협동이 중요하다.

평가의 수행과 활용을 위해서는 이해관계자의 협동이 중요하다.

쉼터 **평가(Evaluation)와 연구(Research)의 차이**

연구는 입증을 하기 위함이고 평가는 개선을 하기 위한 것이다(Patton, 1997).

연구는 어떤 중재가 효과가 있는지, 없는지를 입증하기 위한 것이므로 내, 외적 타당도를 확보하기 위해 엄밀한 연구 방법이 필요하고, 따라서 실험 연구와 통계적 분석을 중시한다.

반면에 평가는 사업의 개선이 그 목적으로 사업에 사용되는 전략, 중재는 이미 연구를 통해 그 근거를 입증 받은 것들이다. 엄밀한 통제연구를 중시하는 연구와 달리 평가는 이해관계자들의 합의에 의해 프로그램의 가치를 판단하고, 사업의 효과와 효율을 높이기 위한 프로그램의 개선 방안을 찾는 것이 그 목적이다. 따라서 평가의 목적을 고려할 때, 평가결과가 사업의 개선을 위해 사용되지 않는다면 어떤 평가도 가치가 없다.

[표 10-1] 평가와 연구의 원칙 비교

	연구의 원칙	평가의 원칙
기획	과학적 방법 • 가설의 설정 • 자료 수집 • 자료 분석 • 결론의 도출	사업 평가의 틀 • 이해관계자의 참여 • 사업의 기술 • 평가 설계 • 신뢰성 있는 근거의 수집 • 결론의 정당화 • 학습된 교훈의 활용과 공유
의사결정	연구자가 통제 • 권위적	이해관계자가 통제 • 협력적
기준	타당도 • 내적 타당도 • 외적 타당도	사업평가 기준 • 유용성 • 가능성 • 타당성 • 정확성

질문	사실(facts) • 기술(descriptions) • 연관성(associations) • 효과(effects)	가치(merits) • 장점(merit: 예, 질) • 가치(worth) • 중요성(significance)
설계	통제된 환경	상황에 영향을 받음
자료원	• 제한된 수(정확성 위주) • 표본추출이 중요 • 조사대상자의 보호	• 복합적 • 표본 추출이 중요 • 조사대상자, 조직, 지역사회의 보호
분석과 종합	• 1 회(종료시점) • 특정 변수에 집중	• 지속적 • 모든 자료의 통합
의사판단	가치중립적	가치에 대한 합의 누구의 가치를 기준으로 하는 가를 명시
결론	인과 • 시간적 선후관계 • 그럴 듯한 기전의 입증 • 혼란변수의 통제 • 결과의 재현	인과와 기여 • 시간적 선후관계 • 그럴 듯한 기전의 입증 • 다른 해석에 대한 설명 • 유사한 상황에서 비슷한 유사한 결과
활용	흥미 있는 청중에게 배포	이해관계자에게 feedback 흥미 있는 청중에게 배포

자료: U.S. Department of Health and Human Services. Centers for Disease Control and Prevention. Office of the Director, Office of Strategy and Innovation, 2011.

3) 보건사업과 관련된 의문사항과 평가 목적

보건사업에 대해 사람들은 일반적으로 다음과 같은 의문사항을 지니고 있다(U.S. Department of Health and Human Services. Centers for Disease Control and Prevention. Office of the Director, Office of Strategy and Innovation, 2011).

① 사업(활동)이 의도한대로 진행되고 있는가? : 실행(implementation)

② 사업이 의도한 목적과 목표를 성취하고 있는가? : 효과(effectiveness)

③ 활동을 위해 자원은 적절하게 사용되고 있는가? : 효율(efficiency)

④ 목적이나 목표의 달성에 따른 가치나 편익이 비용을 초과하는가? : 비용-효과(cost-effectiveness)

⑤ 목적이나 목표를 향한 진전이 우연이나 다른 사건 때문이 아니라 우리의 사업과 관련이

있는가? : 인과관계(attribution)

평가는 위에 제시된 사업에 대한 의문사항을 해결하기 위해 수행된다. 따라서 사업평가의 목적은 다음과 같다.

① 사업의 실행 개선
- 사업이 보다 성공적으로 될 수 있도록 투입과 활동을 수정하기 위해

② 사업 효과(목표 달성 정도)를 파악
- 목적과 목표를 얼마나 잘 달성하는지, 사업이 초래한 파급효과를 알기 위해

③ 효율성 향상
- 자원 사용의 효율성을 높이기 위한 방안을 찾기 위해

④ 사업 구성요소 간의 인과관계 분석과 새로운 지식의 습득
- 사업의 구성요소에 의해 의도된 결과가 발생하는 지를 분석함으로써 사업의 성공과 실패에 대한 이유를 알기 위해
- 향후 보건사업에 필요한 새로운 지식을 얻기 위해

⑤ 사업의 향후 방향을 결정
- 사업의 효과와 목표 달성의 인과관계를 파악할 수 있다면 앞으로 사업을 지속할지, 확대할지, 아니면 중단할지를 알 수 있을 뿐만 아니라, 다른 지역에서 동일한 사업을 실행할지를 판단할 수 있다.

평가의 목적은 평가에 관심을 가지고 있는 사람이 누구인가에 따라 달라진다. 사업담당자들은 자기 사업이 목표를 달성하였는지에 관심이 있으며, 관리자는 목표 달성여부와 사업의

[표 10-2] 보건사업에 대한 의문사항과 평가와의 관계

<table>
<tr><th>사업에 대한 의문사항</th><th colspan="2">평가의 목적</th></tr>
<tr><td>사업이 의도한대로 진행되고 있는가?</td><td>사업의 실행 개선</td><td rowspan="5">사업의 향후 방향 결정</td></tr>
<tr><td>사업이 의도한 목적과 목표를 성취하고 있는가?</td><td>사업 효과 파악</td></tr>
<tr><td>활동을 위해 자원은 적절하게 사용되고 있는가?</td><td rowspan="2">효율성 향상</td></tr>
<tr><td>목적이나 목표의 달성에 따른 가치나 편익이 비용을 초과하는가?</td></tr>
<tr><td>목적이나 목표를 향한 진전이 우연이나 다른 사건 때문이 아니라 우리의 사업과 관련이 있는가?</td><td>사업 구성요소 간의 인과관계 분석과 새로운 지식의 습득</td></tr>
</table>

책임, 사업개선 방안에 관심이 있다. 반면에 예산을 지원한 지방자치단체장이나 중앙정부는 사업의 목표 달성여부나 효율성이 주요 관심사이다. 학계나 연구소 등에 근무하는 보건사업 전문가들은 보건사업에 대한 새로운 지식의 발견에 큰 관심을 기울일지도 모른다.

4) 보건사업의 논리적 모형과 평가

논리적 모형은 보건사업 평가를 위해서 유용하게 사용될 수 있다. 논리적 모형을 이용하여 사업과 관련된 궁금증을 어떻게 해결할 수 있는지 살펴보자.

(1) 사업의 실행

투입, 활동과 산출물을 평가함으로써 사업이 계획대로 진행되었나, 즉 사업의 실행을 평가할 수 있다. 그런데 활동과 산출물을 평가하는 것은 사업 활동이 결과 변화에 영향을 미친다는 전제 하에서 의미를 가진다.

(2) 사업의 효과

사업이 성과가 있는가를 알기 위해 사업의 결과를 평가한다. 즉, 사업이 단기, 중기, 장기 목표를 달성하였나를 평가한다.

(3) 사업의 효율/비용-효과

투입에 대비한 활동, 산출, 결과를 평가함으로써 사업의 효율이나 비용-효과를 파악할 수 있다.

(4) 사업의 성공과 실패에 대한 이유 : 인과관계

논리적 모형의 구성요소 사이의 논리를 검토함으로써 사업의 성공과 실패에 대한 이유를 알 수 있다. 사업 평가는 쓰임새가 있어야 한다. 따라서 단순히 목표를 달성하였다, 안 하였다만 판단하는 것보다는 목표를 달성하였다면 그 이유는 무엇이고, 실패하였다면 또 그 원인이 무엇인가를 분석하여야 사업관계자들의 의사결정에 도움을 줄 수 있다. 평가결과를 바탕으로 앞으로 사업을 계속할 것인가, 사업을 계속한다면 어떻게 개선시킬 것인가, 다른 지역이나 집단을 대상으로 이와 같은 사업을 시행할 것인가를 판단할 수 있게 된다.

쉼터 논리적 모형을 이용한 보건사업의 성공과 실패 이유 분석

논리적 모형이란 보건사업을 구성하는 투입, 활동, 산출, 결과와 같은 구성요소와 구성요소들이 의도하는 관계를 그림으로 표시한 것이다. 논리적 모형을 사용하면 왜 사업이 계획대로 작동하는지, 또는 안 하는지를 검토할 수 있어 사업평가에 도움이 된다. 이 책자에서는 논리적 모형을 기획 과정에 대한 복습을 위해 사용할 수 있도록 11장에서 설명하고 있지만 평가와 관련하여 논리적 모형을 어떻게 사용하는지를 여기에서도 설명하겠다. 논리적 모형에 대한 자세한 내용은 11장에서 학습하기 바란다.

보건사업의 성공과 실패의 이유도 논리적 모형을 이용하여 분석하는 것이 가능하다[그림 10-2].

보건사업이 성공하기 위해서는 [그림 10-2]의 제일 위에 제시된 예와 같이 투입이 사업 활동을 수행하기에 적합하고, 활동이 의도한 대로 시행되어 목표한 산출물이 생산되고, 산출물이 기대한 효과를 거두어야 한다. 뿐만 아니라 우리가 생각하는 사업 구성요소 간의 연계관계에 대한 논리적 근거가 타당하여야 한다. 그러나 그 중에 하나라도 적합하지 않거나 타당하지 않다면 사업은 실패할 수밖에 없다.

두 번째 사업처럼 투입이 목표한 사업 활동을 수행하기에 불충분하다든지(구조의 부적합성), 세 번째 사업처럼 투입은 적절하였으나 사업의 진행과정이 부적합하여 산출물이 제대로 생산되지 못한 경우(과정의 부적합성), 그리고 마지막 사업처럼 투입도 과정도 적합하였으나 건강문제의 원인-결과 분석이 잘못되거나 목표에 영향을 미칠 수 없는 전략을 선택하는 등의 이유로 사업의 산출물이 기대한 효과를 낳지 못하는 경우(논리적 근거의 부적합성)에는 사업이 실패한다.

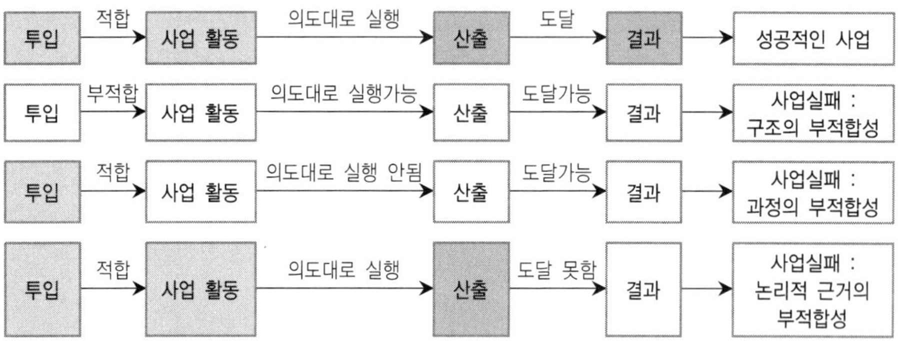

[그림 10-2] 논리적 모형에 따른 사업의 성공과 실패의 원인 분석

2. 보건사업 평가의 유형

보건사업의 단계에 따라 평가의 유형을 나누면 사업의 개발단계에서 이루어지는 진단평가(현황분석)와 사업계획의 평가가능성 분석, 사업의 실행단계에서 투입에 대해 평가하는 구조평가와 활동과 산출물에 대해 평가하는 과정평가, 그리고 사업이 종료했을 때 사업결과에 대해 평가하는 결과평가로 나눌 수 있다.

진단평가(현황분석)는 보건사업이 처해 있는 환경이나 맥락에 알맞은 사업을 기획하기 위하여 사업기획에 필요한 각종 정보를 수집하는 과정이다. 그러나 기획-실행-평가의 순환적 과정을 생각한다면 현황분석이 사업결과에 대한 정보수집이 될 수도 있어 평가의 한 단계라고 간주할 수도 있다. 평가가능성 분석은 계획서대로 사업을 진행하였을 때 사업에 대한 평가가 가능한가를 분석하여 보건사업의 평가가능성을 높이기 위해 실행된다. 또한 구조평가와 과정평가는 사업의 효율성을 높이기 위해, 결과평가는 사업의 효과를 검증하기 위해 실시된다.

평가의 유형 중 이미 학습한 현황분석을 제외하고 나머지 유형에 대해 이 장에서 학습하기로 한다.

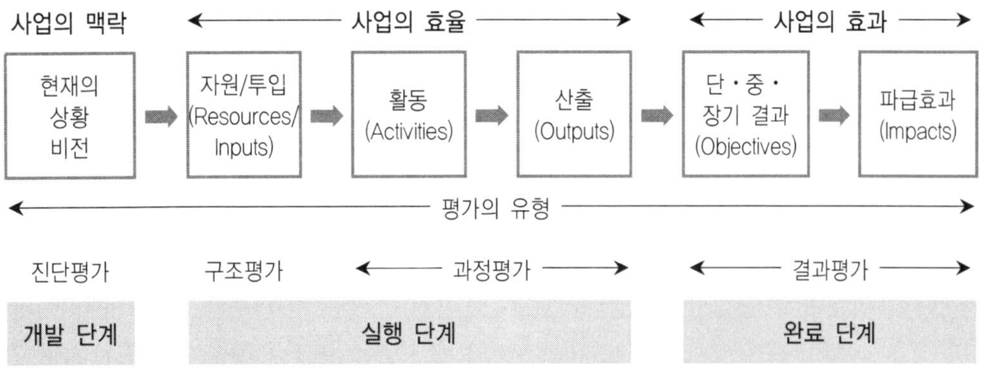

[그림 10-3] 논리적 모형과 사업의 단계에 따른 보건사업 평가의 유형

1) 평가 가능성 평가

사업의 평가 가능성은 사업의 논리적 모형, 평가 자료의 활용 가능성, 평가 준비사항(평가계획) 등을 검토함으로써 향후 사업이 진행되었을 때 어느 정도 평가가 가능한가를 판단하는

것이다. 평가 가능성 검토를 위한 의문사항과 구체적인 질문은 다음과 같다.

(1) 의문사항

① 사업계획이 평가 가능한가?

② 이대로 사업을 진행하면 평가가 가능하겠는가?

(2) 구체적인 평가 질문

① 사업의 이해관계자가 명확히 정의되고 참여를 보장하고 있는가?

② 프로그램 기술과 논리적 모형이 제대로 준비되어 있는가?

③ 사업의 목적, 목표가 구체적인가? 평가지표가 있는가?

④ 사업의 투입과 활동이 잘 명시되어 있는가?

⑤ 사업요소 간의 인과관계가 적시되어 있는가?

⑥ 사업평가 계획과 예산이 확보되어 있는가?

⑦ 모니터링 체계를 비롯한 평가자료 수집방법이 확정되어 있는가?

⑧ 평가일정, 평가자가 명시된 평가계획이 있는가?

[표 10-3] 평가계획표의 예

평가 초점		평가 시기	자료수집과 분석				활용 방안
평가 질문 평가를 통해 무엇을 알기를 원하나?	평가 지표 어떻게 그것을 알 수 있나?		자료원	수집 방법	분석	책임자	

2) 구조평가

사업의 구조평가는 인력과 시설, 장비, 정보의 적절성에 대하여 평가하는 것으로 사업에 투입되는 자원의 적절성을 보는 것이다.

"보건사업은 사람이 하는 것이다"라는 말이 있을 정도로 보건사업에 있어서 전문인력이 차지하는 비중이 크다. 구조평가에서는 무엇보다도 먼저 사업인력의 적정성을 평가하는데 이에는 사업인력의 양적 충분성과 사업수행에 필요한 전문성의 확보여부가 해당된다. 보건사업은 사업지침에 필요한 전문인력을 규정하고 있는 경우가 있다. 또 보건복지부는 보건소 전문인력 기준을 정하여 이를 준수할 것을 지방자치단체에 요구하고 있다. 사업관계자들은 전문인력의 수만 충족되면 사업의 투입 구조가 적합하다고 평가하는 경향이 있는데, 보다 중요한 것은 실제 사업에 필요한 기술(skill)을 지니고 있느냐의 여부이다. 보건사업이 복잡해짐에 따라 자격증의 소지 여부가 바로 사업에 필요한 전문성을 담보하지 못하는 경우가 증가하고 있기 때문이다.

과거와 달리 보건사업 수행에 있어 정보가 중요해지고 있다. 따라서 구조분석에서는 유형적인 인력과 시설 이외에 무형적인 정보가 사업수행에 적합한가를 평가할 필요가 있다. 사업에 필요한 정보의 수집, 산출, 활용을 위한 구조가 제대로 갖추어져 있는지를 평가하는 것은 사업의 구조평가에서 중요한 과제의 하나이다.

3) 과정평가(process evaluation)

과정평가는 사업을 실행하는 과정 중에 첫째, 사업계획과 진행정도를 비교함으로써 목표달성이 가능하도록 사업내용을 조정하고, 둘째, 목표달성을 저해하는 요인을 조기에 발견하여 시정하는 한편 목표달성을 촉진하는 요인은 강화하고자 하는 목적에서 실시한다.

과정평가를 통하여 평가하게 되는 내용을 요약하면 다음과 같다.

① 사업 진행일정의 준수 : 목표 대비 사업의 진행정도

② 사업 자원의 적절성과 효율성

③ 사업 이용자의 특성과 형평성

④ 사업 전략 및 활동의 적합성과 제공된 서비스의 질

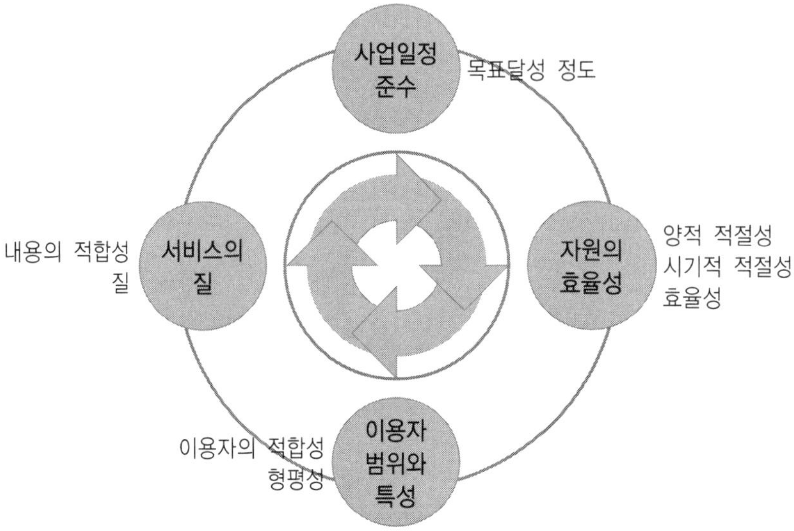

[그림 10-4] 과정평가의 주요 내용

이해를 돕기 위하여 4가지 평가기준을 구체적으로 설명하면 다음과 같다.

(1) 계획된 일정의 준수

사업일정표와 비교하여 사업이 계획한 대로 진행되고 있는지를 평가한다.

(2) 자원(인력, 시설, 장비, 정보, 예산 등)의 적기지원과 효율적 활용

① 자원의 양적 충분

사람은 언제나 자기가 사용할 수 있는 자원이 더 있으면 좋겠다는 생각을 하게 마련이다. 따라서 사업 담당자들이 목표달성을 위해 자원이 충분한지, 아닌지를 자문해 보는 것도 자원이 양적으로 충분한지를 측정하는 방법의 하나가 될 수 있으나, 보다 객관적인 측정방법이 없다면 자원의 부족을 제3자로부터 인정받기 어렵다.

자원의 부족은 변화에 대응할 수 있는 사업팀의 능력을 제약하고 결국 서비스 제공에 있어 지연과 경직을 가져오게 된다. 따라서 보건사업이 변화에 얼마나 유연하게 대응하는 가를 측정함으로써 자원의 부족여부를 간접적으로 측정하는 것이 객관적인 방법이라 할 수 있다.

사업의 유연성은 크게 세 가지 측면에서 검토가 가능하다. 첫째는 서비스가 고객의 욕구를 충족시켜 줄 수 있을 정도로 개별화되어 있는가를 평가하는 **세부사업 내용의 유연성**이다. 둘째는 상이한 고객의 요구를 처리하는 데 소요되는 시간을 의미하는 **전달속도의 유연성**이다. 셋째는 사업결과에 의해서든, 환경의 변화에 의해서든 고객의 사업 욕구는 계속적으로 변화하게 되는데, 이와 같이 변화하는 고객의 욕구에 부응하기 위하여 얼마나 새로운 서비스를 개발하고 제공할 능력을 갖추고 있는 가를 의미하는 **양적 유연성(서비스 개발의 유연성)**이다.

물론 사업의 유연성도 직접적인 측정이 어려운 경우가 있어 유연성을 달성하기 위한 요인이나 달성결과를 활용하여 간접적으로 측정하여야 하는 경우가 많다. 그러나 사업의 유연성을 이용하여 자원의 과다를 측정하는 것은 사업담당자의 주관적 판단에 의존하는 것보다는 훨씬 객관적인 접근방법이다.

이런 방법으로 자원의 부족을 측정하는 것이 모든 보건사업에서 적용 가능한 것은 아니다. 평가대상인 보건사업이 일회적인 서비스를 제공하는 경우에는 사업의 유연성을 측정하기 어려운 경우가 많으며, 금연상담이나 고혈압이나 당뇨환자에 대한 영양·운동 상담과 같이 지속적으로 서비스를 제공하는 사업인 경우에 적합하다.

[표 10-4] 보건사업의 유연성 측정지표

유연성의 영역	평가지표
양적 유연성 (개발의 유연성)	사업대상자가 요구(필요로)하는 서비스 중 제공 가능한 서비스의 비율
	사업대상자 1인에게 제공되는 서비스의 종류
	대상자가 요구(필요)하는 서비스를 제공하지 못해 놓친 고객의 수
전달속도 유연성	사업대상자의 대기시간
	서비스 제공 속도. 예) 서비스 1회당 제공시간
	서비스의 제공 빈도. 예) 1인당 방문횟수
	지연된 서비스 제공비율. 예) 예정을 못 지킨 방문비율
	전달지연으로 놓친 고객의 수
세부내용 유연성	직원의 훈련일수
	훈련에 대한 투자
	세부내용을 충족시키지 못해 놓친 고객의 수
	제공된 상이한 서비스의 종류

② 자원의 질적 수월성

③ 자원의 활용정도

활용성이 낮은 고가의 설비를 구입하여 예산의 효율성을 저하시키고, 나아가서는 사업의 효율성이 저하되는 사례가 많다. 따라서 사업에 투입된 자원이 얼마나 제대로 활용되고 있는 가를 평가하는 것은 자원의 생산성을 높여 사업의 목표 달성에 도움을 줄 수 있다.

자원의 활용정도는 다음과 같은 지표를 이용하여 평가할 수 있다.

- 사업 담당자가 사업에 투입한 시간 비율
- 서비스 생산 단위(예 : 상담건수) 당 투입되는 노동시간이나 비용
- 자원 투입량 대비 산출량(예 : 상담자 수)
- 사업 장비나 시설의 활용정도 : 장비나 시설의 활용일수, 장비별 이용건수
- 사업인력이나 시설 당 이용 고객 수 등

④ 자원 관리체계의 적합성

⑤ 예산의 충분함, 집행 시기의 적절성, 예산사용 지침의 준수 여부

(3) 사업의 참여자/이용자의 적합성

① 이용자의 특성은 무엇인가? 목표 집단이 사업에 참여하는가?

보건사업 담당자들은 서비스 이용자 수가 목표치를 넘어서면 사업이 성공하였다고 결론을 내리는 경우가 많다. 그러나 아무리 서비스 이용자 수가 목표치를 넘어섰다고 하더라도 사업 초기에 의도하였든 사람들이 아니고 다른 사람들이 서비스를 이용하였다면 사업 목표를 달성하는 데는 도움이 안 된다. 비만교실에 비만 정도는 약하나 몸매에는 관심이 높은 아동이 많이 다닌다면 무슨 효과가 있겠는가?

그럼에도 불구하고 이용자 수에만 관심을 가지고 이용자의 특성(연령, 성, 소득, 지역, 건강문제의 정도 등)에 관심을 두지 않는 것은 우리나라의 보건사업이 대상자 세분화와 표적 집단의 선정 보다는 "많으면 좋은 것이다"라는 양을 선호하는 수준에 머물러 있기 때문이다.

이용자의 수는 목표치를 상회하였으나 실제 참여자의 특성에 문제가 있는 예를 소개하겠다. 다음 예는 서울특별시의 Y구가 건강증진시범사업의 일환으로 2003년 12월부터 2004년 11월까지 만 1년간 고혈압, 당뇨, 고지질, 비만 성인(40세 이상)을 등록하고, 6개월간 영양지도 및 운동지도를 실시한 사업의 예이다. Y구는 사업계획에서 사업팀의 능력을 고

려하여 사업기간 중 총 150명에 대하여 생활요법 훈련을 실시할 것을 목표로 하였다. 총 176명이 등록하여 훈련에 참가하였으므로 양적으로만 본다면 목표치를 충족하였다. 그러나 사업 참가자들의 성과 연령을 분석하여 보면 50대가 절대적으로 많고, 여자가 대부분이어서 40대, 남성의 참여가 미약한 것을 알 수 있다. 이는 만성병 생활습관 개선사업의 주요 표적 집단이 훈련에 참여하지 못하고 있음을 시사하며 사업 내용의 수정이 필요함을 알 수 있다[그림 10-5].

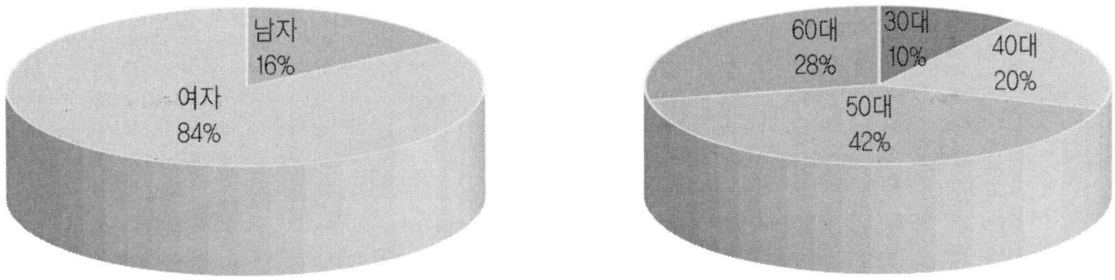

[그림 10-5] Y구 만성질환자 생활행태개선사업 이용자의 성, 연령별 분포

② 이용의 형평성이 보장되고 있는가?

공공기관에서 시행하는 보건사업의 경우 특별한 이유가 없다면 이용의 형평성을 보장하여야 하는 것은 당연하다. 공공서비스의 목표 중 하나가 사회적 형평성을 추구하는 것이기 때문이다.

그러나 많은 보건사업이 사회적 형평성의 원칙을 무시하고 진행되고 있다. 보건사업에서 가장 흔히 사용되는 전략의 하나인 보건교육은 저소득층을 표적 집단으로 하고, 이들에게 적합한 사업을 개발하지 않으면 중산층에게 더 도움이 될 가능성이 높다. 이렇게 되면 건강위험 요인을 중산층보다 더 많이 가지고 있는 저소득층을 소외시켜 건강수준의 계층별 차이를 확대할 위험성이 있다.

시설을 이용하는 사업의 경우 지리적 접근성에 따른 사업 이용자의 차이도 문제다. [그림 10-6]과 [그림 10-7]은 2007년 서울특별시 J구 보건소에서 예방접종을 한 영유아와 진료를 받은 노인의 수를 동별로 표시한 것이다. 두 그림 모두에서 보건소로부터의 거리에 따라 이용에 큰 차이가 있음을 알 수 있다.[1] 영유아 예방접종은 젊은 부모가 보호자로 아이들을 데려오는데 비해 노인들은 혼자서 보건소를 방문하는 경우가 많아 지리적 접근성이

1) 보건복지부는 이런 문제를 해결하기 위해 국가필수 영유아예방접종을 민간의료기관에서도 받을 수 있게 정책을 변경하였다.

더 큰 영향을 미치고 있다는 것도 알 수 있다. 실제 보건소가 위치한 지역과 저소득층이 밀집한 지역이 같지 않았으므로 이러한 사업은 생각보다 사회적 형평성의 달성에 기여하지 못하고 있다는 느낌을 받게 된다. 지역에 따른 이용의 차이는 진료실 이용, 상담서비스 등에서 모두 나타나는 현상으로 사업 담당자들의 주의가 요망된다.

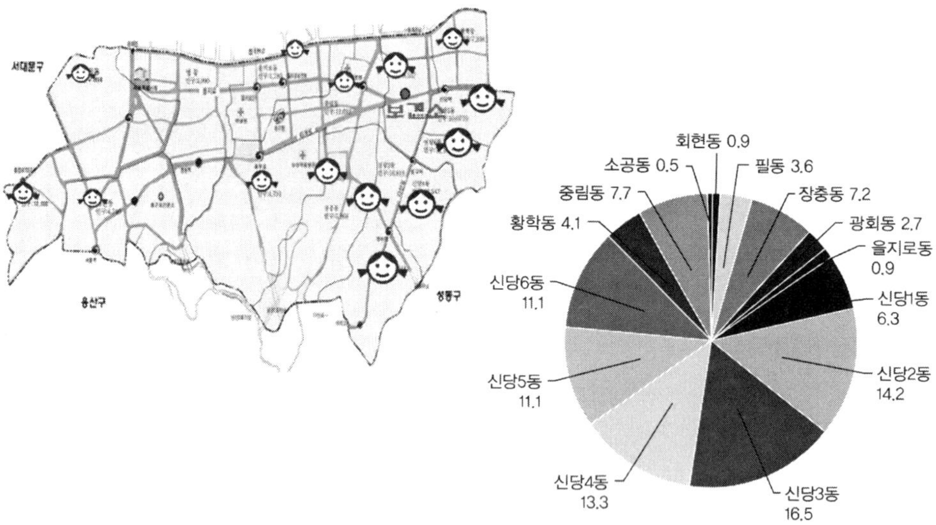

[그림 10-6] 서울특별시 J구 보건소의 동별 영유아 접종자 분포, 2007.

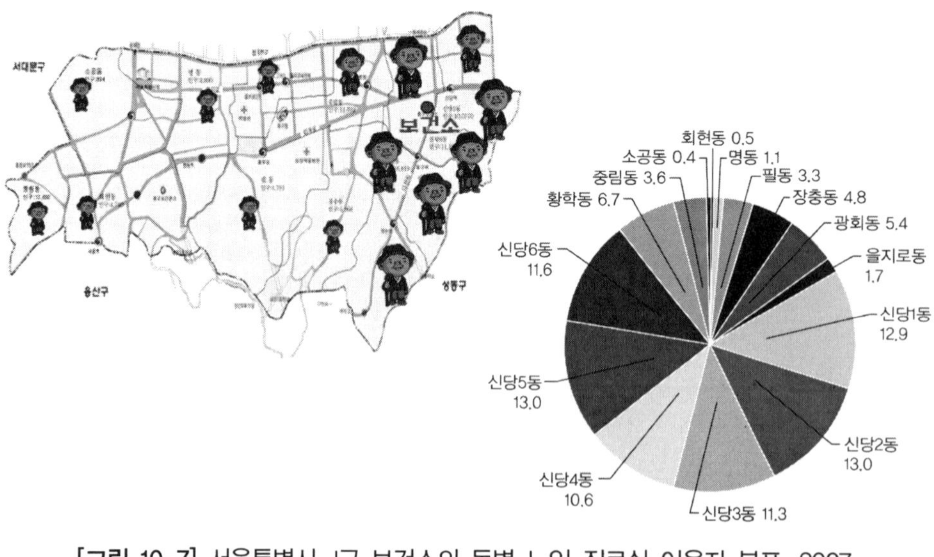

[그림 10-7] 서울특별시 J구 보건소의 동별 노인 진료실 이용자 분포, 2007.

(4) 제공된 서비스의 질과 대상자의 만족도

① 서비스의 질 수준

최근에는 의료서비스의 질 측정에 SERVQUAL을 이용하는 경우가 많다(Zeithaml 등, 1990). 보건서비스의 질 측정에도 SERVQUAL과 같은 지표를 활용할 수 있을 것으로 보이나 실제 활용 예는 드물다.

보건사업은 이질적인 서비스로 구성되어 있는 경우가 많아 질 측정이 쉽지 않다. 예를 들어 개별상담과 같은 서비스는 전문서비스로 고객과 직원간의 장기적 관계가 중요하며, 서비스 제공에서 설비보다 제공자가 더 중요한 역할을 한다. 서비스 제공에 있어 제공자의 재량권이 많으며, 고객과의 접촉시간도 길다. 따라서 전문서비스의 경우는 질 평가의 차원 중에서 반응성, 확신성, 동정성 등이 상대적으로 중요하다. 반대로 이벤트와 같은 서비스는 대량서비스의 특성을 지니고 있는데, 서비스 제공에 있어 설비가 중요하고, 제공자의 재량권은 적다. 따라서 시설과 고객 간의 관계가 중요하다. 대량서비스를 평가할 때는 질 평가의 차원 중에서 유형성이 상대적으로 중요하다.

[표 10-5] SERVQUAL에서 사용하는 지표

차원	설명
유형성(tangible)	물리적인 시설, 장비, 인원
신뢰성(reliability)	믿을 수 있고 정확하게 약속된 시간에 서비스를 수행하는 능력
반응성(responsibility)	고객을 기꺼이 도우려는 자세와 즉각적인 서비스를 제공하는 능력
확신성(assurance)	서비스 제공자의 지식과 고객에 대한 예의, 고객에게 믿음과 확신을 줄 수 있는 능력
동정성(empathy)	고객에게 보이는 개별적 관심

자료: Zeithaml 등, 1990.

② 고객만족도

SERVQUAL과 같은 측정지표를 사용하기가 마땅하지 않은 경우는 고객만족도를 직접 조사하거나 불만 건수 등을 측정하여 제공된 서비스의 질을 평가할 수 있다. 또한 이용자의 중도탈락률도 서비스의 질을 반영하는 지표의 하나이다. 많은 경우에 서비스 이용자를 대상으로 "이용결과에 대하여 만족하십니까?"라고 묻고 이 결과를 이용하여 고객만족도를 평가하는데 이는 바람직하지 않다. 사업평가는 사업의 개선을 위하여 이루어지는데 사업에 대한 총괄적 만족도를 측정하는 이런 질문만으로는 이용자들이 어떤 점에 대하여 만족하는지, 불만이 있는지를 제대로 알 수 없어 사업 개선에 도움이 안 되는 경우가 많다. 예를 들어 이용자들은 서비스 제공자의 기술수준이나 시설의 편의성에 불만이 있는데 총괄적 만족도가 낮은 이유를 직원이 친절하지 못한 것이 원인이라 생각하여 친절도 교육을 강화한다면 이는 이용자들의 만족도를 올릴 수 없을 것이다. 따라서 불만의 이유를 정확하게 평가하여 사업 개선에 도움을 받기 위해서는 [그림 10-8]에 제시된 항목처럼 세분화하여 만족도를 측정하는 것이 바람직하다.

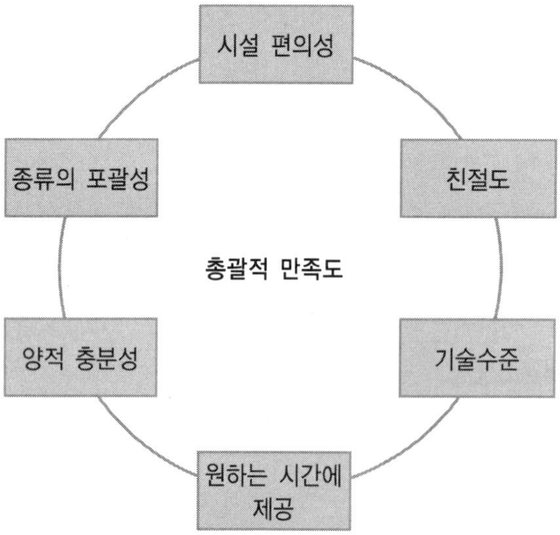

[그림 10-8] 보건사업 만족도의 구성 항목

서비스의 질이 중요한 경우는 서비스의 질 측정 시스템을 별도로 운영하는 것이 바람직하다. “서비스 체크 리스트”를 개발하여 활용한다든지, “질 모니터링 시스템”을 운영하면 과정평가 시 서비스의 질을 평가하고 질을 향상시키기 위한 조치를 취할 수 있다.

질을 향상시키기 위해서는 과정평가에서 사업지침의 존재여부와 준수정도를 평가하는 것도 필요하다.

위의 4가지 이외에도 과정평가에서는 다음의 2가지를 더 평가하여 사업을 수정, 발전시키도록 노력하여야 한다.

(5) 사업의 효율성, 효과성 향상을 위해 변화시켜야 할 사업내용

① 사업전략과 활동이 대상자에게 적합한가?

② 사업전략과 활동이 목표의 달성에 기여하고 있는가?

과정평가의 다음 단계는 사업을 더 효율적으로 수행하기 위해 변화시켜야 할 사업 내용은 없는 가를 검토하는 것이다.

전술한 Y구 건강증진 시범사업의 경우 대상자의 특성에 따른 이용 차이를 [그림 10-5]에 제시하였는데, 이 외에도 과정평가를 통해 지리적 접근성에 따른 이용의 차이도 확인할 수 있었다. 이에 따라 사업팀에서는 주민자치센터에서도 생활행태 개선 프로그램을 운영하고, 이 경우 운영시간을 퇴근시간 후로 함으로써 과정평가에서 발견한 문제를 해결하고자 시도하였다. 그러나 사업기간이 짧아 새로운 사업전략을 실행하지는 못하였지만 사업과정 평가를 통하여 사업의 전략과 내용을 수정해 가는 예의 하나로 제시할 수 있겠다.

(6) 사업목표의 수정 필요성

과정평가의 마지막 단계로 사업목표의 현실성을 평가하고, 목표를 수정할 필요가 있는 가를 판단하게 된다.

과거의 사업 경험이나 객관적인 자료에 의해 사업목표를 합리적으로 설정한 경우에는 사업의 진행이 부진하여 목표달성이 어렵다는 이유만으로 쉽게 목표를 수정하여서는 안 된다. 이 경우에는 투입을 증가시키거나 자원 활용의 효율성을 증가시켜 사업의 목표를 달성할 수 있도록 독려하는 것이 올바른 자세이다.

그러나 기초 자료의 부족, 사업의 효과성에 대한 검증 부족 등으로 인해 사업목표 자체가 객관적으로 설정되지 못한 경우에는 과정평가를 통해 보다 현실적인 목표로 수정하는 것이 바람직하다. 이런 의미에서 본다면 보건사업은 시행착오의 과정을 거쳐 완성된다 할 수 있다.

4) 결과평가(outcome evaluation)

보건사업의 결과평가는 사업의 종료 시 사업 효과를 측정함으로써 사업의 지속이나 확대 여부를 판단하기 위하여 실시한다. 다음과 같은 내용에 관심을 가지고 결과평가를 진행한다.

① 사업이 목적과 목표를 달성하였는가?

② 사업에 의해 야기된 의도되지 않은 결과는 없는가?

③ 사업이 사회적 형평성의 달성에 기여하고 있는가?
④ 조직과 지역사회의 문제해결 역량이 강화되었는가?
⑤ 사업의 전략이 얼마나 효과적인가?
⑥ 사업의 가능한 대안은 무엇인가? 다른 대안과 비교할 때 사업이 얼마나 효과적인가?
⑦ 다른 상황 하에서는 사업이 얼마나 효과적일 것인가?
⑧ 사업을 지속하거나 확대할 필요가 있는가?

보건사업의 특성상 결과평가의 지표로 수익성이나 유동성, 원가절감, 비용-편익과 같은 재무지표는 사용하기 힘들다. 또 시장점유율 등과 같은 경쟁적 성과지표도 엄밀한 의미의 경쟁이 없어 사용하기 곤란하다. 다만 상황에 따라서는 보건소 이미지, 신규 이용자 수, 고객 충성도 등의 지표를 사용할 수 있다.

따라서 보건사업의 결과평가는 건강수준의 변화(목표의 달성)나 건강문제를 해결하기 위한 조직이나 지역사회의 변화 정도를 측정한다.

목표설정 과정에서 배웠듯이 건강수준의 변화는 지식이나 태도, 행동과 같은 건강결정요인의 변화(영향목표)로 측정되는 단기 결과에 대한 평가와 생리적 기능과 같은 중기 결과 및 건강수준이나 삶의 질과 같은 장기 결과의 변화를 통해 평가하게 된다.

보건사업의 결과평가에서 누락해서 안 되는 것은 사업을 통하여 **보건기관과 지역사회의 문제해결능력**이 얼마나 향상되었는가를 평가하는 것이다. 보건사업을 통하여 하나의 건강문제를 완전히 해결하기는 어려우며 지역사회에 존재하는 모든 건강문제를 해결한다는 것은 요원한 일이다. 따라서 보건사업을 통해 조직과 요원의 능력을 향상시키고, 지역사회의 건강문제에 대한 관심과 문제해결 역량을 제고시키는 것은 단위 사업의 목표 달성여부 못지않게 중요하다.

조직과 지역사회의 능력 향상을 평가하기 위한 질문은 다음과 같다.

① 조직(보건소)과 직원의 건강문제 해결능력이 향상되었는가?
② 구성원의 보건사업에 대한 관심이 증대되고, 참여가 촉진되었는가?
③ 지역사회 구성원들이 지역 건강문제를 자신의 문제로 인식하고, 건강문제에 대한 관심이 향상되었는가?
④ 건강문제 해결을 위해 지역사회 자원이 활성화되고 있는가?

보건사업의 결과평가 시 유의하여야 할 사항은 다음과 같다.

첫째, 단기적인 지식이나 행태의 변화가 반드시 장기적인 변화를 초래하는 것이 아니므로 단기적이 아닌 장기적 결과를 우선해야 한다. 그런데 우리는 단기적 변화인 지식이나 태도의 변화를 평가하고 행태나 건강수준이 변화할 것으로 착각하는 오류를 흔히 범한다.

서울특별시 Y구에서 시행한 비만아동에 대한 "날씬이 교실"의 사업결과를 살펴보기로 하자. 이 사업은 학기 초에 비만아동을 등록하여 일주일에 3회씩의 운동과 1회씩의 영양교육을 학기 말까지 계속한 비만아동 관리사업이다. 참가 아동들을 대상으로 매주 강의 전과 후, 그리고 수료 시 및 수료 3개월 후에 영양지식과 행동이 얼마나 변화하였는가를 측정한 결과가 [그림 10-9]에 제시되어 있다. 이를 살펴보면 영양지식은 강의 종료 시 급격하게 증가하나 시간이 경과함에 따라 급속하게 감소함을 알 수 있다. 만일 강의 종료 시에 지식변화를 측정하고 이를 사업결과라고 판단하면 잘못된 것인데, 많은 단기 비만캠프가 이런 잘못을 범하고 있다. 짧은 사업기간 후에 측정하는 결과지표는 장기적인 사업결과를 제대로 반영하지 못함을 명심하여야 한다.

Y구의 날씬이 교실 자료는 또 다른 흥미 있는 결과를 보여준다. [그림 10-9]의 위처럼 지식수준의 변화가 오래 지속되지 않았기 때문에 건강행태의 개선 역시 지속되지 않을 것으로 예측하기 쉽다. 그러나 아래 그림을 보면 오히려 올바른 식생활습관을 유지하는 아동이 교실 수료 3개월 뒤에도 증가하였다. 지식의 변화가 행동의 변화를 초래하기 위해서는 오랜 기간 동안의 훈련과정이 필요한데, 날씬이 교실은 학기 중 계속되어 참가자들의 행위변화가 고착되기 시작하였기 때문에 이런 결과가 나타났다. Y구에서는 여름 방학 중에 단기간(4일 정도)의 비만아동을 위한 식생활개선 사업도 운영하였는데 이 프로그램에 참석한 아동은 교육 수료 후 원래의 생활습관으로 돌아가는 비율이 훨씬 높았다. 따라서 행동변화를 통한 건강수준의 변화를 유도하려면 사업기간이 행동변화가 습관이 될 수 있을 때까지 지속되어야 한다는 것을 알 수 있다.

둘째, 사망률, 발생률, 유병률이 낮은 질환의 경우 건강수준의 변화라는 결과(outcome) 자료를 확보하기가 쉽지 않다. 따라서 건강수준을 대리할 수 있는 지표를 결과평가에서 활용하는 경우가 많다. 뇌졸중 관리사업에서 뇌졸중 발생과 사망을 평가하기 어려워 사업 전·후의 혈압변동을 평가하는 경우가 그 예이다. 이와 같이 건강수준에 대한 대리(proxy)지표를 사용하는 경우에는 대리지표가 사업결과와 항상 유의하게 관련이 있다는 객관적 근거가 전제되어야 한다.

셋째, 보건사업의 경우 예측하지 않은 결과가 발생하는 경우가 있다. 지역사회 정신보건사업으로 인해 병원에서 퇴원한 환자가 지역에서 사고를 일으킨다든지, 노인보건사업으로 인해

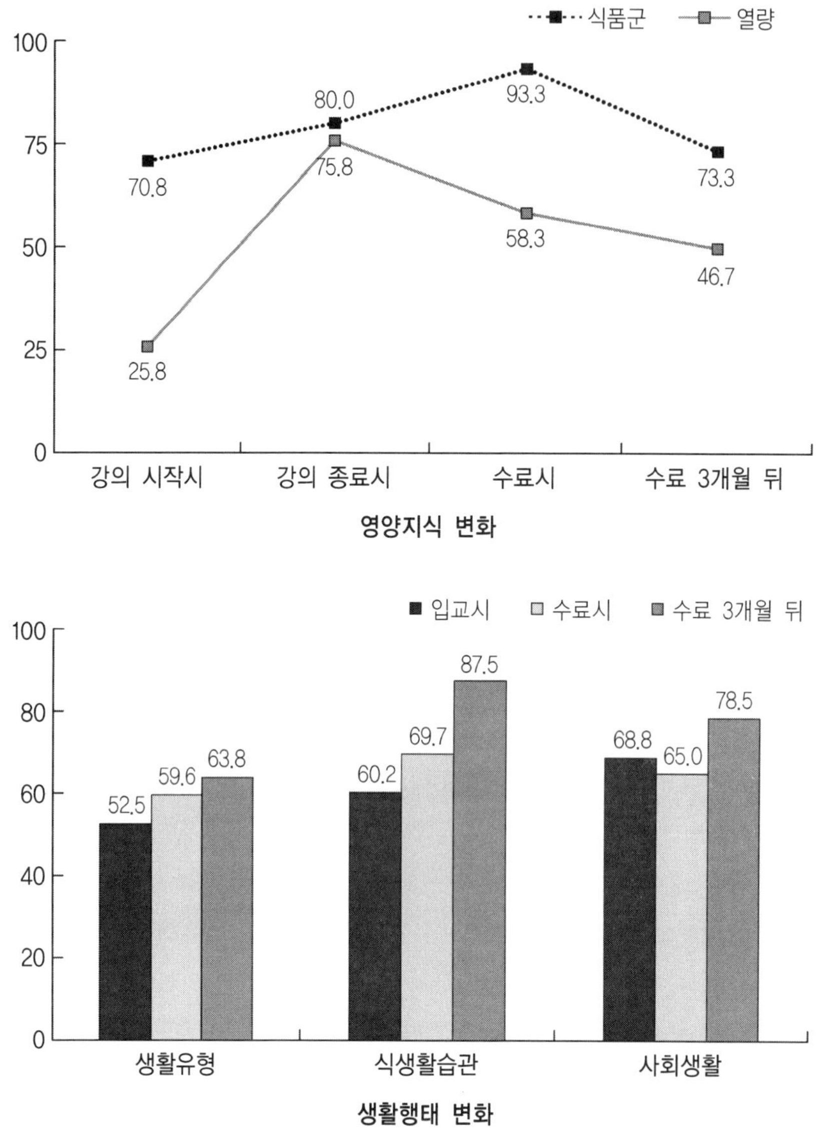

[그림 10-9] Y구 비만아동 대상 "날씬이 교실" 참가자의 중·단기 지표 변화

오히려 가족의 부담이 증가되는 경우도 있을 수 있다. 건강현상은 복잡하고 다차원적이어서 보건사업의 기획 시 모든 결과를 예측할 수는 없다. 따라서 예측된 결과를 측정하는 것도 중요하지만 예측되지 않은 결과가 발생하지는 않았는지 평가하는 것도 빠트려서는 안 되는 과제의 하나이다.

정리 **보건사업의 결과평가 시 유의사항**

- 단기적이 아닌 장기적 결과를 우선해야 함
- 건강수준에 대한 대리지표의 사용 시 대리지표와 건강수준 간에 인과관계가 입증되어 있어야 함
- 예측되지 않은 결과의 발생에 유의하여야 함

[표 10-6]은 보건사업의 구조평가, 과정평가, 결과평가의 항목을 논리적 모형과 비교하여 정리한 것이다.

[표 10-6] 보건사업의 평가유형별 평가항목

투입(Input)	과정(Process)	산출(Output)	결과(Outcome)	
인력 시설/장비 정보/자료 사업비	진행정도 예산집행과 효율 대상자 참여 사업의 질과 만족도 기술수준 문제점	사업량	기여요인 결정요인	건강수준 사회지표
구조평가	과정평가		결과평가	

3. 보건사업의 단계별 평가의 초점

앞에서 설명한 보건사업 평가에 관련된 의문사항은 평가결과를 활용하는 사람이 누구이며, 평가 정보가 필요한 이유는 무엇인가, 프로그램의 단계나 지속기간이 얼마나 되었는가, 평가에 사용할 수 있는 시간, 자원, 수집 가능한 정보 등에 따라 구체화되어진다. 예를 들어보자.

사례 **평가 초점 결정 시나리오 1**

- 사업 시작 1년 후 인근 지역사회가 당신의 프로그램을 적용하고 싶어 한다.
- 그들은 우리가 어떤 상태에 있는가에 대해 궁금해 할 것이다.
- 이 시점에서는 사업 실행과 효율에 관한 질문에 평가를 집중해야 한다. 이것이 프로그램의 발전

단계와 집중도를 고려할 때 현실적이다.
• 결과에 대한 질문은 아직 시기상조이다.

사례 **평가 초점 결정 시나리오 2**

• 5년 후 예산지원을 한 정부의 감사부서에서 당신이 예산을 올바르게 사용했는지를 알고 싶어 한다.
• 이 경우에는 훨씬 더 포괄적인 평가를 요구한다는 것이 명확하다. 효율, 효과, 아마도 실행, 그리고 비용-효과를 고려하여야 할 것이다.
• 이것이 현실적인가? 5년 후라면 아마도 그럴 것이다. 사업에 필요한 자원은 충분히 제공되었고, 궁극적 결과가 초래될 수 있는 충분한 시간이 경과하였다.
• 인과관계를 결정하기 위한 평가가 실행되어야 하는가는 이해당사자와 더 많은 토론을 통해 결정해야 한다.

자료 : U.S. Department of Health and Human Services. Centers for Disease Control and Prevention. Office of the Director. Office of Strategy and Innovation. 2011.

실제로 보건사업 평가의 초점을 결정하는 데는 사업의 발달 단계가 가장 큰 영향을 미치나 이외에도 평가자 및 이해관계자의 관심, 평가목적, 시간, 자원, 수집될 수 있는 정보 등을 고려하여야 한다.

- 평가의 목적은 무엇인가?
- 평가결과를 누가, 어떻게 사용할 것인가?
- 주요 이해 관계자들은 평가로부터 무엇을 기대하는가?
- 사업의 개발 단계는 어디에 해당하는가?
- 사업이 얼마나 집중적으로 실행되었는가?
- 관련 자원과 일정상 고려해야 할 사항은 무엇인가?

사례 **평가 초점을 결정하기 위한 체크리스트**

• 평가목적을 명확히 한다.
• 평가결과의 사용자와 사용처를 확인한다.
• 프로그램의 개발 단계, 집중도, 자원과 일정을 고려한다.

- "유용성"과 "실행 가능성"의 관점에서 초점이 될 수 있는 논리적 모형의 구성 요소를 결정한다.
- 초점이 되고 있는 프로그램 구성 요소들에 대해 던질 질문을 실행, 효과, 효율성 그리고 인과관계 측면에서 만든다.
- 이해당사자들과 프로그램 관리자, 그리고 프로그램 진행자들과 함께 평가 질문을 재검토한다.
- 평가 설계가 평가 질문에 적합한지를 확신할 수 있도록 평가 설계에 대한 대안들을 재검토한다.

4. 평가지표

1) 지표의 정의와 예

우리가 궁금해 하는 현상에 대한 근거나 정보를 지표(Indicators)라고 한다. 예를 들어 화재 발생의 지표는 연기이며, 학업성취의 지표는 학점이다. [표 10-7] 지표는 보거나(관찰), 듣거나(참가자의 반응), 읽거나(기록), 느끼거나(회합의 분위기), 만지거나, 냄새를 맡음으로써 측정된다(Taylor-Powell 등, 2002).

보건사업의 지표는 일반적이거나 추상적인 용어로 표시되어진 사업의 구성요소(11장 논리적 모형 참조)를 구체적이고, 관찰가능하며 측정 가능하도록 기술한 것이다. 예를 들어, "아이가 의학적 치료를 받는다."는 일반적인 문장은 치료의 종류, 기간, 필요한 경우에는 치료순응도 등으로 구체화되어야 한다.

[표 10-7] 지표의 예

알고 싶은 것	지표
고혈압	이완기혈압이 90, 수축기혈압이 140 이상
깨끗한 마을	거리의 쓰레기 정도
인기가 있는 영화	박스 오피스 순위
좋은 영화	영화제 수상작
좋은 가정용품	소비자 평가점수
훌륭한 목수	기술 및 기교 능력

자료: Taylor-Powell 등, 2002.

• 지표는 평가자가 알거나 보고자 하는 것을 표현함
• 지표는 "내가 그것을 어떻게 알 것인가?"에 대한 답변임
• 지표는 성과, 변화, 혹은 향상에 대한 관찰할 수 있는 증거임

지표는 일반적인 기술에 대해 명확한 정의를 내려주므로 자료 수집 방법과 자료 수집 도구를 선택하는 것을 도와준다(Taylor-Powell 등, 2002).

2) 지표의 요건

지표는 다음과 같은 요건을 갖추어야 한다.

(1) 타당도(validity)와 정확성(accuracy)이 높아야 한다.

지표가 측정하고자 하는 바를 제대로 측정하는가? 올바른 지표로 인정되기 위해서는 지표가 측정대상을 제대로, 정확하게 측정하여야 한다. 이런 측면에서 우리가 측정하고자 하는 것을 **직접적으로 측정**하는 지표가 간접적으로 측정하는 지표보다 우월하다.

① 예 : 십대 흡연 감소
- 직접적인 지표: 10대 중 흡연자 수와 %
- 간접적인 지표: 금연 교육을 받은 10대의 수와 %

② 직접지표가 없거나 측정하기 어려운 경우 대리지표나 간접지표를 사용

(2) 이해가능(understandable) 하여야 한다.

관련자들이 모두 이해할 수 있겠는가? 지표가 널리 인정되고 사용되기 위해서는 지표 자체가 관계자에게 쉽게 이해될 수 있어야 한다. 따라서 지표는 모든 **사람이 지표가 무엇을 의미하는지 동일하게 이해할 수 있도록** 구체적으로 기술되어야 한다.

① 예 : 지난 1년간 운동 프로그램을 시작한 사람의 수와 %
- 어떤 운동 프로그램
- 어떤 사람?
- 지난 1년이라 함은 언제를 말하는지?

(3) 유용(useful)하여야 한다.

지표는 우리가 사업을 이해하고 개선하는데 필요한 정보를 제공해 주어야 한다.

(4) 통제가능성(controllability)이 있어야 한다.

사업담당자의 통제력이 없는 지표는 좋지 않은 지표이다. 실용성이 높은 지표가 되기 위해서는 사업 담당자들의 활동이 지표에 영향을 미칠 수 있어야 하며, 그 책임이 어디에 있는가가 분명해야 한다. 예를 들어 지역 사망률은 보건소 담당자의 노력뿐만 아니라 지역의 성, 연령, 교육수준, 소득, 문화적 요인 등에 의해 영향을 받는다. 이런 지표는 통제가능성이 낮다.

(5) 포괄성(comprehensiveness)이 있어야 한다.

지표가 사업목표(성과)의 모든 측면을 반영하고 있는가? 바람직한 지표가 되기 위해서는 그 지표를 통한 평가 정보가 조직의 성과에 대한 모든 측면을 반영하여야 한다.

(6) 왜곡 유인을 지양(potential for encouraging perverse behavior)할 수 있어야 한다.

지표가 조직 목표에 상반되는 행태를 유발하지 않는가? 지표를 통한 성과측정이 보건기관 구성원의 활동 내지는 행태를 조직목표의 달성에 역행하도록 유도하여 원치 않는 결과나 예산의 남용을 가져와서는 안 된다. 예를 들어 단순한 행태변화 성공률(예: 금연클리닉 등록자의 금연성공률)과 성과급을 연계시킨다면 금연클리닉 상담사는 금연하기 어려운 사람(예: 저소득층이나 금연의도가 낮고, 사회적 지지가 부족한 사람)보다는 금연이 쉬운 사람을 등록·관리하고자 하는 행동을 보이기 쉽다.

(7) 적시(timeliness)에 수집이 가능한 실용적인(practical) 지표여야 한다.

좋은 지표가 되기 위해서는 지표측정을 위한 자료수집이 원활하고 신속하게 이루어질 수 있어야 한다. 또 수적으로도 너무 많지 않아야 한다. 자료수집과 분석도 쉽고, 적은 비용으로 이루어질 수 있어야 한다.

(8) 비교가능성(compatibility)이 높아야 한다.

지표가 과거의 지표나 다른 유사 사업의 지표와 비교 가능하여야 가치가 높다.

(9) 검증가능성(verifiability)이 높아야 한다.

지표는 분명한 근거자료를 바탕으로 검증할 수 있어야 하며, 지표 측정과정을 점검할 수 있어야 한다. 좋은 지표가 되려면 측정된 성과를 제3자가 객관적으로 검증할 수 있는 방법이 제시되어야 한다. 실제로 성과를 유관기관 통계자료(예; 국민건강영양조사 등), 사업보고서, 활동 보고서 등 어떤 근거자료에 의거하여 측정할 것이지 신뢰할만한 자료원이 제시되어야 한다.

(10) 문화적으로 적절(culturally appropriate)하여야 한다.

3) 지표 개발이 필요한 경우

다음과 같은 경우에 지표 개발이 필요하다.

① **목표를 SMART하게 기술하지 못한 경우**

목표를 SMART하게 기술한 경우에는 목표자체가 지표로 사용된다.

② **목표/결과가 실제 측정이 어려워 대리 지표를 사용해야 하는 경우**

- 예: 미혼모 출산율

③ **목표가 복합적인 개념이어서 측정을 위해서는 다중의 지표가 필요한 경우**

- 예: 건강도시

4) 지표 선정 방법

지표를 선정할 때는 사업에 대해 여러분이 알고 싶은 것을 생각해 본 후, 무엇을 통해 그것을 알 수 있겠는지 생각해 보면 된다.

다음의 조언을 기억하면 지표를 선정할 때 도움이 될 것이다.

① 지표는 행동(과정지표)이나 결과(결과지표)에 대해 개발될 수 있다.

② 각각의 행동 또는 결과에 대한 하나 이상의 지표가 존재할 수 있다.

③ 지표는 집중되어야 한다. 지표는 행동과 결과의 중요한 차원을 측정해야만 한다.

④ 지표는 그것이 무엇을 측정하고자 하는가를 분명하고 명확하게 나타내어야 한다.

⑤ 지표에 의해 측정된 변화는 활동의 수행이나 결과의 진보를 대변해야 한다.

⑥ 이해관계자들은 프로그램 결과를 각각 다르게 이해할 수 있으므로 이해관계자들이나 사

업의 협력자들 각각이 가지는 관점을 대변해야 한다.

⑦ 예 : 건강도시에 대한 이해관계자들의 관점

- 환경부서 : 환경의 질
- 경제부서 : 소득, 실업률 등

5) 보건사업 지표의 예

지표에 대한 이해를 돕기 위하여 실제 보건사업에서 사용된 평가지표 2가지를 소개하고자 한다. 아래에 제시된 평가지표가 문제가 없는지 비판적 관점에서 살펴보기 바란다.

사례 **서울특별시 Y구 건강증진사업의 평가지표**

- 이 사업의 개요 및 목표에 대해서는 과정평가에서의 설명을 참조하기 바란다.

사업 참가자들의 건강행태 및 건강수준 개선정도와 사업목표 달성을 객관적이고 과학적으로 입증하기 위하여 사업팀 회의를 통하여 평가지표를 개발하였다.

평가지표의 선정 원칙은 다음과 같다. 첫째, 대상자의 건강행태 및 건강수준 변화를 반영할 수 있어야 하며, 둘째, 본 훈련 프로그램의 참가에 의해 발생하는 결과와 유관하여야 하고, 셋째, 객관적인 측정이 가능하며, 넷째, 지속적인 자료수집이 가능하면서, 수집이 용이하여야 하며, 다섯째, 6개월이라는 훈련기간 내에 변화가 가능한 지표를 우선적으로 선정하였다. 또한 평가의 영역에 있어서도 행태 변화로부터 건강수준의 변화, 그리고 삶의 질 및 프로그램 만족도에 이르기까지 건강증진사업 평가에 필요한 전 영역에 걸쳐 평가지표를 개발하고자 노력하였다.

총 9개의 평가지표를 선정하였는데, 개발된 평가지표는 아래 표와 같다.

과정지표로 프로그램 등록인원, 운동 및 영양 프로그램에 대한 출석률을 모니터링하였다. 결과지표로는 총 6개의 지표를 선정하였는데, 운동능력의 변화, 식생활 태도변화와 식사개선 정도, 혈압, 혈당, 혈중지질, 체중 변화와 같은 건강지표의 변화, 삶의 질 변화[2] 및 프로그램에 대한 만족도가 최종 선정된 지표이다.

---

2) 이러한 사업에 있어서 삶의 질을 측정하는 것은 거의 의미가 없다. 그러나 보건소 직원들이 삶의 질을 측정해 볼 것을 강력하게 원하여 평가지표에 포함되었다.

[표 10-8] 서울특별시 Y구 건강증진사업의 평가지표 및 산출방법

평가지표	평가시기	평가지표 산출	자료원
프로그램 등록인원	월별	프로그램 등록건수	1-2 등록관리대장
운동-출석률	월별	실제 운동한 날수/처방받은 날수	2-4 일일운동현황
영양-출석률	월별	실제 상담한 날수/처방받은 날수	2-5 상담일지
운동능력 변화	시작 후 매월	최대산소섭취량	2-1 운동기록부
식생활 태도 변화	프로그램 시작과 종료 시	식생활 행태의 총점 변화	3-1 식생활행태조사 설문지
식사 개선정도	시작 후 3개월, 6개월	변화정도를 영양사가 평가함	3-3 식사일지
혈압, 혈당, 혈중지질, 체중 변화	시작 후 3개월, 6개월	실제 변화치/목표치	1-7 혈압, 혈당, 혈중지질, 체중 측정기록표
삶의 질 변화	프로그램 시작 및 종료 시	삶의 질 측정의 총점 변화	wonca 설문
만족도 조사	프로그램 종료	만족도 측정	사업팀이 제작한 설문지

* 자료원의 번호는 사업에서 사용하는 서식번호임

사례 영국 런던의 한 health district의 당뇨사업에 대한 목적, 목표 및 지표

1) 목적

지역주민의 당뇨에 의한 영향을 감소시킨다.

- Type Ⅱ 당뇨의 발병을 지연 또는 예방함
- 당뇨를 가진 대상자의 건강을 최대화하여, 이들이 일반국민과 비슷한 평균 여명과 삶의 질을 영위할 수 있도록 함
- 당뇨병을 가진 주민의 건강결과에 있어서 지역간 불평등을 감소시킴

2) 결과목표

- 당뇨병과 합병증으로 인한 조기사망을 감소시킴
- 당뇨병의 장기 합병증의 발생률을 감소시킴
- 당뇨병의 급성 대사성 합병증의 발생률을 감소시킴

• 임신 부작용의 발생률을 감소시킴

3) 과정목표

• Type II 당뇨병 발생을 지연시키거나 예방하기 위한 적절한 활동을 보장
• 당뇨병 환자에 대한 조기진단을 촉진
• 진단을 받은 모든 환자가 적절한 교육을 받을 수 있도록 장려
• 가능한 정상 수준에 근접하도록 대사 조절을 유지
• 심혈관계 위험요소에 대한 정기적 감시와 적절한 관리서비스 제공
• 당뇨환자들이 장기 합병증을 조기에 진단받고 효과적인 관리를 할 수 있도록 장기 합병증에 대한 정기적인 감시
• 당뇨가 있는 여성에 대하여 임신 전과 임신과정 중에 혈당을 엄격하게 조절하도록 하고, 임신 기간 중 당뇨의 진단과 효과적인 관리를 보장
• 당뇨병과 그 합병증으로 인해 장애를 가진 사람들에게 적절한 치료와 지지를 제공

[표 10-9] 당뇨병 관리를 위한 과정 및 결과지표

1. 당뇨병 치료의 질에 대한 과정지표	
당뇨확인의 수준	• 전체 주민과 특정 인구집단에 대한 진단된 당뇨병의 표준화된 유병률
매년 검사 범위	• 지난 1년간 다음 사항에 대하여 검진을 받은 환자의 비율: 비만도, 식이관리, 흡연량, 단백뇨 검사, 혈압, HBA1c, 혈청지질과 크레아티닌, 시력 검사 및 안저검사, 발검사
환자의 만족도	• 제공받은 서비스와 서비스 제공방식에 대한 환자의 만족도
2. 치료 결과에 대한 지표	
안녕 및 삶의 질	• 정신적, 신체적 안녕, 당뇨지식 및 자가 관리 수행능력에 대한 평가
혈당조절	• 적정 범위내의 HbA1c를 가진 환자의 비율 • 지난 1년간 케톤산증에 의해 병원에 입원한 환자의 비율 • 지난 1년간 저혈당으로 인해 전문가의 주의가 필요했던 환자비율
심혈관계 위험 요소의 유병률	• 환자 중 흡연자와 과체중의 비율 • 고혈압, 고 콜레스테롤 상승, 고 트리글라이세라이드가 있는 환자의 비율
미세혈관합병증 지표	• 단백뇨, 미세알부민뇨증, 크레아티닌치가 상승한 환자의 비율 • 망막에 병증을 가진 환자의 비율 • 발의 맥박이 없거나, 감각이 무디거나, 발 궤양을 가진 환자의 비율
중간 결과	• 협심증, 절뚝거림, 신경병증, 발기부전 등의 증상을 가진 환자의 비율
임신성 당뇨병이나 이전에 당뇨병을 가진 여성의 임신 결과지표	• 유산율: 자연 유산 및 선천성기형으로 인한 유산 • 당뇨를 가진 엄마의 아기 중 사산이나 주산기/신생아기 사망률 • 선천성기형의 발생률

장기 결과지표	• 심근경색증을 가진 환자의 비율 • 뇌졸중을 가진 환자의 비율 • 시각장애를 가진 환자의 비율 • 심각한 시각장애를 가진 환자의 비율 • 말기 신부전을 가진 환자의 비율 • 사지절단을 한 환자의 비율 • 당뇨를 가진 환자의 특정연령 사망률

자료: Guy, 2001.

5. 보건사업 평가의 과정

1) 평가의 단계

보건사업의 평가단계는 다음과 같은 6단계로 나눌 수 있다(The Center for the Advancement of Community Based Public Health, 2000; U.S. Department of Health and Human Services. Centers for Disease Control and Prevention. Office of the Director, Office of Strategy and Innovation, 2011).

① 1단계 : 이해관계자의 참여
② 2단계 : 프로그램 기술: 논리적 모형 참고
③ 3단계 : 평가초점 결정 및 방법설계
④ 4단계 : 근거수집 및 분석: 자료수집 참조
⑤ 5단계 : 결론의 정당화
⑥ 6단계 : 체득한 정보의 이용 및 공유

2) 이해관계자의 참여

이해관계자들은 보건사업에 포함되어 있거나, 사업 결과에 흥미를 느끼고, 사업 결과로 무엇이 행해질지 이해관계를 지니고 있는 사람 또는 조직으로, 현황분석, 우선순위의 결정, 전략 및 활동의 선정, 사업평가 등 기획의 전 과정에 참여하여야 한다는 것은 이미 3장에서 설

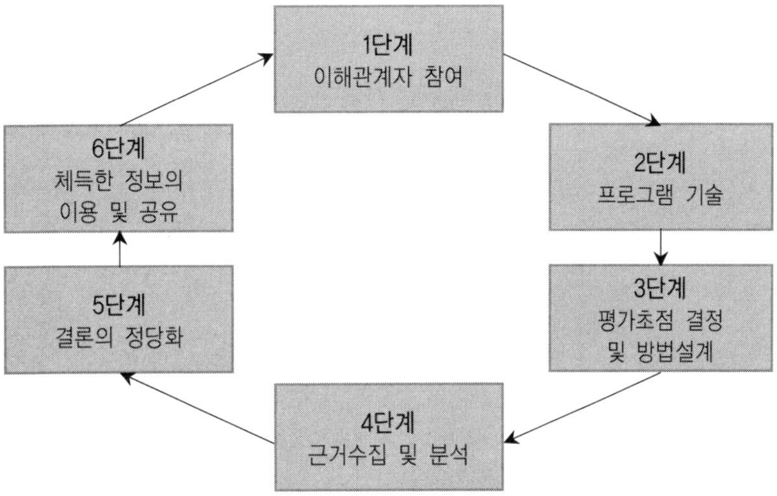

[그림 10-11] 보건사업 평가의 단계

자료: U.S. Department of Health and Human Services, 2011.

명한 바 있다. 이해관계자들은 특히 사업평가에는 반드시 참여하여야 한다. 왜냐하면 평가결과가 변화를 위해 사용되지 않는다면 평가의 가치가 없는데, 평가결과에 관심이 있는 사람, 즉 평가결과를 이용할 시장이 조성되지 않았다면 어떤 평가결과도 활용되기 어렵기 때문이다. 평가과정에 참여하여 자신들의 관심사를 반영한 이해관계자들은 사업의 결과를 더욱 지지하고, 사업의 평가결과를 활용할 가능성이 높다. 따라서 이해관계자가 관심을 가지는 적절하고 가치 있는 질문을 사전에 조사하여 평가에 반영시킴으로써 평가결과를 활용할 시장을 조성해 두는 것이 바람직하다.

3) 프로그램의 기술(논리적 모형의 기술)

논리적 모형에 대해서는 11장을 참조하기 바란다.

4) 평가초점의 결정

평가초점의 결정에 대해서도 앞에서 설명한 내용을 참조하기 바란다.

5) 평가 자료수집 및 분석

평가자료의 수집은 사업에서 산출되거나 지역에서 수집되고 있는 기존 자료를 활용하는 방법과 평가를 위해 새로이 자료를 수집하는 방법으로 구분할 수 있다.

보건사업 평가에 활용될 수 있는 기존 자료는 4장 사업의 현황분석에서 이미 공부한 2차 자료가 대표적이다. 기존자료를 활용하게 되면 대규모의 자료여서 바이어스가 적고, 다양한 목적으로 활용할 수 있다는 장점이 있다. 그러나 사업관계자들이 관심을 두고 있는 항목이 포함되어져 있지 않을 수도 있고, 규모가 커서 분석이 어려우며, 평가자의 마음대로 가공하기 어렵다는 단점도 있다.

따라서 기존 자료를 이용할 때에는 평가의 목적에 비추어 기존자료의 활용이 적합한지를 평가할 필요가 있으며, 우리는 흔히 자료의 완전성, 정확성, 대표성, 조사에 포함된 시간적 범위를 고려하게 된다. 개인정보의 공개에 대한 법적 규제가 엄격해지면서 건강보험 자료나 행정자료의 상당수를 보건사업 평가에 쉽게 이용할 수 없게 되었다. 따라서 위에서 제시한 기준 이외에도 현실적으로 자료가 활용가능하며, 자료 이용에 비용이 너무 많이 들지 않는지, 윤리적 문제는 없는지를 평가할 필요가 있다. 또한 자료의 입력/보관형식(format)이 쉽게 활용이 가능하게 되어 있는지, 다른 자료와 연계(linkage) 가능성이 높은지, 조사나 자료 입력 지침이 이해하기 쉬운지도 평가기준으로 추가되어야 한다.

기존의 자료를 활용하여 사업을 평가할 수 있으면 효율적이겠으나, 기존자료가 평가항목에 부합되지 않거나 기존 자료의 대표성이 부족하여[3] 새로운 자료를 수집하여야 하는 경우도 있다. 어떤 방법을 통하여 평가자료를 수집할 것인가는 평가의 목적, 측정하고자 하는 평가지표의 성격, 평가에 사용가능한 자원의 양에 따라 신중하게 결정되어야 한다.

과정평가를 위해서는 대부분 사업문헌의 검토, 사업인력과 참여자에 대한 개별 면접, 사업대상자에 대한 직접 관찰 등을 통해 자료를 수집한다. 결과평가 자료는 지역 조사를 통하여 자료를 수집하는 경우가 많다.

평가지표가 행태의 변화를 측정하는 경우는 설문지, 자기기입식 자료(영양이나 운동일지 등), 신체 계측이나 관찰 등을 통해 자료를 수집하며, 기술(skill)의 변화를 측정하는 경우는 역할극이나 자기기입식 자료를 활용하게 된다. 지식을 측정하는 경우는 설문지를 이용하는 경우가 많다. 마지막으로 태도를 측정하여야 한다면 자기입식 조사표나 개인 면접 등의 방법

3) 기존 자료는 대부분 전국을 조사대상으로 하고 있어 대표성이 높다. 그러나 실제 보건사업을 시행하고 있는 지역 주민 중 조사대상에 포함된 수는 적어서 지역자료로서의 대표성은 부족한 경우가 많다.

을 통해 평가자료를 확보하게 된다.

평가 목표, 평가지표, 평가에 사용 가능한 자원

자료원
- 사업인력이나 자원봉사자
- 대상집단, 서비스 이용자
- 일반 주민
- 다른 서비스 제공자
- 협력기관

자료수집방법
- 설문조사
- 면접조사
- 포커스그룹
- 참여관찰
- 역할극
- 일지
- 사업기록 : 문서, 그림, 포스터, 사진, 영상 및 녹음자료

[그림 10-12] 평가를 위한 자료원과 자료수집방법

평가자료를 효과적으로 수집하기 위해서는 다음의 몇 가지 사항을 염두에 둘 필요가 있다.

첫째, 평가에 활용할 자료만을 수집하여야 한다. 많은 사업관계자들이 당장 평가에 필요하지 않더라도 앞날을 위해 자료를 많이 수집해 두는 경향이 있다. 그러나 이는 올바른 태도가 아니다. 한꺼번에 너무 많은 자료를 수집하면 수집된 자료의 정확성에 문제가 있게 마련이다. 따라서 반드시 필요한 자료만 수집하는 습성을 기르도록 하여야 한다.

둘째, 기존 자료나 수집이 힘들지 않은 자료를 활용하는 것이 좋다. 평가자료의 수집이 사업의 실행이나 평가과정 자체를 방해하여서는 곤란하다. 아무리 가치 있는 평가지표라 하더라도 자료수집에 시간이 많이 걸리고, 비용이 많이 소요되는 지표는 과감히 평가대상에서 배제하도록 하여야 한다.

셋째, 모든 지표를 직접 측정하려고만 하지 말고, 간접적인 자료수집 방법도 활용하는 것이 바람직하다. 식생활 습관의 변화는 대상자에 대한 설문조사를 통하여 변화 자체를 직접 측정하는 경우가 많다. 그러나 식료품점에서의 식품 판매량 변화 등을 이용하여 간접적으로 측정할 수 있으며, 이러한 방법이 더 정확한 경우도 있다. 지역의 담배판매량을 이용하여 금연사업의 성과를 측정하는 것이나 주류 판매량을 이용하여 절주사업의 효과를 측정하는 것 등도 간접적인 자료를 활용하는 예이다.

넷째, 자료수집의 윤리적 문제를 고려하여야 한다. 대상자가 답하기 꺼려하는 문제, 윤리

적으로 공개하여서는 안 되는 문제 등에 관한 자료는 대상자의 협조를 받기 어려워 수집하기 어렵거나, 수집하여서는 안 된다. 또 문화적 차이도 고려하여야 한다. 제주도 같이 방언이 심한 곳에서 표준말만 할 줄 아는 조사요원이 노인들을 대상으로 설문조사를 한다고 하자. 조사자와 피조사자 사이에 설문조사에 필요한 교감과 의사소통이 이루어질 수 있겠는가? 갓 한국에 온 외국인 새댁을 조사로 조사하는 경우에도 문화적 차이에 의해 답변에 왜곡이 있지 않겠는가?

마지막으로 계량화가 가능한 양적 자료도 필요하지만 질적 자료가 사업에 대한 통찰력을 더 높여주는 경우가 많다. 질적 자료는 개방식 설문조사, 심층면접, 일지, 사업자료, 직접관찰, Focus Group 등을 통하여 획득할 수 있다. 필자는 1990년대 후반 경기도 K시에서 시행한 치매관리사업에서 인류학자를 활용하여 치매 가족의 고통과 사회에 대한 기대를 심층조사한 바 있다. 이렇게 수집된 사례 중 일부를 사업 보고서에 실었는데 보고서를 읽으신 많은 분들이 딱딱한 보고서의 내용보다 이 사례들을 통하여 지역 치매관리의 필요성을 이해하셨다고 한다.

정리 **평가자료의 수집**

- 평가에 활용할 정보에 국한
- 기존 자료나 수집이 힘들지 않은 자료를 활용
- 간접적인 자료수집 방법을 활용
- 윤리적, 문화적 문제를 고려
- 질적 자료와 양적 자료를 병용

사례 **경기도 K시의 지역 치매관리사업에서 수집한 질적 자료**

치매가족 김OO(여, 73)의 사례

- 학력 : 국졸
- 가족형태 : 대가족
- 부양자 : 차남내외(전자부품을 조립하는 소규모공장 운영)
- 경기도 K시 H복지관 노인주간보호센타 이용 중

환자를 모시고 있는 차남부부는 사내커플출신이다. 남편(43세)은 고졸이며, 아내(41세)는 대졸이다. 남편은 기술자로서 능력을 인정받고 있었고, 아내는 그런 능력을 보고 청혼을 받아들였다. 환자를 차남내외가 모시기로 결정한 이유는 이들 부부가 함께 직장생활을 했기 때문에 아이들을 돌볼 사람이 필요했기 때문이었다. 7-8년 정도 전부터 환자가 오줌과 똥을 싸고, (배설물을) 바르고 제정신이 아니니까 치매가 왔다고 생각했다.

다음은 현재 환자를 모시고 있는 둘째 며느리와의 인터뷰내용을 풀어놓은 것이다.

나의 모든 생활이 노인네 땜에 다 깨진거야. 내가 자꾸 노인네라는 말을 쓰는데, 우리 어머님은 갈 때까지 다 간 사람이야. 한 마디로 자기 밖에 모르고, ... 기분이 삐뚤어지면 가고 싶은 데로 가버려. 대책이 안서요. 자식이 걱정하든 말든 생각지도 않고 며칠씩 나갔다가는 전화가 오는 거야. 데려가라고. ... 아니면 광명사거리까지 물어서 찾아와요. 거기서는 찾아올 수 있으니까. ...

....사고방식이 무식하고 단순해. 받고 줄 줄을 몰라. 말이 안 통해! 모아 놓은 것 다 쓰고, ... 난 (시어머니를) 증오해. 지난겨울에 왜 치매부모를 얼려 죽였다는 것 있었잖아요. 난 실감해. 사람이 사는 게 다 그렇잖아요. 셋방살이 하다가 집 넓혀서 가고 싶잖아요. 그런데 우리 어머니는 그런 것 몰라. 난 우리 어머니 증오해. 내가 좀 야단치잖아요? 그러면 가스레인지로 다 태우는 거야. '니(며느리)가 날(시어머니) 시켜...' 이러는 거야. 아침에 출근하는데 아들(남편)에게 "저년이 나 죽으라고 날 밀었다"고 하는 거야. 자기가 넘어졌으면서도. 그러면 아들은 그 말을 믿는 거야. ...

(시어머니는) 자식이 잘못해도 (예를 들면) 명절에 안 와도 야단을 안 쳐요. 형제간에 우애도 없어요. (시누이는) 시흥 사는데, 가까워도 안 와요. 난 솔직히 우리 어머님이 미워 죽겠어요. 같이 안 살았으면 좋겠어요(절실한 어조, 속마음이 그대로 드러났다).

(아이들 교육방법에 대해서 며느리는 자부심을 갖고 있었다. 그런데 시어머니가 들어오면서 혼란이 왔다. 이점을 며느리는 가장 못 견뎌 했다. 시어머니의 어이없는 행동에 소리치고 욕하는 자신의 모습을 보고 애들이 무엇을 생각할까 .....)

난 내 인생이 없는 거야. (어머니와 싸우는 것은) 나의 치부거든. 그걸 내 자식에게 보여야 한다는 게 너무 고통스러워. 자식에게 어떻게 살아야 되는지 가르치는데 ... 내가 어머니에게 하는 걸 보고 거기서 뭘 배워요! 기대와 희망은 없는 거야. 그런 어머니와 살면서 그저 남편과 싸우면서 사는데 그걸 보고 애들이 자라는데.... 인생에서 가장 어두운 면을 보고 자라잖아. 그게 너무 고통스러워요. 그런데 남편은 그걸 못 느껴요. 절대 못 느껴요. 그 남편에게는 그걸 이해시키지 못해요. 이해 못 해요. 내 마음을 자식이 알아주길 바라진 않아. 그 놈이 바른 행동해서 살도록 바라며 사랑으로-, 사랑으로- 하려다 뒤집어지는 거예요.

우리 애들은 자기 방 스스로 치우고 이불도 자기들이 다 알아서 펴고 해요. 자기가 밥차려 먹을 줄 알고..., 난 우리 애들을 그렇게 훈련시켜요. 그런데 이런 것들이 우리 어머니가 들어오면서 모든 것이 다 깨진 거야....

어머니의 그런 대소변도 내 몫이라 생각했기 때문에 일단 했어요. 사람은(사람들의 관계를 말하는 듯) 주고받는 것이라고 ... 그런데 안 돼는 사람이 있어요. 그게 우리 어머니야. 난 그걸 깨우친 거예요.

(남편과의 갈등시) 너, 어머니 똥 한번 치워봤냐? 그렇게 말했어요. 남편은 파출부를 부쳐서 (어머니를) 내보내자고 했어요. 그런데 난, "네 어머니다. 난 아닌 게 아니라 돌아가시면 잘 죽었다. 하

지만 넌 네 어머니야. 다른 사람 손으로 보내는 거는 차선책이야. 네 손으로 치워야지"

..... 역할분담을 하면서 해결한 거죠. 일주일만 어머니 똥 치워봐라. 물론 빨래나 밥하는 것은 내가 했어요. 목욕탕 청소만 일주일을 (남편에게) 시켰어요. ...(그런 일을 해 보면서) 자기도 알게 된 거죠. 해보니까... (나로서는) 남편이 무능해도 제 자리에 있어주기만 해도 되는 거예요. 그래서 남편에게 설명하면서.... '당신이 그러면 내가 힘들다. 밥하고 청소하고 빨래하고... 그래서 새벽 3시쯤 자고 아침에 일어나서 또 밥하고 일하러 가고 늦게 와서는 다림질도 내가 해야 하고... 난 너무 힘들어.' 하고 자꾸 이야기해요. 그래서 애 아빠가 사고방식이 바뀔 때까지... 난 이렇게 생각한다하고 이야기 했어요. ... 내가 여기서 나가서 살아봐야 더 좋은 일 없어요. 그래봐야 내가 못 나서 그런 거예요. ... 한 3년 걸렸어요. 남들은 그렇게 살면 나중에 애들에게 보상받는다고 하는데 그건 웃기는 이야기예요. 내가 할 도리를 다하는 것이 .. 행복한 거예요.

(환자가 주간노인보호센터를 이용하면서 며느리는 상당히 갈등을 해소하게 되었다)

어머니 씻기고 입히고 하느라 손목의 힘줄이 다 늘어났어요. ... 겨울에 추울 때 하혈도 많이 하고, 내 몸이 다 망가졌어요. 우리 어머니는 몰라요. 내 몸 아파하면서 한 것을 몰라요. .... 내 몸이 건강해야 내 가족들이 행복해져요. 우리 사회는 바껴야 돼. 많이 바껴야 돼요.

가족이라면 이 정도까지는(밤에 돌아와 집에서 노인을 돌보는 것을 말함)... 먹이고, 입히고, 재우고, 하는 것은 해야죠. 하지만 우리도 먹고 살아야 되니까 ......(시어머니가) 주간보호센터 다니기 전에는 낮에 일하다가 (집으로) 돌아와서 밥 주고 가요. 회사에서. 애 아빠는 내가 옆에서 다 챙겨줘야 하니까 내가 또 오래 나와 있을 수 없어요. 자기 혼자 할 줄을 몰라요. 다 엄마들 탓이야! 남자새끼가 부엌에 들어오면 고추 떨어진다고 해. 그게 그런 일이야? 배가 고프면 지가 들어가 밥 챙겨 먹어야지.

홍보지에 난 걸 봤어요(주간보호센터운영에 관하여). 거기 다니시면서 친구도 사귀고 좋아요. 혼자 있으면 심심할 텐데, 갔다 오시면 오늘은 어떻고, 어떻고.. 이야기도 하시고 좋아하세요. .... 오줌 싸면 복지관에 오지 못하게 해요! 하면 무서워 해요. 친구 있죠. 찜질해주는 것도 좋아하세요... 종이접기는 싫어해요. ...시키는 것을 싫어해요. 종 부리듯 한다는 거지. 누가 자기에게 뭘 시키는 것을 아주 싫어해요...

좀 늦게까지 ...8시쯤 저녁도 먹여서 보내주면 ....간식 말고 식사가 돼도록 하면 좋겠어요. 내가 올 때까지 11시까지 저녁을 안 드시고 기다리는 거예요. .....토요일, 일요일에 애들이 함께 있으니 힘들어해요. 애들 일에 어머님이 간섭하시니까. ...

(주간보호센터를 이용하면서 마음이 편해진 것 같은 생각이 드네요?)... 예, 사실이에요. 남편은 아침에 가서 저녁에 오니 어머니 땜에 애들한테 어떤 영향을 주는지 못 느끼는 거야. 귀가 어두우니 텔레비 크게 틀어서 애들 공부에 지장주고...., 거기(주간노인보호센터) 가면서 이렇게 줄어드는구나~ 그리고 본인도 즐거워해요.

... 전화가 왔을 때, 우리나라 좋아졌다고 애 아빠한테 이야기 했어요. 나의 고통에 대한 인지도가 있다는 것이 반가웠어요. ....처음에 보건소에서 전화했을 때는, 내가 고통스러웠을 때 같으면 상담을 했겠지만, 이제 내 나름대로 방법을 다 터득했기 때문에 상담은 원치 않았어요. .... 인간의 도덕성으로 ....자식을 보고 즐기는 것, 그것을 빼앗는다는 것은 나는 편하나 어머니는 아름다운 인생이 아니에요. 내가 힘들다고 내가 (딴 데 보내고) 잊어버리는 것은 ...애 아빠에게 바람직하지 않죠.

부모는 모셔야 되는 거고, 그게 도리고 난 시설을 이용할 것 같아요. 주간센터도 10~20만원내외로 하고 나머지는 국고보조해서 했으면 좋겠어요. 그래서 저녁7~8시까지 연장하고....난 15~20만원 내라면 내겠어. 그만한 돈은 노인네 몫으로 써야 한다고 봐요. (더 든다면) 나라에서 같이 살고자 하는 사람들에게는 그 정도로 지원을 해 줘야 된다고 봐요... 정신적인 고통에 비하면 백만원도 안 아깝지만.... 난 유료시설이 많았음 좋겠어. ... 50만원이면 못 보내. 그런데 20만원까지는 노인네 몫이야! 철 바뀌면 옷도 해드리고 "어머니 예쁘죠?" 여시 짓도 떨고, 맛있는 것 사드리고, 행복하게 살게.... 노인네 삶을 생각하면 자식 보면서 살아야 되잖아요.

가족모임 같은 것도 하고 싶어요. 시간을 일부러 내서 나가고 싶어요. 바쁘지만 .... (이웃에) 비슷한 상황에 있으니까 애기 엄마하고 이야기하고 하소연하면서 풀기도 하고 그래요.

6) 평가결과의 정당화

일반적으로 평가를 위해 수집된 자료, 그 자체만으로는 의미 있는 결론을 내리기 어렵다. 예를 들어 어느 사업담당자가 운동 동아리 모임을 통해 새로이 200명의 주민을 규칙적으로 운동하도록 하였다고 하자. 사업담당자는 이 결과에 크게 고무될지 모르나 예산을 제공한 부서에는 이 성과가 너무 미약하다고 느낄지도 모른다.

이해관계자들이 사업에 대해 중시하는 가치에 차이가 있을 때, 그들이 가장 중요하게 생각하는 결과도 다르게 된다. 이 경우 무엇을 우선적으로 평가할 것인가를 결정해야 한다. 또 이해관계자들이 우선시하여야 할 가치에는 동의하나, 프로그램 성공을 판단하는데 필요한 결과의 양에는 의견 차이를 보일 수도 있다.

사업담당자의 판단이 이해관계자들이 자신들의 가치를 통해 결과를 해석하고, 판단한 결과와 일치할 때 우리는 사업 결과가 만족스럽다는 결론에 도달할 수 있다. 이와 같이 **이해관계자들의 가치를 통해 결론을 해석하고, 판단**하는 것을 결과의 정당화라고 한다(U.S. Department of Health and Human Services, Centers for Disease Control and Prevention, Office of the Director, Office of Strategy and Innovation, 2011).

결과의 정당화는 다음과 같은 내용을 포함한다.

- 수집된 자료를 토대로 프로그램과 관련된 주장(근거)을 만든다.
- 근거와 이해관계자 가치를 비교하여 주장을 정당화한다.

결과는 정당화되었을 때 그 활용이 극대화될 수 있다. 지역사회, 기관 및 이해관계자들은 결과의 정당화에 동의할 때, 더 확신을 가지고 평가결과를 이용하게 되기 때문이다.

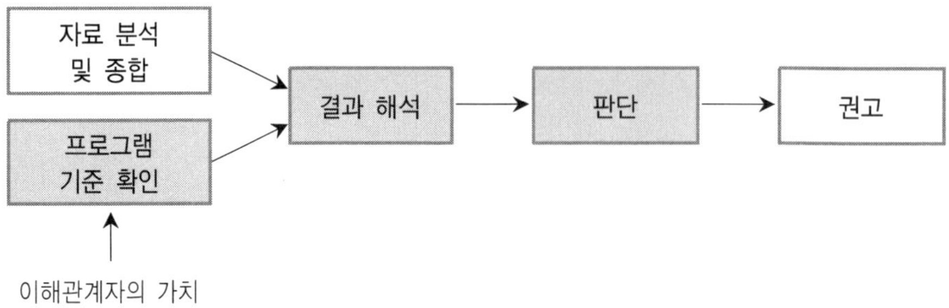

[그림 10-13] 평가결과의 정당화
자료: U.S. Department of Health and Human Services, 2011.

평가결과의 정당화는 다음과 같은 과정을 거치게 된다(U.S. Department of Health and Human Services. Centers for Disease Control and Prevention. Office of the Director, Office of Strategy and Innovation, 2011).

(1) 평가자료의 수집과 분석

수집된 자료는 표나 그림으로 정리하고, 결과를 요약하며, 다른 적절한 정보와 비교하여 이해하기 쉽게 제시한다. 다음 5가지 단계를 거친다.

① 데이터베이스에 자료를 정리하고 오류를 검증
② **자료를 표로 정리** : 참가자 수, 목표를 달성한 참가자 수, 목표 달성 비율 등
③ 인구사회학적 특성에 따라 자료를 분석하고, 계층으로 구분
④ 필요한 경우 통계처리를 한 후 자료를 비교
⑤ 자료를 명확하고 이해하기 쉽게 제시

(2) 평가기준의 결정

이해관계자들은 어떤 근거에서 사업의 성공여부를 판단할까? 사업의 성공여부를 평가할 기준을 다음과 같은 사항을 참고하여 결정한다.

① 참가자들의 필요나 요구
② 지역사회의 가치, 기대, 규범
③ 사업의 미션과 목표
④ 사업의 프로토콜과 절차
⑤ 유사한 프로그램에서의 성과

⑥ 통제 또는 비교그룹에서의 성과
⑦ 자원의 효율성
⑧ 정책, 법률, 법규, 조례
⑨ 참가자, 전문가, 재원조달자의 판단
⑩ 조직 목적
⑪ 사회적 형평성
⑫ 인권

(3) 결과의 해석과 판단

사업을 평가할 때는 평가기준에 비추어 사업의 결과를 해석하고, 프로그램의 장점, 가치, 의미를 판단하게 된다. 사업 결과에 대한 판단은 하나 또는 그 이상의 평가기준에 의거하여 결과를 비교함으로써 가능해지는 것이다.

평가의 초기단계에 이해관계자의 가치를 확인하여 평가기준을 결정해 두는 것이 바람직하다. 자료가 수집되고 분석되는 동안 평가기준을 정하려 하면 논쟁의 소용돌이에 빠질 가능성이 높고, 서로 적대적이 될 수 있다.

사업결과를 해석하고, 판단할 때는 오류를 최소화하기 위해 다음 사항을 유의하여야 한다.

① 프로그램 목적에 비추어 평가결과를 해석
② 이해관계자를 고려. 그들은 무엇을 필요로 하고, 알고 싶어 하는가?
③ 평가의 한계를 고려
- 비뚤임(bias)의 가능성
- 결과의 타당성
- 결과의 신뢰성

④ 결과의 대안적 설명이 존재하는가?
⑤ 결과를 유사한 프로그램과 어떻게 비교하는가?
⑥ 다양한 자료수집 방법에서 유사한 결과를 보여주는가?
⑦ 결과가 이전의 연구들을 통해 지지되고 있는 이론과 일치하는가?
⑧ 결과는 기대한 것과 유사한가? 그렇지 않다면, 왜 차이가 있다고 생각하는가?

7) 평가결과의 활용

보건사업의 평가가 요식행위에 머무르는 경우가 많다는 것은 안타까운 일이다. 사업비를 지원한 측에서 평가를 요구하니까 형식적으로 평가를 수행하고, 차기 사업에 평가결과는 전혀 반영하지 않는 경우도 많다. 사업의 기획, 실행, 평가는 순환하는 연속된 의사결정 과정이다. 따라서 평가결과가 보건사업의 또 다른 의사결정과정을 지원하지 못한다면 평가에 투입한 노력은 헛되다고 밖에 볼 수 없다.

평가결과가 책장이나 서랍 속에 처박히지 않고 실제로 활용되게 하려면 평가 시 다음 사항을 염두에 두어야 한다.

첫째, 평가에 처음부터 주요 이해관계자를 참여시켜야 한다. 각 이해관계자에게는 공식적 보고서 이외에도 그들이 관심을 가지고 있는 문제에 대해 평가결과를 정리한 요약평가를 배포하도록 한다.

둘째, 사업결과를 여러 양식으로 제시하고, 다양한 경로를 통해 많은 사람에게 알리도록 한다. 사업보고서의 배포 이외에도 주요 의사결정자나 주민에 대한 구두 보고회, 사업소식지의 발행, 대중매체 보도 등에 평가 자체 못지않게 관심을 가져야 한다. 최근에는 사업 비디오를 제작하는 경우도 있는데 사업결과를 홍보할 수 있는 좋은 방안의 하나라 생각된다.

셋째, 사업이 성취한 내용을 강조하여야 한다. 사업을 통해 이룩한 성과를 일목요연하게 제시함으로써 다른 사람들로 하여금 당신들의 사업에 대한 관심을 야기할 수 있을 것이다.

넷째, 보고서는 짜임새 있게 작성한다. 보고서는 간단명료하여야 한다. 그림과 표를 활용하여 시각적으로 쉽게 이해 가능한 보고서를 만들고, 복잡한 내용은 부록으로 처리하도록 한다. 질적 자료의 수집에서 설명하였지만 너무 기계적인 내용보다는 인간적인 내용을 포함시켜 읽는 사람의 마음을 움직이도록 한다. 또한 자신들의 업적을 일방적으로 홍보하는 것 보다는 건설적 비판을 포함시키는 것이 보고서의 객관성과 신뢰성을 높일 수 있다.

다섯째, 사업평가가 활용되기 위해서는 위에서 언급한 사항 이외에도 무엇보다도 새로운 사업의 기획 시 기존사업 결과를 반드시 참조토록 규정할 필요가 있다.

TIP **평가보고서 작성 요령**

- 청중에 적합한 보고서 : 각각의 청중을 위한 다양한 유형의 보고서가 필요
- 분명하고 간결한 결과 제시

- 이해관계자의 역할과 관계 요약
- 평가의 핵심과 한계 설명
- 평가 기획과 절차 요약
- 평가의 강점과 약점 작성
- 권고의 이점과 손실 작성
- 보고서는 편견 없이 정확하다는 것을 확증
- 전문 용어 사용의 축소
- 예시, 삽화, 그래픽, 스토리 사용
- 제때에 보고서 준비와 보급
- 가능한 한 많은 이해관계자들에게 보고서 보급

6. 사업 평가의 유의사항

지금까지 사업의 평가란 무엇이며, 평가에는 어떤 유형이 있는지, 그리고 어떤 단계를 거쳐 평가를 시행하는지 살펴보았다. 마지막으로 사업의 평가 시 주의하여야 할 점들을 정리해 보기로 하자.

첫째, 보건사업의 특성이 평가에 미치는 영향을 이해하여야 한다. 보건사업은 제품이 아닌 서비스를 생산한다. 서비스가 제품과 다른 특징은 무형성, 이질성, 생산과 소비의 동시성, 비영구성 등이다. 따라서 그 **산출물을 표준화하기 어려우며, 서비스 과정의 통제가 곤란**하다. 또한 서비스 이용으로부터 **결과가 발생하기 까지 오랜 시간**이 걸려 최종 결과(건강수준)를 결과 측정 지표로 이용하는 것이 어렵다. 뿐만 아니라 **결과에 영향을 미치는 요인이 다양**하여 실험설계에 의한 엄밀한 평가모형이 요구되나, 윤리적 이유로 이를 충족시키기 어려운 경우가 많다. 무료서비스가 많고, 경쟁 시장이 성립되어 있지 않아 경쟁적 성과나 재무적 성과를 이용하기 어렵다는 난점도 있다. 따라서 보건사업의 평가를 위해서는 사업의 특성에 맞는 성과의 측정이 필요하다. 보건사업을 전문적 서비스와 대량서비스로 분류하는 것은 이질성에 의한 문제를 최소화하기 위한 해결방법의 하나가 될 수 있다.

둘째, **보건사업 수행기관의 전략적 목표와 부합되는 평가**를 하여야 한다. 보건사업 기관의 전략적 목표가 명확하지 않다면 사업 평가는 사업 운영의 효율성 평가에 머무르게 되고 사업 평가를 통해 조직의 개선이나 핵심 역량의 강화, 조직문화의 변화 등은 나타나지 않을 것이다. 운영의 효율성을 높이는 것이 가치가 없는 것은 아니지만 변화하는 환경 속에서 보건기관의 미래를 결정하는 방법의 하나로 평가결과를 활용하기는 어려울 수밖에 없다.

셋째, 모든 사업을 평가할 수 있는 것이 아니다. **평가가 가능한 사업**은 사업의 기획단계에서 결정되어진다. 구체적인 사업목적과 목표, 평가지표, 명확히 정의된 사업대상자, 사업 활동과 사업결과 간의 명확한 인과관계(논리적 모형), 수행방법, 일정을 명시한 세부적인 평가계획과 평가 지원체계를 기획단계에서 갖추지 못한다면 제대로 된 평가를 할 수 없다는 사실은 아무리 강조해도 지나치지 않다.

넷째, 평가를 **업무과정에 통합**시킴으로써 추가업무라는 부담을 경감시켜주어야 한다. 평가자료 수집은 사업정보체계에 통합시키고, 평가지표는 시기별로 자동으로 산출되게 한다면 사업평가에 대한 부담이 줄어들고, 평가에 대한 거부감도 감소할 것이다.

다섯째, **평가자료는 지속적으로 수집**하여야 한다. 모니터링 시스템을 구축하고 활용함으로써 과정 평가와 결과 평가 모두 도움을 받을 수 있다.

여섯째, 환경에 따른 사업의 **반응성(responsiveness) 차이를 유의**하여야 한다. 보건사업은 지역사회의 상황(context)에 크게 영향을 받는다. 따라서 특정 지역에서 시행된 사업을 다른 지역에서 시행하게 되면 동일한 결과를 얻기가 힘들다. 사업의 반응성이란 사업 환경에 의해 사업이 어떻게 변하는 가를 검토하는 것이다. 크게 다음과 같은 세 가지 측면을 분석하게 된다. 반응성은 사업 실행단계에서 사업일지나 비망록 등을 분석하여 평가한다.

- 사업제공방법의 변화: 지역 환경에 따른 사업장소의 변화 등
- 사업 환경에 따른 결과의 변화
- 사업 제공체계에 따른 결과의 변화

마지막으로 평가결과는 반드시 **사업의 개선에 활용**되어야 한다. 즉, 사업목표를 변화시켰는가? 사업대상을 변화시켰는가? 세부사업을 변화시켰는가? 자원투입을 변화시켰는가? 사업의 관리체계를 변화시켰는가? 평가방법을 수정하였는가? 등 사업의 개선에 평가결과가 활용될 때 평가는 그 본래의 목적을 달성하는 것이다. 또한 평가-보상체계의 일치를 통해 담당자들의 생산성과 사업의 효율성을 높일 수 있어야 한다는 것도 재론할 필요가 없다.

사례 **사업개선을 위한 평가지표의 활용**

[표 10-10]은 앞에서 공부한 서울특별시 Y구 건강증진사업에서 개발한 평가지표를 사업개선에

어떻게 활용할 수 있는가를 정리한 것이다.

[표 10-10] 서울시 Y구 건강증진사업 평가지표의 사업개선을 위한 활용

평가지표	사업개선을 위한 활용
등록인원	낮은 등록률: 사업 홍보의 개선 특정 인구계층이나 지역의 낮은 등록률: 서비스 제공방식 변화, 사업의 집중
운동-출석률 영양-출석률	만족도 향상 방안 강구
운동능력 변화 식생활 태도 변화 식사 개선 정도	사업의 양적 충분성과 질적 수준 검토
체중, 혈압, 혈당, 혈중지질 변화	사업의 인과관계 검토 사업의 양적 충분성과 질적 수준 검토

정리 보건사업 평가의 활성화를 위한 유의사항

- 보건사업의 특성을 고려
- 조직의 전략적 목표와 부합되는 평가의 시행
- 사업기획 시 평가 가능성을 높여야 함: 평가계획표와 평가체계
- 평가를 일상 업무과정에 통합
- 지속적인 평가자료의 수집: 모니터링
- 상황을 고려: 반응성의 차이
- 평가결과의 활용
  - 사업의 수정
  - 평가와 보상의 일치

7. 실습

실습 1) 다음은 2007년 건강생활실천사업 안내서 영양부분에 실린 모유수유 촉진사업에서 발

췌한 평가지표이다. 이에 대하여 아래의 기준을 이용하여 검토해 보아라.

- 각 지표가 구조, 과정, 결과 지표로서 적합한가?
- 평가지표 간의 논리적 연관성이 있는가?
- 중요한 사업 내용이 모두 평가지표에 반영되어 있는가?
- 평가지표가 신뢰성이 있으며, 다른 지역이나 과거의 자료와 비교가 가능한가?
- 측정이 용이한가?
- 이해하기 쉽고 널리 받아들여지고 있는 지표인가?

	지표	지표정의	측정방법			평가시기
			단위	분 자	분 모	
구조 과정 지표	캠페인 개최 건수	영양관련 캠페인 개최 건수	건			B
	캠페인 참여율	사업대상자 수 중 캠페인 참여자 수	%	참여자 수	사업대상자 수	B
	언론기관별 홍보자료제공 건수	지역사회내 언론기관에 보건소에서 제공한 홍보자료 건수	건			B
	언론기관별 홍보자료 보도율	보건소에서 제공한 홍보자료의 보도율	%	보도건수	홍보자료 제공건수	B
	인쇄 매체 배포 횟수	각종 인쇄 매체(팜플렛, 리플렛, 스티커) 배포를 몇 회 시행했는가?	건			B
	전광판, 현수막, 게시판 사용 횟수	전광판이나 게시판, 현수막 활용 홍보를 몇 회 시행했는가?	건			B
	참여 권유율	교육 또는 프로그램에 참여를 권유한 사람의 비율	%	참여권유자수	참여대상자수	B
	교육 프로그램수	교육 실적	건			B
	교육 이수율	처음부터 끝까지 교육을 받은 사람 비율	%	마지막 참여자수	각 대상별 등록자수	B
	교육 참여율	관내 대상인구에 대한 참여 교육생의 비율	%	교육받은 대상자수	관내 각 대상자수	B
	지식 변화	각 대상별 지식변화 정도	%	교육 및 사업 후 지식점수	교육 및 사업 전 지식점수	A,B
	태도 변화	각 대상별 태도의 변화정도	%	교육 및 사업 후 태도점수	교육 및 사업 전 태도점수	A,B

결과 지표	교육 만족도	각 대상별 교육 프로그램에 대한 만족정도	%	교육에 만족하는 참여자수	교육 참여자수	B
	모유 수유실 설치	지역사회 모유수유시설 확보 건수	건			B

* 평가시기: A-사업 시작, B-사업 중간, C-사업 종료, D-사업 종료 후 추적조사

실습 2) 다음은 2007년 건강생활실천사업 안내서 비만예방 및 관리사업 부분에 실린 지역사회 중심의 비만관리사업 평가지표이다. 이에 대하여 아래의 기준을 이용하여 검토해 보기 바란다.

- 각 지표가 구조, 과정, 결과 지표로서 적합한가?
- 평가지표 간의 논리적 연관성이 있는가?
- 중요한 사업 내용이 모두 평가지표에 반영되어 있는가?
- 평가지표가 신뢰성이 있으며, 다른 지역이나 과거의 자료와 비교가 가능한가?
- 측정이 용이한가?
- 이해하기 쉽고 널리 받아들여지고 있는 지표인가?

	지표	지표정의	측정방법			평가시기
			단위	분 자	분 모	
구조과정지표	참여율 (참석률 또는 등록률)	대상자 중 프로그램에 참여정도/등록정도	%	프로그램 참여자 수	대상자 수	B
	이수율	교육 또는 프로그램에 완전히 이수한 사람의 수		교육 이수자 수	교육 참여자 수	C
	과체중자, 비만자 지도율	사업대상자 중 프로그램 참여 실적평가	%	프로그램 참여한 과체중자, 비만자 수	보건소 수진자 수	C
결과지표	비만관련 지식도	교육 및 프로그램 전후 지식도 비교평가 지표	%	정답수	문항수	A,B,C
	비만관리법 습득률	교육이수자 중 비만관리법을 완전히 습득한 사람의 비율	%	비만관리법 습득자수	교육 이수자 수	
	신체변화율	프로그램 중재전후 신체변화 측정평가(체중, 혈압, 체지방, 혈액검사 결과 등)	%	중재 전 측정치	중재 후 측정치	A,B,C
	비만관리 실천율	교육이수자 중 비만 관리법을 실천하는 사람의 비율	%	지속적 실천자 수	교육 참여자 수	B,C

비만관리 시작률	교육이수자 중 비만관리를 시작한 사람의 비율	%	운동 시작자 수	교육 참여자 수	B,C
사업인지도	목표집단 대상자들의 사업에 대한 인지정도	%	사업인지자 수	사업대상자 수	B,C
체중 감소율	대상자 중에서 체중이 감소한 사람의 비율	%	목표달성자 수	운동 실천자 수	C,D
유지율	대상자 중에서 체중감량이 유지된 사람의 비율	%	비만 교정자 수	운동 실천자 수	D
교육 만족도	교육 및 프로그램에 대한 만족정도	%	만족자 수	전체 대상자 수	B,C

* 평가시기 : A–사업시작, B–사업중간, C–사업종료, D–사업종료 후 추적조사

실습 3) 다음은 2006년 보건소 금연클리닉사업 평가지표이다. 이에 대하여 아래의 기준을 이용하여 평가지표를 검토해 보자.

- 각 지표가 구조, 과정, 결과 지표로서 적합한가?
- 평가지표 간의 논리적 연관성이 있는가?
- 중요한 사업 내용이 모두 평가지표에 반영되어 있는가?
- 평가지표가 신뢰성이 있으며, 다른 지역이나 과거의 자료와 비교가 가능한가?
- 측정이 용이한가?
- 이해하기 쉽고 널리 받아들여지고 있는 지표인가?

평가결과를 이용하여 보건소 금연클리닉 사업의 성과지표를 개발해 보아라.

영역	평가 항목	배점	평가 범주(점수)
사업 운영	• 사업추진의 효율성 및 적정성*	5	• 우수(5) • 보통(3) • 미흡(1)
	• 예산확보의 적절성	5	• 자체예산(100%시군구비)을 별도로 확보(5) • 당초예산만 확보(3) • 당초예산 전액을 미확보(0)
시설	• 별도 공간 여부	5	• 있음(5) • 없음(0)
	• 상담사 개인별 컴퓨터	4	• 100%(4) • 100% 미만(0)
	• 직통 전화번호	3	• 있음(3) • 없음(0)
홍보	• 현수막, 유인물	1	• 있음(1) • 없음(0)
	• 지역언론 광고	2	• 실시(2) • 비실시(0)
	• 공공기관 홈페이지 광고	1	• 실시(1) • 비실시(0)
	• 기존 보건사업과 연계정도	3	• 활성화(3) • 일부(1) • 없음(0)

운영 체계	• 금연상담사 확보 정도	5	• 100% 이상(5) • 100% 미만(0)
	• 금연상담사 신규교육과정 이수율	5	• 100% 이상(5) • 80~99%(3) • 80% 미만(1)
	• 금연의사 지정 여부	2	• 있음(2) • 없음(0)
	• 자체평가 실시 여부	3	• 정기적(3) • 간헐적(1) • 없음(0)
	• 출장비 지급	3	• 지급(3) • 비지급(0)
등록자 수 및 특성 (과정)	• 2006년 신규 총 등록자 목표 달성율	5	• 150% 이상(5) • 100% 이상(3) • 100% 미만(1)
	• 전체 등록자 중 이동금연클리닉으로 등록된 비율	10	• 25% 이상(10) • 15%~24%(7) • 5%~14%(4) • 5% 미만(2)
	• 전체 등록자 중 의료급여 수급자의 비율	5	• 10% 이상(5) • 5~9%(3) • 5% 미만(1)
	• 전체 등록자 중 상담(행동요법)만을 제공한 비율	3	• 20% 이상(3) • 10%~19% 이상(2) • 10% 미만(1)
사업 성과 (결과)	• 등록자 중 금연결심자 비율	5	• 98% 이상(5) • 98% 미만(3)
	• 4주 금연성공률	10	• 60% 이상(10) • 50~59%(7) • 40~49%(5) • 40% 미만(2)
	• 6개월 금연성공률	15	• 40% 이상(15) • 35~39%(13) • 30~34%(11) • 25~29%(9) • 20~24%(7) • 20% 미만(5)
총점		100	

제 11 장

보건사업의 논리적 모형(Logic Model)

1. 논리적 모형이란?
2. 논리적 모형의 기본 구조
3. 논리적 모형의 형태
4. 논리적 모형의 활용
5. 논리적 모형의 개발
6. 논리적 모형의 함정과 한계
7. 논리적 모형의 예

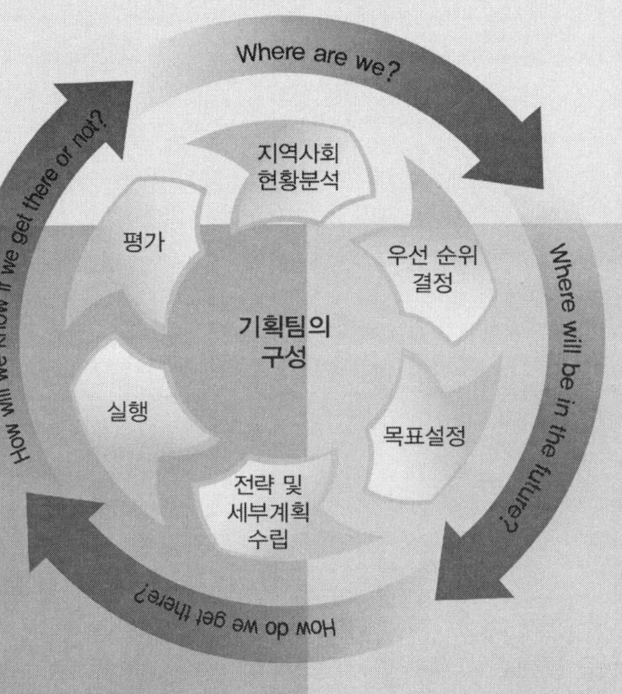

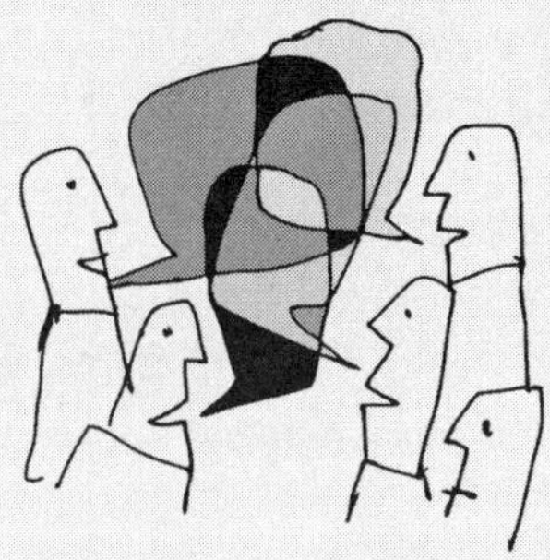

제 11 장

보건사업의 논리적 모형(Logic Model)

학습목표

- 논리적 모형이 무엇인지 이해한다.
- 논리적 모형의 구성요소와 논리적 근거에 대해 이해한다.
- 논리적 모형이 왜 유용한지를 이해한다.
- 각자의 사업을 논리적 모형으로 표시할 수 있다.
- 논리적 모형을 실제 보건사업 기획 및 평가에 이용할 수 있다.

학습내용

- 논리적 모형의 정의
- 논리적 모형의 구조
- 논리적 모형의 활용
- 논리적 모형의 개발과정
- 논리적 모형의 한계
- 논리적 모형의 예

1. 논리적 모형이란?

논리적 모형이란 **보건사업을 도식적으로 표시하는 방법**(Rush and Ogborne, 1991)의 하나이다. 구체적으로 말하면 보건사업의 **논리적 근거**, 즉 사업의 구성요소와 구성요소들 사이의 관계를 그림으로 보여주는 모형이다.

첫째, 논리적 모형은 보건사업을 구성하는 투입, 활동, 산출, 결과 등의 **구성요소**를 보여준다.

둘째, 논리적 모형은 보건사업의 구성요소가 **의도하는 관계**를 보여준다. 다시 말해 보건사업에서 채택된 모든 구성요소들은 제대로 실행된다면 의도한 결과를 낳을 수 있기 때문에 선택되었다는 것이다.

셋째, 따라서 논리적 모형은 왜 사업이 계획대로 작동하는지, 또는 안 하는지를 검토하는 이론적 근거(배후 논리)가 된다.

2. 논리적 모형의 기본 구조

논리적 모형은 보건사업의 구성요소를 일목요연하게 보여주는 방법이다. 간단한 예는 [그림 11-1]과 같다. [그림 11-1]은 보건사업을 구성하는 투입, 활동, 산출, 결과, 파급효과를 보여준다.

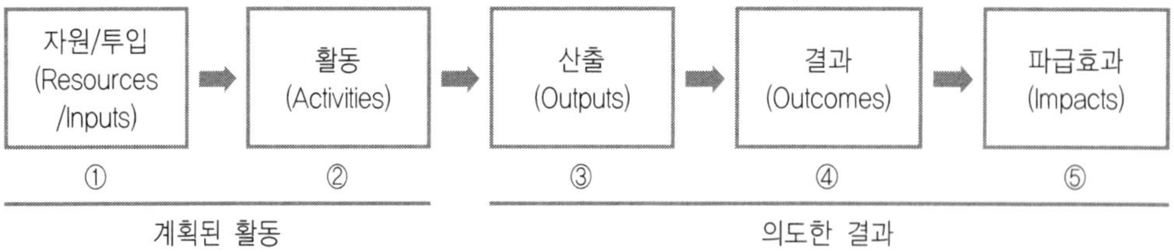

[그림 11-1] 간단한 논리적 모형

자료: W. K. Kellogg Foundation, 2001.

1) 투입(input)은 인력, 예산, 시설, 장비, 기술, 정보 등 사업에 직접 투입한 자원을 의미한다. 사업 담당자들의 자원에 대한 책임성 증가와 프로그램 활동이 의도한 대로 수행

되지 않은 경우 그 이유를 찾는데 도움을 준다.

2) 활동(activity)은 투입된 자원을 활용하여 목표(결과)를 달성하기 위해 수행한 사업관계자들의 행동을 말한다. 인력을 훈련하다, 자금을 모집하다, 보건교육을 하다, 서비스를 제공하다, 연합하다, 협력하다, 홍보하다 등과 같이 동사로 표시된다.
3) 산출(output)은 활동의 결과 나타나는 가시적이고 측정 가능한 실적을 말한다. 보통 훈련된 자원봉사자 수, 기금모금 액수, 보건교육을 받은 사람 수, 배포된 교육자료 건수, 서비스 제공시간 수, 예방접종건수, 홍보건수 등과 같이 양으로 표시된다.
4) 결과(outcome)는 활동과 산출의 결과 나타나는 대상자 및 지역사회의 변화를 말한다. 구체적으로는 지식, 기술, 행태의 향상, 역량 혹은 의사 결정 능력의 증가, 정책의 개선 등과 같은 변화로 표현된다. 그러나 무엇이 결과인가는 사업이 의도하는 목적이 무엇인가에 의해 달라진다. 단기, 중기, 장기 결과로 나누어진다.
5) 파급효과(impact)는 사업에 따라 체계나 지역사회에 나타나는 의도하거나 의도하지 않은 장기적인 사회적, 경제적, 환경적 변화를 말한다.

TIP **산출(output)과 결과(outcome)의 구분**

많은 사람들이 산출을 결과라고 오인하고 있다. 이러한 혼동을 피하기 위해 보통 지식, 태도, 행동의 변화나 건강수준의 변화를 결과라고 정의하고 도식적으로 이를 적용한다. 그러나 반드시 그런 것은 아니다.

쉽게 산출과 평가를 구분하는 기준 두 가지에 대해 알아보자.

첫째, **산출은 사업 담당자의 활동** 실적을 표시하는 것이며, **결과는 대상자에게 나타나는 변화**를 의미한다.

예 1: 어느 지역의 영양사가 어린이집 편식교육, 초등학교 날씬이 교실, 보건소 등록 고혈압, 당뇨환자에 대한 영양교육, 경로당 노인 영양교육 등으로 눈코 뜰 새 없이 바쁜 나날을 보내고 있다. 하루는 시장이 보건소장에게 영양사가 일을 잘하고 있느냐고 질문을 하였다. 소장이 위의 일들을 언급하면서 영양사가 매우 일을 잘한다고 대답하였다. 그러자 시장은 "그래서?"라고 말하였다. 여기서 그래서는 영어로는 "So what?"이란 의미인데, 보건소장이 영양사가 하고 있는 일, 즉 활동을 계속 보고하자 그래서 시민의 영양수준이 어떻게 변화였는가, 즉 결과에 대해 답하라는 반응을 보인 것이다.

둘째, 위의 기준 보다 더 정확하게 산출과 결과를 기대하는 방법은 **결과는 우리가 사업을 시작한 의도(목적)와 관련**되어 있다는 것이다.

예 2: 배가 고파서 라면을 끓였다고 하자. 끓여진 라면을 결과라고 하는 경우가 있는데 이는 잘못된 것이다. 아무리 라면을 끓였어도 맛이 없다든지, 조리가 잘못되면 먹을 수 없다. 라면을 끓인 이유, 즉 현재의 문제는 배가 고픈 것이므로 결과는 허기를 면할 수 있었느냐에 따라 판단되어야 한다.

용어	예
필요/상황	배가 고프다.
투입	라면, 물, 가스, 부자재 등
산출	끓여진 라면
결과	허기가 가심

반대로 라면집을 차리기 위해 전국의 맛있는 라면집을 돌면서 라면 끓이는 기술을 배우는 사람이 있다고 하자. 그가 다른 집에서 배운 기술을 연마하기 위해 집에서 라면을 끓였으나 맛이 없어 먹지 않고 버렸다. 이 경우에는 결과가 있다 할 것인가? 없다 할 것인가? 이 사람이 라면을 끓인 이유는 먹기 위한 것이 아니라 라면 끓이는 기술을 배우기 위함이었다. "실패는 성공의 어머니"라는 말이 있듯이 이 사람은 실패를 통해 라면 끓이는 기술을 연마할 수 있다. 따라서 이 경우는 결과가 있다.

용어	예
필요/상황	라면 끓이는 기술을 배운다.
투입	라면, 물, 가스, 부자재 등
산출	끓여진 라면
결과	라면 끓이는 기술

보건사업의 성공적 수행을 위해 지역사회 자원의 참여와 역량 강화가 필요하다고 생각하는 사업담당자가 있다. 이 경우 사업의 목적은 건강수준 향상이며, 지역사회 자원의 참여와 역량강화를 위한 활동은 건강수준을 효과적이고 효율적으로 향상시키기 위한 수단, 즉 사업의 활동으로 간주된다.

반대로 지역역량 강화야 말로 건강문제를 포함한 지역사회의 많은 문제를 해결할 수 있는 궁극적인 방법이라고 생각하고, 지역역량 강화 자체를 위해 사업을 시작한 담당자가 있다. 이 사람에게 있어 지역역량 강화는 그 자체가 목적이다. 지역역량 강화를 통해 나타나는 건강수준의 향상, 범죄율의 감소, 사회적 통합의 증대 등은 사업의 파급효과로 간주된다.

예 3: 빈민층 아동들이 가정환경이 좋지 않아 학업성취가 떨어진다고 생각한 사람들이 빈민층 아동의 학업성취를 올리기 위해 취약 지역의 주택개량사업을 구상하였다. 이들은 기부를 통해 주택개량을 위한 재원을 확보하였고, 해비타트(사랑의 집지어 주기 운동본부)에 협조를 의뢰하여 실제 주택을 개량하였다. 이 소식을 들은 지역 의사회에서는 열악한 생활환경이 아동의 건강에 미치는 영향을 알고 싶어 취약계층 아동에 대한 무료검진을 주택 개량 전, 후에 실시하였다. 이 경우 사랑의 집짓기 운동의 성공을 각자는 어떤 기준으로 평가할 것으로 생각되는가? 즉 각자가 생각하는 사업 목적은 무엇인가?

- **사업을 구상한 사람** : 개량된 주택에 입주한 아동의 학업 성적 향상
- **해비타트 회원이나 재원을 제공한 사람** : 개량된 주택의 수
- **지역 의사회** : 개량된 주택에 입주한 아동의 건강수준 향상

[그림 11-2]는 목표를 단기, 중기, 장기로 위계화한 그림이다.

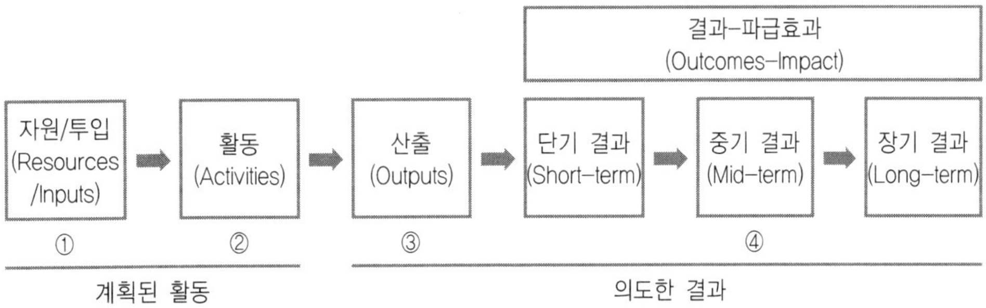

[그림 11-2] 목표를 위계화한 논리적 모형

활동이 산출로 나타나기 위해서는 사업대상자의 참여가 필수적이다. 활동과 참여, 산출의 관계를 논리적 모형에 표시한 것이 [그림 11-3]이다.

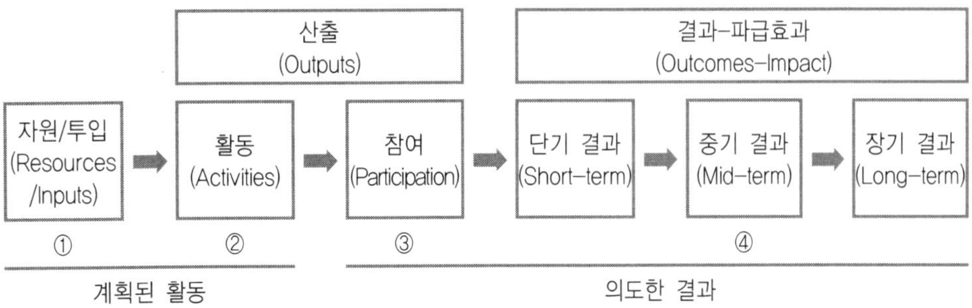

[그림 11-3] 사업대상자의 참여를 포함한 논리적 모형

자료: Taylor-Powell 등, 2002.

논리적 모형은 보건사업의 구성요소들을 보여 줄 뿐만 아니라 구성요소가 의도하는 관계를 보여준다고 했다. 논리적 모형은 사업의 투입 자원이 어떤 활동을 거쳐 특정 활동 또는 산출

(output)로 변환되는지, 그리고 활동과 산출이 사업이 의도하는 결과(목표) 달성에 어떻게 기여하는지를 도식화하여 보여준다. 논리적 모형이 힘을 가지는 것은 단지 구성요소를 분류해서 보여주기 때문이 아니라 이와 같이 구성요소 간의 의도하는 관계, 즉 논리적 근거를 보여주기 때문이다. [그림 11-4]는 논리적 모형의 구성요소들이 if-then으로 표시한 것과 같은 구성요소가 어떻게 작동할 것이라 예상하는 논리(logic)를 가지고 선택되었음을 보여준다. 사업에 투입되는 자원은 그 자원을 가지면 우리가 계획된 활동을 수행할 수 있다는 전제하에서 선택되었다. 사업의 활동은 그 활동을 통해 우리가 의도하는 산출이 가능하다는 전제하에서 시행된다. 사업의 산출은 그 산출물을 통해 사업대상자들이 기대하는 변화(편익: 목적과 목표)를 초래할 수 있다는 가정아래 선택되었다.

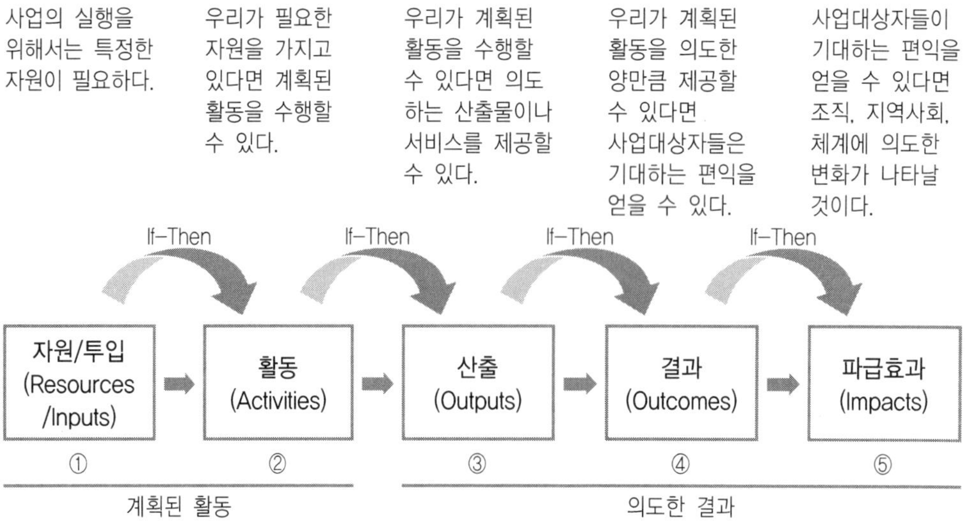

[그림 11-4] 논리적 모형이 가정하는 구성요소 간의 의도적인 관계

자료: W. K. Kellogg Foundation, 2001.

쉼터 **일상생활과 논리적 모형**

논리적 모형에 대한 이해를 돕기 위해 일상생활 속에서 우리가 행하는 활동들을 논리적 모형을 이용하여 설명해 보겠다.

예 1: 당신은 심각한 두통에 시달리고 있다. 경험에 의하여 당신은 약을 복용하면 두통이 해소된다는 것을 알고 있다. 그래서 이 경우의 논리적 모형은 약을 구입하고, 복용하고, 결과적으로 두통이 사라진다는 것이다.

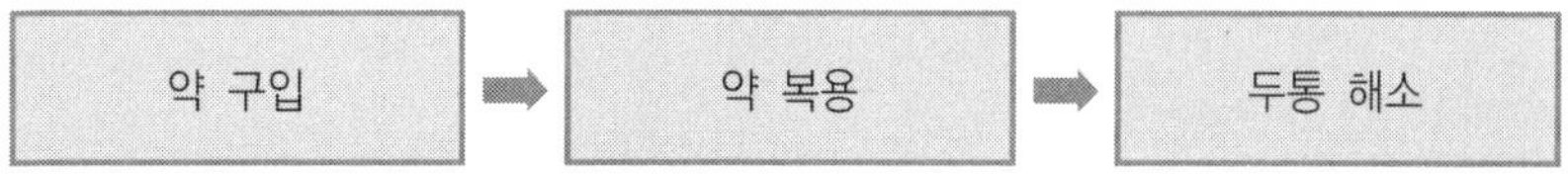

예 2: 두 번째 예는 가족 사이의 유대증진을 위해 캠핑을 가는 경우이다. 아래 그림을 보면서 캠핑가기와 관련된 논리적 모형을 설명해 보기 바란다.

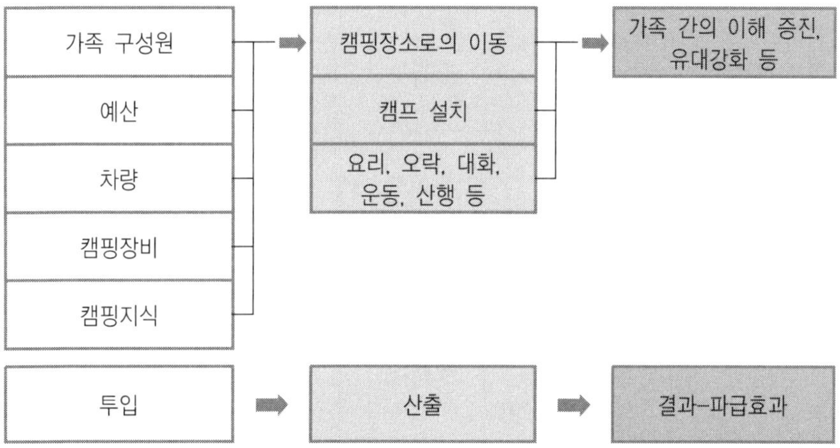

논리적 모형의 가장 완전한 형태는 [그림 11-5]이다. 현황, 가정, 외부요인은 일반적으로 논리적 모형에 표시되지는 않는다. 그러나 논리적 모형을 제대로 그리려면 상황, 가정, 외부요인에 대한 이해가 전제되어야 한다.

1) 현황(situation)은 논리적 모형 개발의 출발점이다. 사업이 개선하고자 하는 문제나 이슈를 부정확하게 이해하거나 오진하면 뒤따르는 모든 과정이 잘못될 수 있다. 현황을 파악하려면 ① 무엇이 문제인가? ② 왜 이것이 문제인가? ③ 누구에게 이 문제가 존재하는가? ④ 누가 문제 해결 여부에 관심을 갖는가? 등에 대한 이해가 필요하다. 문제와 문제가 놓여 있는 상황이 분석되면 우선순위를 정할 수 있다.
2) 가정(assumptions)은 사업이 어떠한 방식으로 작동하리라 생각하는 근거이다. 즉 사업의 논리적 근거를 뜻한다. 가정은 사업의 투입, 활동, 산출, 결과에 해당하는 요소들을 결정하는 기초가 된다. 부정확하거나 간과된 가정은 사업의 실패나 예상한 결과에 도달하지 못하는 원인이 된다. 가정은 이론적 학습, 연구와 경험, 과학적 근거에 대한 탐구를 통해 확인된다.
3) 외부 요인(external factors)은 사업관계자가 통제하기 힘드나 사업의 성패에 영향을

미치는 요인이다. 사업을 둘러싸고 있는 환경에는 정치, 경제, 기후, 문화, 역사, 생물학적 및 물리적 환경, 시장, 인구학적 구조, 자원, 프로그램 참여자의 배경과 경험, 매체의 영향, 정책 등 다양한 외부 요인이 존재한다. 이들은 사업의 결과 달성을 비롯한 다양한 부분에 큰 영향을 미친다. 따라서 사업관계자들은 어떤 외부 요인들이 언제, 어떻게 사업의 성공에 영향을 미칠 것인가를 평가하고, 외부 요인에 대해 대책을 세워야 한다. 물론 외부 요인이 사업에 영향을 미칠 뿐만 아니라 사업에 의해 영향을 받는다는 사실도 명심해야 한다.

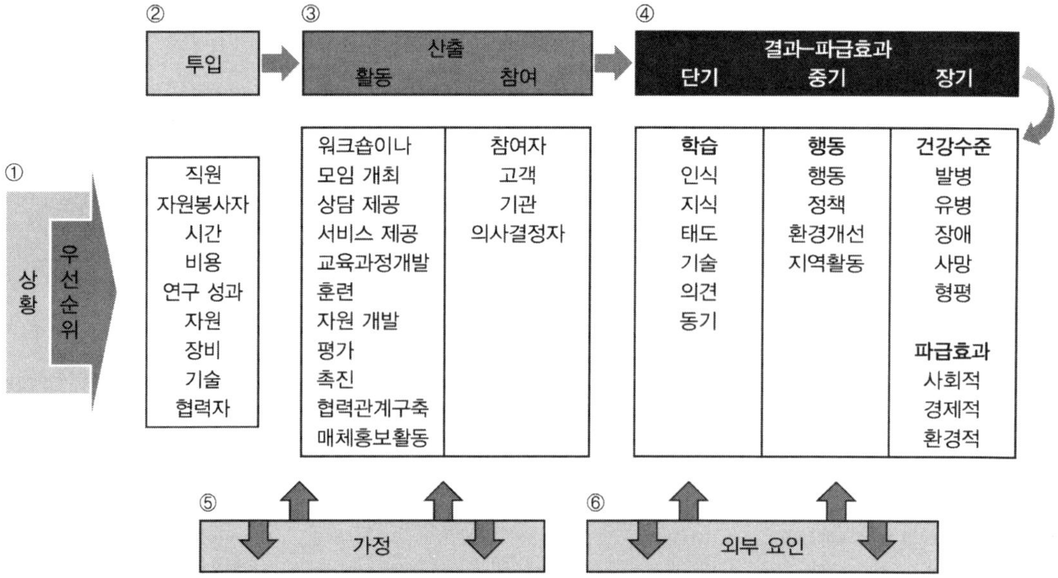

[그림 11-5] 완전한 논리적 모형

자료: Taylor-Powell 등, 2002.

3. 논리적 모형의 형태

논리적 모형은 생각하는 사업의 논리를 상자와 화살표를 이용하여 그린다. 논리적 모형에서 관계, 또는 논리적 근거를 표시하는 것은 선과 화살표의 방향이다. 모든 선과 화살표는 뜻을 함축하고 있다. 선과 화살표의 흐름은 수직적, 수평적, 일 방향, 양 방향 또는 피드백 고리를 보여줄 수 있다. 논리적 모형이 일직선일 필요는 없다.

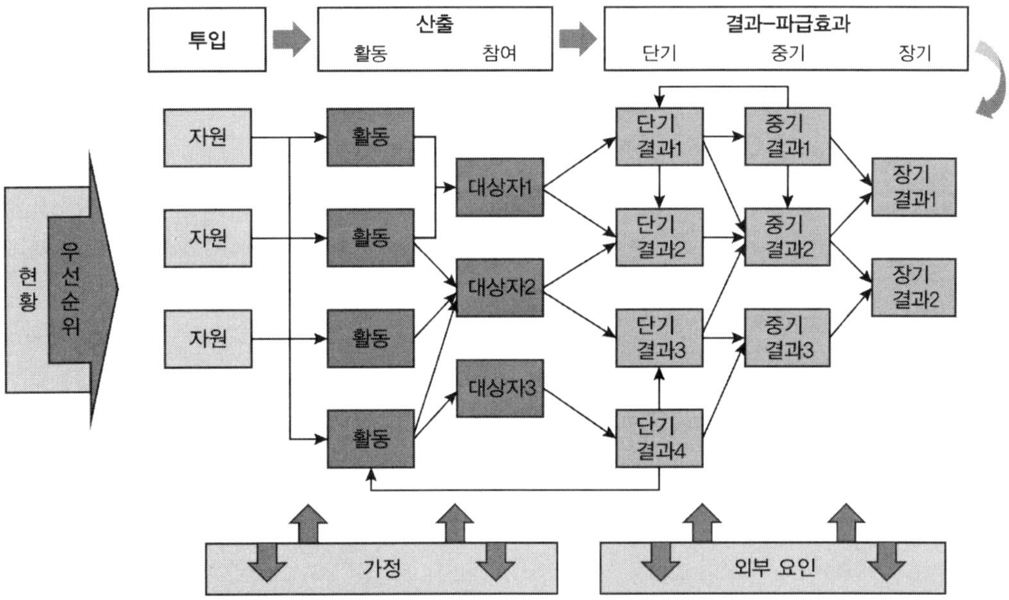

[그림 11-6] 논리적 모형의 형태

자료: Taylor-Powell 등, 2002.

구성요소와 연관관계를 설명하기 위해 개념 지도 또는 스토리 보드, 혹은 다른 적절한 방식으로 표시할 수도 있다. 논리적 모형은 하나의 형상으로 표시하되, 의도하는 사용자들이 이해할 수 있도록 전달할 수 있으면 된다. 다양한 논리적 모형의 예를 살펴보자(Taylor-Powell 등, 2002).

①

Inputs	Outputs	Outcomes
	1 2 3 4	1a b 2a b c 3a b

- 투입, 산출, 결과를 표와 같이 만듦
- 관계를 설명하는데 제한적인 화살표를 포함하고 있음
- 열의 순서를 나타내거나 열에 따른 행의 관계를 제시하기 위해 숫자를 사용

②

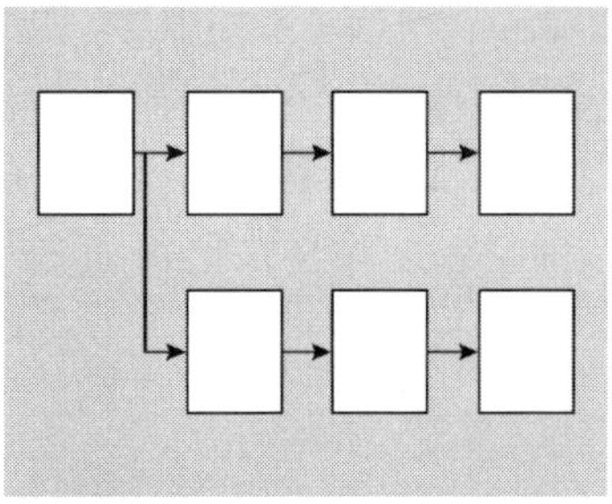

• 가장 일반적인 방법으로 인과적 연결을 설명하기 위해 상자와 선, 화살표를 사용

③

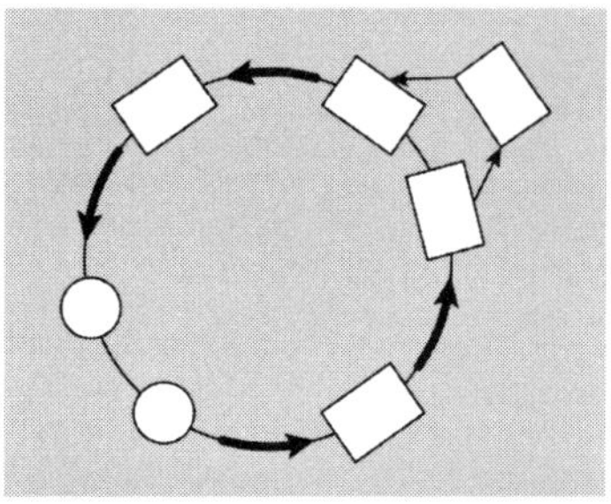

• 원과 다른 모양을 사용한 논리적 모형

④

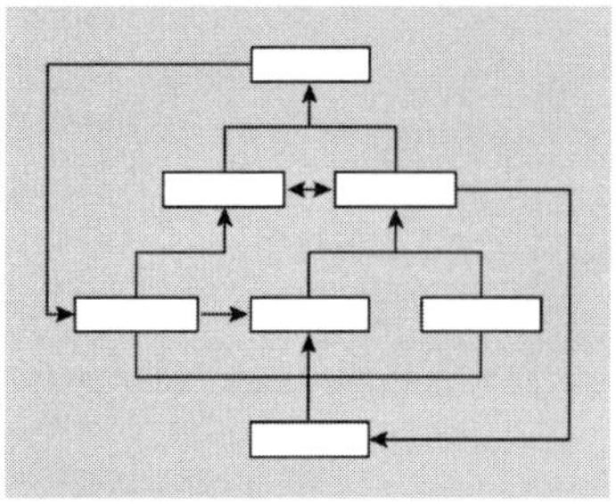

• 논리적 모형은 간단한 것도 있고 복잡한 것도 있음

⑤

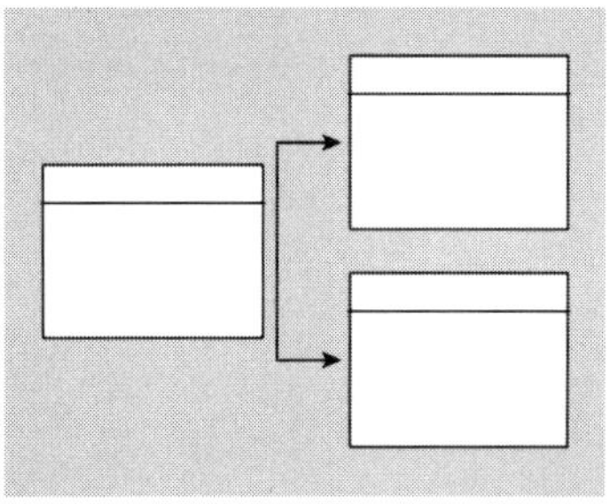

• 어떤 논리적 모형은 완전한 모형의 일부분만을 보여줌. 즉, 산출과 결과만을 포함하기도 함

⑥ 여러 조직이 수행하는 사업: Nested Logic Model

여러 조직, 특히 수직적 관계에 있는 여러 조직이 수행하는 사업의 논리적 모형은 각각의 조직이 부딪히는 문제와 목표를 명확하게 보여주려면 복수의 모형이 필요하다.

예를 들어 보자. 국가의 보건사업은 국가 수준, 시・도 수준, 시・군・구 수준을 포함한다. 그리고 각각의 수준에서의 보건사업은 일련의 조직적으로 연결된 논리적 모형으로 설명된다.

Nested Logic Model은 다양한 조직의 위계와 그것이 전체적으로 어떻게 연결되는지 보여주는 방법이다. 각 조직의 논리적 모형은 상・하 조직의 논리적 모형을 참조하여 작성된다. 조직사이의 목표와 방법의 지속성을 유지하는 것이 성공적 실행에 필수적이다.

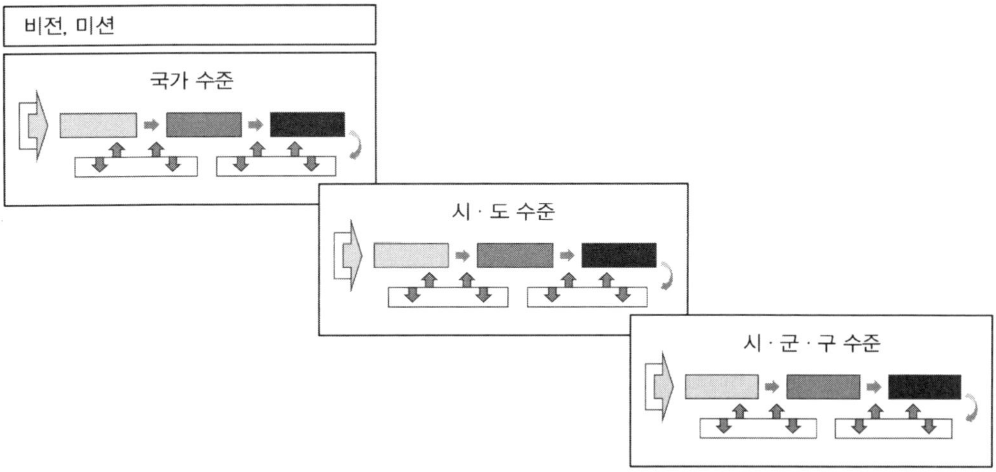

[그림 11-7] 여러 조직이 수행하는 사업의 논리적 모형

⑦ 여러 세부사업으로 구성된 복잡한 사업

복잡하고 광범위한 내용을 지닌 사업의 경우는 각 세부사업에 대한 논리적 모형과 기대되는 결과가 전체적인 논리적 모형과 연결되어야 한다.

예 1 : 지역사회의 영양교육 프로그램은 전체 윤곽을 보여주는 논리적 모형과 특정한 프로그램, 구성요소, 대상집단에 대한 하위 논리적 모형이 존재한다.

예 2 : 지역사회 금연사업은 흡연예방, 이차흡연 방지, 흡연 중단이라는 목적을 가지고 있다. 일반적인 논리적 모형은 전체적인 노력을 기술한다. 자세한 논리적 모형은 각각의 목적과 관련되어 있는 투입－산출－결과를 보여준다. 하위의 논리적 모형 각각이 기대하는 결과는 전체 모형에서 표현된 결과와 연결된다.

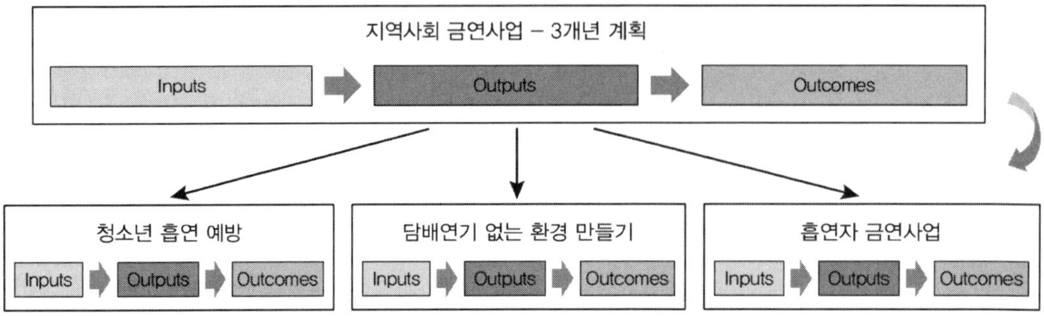

[그림 11-8] 복잡한 사업의 논리적 모형

정리 **논리적 모형**

- 사업의 논리적 근거, 즉 보건사업의 투입, 활동, 산출과 결과, 그리고 그들 사이에 의도하는 관계를 간단히 보여 준다.
- 사업 구성요소 간의 관계를 표시하기 위해 상자(box)와 화살표를 이용하여 그린다.
- 한 장에 표시될 때 효과적이다. 단, 여러 조직이 관여하거나 세부사업이 많은 복잡한 사업의 논리적 모형은 전체 논리적 모형과 세부 논리적 모형을 각각 그린다.
- 표준양식이 없으며, 사업과 관계자의 필요, 작성의도에 맞추어 변형이 가능하다.

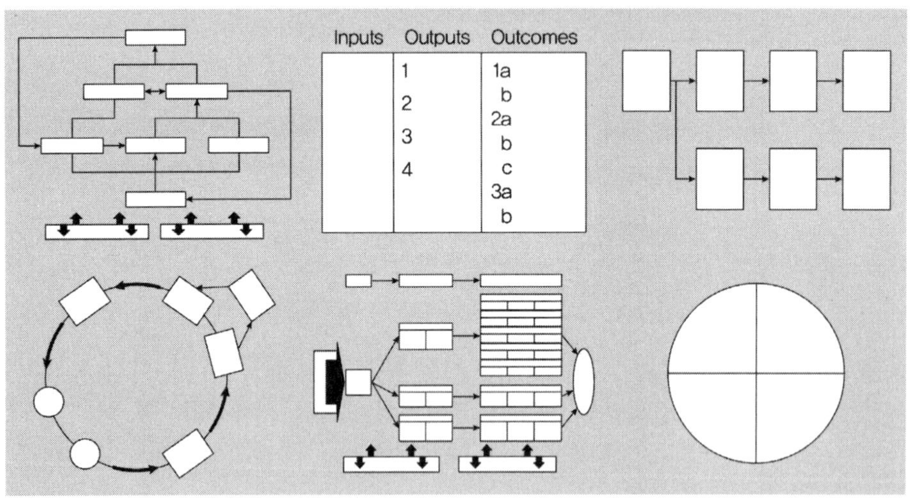

4. 논리적 모형의 활용

논리적 모형은 사업 관계자들에게 사업의 전반적인 구조와 기능을 이해할 수 있게 해 줌으로써 사업 기획과 평가 및 관리를 위한 유용한 도구로 활용된다. 쉽게 말해 사업에 관한 밑그림의 역할을 하는 것이다. 잘 개발된 논리적 모형은 보건사업의 개발, 실행, 평가과정에서 유용한 로드맵 역할을 한다. 논리적 모형을 통해 사업관계자들은 사업의 범위를 확인하고, 주요 특성을 인지하며, 사업의 경로(pathways)를 명확히 알 수 있게 된다. 보건사업 기획, 실행, 평가를 위한 논리적 모형의 유용성을 정리하면 다음과 같다(THCU, 2001b; W. K. Kellogg Foundation, 2001).

1) 사업기획 단계에서 논리적 모형의 유용성

① 목적과 목표 달성에 전략이 어떻게 기여하는 가를 보여 줌
② 달성되지 못한 목표, 목표달성에 기여하지 못하는 사업 등과 같이 보건사업의 괴리와 부정합성을 확인해 줌
③ 주민이나 새로운 인력에게 보건사업을 이해시키는데 유용한 수단이 됨
④ 이해관계자들을 모형개발 과정을 통해 사업기획에 참여시킴
⑤ 보건사업의 개관과 구성 요소들이 어떻게 조화를 이루는 가에 대한 공통된 인식을 형성하게 함

2) 사업의 실행단계에서 논리적 모형의 유용성

① 사업이 계획대로 이루어지고 있는지를 평가하고, 사업을 관리하기 위한 목적으로 사용됨
② 이해관계자들과의 의사소통에 사용

3) 사업평가 단계에서 논리적 모형의 유용성

① 세부 활동을 목표 및 성공의 지표와 짝을 지워 줌으로써 사업의 평가 설계 시 청사진이 됨
② 보건사업의 평가 가능성을 사정(assessment)하는 도구로 사용됨
③ 사업 성공을 판단하는 지표를 확인하는 데 도움을 줌

④ 세부 활동이 어떻게 목적과 목표 달성에 기여하는 가를 보여줌으로써 이해관계자들에게 사업의 책임을 명확히 해 줌

⑤ 주민이나 보건사업 후원자들이 평가에 참여할 수 있는 시발점이 됨

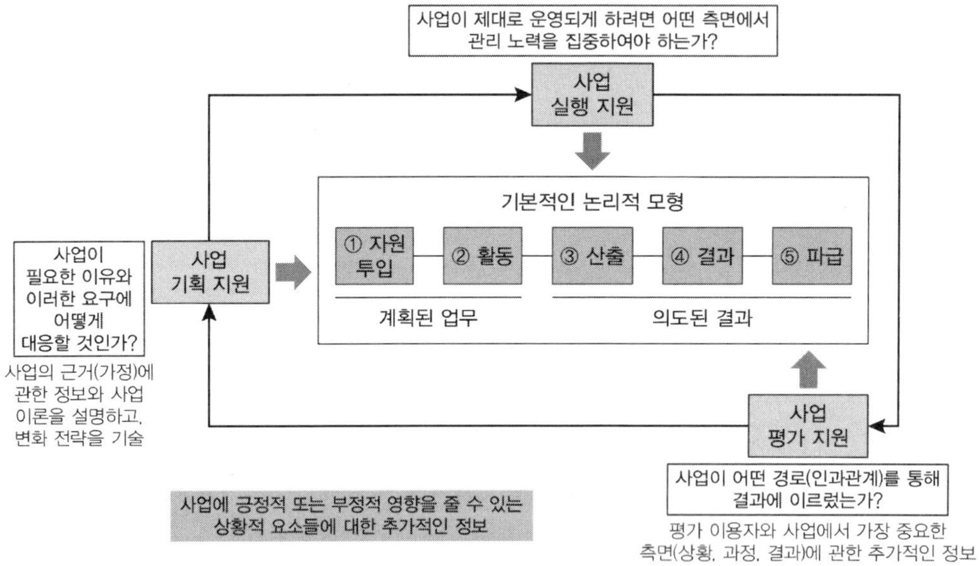

[그림 11-9] 논리적 모형의 활용

정리 **사업의 시기에 따른 논리적 모형의 활용**

- 기획의 초기 단계
  - 목적과 목표의 초안을 만들고 확정하는데 활용
  - 우선순위 설정의 자료로 활용
- 기획의 후기 단계
  - 목적, 목표와 전략의 정합성, 타당성을 검토
- 실행 단계
  - 사업의 진행 상태를 평가하여 사업을 관리하는데 활용
  - 사업을 일목요연하게 도시(圖示)해줌으로써 관계자간에 의견교환을 용이하게 함
- 평가단계
  - 사업의 평가 가능성을 판단하고 평가계획을 작성하는데 활용
  - 사업 성공을 판단하는 지표를 확인하는 데 도움을 줌
  - 이해관계자들에게 사업의 책임을 명확히 해 줌
  - 이해관계자들이 평가에 참여할 수 있는 시발점이 됨

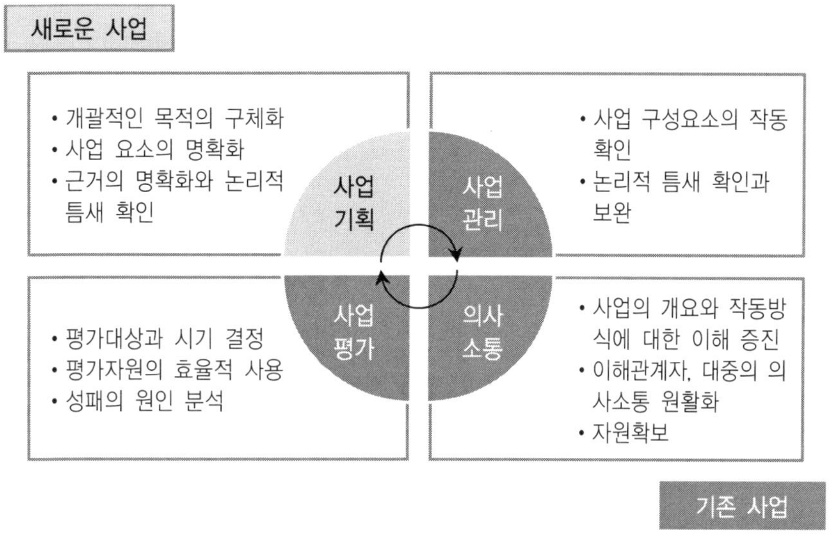

[그림 11-10] 논리적 모형의 활용

5. 논리적 모형의 개발

1) 개발 준비단계

논리적 모형을 개발하는 이유와 개발된 모형을 무엇을 위해, 누가 사용할지를 결정한다. 논리적 모형은 후술하는 바와 같이 사업의 기획, 평가, 의사소통, 프로그램 관리 중 어떤 이유로 사용할 것인가에 따라 상세함, 세부 내용이나 작성방법이 달라질 수 있다.

주요 이해 관계자들의 활발한 참여 보장, 시간, 예산과 기타 자원의 확보, 의사결정 기전의 확립 등이 이 단계에서 이루어져야 한다.

2) 정보의 수집

논리적 모형을 작성하기 위해서는 다음의 항목들에 대한 정보를 수집하여야 한다.

① 현황

② 사업목적
③ 표적 집단, 대상자
④ 장・중・단기 목표와 지표
⑤ 전략
⑥ 세부 활동과 산출, 과정 지표
⑦ (투입 가능한) 가용자원
⑧ 사업의 가정, 외부 요인

3) 논리적 모형의 작성

논리적 모형을 작성하기 위해 고려하여야 할 사항은 다음과 같다.

(1) 모형의 포함 범위

논리적 모형에 포함시켜야 할 사업의 범위는 어디까지일까? 목적과 목표 달성에 직접적으로 관련되는 소수의 활동에 국한할 것인가? 아니면 문제를 해결하기 위한 모든 활동을 포함시킬 것인가? 다르게 표현하면 건강에 직접적으로 영향을 미치는 목표와 활동만을 포함시킬 것인가? 아니면 연구, 재원조달, 평가와 같은 비사업적 활동도 포함시킬 것인가? 상기 질문에 대한 어떠한 답도 모두 정답이 될 수 있다. 논리적 모형에 포함시킬 범위는 정해져 있지 않다. 따라서 이해 당사자와의 협의, 유용성, 활용목적(예: 의사전달, 평가) 등을 고려하여 사업팀이 결정하여야 한다. 예를 들어 이해관계자들에게 사업의 개관을 보여주고자 하는 경우에는 간단한 수준으로 충분하다.

대규모의 사업은 그 범위가 광범하고, 사용되는 전략과 활동 역시 다채롭다. 이런 경우에는 전략별 또는 활동별로 별개의 논리적 모형을 개발하는 것이 바람직하다.

(2) 모형에 포함될 단계의 수

논리적 모형에는 사업목적, 장・중・단기 목표와 지표, 산출, 세부 활동, 과정 지표, 표적 집단(대상자), 가용자원 등의 단계가 표시되어진다. 그러나 이상의 단계 중 일부는 간결함을 위해 생략되기도 한다.

① 목적은 생략하기도 함
② 자원을 포함하지 않기도 함

③ 때때로 목표와 지표를 합치기도 함

논리적 모형에 포함될 단계의 수, 즉 모형의 복잡성은 논리적 모형을 어디에 활용할 것인가에 따라 달라진다.

기획에서 모형을 활용하고자 하는 경우는 논리가 부족하거나 정리가 안 된 부분, 더 조사나 연구가 필요한 부분과 제안된 행동과 관련이 있을 외부 요인을 확인하는데 도움을 주어야 한다. 또, 필요한 자원과 성공의 가능성을 결정하는데 도움을 주어야 한다. 따라서 논리적 모형은 종종 매우 자세하게 표현해야 하는데, 모든 요소를 확인하고, 모든 관계를 보여주며, 모든 전제와 외부 환경을 보여주는 것이 바람직하다.

사업 관리를 위해서도 보통 매우 자세한 논리적 모형이 사용된다. 상세한 내용을 보여주기 위해 프로그램의 전체와 부분을 각각 기술한 다양한 논리적 모형이 사용된다.

평가를 위해 논리적 모형을 개발하는 경우는 모형의 수준과 모양은 평가 목표와 계획에 따라 상이해진다. 결과를 측정하기 위한 평가라면 결과 사슬을 좀 더 자세하게 표현하고, 주요 구성요소에 대한 투입, 산출 요인이 합리적인지 평가가 가능하도록 모형에 포함시킨다.

외부 이해관계자들과 분명하고 쉽게 의사소통을 하기 위해 논리적 모형을 활용하는 경우 핵심 요소만을 기술하고 투입으로부터 결과에 이르는 주요 연결고리만 보여준다. 전문용어의 지나친 사용과 모형의 혼란스러움을 피하는 것이 바람직하다.

(3) 사용 용어

논리적 모형의 각 단계에서 사용하는 용어는 변화가 있을 수 있다. 중요한 것은 사업 관계자 간에 용어에 대하여 합의를 하여, 동일한 용어를 사용하여야 한다는 것이다.

(4) 정보와 논리의 방향

논리적 모형은 우로부터 좌로 그리기도 하고, 좌로부터 우로 그리기도 한다. 또 어떤 경우에는 위로부터 아래나, 반대로 작성하기도 한다.

우로부터 좌로 그리는 경우는 결과(목적과 목표)로부터 출발하여 논리적 모형을 그리는 방법인데, 이는 기획가의 시각을 반영한다 할 수 있다. 결과가 출발점임을 강조하기 위해 결과－산출－활동－투입 순서로 배치하기도 한다.

반대로 좌로부터 우로 그리는 것은 사용자원으로부터 출발하여 결과에 도달하는 과정을 보여주게 되는데 이는 평가자의 시각을 반영한다.

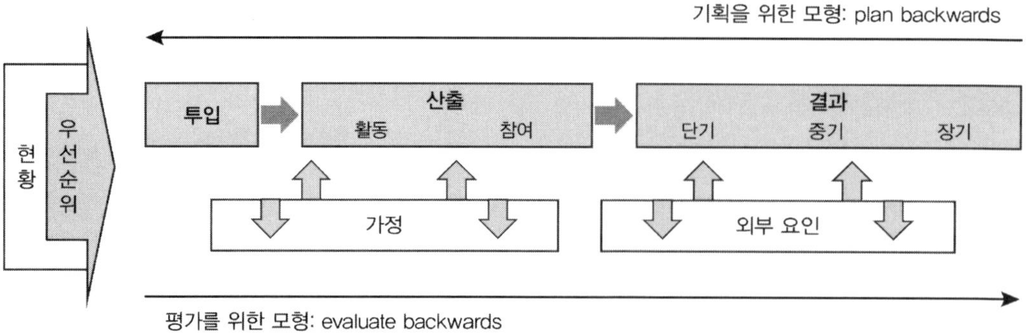

[그림 11-11] 논리적 모형에서 논리의 방향

자료: Taylor-Powell 등, 2002.

(5) 구성요소의 확인

논리적 모형에 포함될 구성요소들은 다음과 두 가지 방법에 의해 확인된다.

첫째는 장기 결과로부터 시작하여 장기 결과를 발생하려면 어떠한 중・단기 결과가 필요한가? 단기 결과를 발생하려면 어떤 산출과 활동이 필요한가? 이러한 활동을 위해서는 어떤 자원의 투입이 필요한가를 순차적으로 질문하는 것이다.

두 번째 방법은 투입자원으로부터 시작하면 이러한 자원이 있다면 무슨 활동을 할 수(if-then) 있는가? 이러한 활동을 하면 어떤 산출이 있겠는가? 이러한 산출이 있다면 어떤 단기 결과가 발생하겠는가? 이러한 단기 결과가 있다면 어떤 중・장기 결과가 나타나겠는가를 순차적으로 질문해 보는 것이다.

(5) 시각적 표현(visual layout)

훌륭한 도안은 사업에 대한 이해를 높일 수 있다. 논리적 모형의 시각적 표현에 관한 정답은 없으며, 매우 주관적으로 결정된다. Power Point, Visio, Excel, Microsoft Project, Corel Draw 등 다양한 소프트웨어를 잘 활용하도록 한다.

4) 논리적 모형의 검토와 수정

개발된 논리적 모형은 완전성, 논리적 정합성, 실행가능성, 검증가능성, 시각성이라는 관점에서 평가하여 수정이 필요한 경우는 수정을 한다(Taylor-Powell 등, 2002).

(1) **완전성** : 논리적 모형이 정말로 시행할만한 가치가 있는 행동을 묘사하는지, 의미 있는 구성요소들이 모두 포함되어 있는지, 논리적 모형을 이용해 의사소통이 잘 되겠는지 등을 판단한다.

① 사업에 필요한 모든 단계가 다 포함되었는가?
② 중요한 목표 집단은 모두 포함시켰는가?
③ 장단기 목표를 확인하였는가?
④ 목표는 명확하고 측정 가능한가?
⑤ 주요 세부 활동이 적합한 전략과 연관되어서 기술되었는가?
⑥ 목표와 활동에 대한 지표가 포함되었는가?
⑦ 전략이 표적 집단에게 제공되는 사업의 범위를 잘 반영하고 있는가?
⑧ 사업에 필요한 다양한 자원을 인지하고 있는가?
⑨ 모든 이해 당사자들의 관심과 의문사항을 반영하고 있는가?

(2) **논리적 정합성** : 모형이 논리적인지, 구성요소들 간의 관계가 이치에 맞는지, 놓친 단계가 있거나 논리의 비약은 없는지? 모든 인과관계(논리적 근거)가 지지되는지 등을 평가한다.

① 단기목표에 의해 장기목표가 달성되는가?
② 논리적으로 목표달성에 가장 타당한 전략을 선정하였는가?
③ 세부 활동이 표적 집단에게 적합한가?
④ 세부 활동에 의해 단기목표가 달성될 수 있겠는가?
⑤ 자원이 전략과 세부 활동을 실행하는데 충분한가?

(3) **실행가능성** : 논리적 모형대로 사업이 실행가능한지를 평가한다.

① 인적, 재정적, 정치적, 기술적, 제도적 자원이 확보되어 있는가?
② 필요로 하는 모든 자원을 가지고 있는가? 필요로 하는 자원을 확보할 수 있는가?
③ 투입될 자원이 현실적인가? 주어진 자원을 가지고 의도하는 바를 수행할 수 있는가?
④ 사업실행에 영향을 미칠 수 있는 외부 요인들을 확인하였는가? 다른 어떤 활동이 추가되더라도 사업담당자의 통제 안에 있게 할 수 있는가?
⑤ 모형이 핵심 이해관계자들의 의견과 지지를 반영하고 있는가? 어떤 이해관계자도 빠뜨리지 않았는가?

(4) **검증가능성** : 논리적 모형이 사업의 진행과정을 평가할 수 있는가를 평가한다.

① 논리적 모형이 사업담당자나 외부평가자가 사업의 진행과정을 추적하는데 있어 명확하고, 구체적이며, 완전한가?

② 계획된 행동이 의도된 결과를 초래하는지를 어떻게 인지할 것인가?

(5) **시각적 표현**

① 너무 많은 상자가 있지 않은가?

② 화살표와 논리의 흐름을 따라가기 쉬운가?

③ 여백이 충분히 있는가?

④ 각 단계가 잘 정리되어 있는가?

⑤ 이용자에게 친숙하게 그려져 있는가?

정리 **논리적 모형의 검토기준**

- 완전성
- 논리적 정합성
- 실행가능성
- 검증가능성
- 시각적 표현(layout)

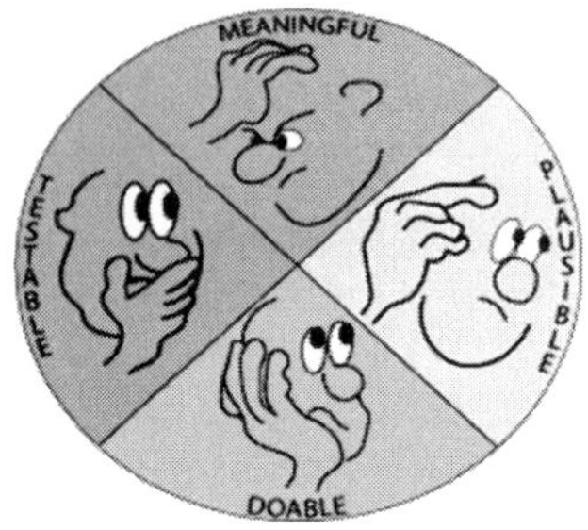

정리 **논리적 모형의 개발단계**

- 개발 준비 단계
- 필요한 정보의 확인과 수집
- 논리적 모형의 작성
- 논리적 모형의 검토와 수정

6. 논리적 모형의 함정과 한계

1) 논리적 모형을 그릴 때 빠지기 쉬운 함정

첫째, 사람들은 흔히 구성요소에 집착하고, 그들 간의 관계에 대해 잊어버린다. 투입, 활동, 산출, 결과를 이해하고 구별하는 것이 논리적 모형의 기본이기는 하다. 그렇지만 논리적 모형을 종종 상자로 표시된 항목만으로 생각하고 상자 간의 연관관계를 잊어버리는 것은 논리적 모형이 보건사업의 구성요소 사이의 의도하는 관계를 표시하는 것이라는 사실을 간과한 것이다. 논리적 모형을 그릴 때는 외부 환경을 포함하여 모든 연결과 관계를 설명하는 것이 필요하다. 관계를 검토함으로써 사업 실행을 개선하고 다른 환경 하에서는 어떤 것이 이루어질 수 있고, 어떤 것은 이루어 지지 않을 것인지에 대한 새로운 지식을 창출할 수 있다.

둘째, 사람들은 논리적 모형 작성을 학문적 호기심이라고 폄하한다. 논리적 모형이 적절한 준비나 참여 없이 요구되면 문서 작업이나 단지 학문적 탐색에 그칠 수 있다. 그러나 잘 준비된 논리적 모형은 보건사업의 전 단계에서 실용적인 로드맵이 된다.

셋째, 사람들은 논리적 모형이 직선적이라고 불평한다. 일반적으로 2차원에서 상자와 화살표를 이용하여 그려지는 논리적 모형은 직선적이고 비현실적이라는 불만으로 이어질 수 있다. 그러나 논리적 모형을 그리는 방법은 다양하며, 의미 있고 타당한 형태로 논리적 모형을 나타내려는 노력이 요구된다.

넷째, 사람들은 논리적 모형의 기능이나 목적을 너무 광범위하게 생각한다. 종종 우리는 단 하나의 논리적 모형으로 모든 것을 표현하려 한다. 논리적 모형의 목적과 기능, 누가, 무엇을 위해 사용할지를 분명히 하는 것이 논리적 모형의 활용성 향상에 도움이 된다.

다섯째, 사람들은 논리적 모형을 만능 해결책으로 생각한다. 논리적 모형은 단지 사업의 기획, 실행, 평가를 돕는 틀, 사고방식, 과정일 뿐이다.

여섯째, 사람들은 문서로 완성된 논리적 모형만을 원한다. 문서로 작성된 산물에만 초점을 맞추면 논리적 모형의 작성 과정이 지니는 가치를 놓칠 수 있다. 논리적 모형의 창안과 수정은 새로운 지식을 발견하게 하고, 보건사업에 대한 우리의 눈을 뜨게 하고, 이해를 넓혀준다(Taylor-Powell 등, 2002).

2) 논리적 모형의 한계

논리적 모형은 사업의 실체를 그림으로 표현하려는 시도이지, 사업의 실체, 그 자체는 아니다.

많은 경우 사업은 연속적인 순서를 따르지 않는 역동적인 상호관계를 나타낸다. 따라서 논리적 모형은 선형으로만 표시되기는 어려우나 우리는 시각적 효과를 위해 많은 역동적 관계를 논리적 모형에서 제외한다.

논리적 모형은 기대되는 결과에 초점을 맞춘다. 그러나 우리는 긍정적, 부정적, 중립적인 의도하지 않거나 기대하지 않은 결과가 보건사업에서 많이 발생하며, 이들에도 주의를 기울여야 할 필요가 있음을 알고 있다.

논리적 모형에서 기술한 인과관계는 추정일 뿐이며, 실제 사업에서의 원인-결과 관계를 직접 보여주는 것은 아니다. 논리적 모형의 존재 자체가 사업이 효과를 발생시켰다는 것을 증명하는 것은 아니다. 논리적 모형은 사실이 아니라 가정일 뿐이다. 사업은 결과에 영향을 미치는 많은 요인 중의 하나일 뿐이다. 결과에 영향을 미칠 수 있는 다른 요인들을 고려하여야만 한다.

또, 논리적 모형은 "우리가 옳은 일을 하고 있는가?", "왜 우리가 이 사업을 해야만 하는가?"와 같은 윤리적 질문에 답해주지는 않는다(Taylor-Powell 등, 2002).

7. 논리적 모형의 예

1) 예방사업

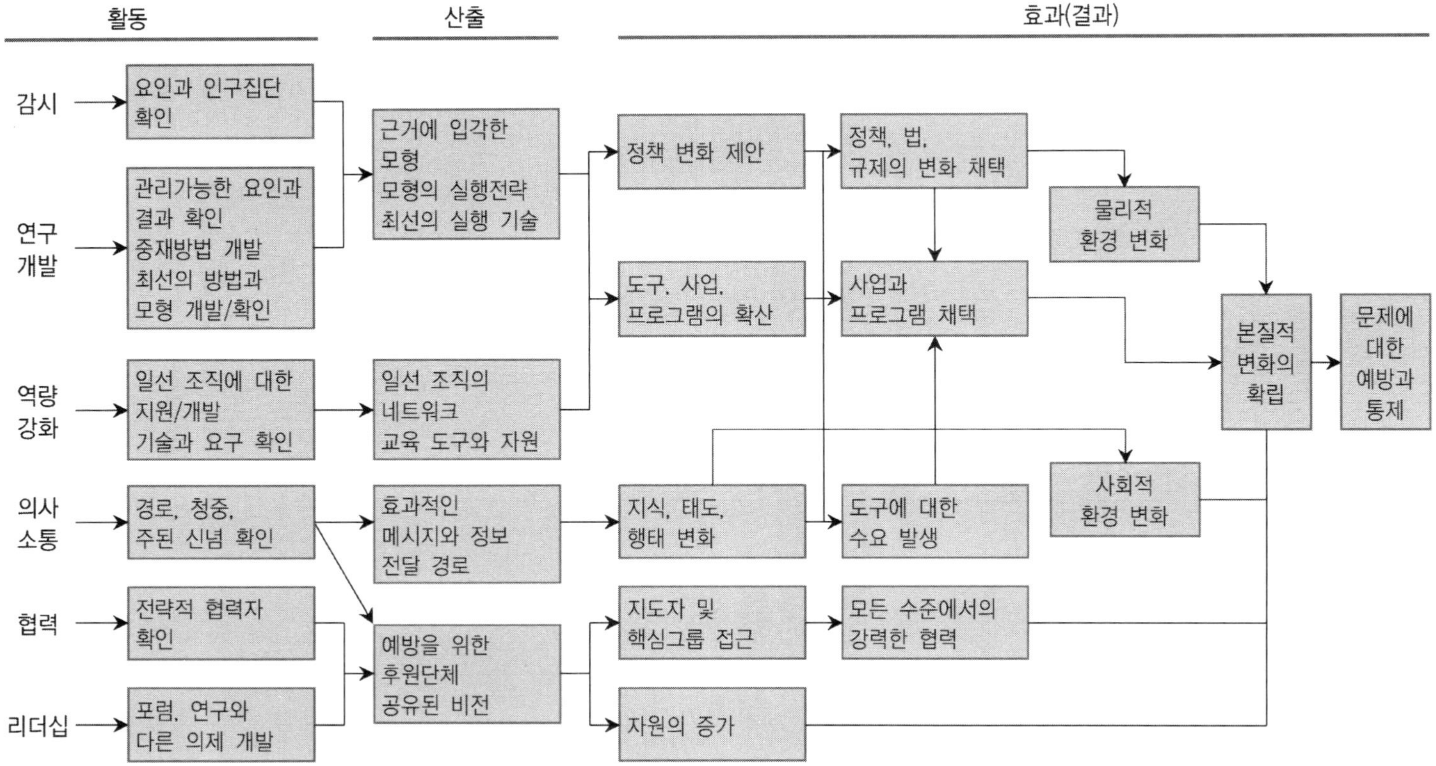

자료: U.S. Department of Health and Human Services. Centers for Disease Control and Prevention. Office of the Director, Office of Strategy and Innovation, 2011.

2) 결핵관리사업

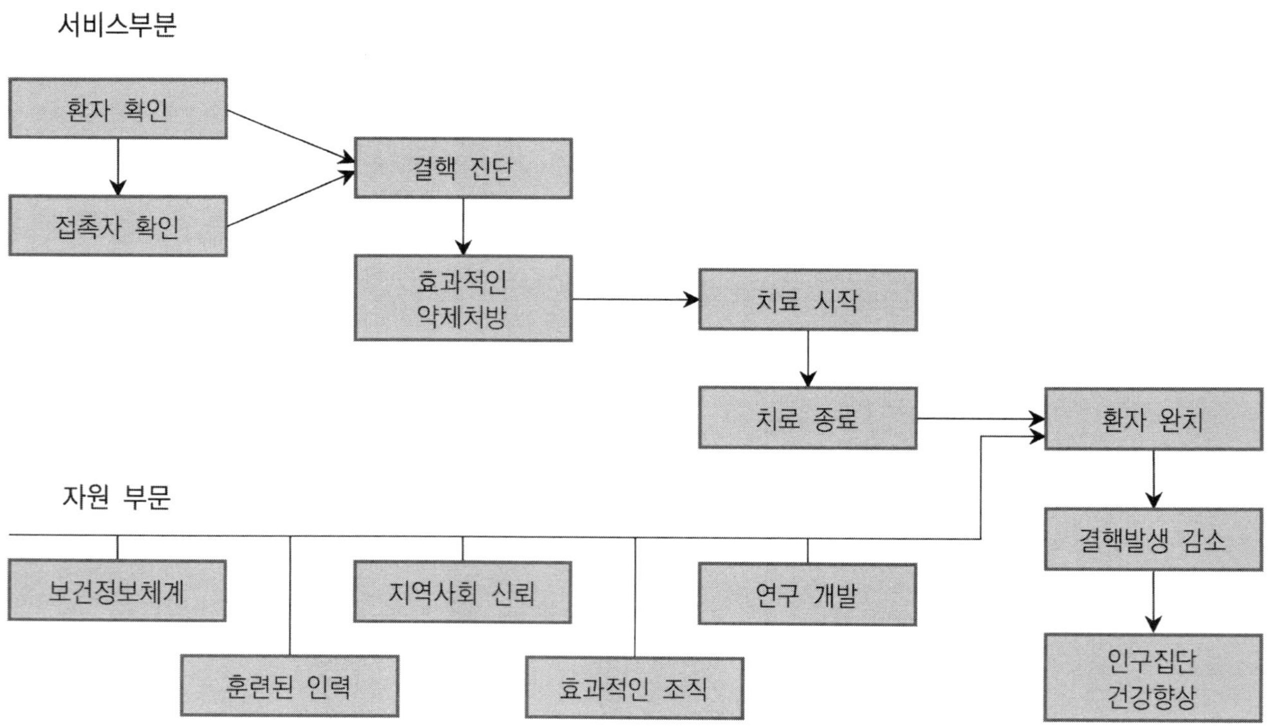

자료: Centers for Disease Control and Prevention, 1999

3) C형 감염 예방 및 연구 사업

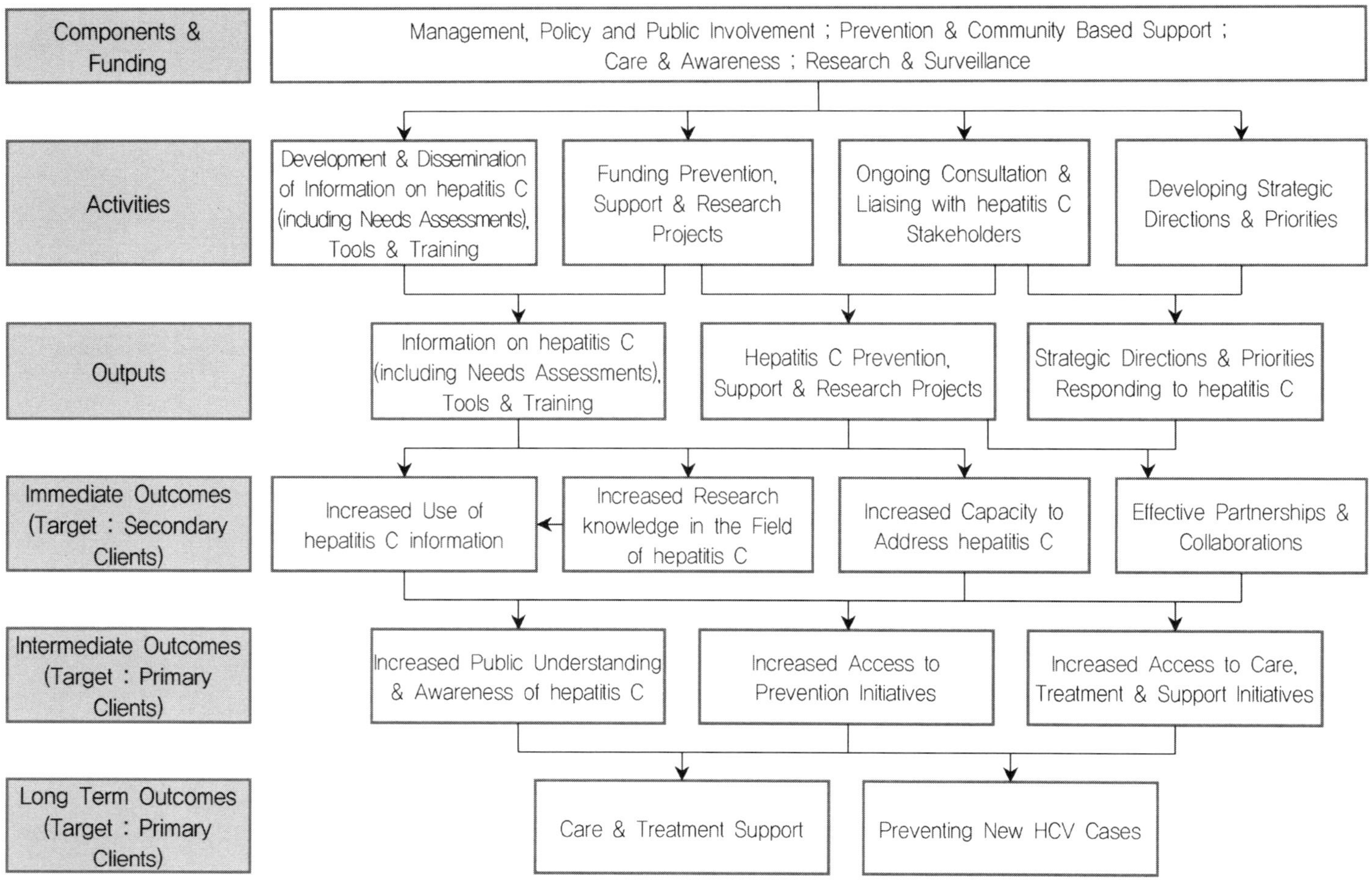

자료: http://www.phac-aspc.gc.ca/publicat/2008/er-re-hepc/images/chart2.gif

4) 금연사업

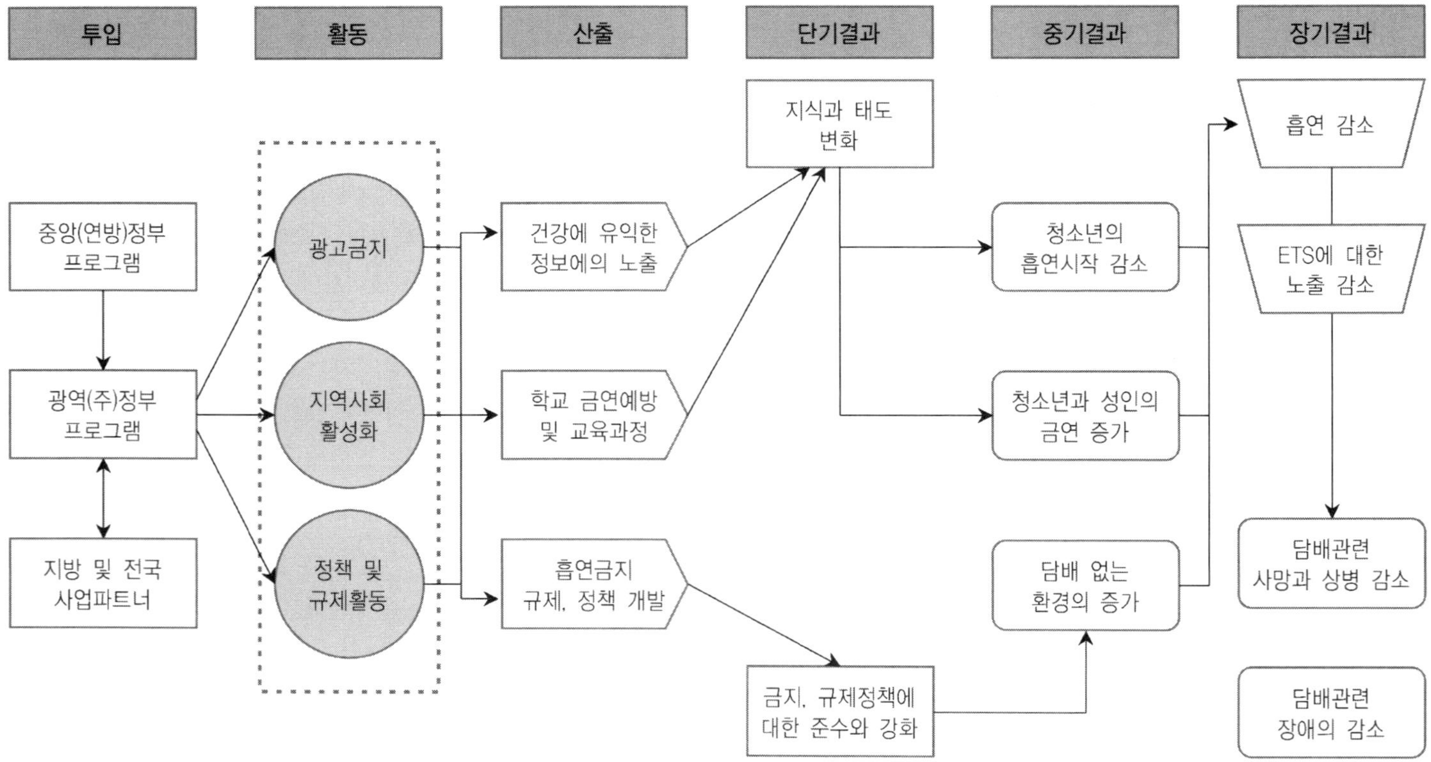
투입
활동
산출
단기결과
중기결과
장기결과
중앙(연방)정부 프로그램
광역(주)정부 프로그램
지방 및 전국 사업파트너
광고금지
지역사회 활성화
정책 및 규제활동
건강에 유익한 정보에의 노출
학교 금연예방 및 교육과정
흡연금지 규제, 정책 개발
지식과 태도 변화
금지, 규제정책에 대한 준수와 강화
청소년의 흡연시작 감소
청소년과 성인의 금연 증가
담배 없는 환경의 증가
흡연 감소
ETS에 대한 노출 감소
담배관련 사망과 상병 감소
담배관련 장애의 감소

5) 영양사업 : Community Nutrition Education(CNE)

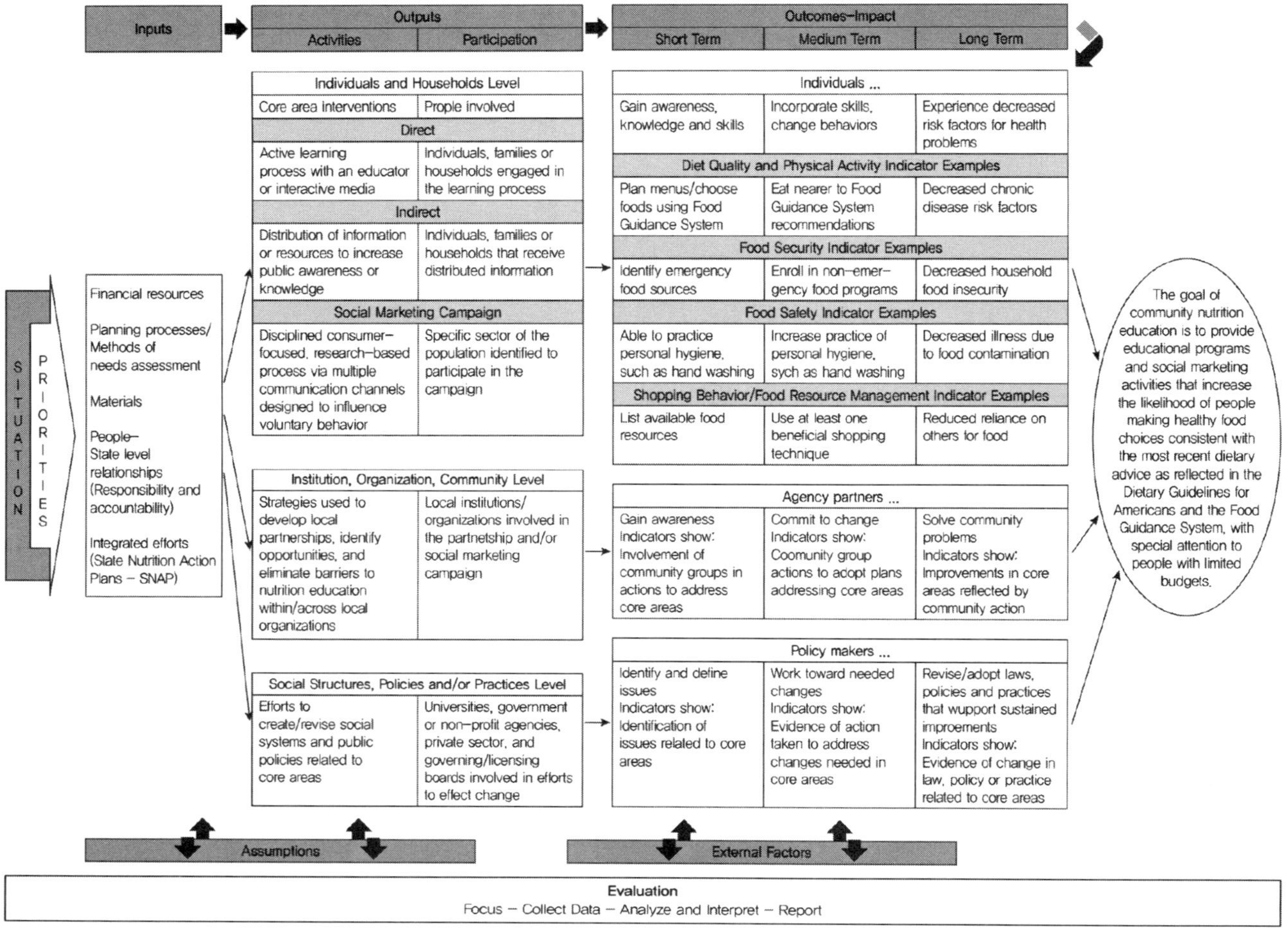

자료: http://extension.missouri.edu/hes/evaluation/plms2007-2011/CNElmv2-full.pdf

6) 당뇨예방 및 관리사업

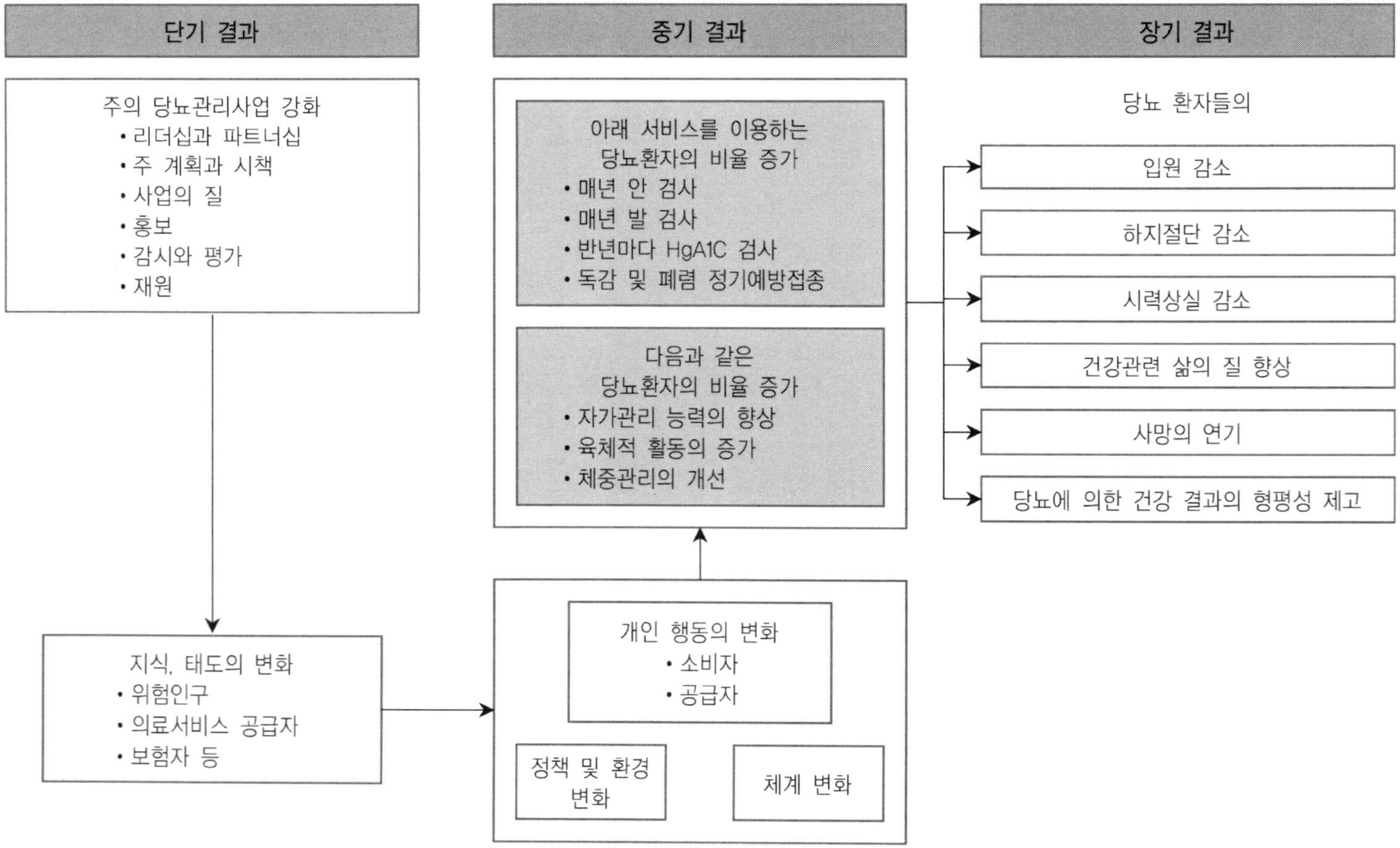
단기 결과
중기 결과
장기 결과
주의 당뇨관리사업 강화
• 리더십과 파트너십
• 주 계획과 시책
• 사업의 질
• 홍보
• 감시와 평가
• 재원
아래 서비스를 이용하는 당뇨환자의 비율 증가
• 매년 안 검사
• 매년 발 검사
• 반년마다 HgA1C 검사
• 독감 및 폐렴 정기예방접종
다음과 같은 당뇨환자의 비율 증가
• 자가관리 능력의 향상
• 육체적 활동의 증가
• 체중관리의 개선
당뇨 환자들의
입원 감소
하지절단 감소
시력상실 감소
건강관련 삶의 질 향상
사망의 연기
당뇨에 의한 건강 결과의 형평성 제고
지식, 태도의 변화
• 위험인구
• 의료서비스 공급자
• 보험자 등
개인 행동의 변화
• 소비자
• 공급자
정책 및 환경 변화
체계 변화

7) 심·뇌혈관질환 관리사업

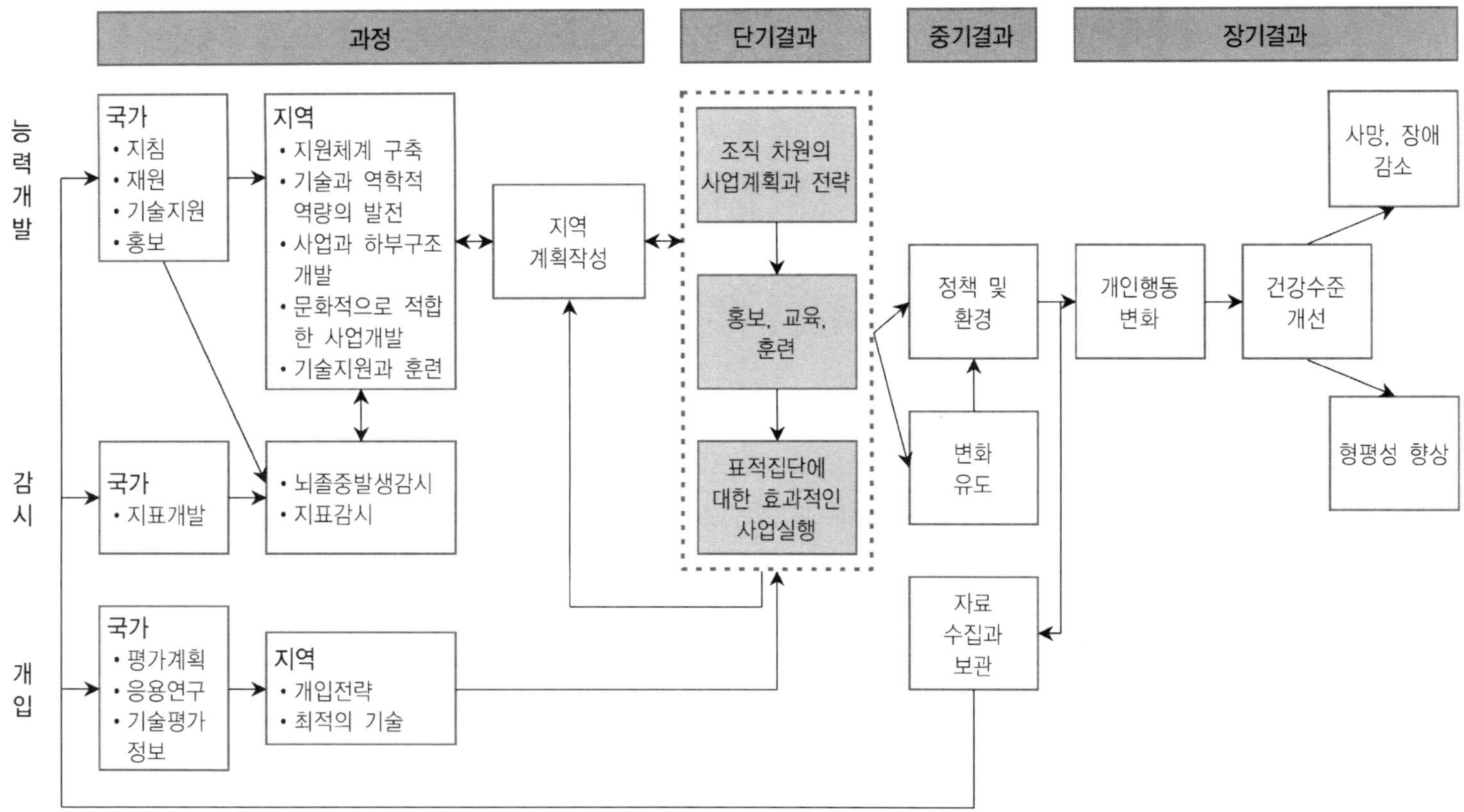

8) 건강증진의 논리적 모형

구분			
건강 및 사회적 결과 (Final Outcomes)	사회적 결과 • 삶의 질, 기능, 형평		
	건강 결과 • 상병이나 장애의 감소, 사망의 예방		
건강의 중간 결과 (intermediate Outcomes) : 건강결정요인	건강행태 • 흡연 • 식생활 습관 • 육체적 활동 • 약물 복용	효과적인 보건서비스 • 예방서비스 제공 • 의료서비스 접근성	건강한 환경 • 안전한 환경 • 지지적인 사회경제 상태 • 식량공급 • 담배와 술에 대한 접근제한
건강증진의 결과 (Immediate Outcomes) 기여요인	건강 지식과 능력 • 지식, 태도 • 행동의도, 동기 • 개인기술 • Self-efficacy	사회적 활동과 영향 • 지역참여 • 능력강화 • 사회적 규범 • 여론	건강한 공공정책과 조직관행 • 정책선언 • 입법, 규제 • 자원배분 • 조직관행
건강증진 활동 (HP Actions)	교육 • 환자교육 • 학교교육 • 언론매체 홍보 • 인쇄물 배포	사회적 자원동원 • 지역사회개발 • 조직활성화 기술적 지원	옹호 • 로비 • 정치적 조직 결성 • 관료주의 극복

자료: Nutbeam, 1998.

9) 건강증진 기획 및 평가를 위한 일반적 논리 모형

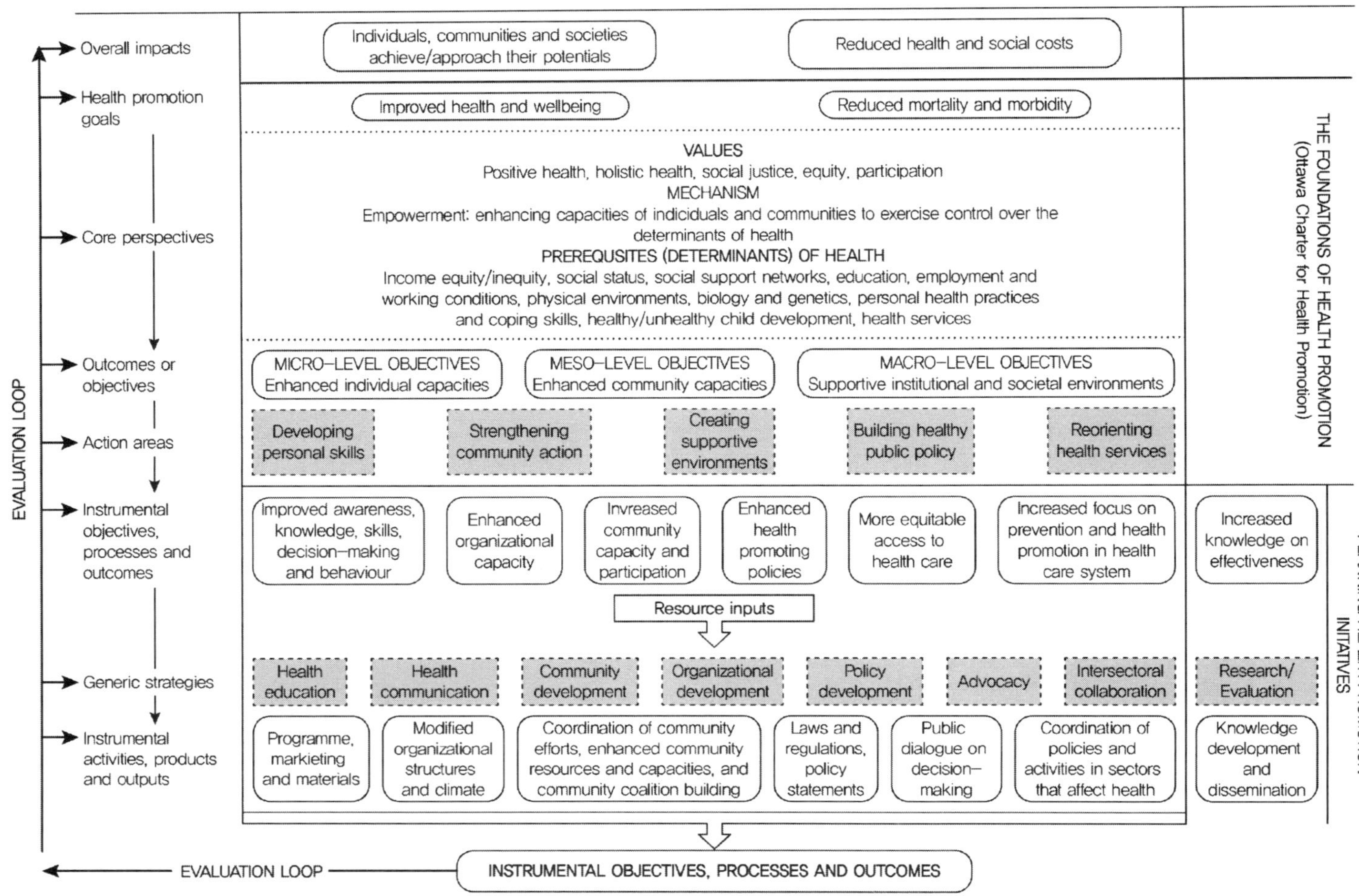

자료: Goodstadt, 2001.

10) 인구집단의 건강수준 향상을 위한 논리적 모형

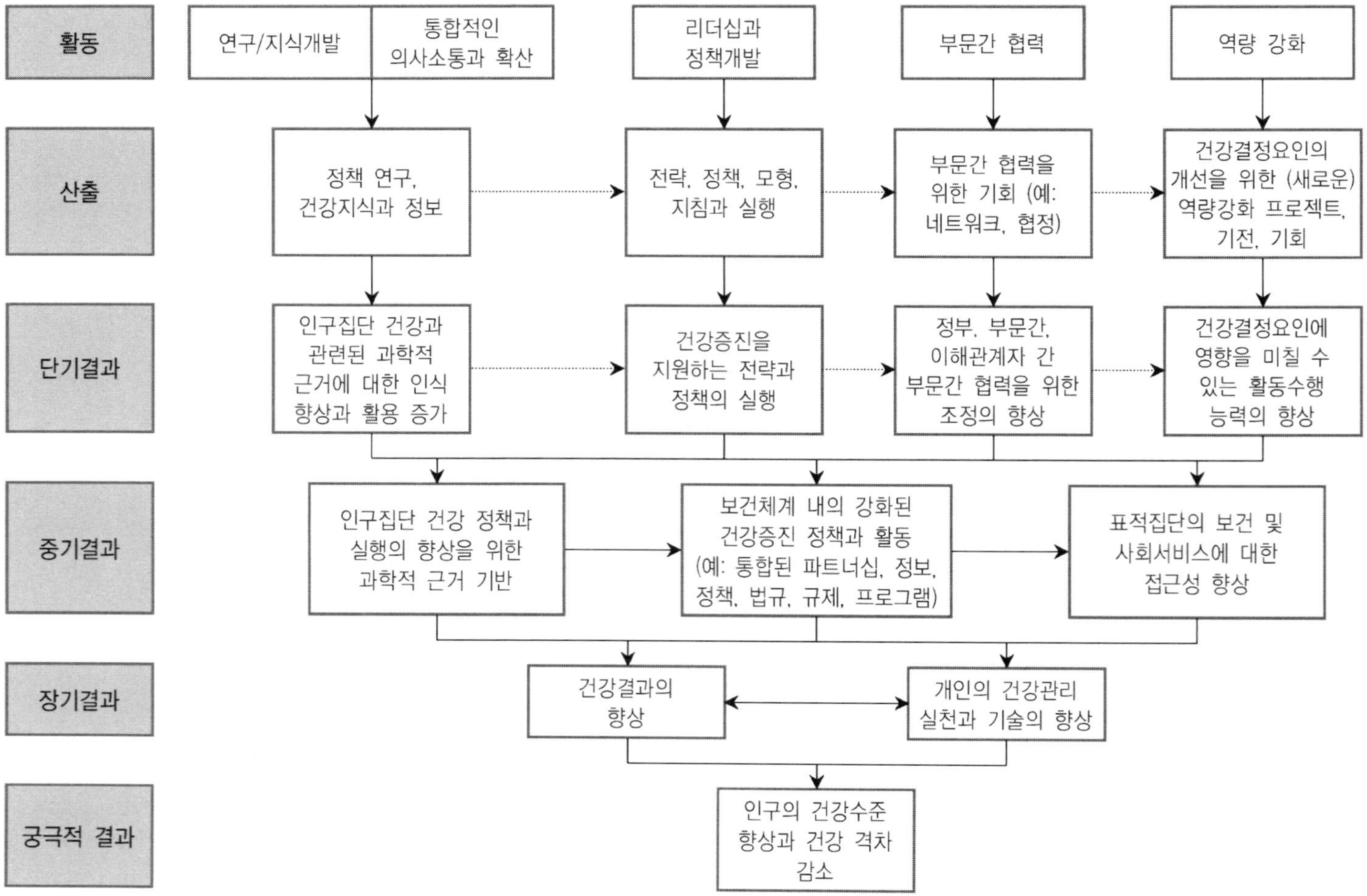

자료: http://www.phac-aspc.gc.ca/about_apropos/reports/2008-09/pphgcp-pscpsp/05-annex1-eng.php

11) 지역사회 주도 건강 향상

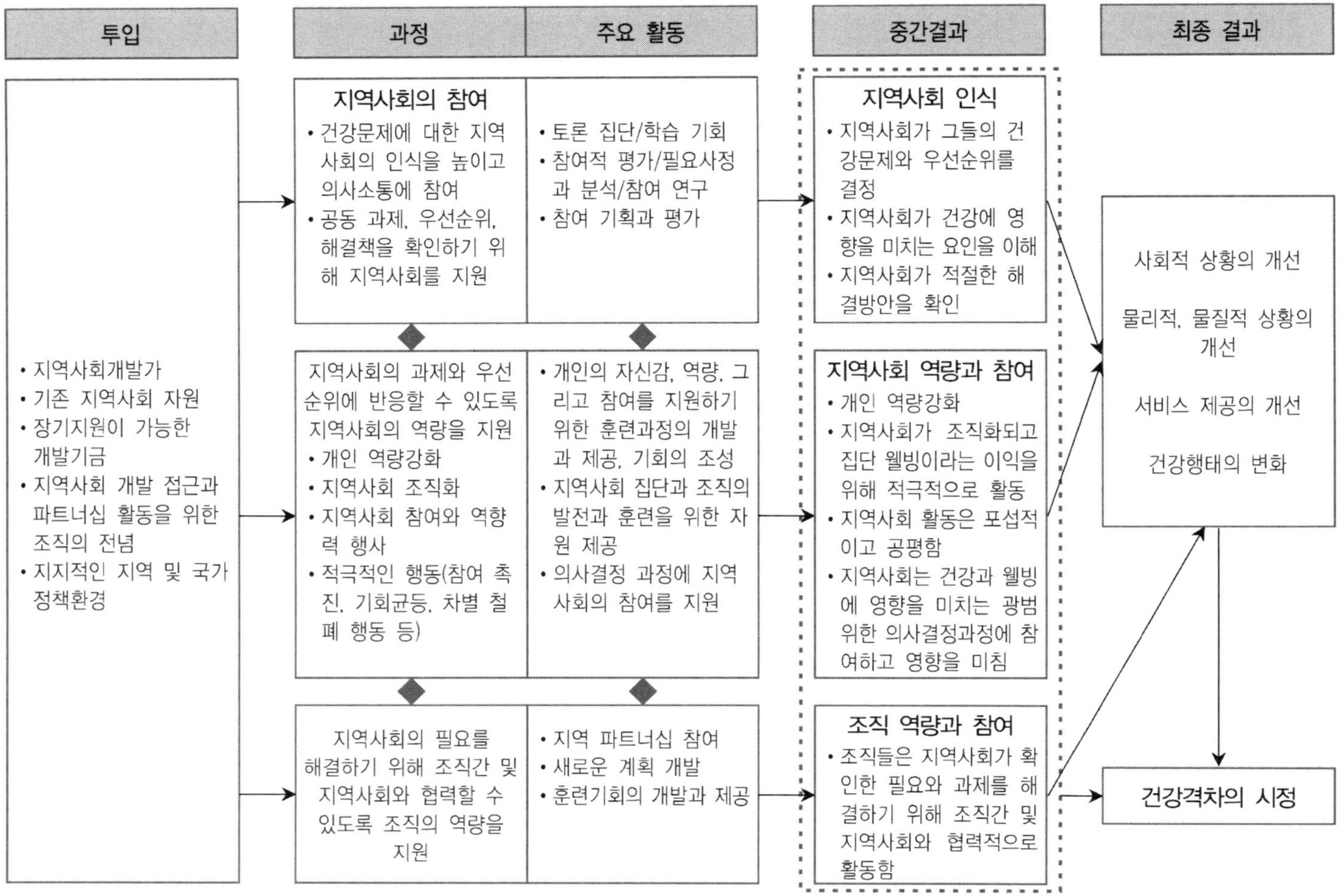

자료: http://www.chex.org.uk/media/resources/what-we-do/Our-approach/Picture1.gif

12) 자산 개발(asset development)을 통한 청소년 건강관리

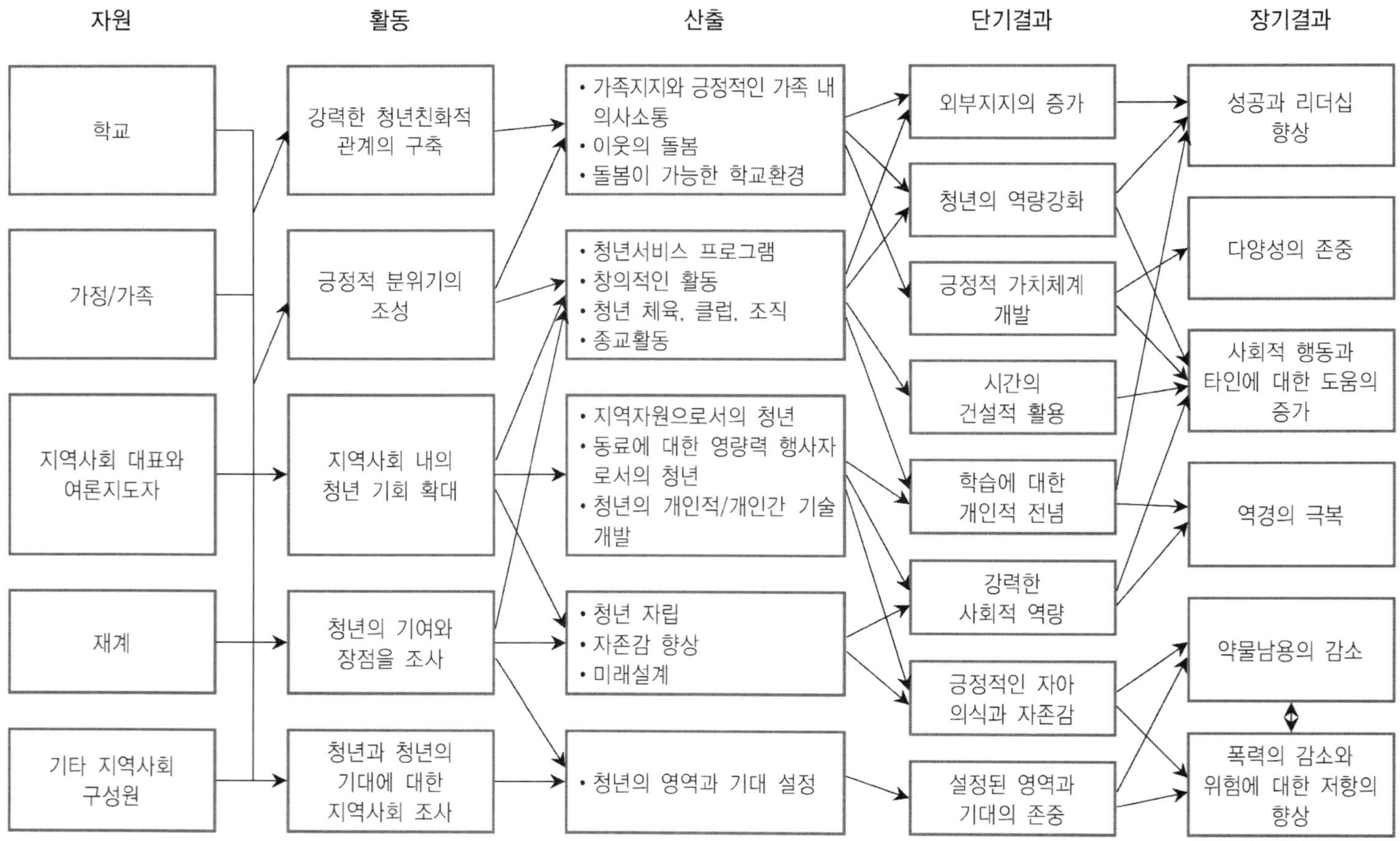

자료: http://ctb.ku.edu/en/table-of-contents/overview/models-for-community-health-and-development/asset-development/main

13) 공중보건 위기관리(preparedness)

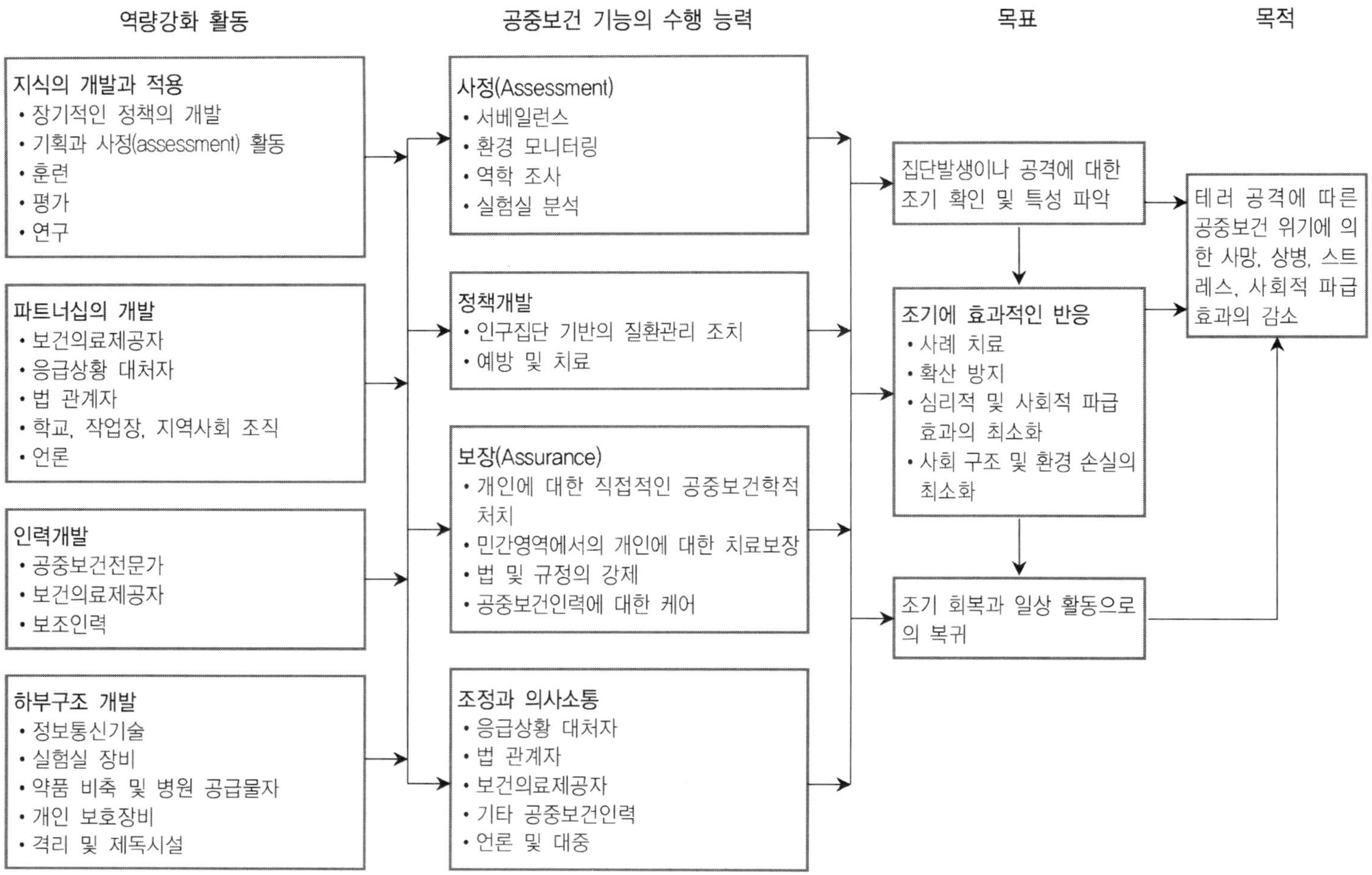

자료: Stoto and Cosler, 2008.

제 12 장

성공적인 보건사업 기획을 위한 조언

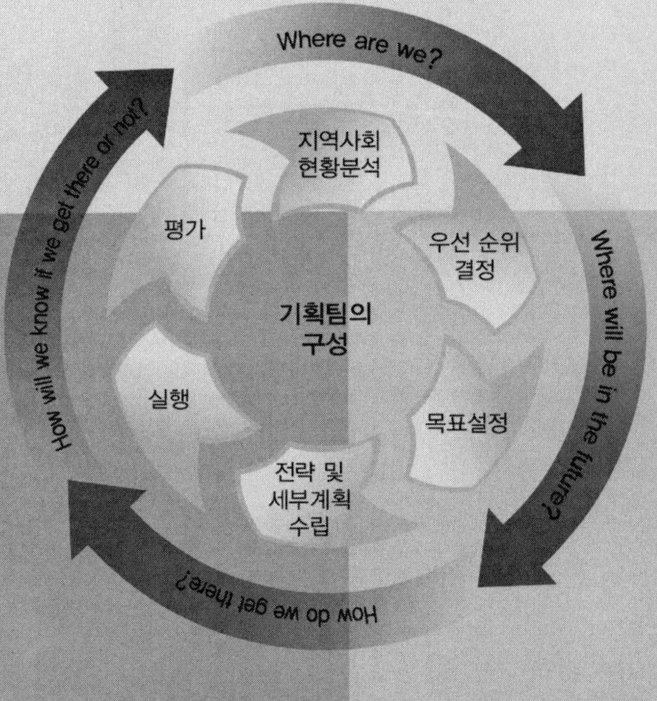

1. 보건사업 기획의 성공을 위한 필수 요소
2. 보건사업 기획에 대한 점검
3. 성공적인 기획을 위한 유의사항

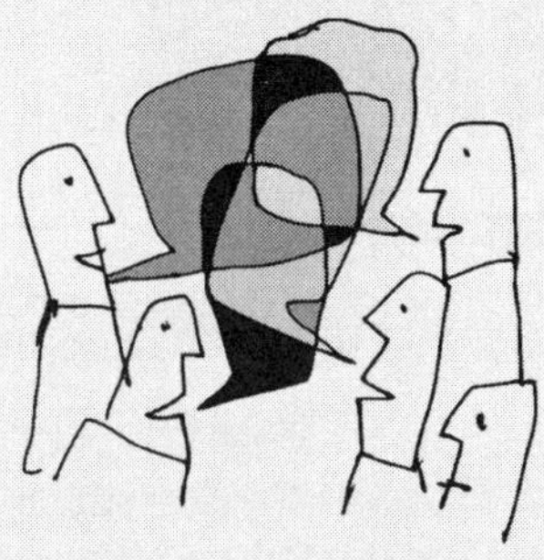

제 12 장

성공적인 보건사업 기획을 위한 조언

지금까지 기획의 전 과정에 대해 살펴보았다. 이제부터는 여러분들에게 기획과정에서 도움이 될 수 있는 몇 가지 노하우를 소개하도록 하겠다.

간혹 외부의 전문가에게 전적으로 보건사업 기획을 맡기려는 담당자들이 있다. 또, 표준 양식에 빈 칸을 채우기만 하면 사업 기획서를 완성할 수 있다고 생각하는 관계자들도 있다. 어떤 담당자는 아예 평가점수를 잘 받을 수 있는 답을 가르쳐 달라고 한다. 그러나 이들의 생각은 매우 잘못된 것이다.

기획이란 **기획팀을 포함한 이해관계자, 건강문제와 환경이 변증법적으로 작용하는 과정**이다. 즉, 기획과정을 통하여 사업담당자의 능력이 변화하고, 기획대상이 되는 건강문제도 변화하게 된다. 아무리 보건사업에 대한 조예가 깊다 할지라도 외부의 전문가가 사업담당자의 역량과 사업 환경을 이해하기는 어렵다. 기획을 요구하는 문제들은 매우 다양하며, 시시각각으로 변화하고 있다. 따라서 보건사업 기획의 큰 틀을 제시하는 것은 가능하지만 모든 상황에 부합하는 기획의 표준 양식을 만들어 놓는다는 것은 불가능하다.

이런 관점에서 본다면 **기획은 학습(learning) 과정**이라고도 할 수 있다. 보건사업담당자가 기획을 통하여 자신에게 필요한 능력을 자각하고, 배워나가는 과정이라 할 수 있는 것이다. 자기에게 필요한 공부를 남이 대신해 줄 수 없듯이 사업기획도 남이 대신해 줄 수 있는 것이 아니다.

이 장에서는 그동안 필자가 보건사업을 기획하면서, 또는 보건사업의 기획을 자문하거나 기획과정을 교육하면서 획득한 경험을 기반으로 지역보건사업 기획의 노하우를 소개하도록 하겠다. 이 장의 내용은 필자의 주관적 경험에 기반하고 있으므로 독자들이 동의하기 어려운 내용이 있을 수도 있다. 기획이 학습 과정이라고 필자가 언급하였으므로 독자들도 여기에 소개한 내용을 외우기보다는 스스로 기획의 과정을 통해 노하우를 체득하기를 바란다.

1. 보건사업 기획의 성공을 위한 필수 요소

TIP 기획(PLANing)

- People-centered : 기획은 사람이 하는 것이다.
- Logistics : 기획에는 관리와 준비가 필요하다.
- Action-oriented : 기획은 변화를 위한 행동설계이다.
- Network : 기획은 지역사회와의 네트워크가 필요하다.

1) 사람(People)

기획은 **사람이 하는 것**이다. 그것도 의사결정의 공정성을 담보하기 위해 한, 두 사람이 아니라 조직을 대변할 수 있는 **기획팀이 하는 것**이다.

앞으로 인공지능이 발달하면 컴퓨터가 인간이 하는 많은 의사결정을 대신해 줄 수 있을지도 모르겠다. 그러나 컴퓨터가 우리의 미래의 꿈과 비전을 대신 결정해 줄 수는 없지 않겠는가? 따라서 미래의 꿈을 달성하기 위해 현재의 문제를 개선해 가는 기획과정은 본질적으로 인간의 전유 영역에 속한다. 그러나 인간이면 아무나 기획을 할 수 있는 것은 아니다. 올바른 사업기획을 위해서는 많은 지식과 기술이 필요하다. 여러분은 이 책을 통해 기획에 필요한 지식과 기술이 결코 만만치 않음을 알 수 있었을 것이다. 따라서 기획을 제대로 하려면 **교육과 훈련**이 필요하다.

보건소 직원들을 대상으로 보건사업 기획 교육을 해보면 같은 강사에게 교육을 받아도 교육 후 성과가 큰 차이가 있음을 알 수 있다. 어떤 사람은 강의와 토론에 적극적으로 참여하는 반면에 어떤 사람은 꿔다 놓은 보릿자루처럼 앉아서 시간이 가기만을 기다린다. 그런데 재미있는 것은 교과평가를 하면 강의도 제대로 듣지도 않았던 사람들이 기획교육이 성과가 없거나 필요가 없다고 대답한다는 사실이다. 말을 물가로 데려갈 수는 있어도 억지로 물을 먹일 수는 없다는 속담이 있다. 기획도 마찬가지다. 하기 싫은 사람을 억지로 기획팀에 포함시켜 두면 다른 사람에게 방해가 된다. 그렇다고 해서 사업기획에 찬성하는 사람만 참여해서 사업기획을 하라는 말이 아니다. 이해관계자 참여에서 비판적인 이해관계자를 참여시키는 것이 중요하다고 말했듯이 비판적인 인력을 기획 팀에 포함시키는 것이 중요하다. 따라서 **많은 사람이 기획의 필요성을 느끼고 자발적으로 참여하도록 조직문화와 환경을 개선**하는 것이 기획의 성공을 위한 필수조건이다.

2) 관리와 준비(Logistics)

(1) 시간

우리나라 사람들은 매우 성격이 급하다. 이는 기획과정에 있어서도 예외가 아니다. 단지 몇 개월이나 몇 주 안에 보건사업 기획을 종료하기를 바란다. 간단한 사업의 경우 기획에 오랜 시간이 필요하지 않을 수도 있다. 그러나 많은 경우 자료의 수집, 분석, 우선순위의 결정, 효과적인 전략의 개발 등에는 시간이 필요하다.

우리와 유사하게 의료계획을 작성하고 있는 일본의 예를 들어보면 대부분의 현과 보건소에서 2년 정도의 시간을 투입하여 계획을 작성하고 있다. 군마현의 의료계획 작성과정을 살펴보자.

사례 **군마현 의료계획의 작성과정**

- 1988년 6월에 "군마현 보건의료계획"을 작성하였으며, 1991년부터 계획의 재평가에 착수하여 1993년 7월에 새로운 "군마현 보건의료계획"을 작성하였음
- 이 과정에서 군마현 보건의료대책협의회는 1991년 11월부터 1993년 2월까지 8회가 개최되었음
- 1991년 11월부터 1993년 6월까지 6회의 조사 및 의견청취가 있었음
- 1991년 5월부터 1993년 7월까지 9회의 현청 내 검토가 있었음

참여형 기획은 더욱 많은 시간이 소요된다. 물론 시간을 많이 투자한다고 해서 반드시 좋은 계획이 나오는 것은 아니다. 그러나 적절한 시간의 투입 없이 좋은 계획이 나오기를 바라는 것은 우물에서 숭늉을 달라고 하는 것과 같다. 남는 시간에 사업을 기획하라고 지시하는 지휘관들은 기획은 시간의 산물이라는 것을 다시 한 번 새겨볼 필요가 있다.

보건사업 기획이 그 효과를 극대화하기 위해서는 자치단체장의 교체라든지, 시대의 바뀜이라든지 하는 중요한 시기를 적극 활용하여야 한다. 따라서 보건사업의 기획 시점은 기획의 효과를 극대화할 수 있는 시기를 고려하여 결정하는 것이 좋다.

(2) 예산과 자원

보건사업의 기획을 위해서는 당연히 예산, 인력, 시간, 공간 등이 필요하다. 사업비는 책정하나 기획과 평가에 필요한 예산은 아예 설정을 안 하거나 최소화하는 경우가 많다. 그러나 이는 잘못된 방침이다. 자료의 수집, 의사결정을 위한 회의, 전문가 자문, 모두 비용이 든다. 적절한 비용의 지불 없이는 기획에 필요한 정보를 획득하거나 자문을 구할 수 없다는 것을 명심하여야 한다. 전문가의 의견을 구하는 경우 전문가의 기회비용을 고려하여 보상하는 것이 당연한 예우이다. 기획의 과정에 드는 비용을 아까워해서는 안 된다. 기획의 비용을 기획의 결과에 따른 장기적 이익과 비교하여 본다면 맨손으로 기획을 하려는 우는 범하지 않게 될 것이다.

(3) 자료와 정보

기획의 각 단계마다 의사결정을 위한 자료와 정보가 필요하다. 현황분석을 위한 자료수집 단계에서 과거의 관습대로 질병의 유무에 집착하여 건강문제를 파악하려 하는 것은 좋은 접근방법이 아니다. 건강문제의 파악을 위해서는 사회생태학적 모형을 이용하여 주요한 건강결정요인을 조사에 포함시켜야 한다.

또한 개인과 지역사회의 문제나 결함에 초점을 두기 보다는 긍정적인 방향과 해결능력을 중시하여 자료를 수집하는 것이 바람직하다. 4장 현황분석에서 문제를 중시하는 기획과 능력을 중시하는 기획의 차이에 대하여 설명한 바 있다. 이를 기반으로 양자의 자료 수집이 어떻게 다른가를 정리하면 [표 12-1]과 같다.

[표 12-1] 문제중시 기획과 능력중시 기획에서 수집하는 자료의 차이

변화의 수준	문제를 중시하는 기획	능력을 중시하는 기획
개인	위험요인	회복력과 개인적 힘
조직	서비스의 부족, 자원의 부족, 제공체계의 기능이상	서비스, 자원, 협력을 위한 기회와 협조
지역사회	위험한 상태, 환경	지역사회 자원
전체사회	위협	기회

3) 행동 설계(Action-oriented)

기획이란 의도된 미래의 상에 맞추기 위하여 현재를 변화시키는 과정이다. 따라서 기획은 본질적으로 권한과 자원을 동반하는 행동 지향적이다. 기획이 단순한 도상훈련이 아니라 실제적인 행동계획이 되기 위해서는 기획팀이 **합법적 권위를 인정**받아 사업실행의 권한을 보유하여야 한다.

기획팀은 기획에 대한 지지요인과 방해요인을 면밀히 분석함으로써 조직 목표 달성에 만전을 기하여야 한다. 기획의 진행과 함께 봉착하게 될 문제를 사전에 검토하여 두어야 기획과정을 더욱 순조롭게 이끌 수 있을 것이다. 또한 측정 가능한 성과에 따른 유인을 제공함으로써 관계자들의 동기를 고양시켜야 기획이 진정한 변화의 수단이 될 수 있다.

4) 네트워크(Network)

기획은 혼자 하는 것도, 보건기관이 단독으로 하는 것도 아니다. 지역사회와의 네트워크가 필요하다. 지역사회와의 네트워크를 위해서는 3장에서 설명하였듯이 **이해관계자의 참여**가 필수적이다.

보건사업 기획에 있어 많은 사람들이 주민참여의 중요성을 이야기한다. 그러나 대부분의 경우에 있어 주민참여는 구호에 그치고 실제 사업 기획은 사업담당자들이 작성하는 것이 보편적이다.

우리나라도 지역보건계획의 작성에 주민의 참여를 보장하기 위해 여러 가지 조치를 마련해 두고 있다. 그러나 대부분의 경우 주민참여가 요식행위에 그치고 있다는 것이 필자의 인상이다. 실질적인 주민참여를 이루는 것이 얼마나 어려운 가에 대한 일화를 소개하고자 한다. “지역만들기형 보건활동의 조언”이라는 책자를 저술하여 일본에서 주민참여형 지역보건사업기획의 새로운 바람을 연 岩永俊博선생의 경험담이다. 岩永俊博선생은 일본 아소산 근처에서 보건소장을 역임한 바가 있다. 당시에 지역보건계획을 작성하기 위한 “지역보건의료계획추진협의회”에 지역 주민의 밑바닥 의견이 여과없이 반영되기를 희망하였던 岩永俊博선생은 거리의 노숙자나 구멍가게 주인 등을 협의회 위원으로 위촉하였다. 첫 회의에서 지역의 유지나 의료관련 단체대표들과 마주한 이들은 아무런 말도 할 수 없었고, 지역 유지나 의료관련 단체대표들은 자신들의 위상이 손상당하였다고 불쾌해하였다. 이들이 마주 앉아 지역의 건강문제를 토론하기까지는 3년이란 시간이 필요했다 한다.

현대 사회와 같이 복잡한 세상에 자신과 직접적 이해관계가 없는 보건사업에 모든 주민이 관심을 가지기를 기대하기는 어렵다. 따라서 모든 주민이 보건사업 기획에 적극적으로 참여하기를 바라기보다는 주민을 보건사업의 이해정도에 따라 분류하고 각 그룹에 적합한 역할을 기대하는 것이 오히려 합리적인 태도라 할 수 있다. 이러한 맥락에서 최근에는 주민이라는 모호한 표현 대신 이해관계자(stakeholder)라는 표현이 사업기획에서 자주 사용되고 있다. 이해관계자의 참여를 통한 지역사회와의 네트워킹이 보건사업 기획의 성공을 위한 필수요소의 하나이다.

2. 보건사업 기획에 대한 점검

보건사업 기획을 완료하기 전에 기획과정을 올바르게 수행하였는가를 점검해 보는 것이 바람직하다. 기획과정을 점검하기 위한 질문은 다음과 같다(World Health Organization, 2006).

1) 아래와 같은 능력을 보유한 지역사회 자문그룹을 만들었는가?

① 표적 집단의 대표가 참여
② 지역사회와 의미 있는 연계가 가능
③ 사업에 필요한 기술과 자원을 제공

2) 아래와 같은 방법을 활용하여 지역사회의 문제와 관심을 확인하였는가?

① 지역조사/설문조사
② Focus Group Interview
③ 공개 회합이나 포럼
④ 관련 집단의 분석

3) 아래 사항을 고려하여 지역사회의 우선순위를 결정하였는가?

① 건강상태와 건강결정요인 수준

② 현재 및 과거의 보건사업
③ 지역사회의 관심과 지역문제를 해결하기 위한 지역사회의 경험

4) 사업목적과 SMART한 목표를 개발하였는가?

① 예
② 아니오

5) 아래와 같은 사업 전략을 개발하였는가?

① 개인의 건강행태, 지역사회 환경 및 건강관련 정책을 변화시키기 위한 포괄적인 전략을 포함
② 지역사회의 자원과 필요에 부합
③ 지역사회의 문화와 규범을 반영

6) 사업을 실행하기 위해 아래 사항을 보유하고 있는가?

① 사업 실행을 위한 일정표
② 필요한 자원
③ 직원의 채용과 자원봉사자 확보
④ 다른 지역사회 기관과 협력체계 구축
⑤ 평가계획

7) 아래를 위한 적절한 방법을 강구하였는가?

① 과정평가(Process evaluation)
② 결과평가(Outcome evaluation)

3. 성공적인 기획을 위한 유의사항

1) 기획의 필요성에 대한 합의를 이끌어 내라.

보스의 눈만 쳐다보고 있는 조직에서는 보건사업 기획이 성공할 수 없다. 모든 구성원이 비전과 변화에 대하여 동의할 때에 기획이 가능하다.

2) 기획팀을 구성하고, 기획팀에 합당한 권한을 부여하여야 한다.

기획팀이 능력이 있거나 권력이 있는 일인에 지나치게 의존하는 것은 위험하다. 가능한 이해당사자의 참여를 폭넓게 보장하고, 충분한 시간과 예산을 배정하되, 조급함을 버려야 한다.

3) 기획의 범위를 적정화하여야 한다.

지역사회나 조직의 대응가능성을 고려하여 주요 문제에 집중하고, 일단 선정된 문제에 대해서는 포괄적인 해결책을 제시하도록 한다. 보건사업의 논리적 모형(Logic Model)을 작성하게 되면 기획의 범위를 적정화하는데 도움을 받을 수 있다.

4) 기획역량을 단계적으로 향상시켜라.

처음부터 거창한 사업계획서를 작성하려고 하지마라. 가상적 상황으로 연습을 시작하고, 작은 사업에 대한 미니기획을 실행하여 기획팀의 역량을 향상시켜라.

쉼터 **기타를 치고 싶다면, 코드를 외워라**

기타를 배울 때, 제일 먼저 배우는 것이 바로 코드다. 장조 코드를 배우고 익숙해지면, 마이너 코드, 하이 코드에 도전하게 되는 것이 일반적이다.

여러분이 지금 맡고 있는 기획이 보건사업기획, 시설기획, 인력기획 무엇이든 다 좋다. 기획 분야에서 사용되고 사용될 가능성이 있는 모든 용어와 개념들, 사고방식들을 다 알고 있는가? 즉, 그 방면의 코드들을 다 마스터 해 놓고 있는가 말이다.

기타의 기본에는 '주법'도 있다. 주법은 그야말로 머리만으로 되는 것이 아니라 '체득'해야 하는 것이다. 필자가 어떤 말보다도 값어치 있게 여기는 말이 바로 '체득'이다.

기타의 코드와 주법을 완벽히 이해하고 즐기는 수준이 되면, 아마 전자기타, 베이스 기타, 건반, 신시사이저, 드럼 등 여타 악기를 보다 쉽게 배울 수 있을 것이다.

기획의 분야에서도 그 확장논리는 그대로 적용된다. 예를 들어, 어느 한 기획가가 완벽한 이해와 지식, 경험을 바탕으로 고혈압사업 기획을 즐기는 수준이 된다면, 그는 노인보건사업 기획, 모자보건사업 기획, 건강증진사업 기획은 물론, 보건교육 기획, 보건시설 기획, 인력기획 등 훨씬 광범위한 분야의 기획을 처리할 수 있는 능력을 갖게 된다.

어렵고 멀게 느껴지겠지만 가장 기본적인 코드를 배우고 익히는 것에 모든 노력을 쏟아야 한다. 그 노력이 바로 기획가로서의 싹을 틔우고 크게 성장하는데 있어 훌륭한 밑거름이 되기 때문이다.

자료 : 하우석. 100억짜리 기획력. 2004에서 발췌.

5) "변화를 위한 작은 성공"의 기쁨을 맛보도록 하라.

기획을 통하여 초기에 가시적인 성과를 거둠으로써 조직 구성원들 간에 기획의 가치에 대한 인식을 확산시키도록 한다.

쉼터 **작은 성공체험의 필요성**

변화과정이 잘 나가는 경우라 하더라도, 초기에 가시적인 성과를 만들어 내지 못하면 지속적인 추진의 힘을 얻지 못하게 된다. 단기적 성과(short-term wins)를 만들어 내야 한다는 점에 충분한 주의를 기울이지 않는 실수를 범하는 조직이 많다.

혁신에 열광적인 사람들은 무슨 일이 생기든 상관없이 자기가 맡은 일을 밀고 나간다. 그러나 나머지 대부분의 사람들은 혁신을 위해 쏟아 부은 노력들이 결실을 맺고 있다는 증거를 눈으로 직접 확인하고 싶어 한다. 믿을 마음이 처음부터 없었던 사람들은 더 확실한 증거를 요구한다. 단기적인 성과들은 이런 회의론자들을 무력하게 만드는 효과가 있다. 가시적인 결과를 만들어 내는 것은 상사의 지지를 계속 확보하는데도 도움을 준다. 상사들을 계속 변혁에 참여시키게 되고, 조직의 상위 그룹 사람들에게 혁신이 제대로 가고 있다는 증거를 보여준다. 결과적으로 기획의 추진력을 증가시킨다. 또한 단기적 성공은 기획을 주도하는 사람들에게 잠시 쉬면서 이 작은 성공을 자축할 수 있는 기회를 만들어 준다. 단기적 성공을 이루면서 혁신지도부는 주위 경영 환경에 비추어 그들의 비전과 전략을 검토하고 수정하는데 도움을 받을 수도 있다.

6) 전략적인 사고를 하도록 하자.

보건사업의 기획은 현재 수행하고 있는 업무의 운영 효율성을 제고시키는 것이 목적이 아니다. 외부환경의 변화에 대응하여 **조직이 전략적 우위를 가지고 있는 사업을 선정하고, 핵심역량을 강화**하는 것이 근간이다. 따라서 보건사업 기획에 있어서 외부환경의 변화와 내부 능력의 검토는 누락되어서는 안 되는 중요한 과제이다. 그러나 대부분의 보건사업 기획을 보면 기존에 하고 있던 사업을 조금 수정하여 업무의 효율성을 높이겠다는 의도 하에 작성되고 있다. 물론 이 역시 중요한 과제이다. 그러나 이와 같은 사업팀 위주의 단편적인 사업계획만으로는 조직 전체의 효율성을 높일 수는 없다. 예를 들어 보자. 지역사회에서 가장 문제가 되는 건강문제가 심혈관계질환이라고 하자. 이 문제를 개선하기 위해서는 보건소의 전 사업팀과 직원들이 모두 심혈관계질환의 관리라는 목적을 공유하고 사업계획을 작성하고, 보건소의 전 역량을 집중하여야 한다. 그러나 각자 지금하고 있는 사업을 중심으로 사업계획을 작성하다 보니 보건소 차원의 목표 집단의 선정도, 전략적 사업을 통한 역량의 집중도 이루어지지 못하고 아무런 연계성도 없는 단편적인 사업만 무성하게 되는 것이다. 또한 비전-목표-전략-평가-보상의 일관된 흐름이 보장되어야 보건사업 기획은 성과를 거둘 수 있는데, 보건소 차원의 목표가 없다보니 누가 더 조직의 목표달성에 기여하는지를 측정할 수가 없게 되고, 실적과 평가가 괴리되어 조직원들의 성취동기가 약화되는 악순환을 낳게 된다.

7) 의사결정의 공정성과 타당성을 담보 받도록 하자.

보건사업 기획이 모든 사람으로부터 지지를 받으려면 의사결정이 공정하고, 사업계획이 타당하다는 평가를 받아야 한다. 이를 위해서 첫째, 기획과정에 필요한 객관적인 근거자료의 확보에 노력하여야 한다. 둘째, 기획과정에 광범위한 참여를 유도하여야 한다. 모든 사람이 동의하는 결과란 존재하지 않는다. 따라서 **절차의 공정성을 확보하는 것이 결과의 합리성을 인정받을 수 있는 최선의 방법임**을 명심하여야 한다. 마지막으로 **인간과 사회의 변화에 관한 이론에 기반을 두고 전략을 개발하여야 타당성을 인정받기 쉽다**. 그렇다고 해서 이론을 비판 없이 추종해서는 안 된다. 이론이란 전략개발의 안내서이지 절대적인 지침이 아니라는 것을 명시하여야 한다. 보건사업에 적용 가능한 사회과학 분야에서 인정된 이론들이 많이 있다. 이들 이론 중 어떤 이론을 적용할 것인가는 건강문제의 성격, 대상자의 특성, 사업의 목표 등에 의해 결정되어져야 한다. 하지만 이들 이론들은 보완적이지 상호 배타적인 것이 아니므로 상황에 맞추어 취사선택하는 능력이 필요하다. 이론을 많이 아는 것이 사업성공의 지름길로 여겨져서는 안 된다. 성공적인 이론이란 사업의 결과로 판단되는 것이지 단순히 이론에 근거하여 전략을 개발하였다고 해서 사업의 성공이 보장되는 것은 아니다. 다만 전략이 효과를 거둘 확률이 높으며, 사업의 결과를 객관적으로 해석할 수 있는 여지가 높아질 뿐이다.

8) 기획가의 능력을 확장하자.

보건사업 기획이 널리 활용되려면 지지 세력을 확보하여야 한다. 따라서 기획가는 단순한 기획의 실무전문가여서는 곤란하고, 자신의 기획 결과물을 선전하고, 지역의 이익집단에게 실천을 중재하는 역량을 가져야 한다.

쉼터 **지지 세력의 확보**

보건사업의 경우 편익과 비용이 분리되는 경우가 많다. 금연사업을 위한 금연구역 지정을 예로 들어보면 편익은 불특정 다수에게 돌아가지만 비용은 소수(음식점이나 주점 등의 주인)가 부담하게 된다. 이와 같이 비용과 편익이 분리되면 소수의 잘 조직된 비용 부담자들은 강력한 로비를 통해 금연구역 지정을 저지하고자 노력할 것이다. 따라서 보건사업 기획가들도 NGO 등과 힘을 합쳐 금연구역 지정을 강력하게 집행해 나가야 할 필요가 있다.

9) 사업기획의 홍보를 위한 슬로건을 만들라.

사업을 대변하는 적절한 슬로건이나 對句는 많은 사람의 머리에 기획을 각인시켜 줄 것이다. 예를 들어 일본의 구강보건사업인 80세 노인도 자기치아 20개를 가지게 하자는 “2080”, 노인보건사업의 구호인 “자리보전 노인 0”, 그리고 2003년 전염병관리 실무자과정에서 채택된 “우리 아기 밝은 미소, 시작은 예방접종”, “너와 나의 깨끗한 손, 사라지는 전염병” 등은 딱딱한 기획서 보다 훨씬 사람들에게 보건사업의 핵심을 부각시켜 줄 것이다.

10) 기획의 한계를 인식하여 기획에 대한 과도한 기대를 버리자.

기획이란 미래에 대한 대처방안을 수립하는 과정이다. 인간의 예지력으로 미래를 예측하는 것은 한계가 있기 마련이다. 미래의 불확실성에서 연유하는 기획의 본질적 한계 이외에 기획은 상황적 한계도 가지고 있다. 변화에 대한 저항, 기획과정의 기계화, 당면과제에 대한 높은 관심 등은 기획의 상황적 한계이다.

쉼터 **당면가치에 대한 높은 관심**

기획과정에서 기획가들이 당면가치에 대해 높은 관심을 가지는 이유는 기획의 최종결정권자인 시장, 군수와 같은 정치인들이 그들의 짧은 임기 때문에 일반적으로 사회적 통념보다 시간할인율(time-discount rate)이 높기 때문이다. 특별한 사회적 문제에 대한 개선책을 마련하기 위하여 그것들을 정확하게 이해하고, 분석하며 실험하는데 요구되는 시간과 정치인들이 갖는 짧은 視界간에는 상당한 틈이 발생하게 된다. 정치인들은 종종 미래에 생기는 편익과 비용에 대해서는 무감각한 반응을 보이지만 현재 또는 가까운 장래에 생기는 편익이나 비용에는 지나치게 집착하려는 경향이 있다. 펠드스타인(Feldstein)은 이러한 현상을 지칭하여 "정치과정 고유의 근시안"이라고 하였다. 이러한 높은 시간할인율은 임기가 확실하게 보장되지 않은 행정관리에게서도 발견할 수 있는데, 우리나라의 경우 순환보직제로 인해 이러한 폐단이 더욱 심하다.

자료 : 전상경. 정책분석의 정치경제. 1997.

따라서 우리나라에서는 보건사업이 근시안적인 시각에서 기획될 위험성이 매우 높은 것이다.

쉼터 **기획가의 5가지 유형**

이 책의 1장 마지막에 기획가가 갖추어야 할 능력과 지식을 소개한 바 있다. 이 책을 읽으면서 독자 여러분의 기획능력과 지식은 얼마나 변화하였는가?

모든 기획가가 동일한 능력을 갖추고 있는 것은 아니다. 또한 모든 기획가가 동일한 방식으로 기획과정을 추진하는 것도 아니다. 이 책의 마지막으로 기획가의 유형을 분류한 글을 인용하기로 한다. **여러분들은 다음의 기획가의 5가지 유형 중 어떤 유형에 속하는가? 그리고 어떤 유형이 되고자 하는가?**

기획가는 그 사람들 수만큼이나 다양한 개성과 실력을 갖고 있다. 이론적으로 무장된 기획가, 아이디어가 무궁무진한 기획가, 그리고 추진력 하나 만큼은 끝내주는 기획가 등 각자의 장점에 따라 분류가 가능하며, 어떤 척도를 사용하느냐에 따라 분류방법은 매우 다양하다.

여기서는 그중 가장 객관적이고 보편타당하다고 생각되는 기획가의 분류를 소개할까 한다. 이름을 붙이자면 '단계적 관점으로 본 기획가의 5가지 유형'이다.

- **1 유형** : 명함 기획가
- **2 유형** : 근시안 기획가

- 3 유형 : 이론추구형 기획가
- 4 유형 : 노련한 기획가
- 5 유형 : 통찰력을 갖춘 기획가

• 1 유형 : 명함 기획가

그야말로 명함에는 'OO기획'이라고 적혀 있지만, 본인이 기획가로서 어떤 생각과 마인드를 갖고 있어야 하는지도 정립이 안 되어 있을 뿐만 아니라, 기획력을 키우기 위한 별도의 노력도 기울이지 않고 있는 기획가들이다.

'명함 기획가'를 양산하게 된 배경에는 대학생들의 취업 준비 패턴에도 문제가 있음을 지적하고 싶다. 토익 성적에만 매달릴 뿐 전문가적 소양 준비와 계발에는 전혀 관심이 없는 이들이 좋은 간판과 영어실력으로 큰 기업에 일단 들어가게는 된다. 그 다음에는 밀어붙이기식의 구태의연한 조직 문화에 길들여지고 권위적 기업 마인드에 물들고 마는 것이다.

결과적으로 기획력에서 요구되는 창의적이고 개방적인 사고가 마비되는 것이다. 더 비극적인 것은 그런 자신의 처지를 스스로 비판하는 능력마저 소멸된다는 것이다.

• 2 유형 : 근시안 기획가

얼마 전에 만난 한 상품기획가의 예를 들어본다.

그는 유통회사에서 다년간 마케팅영업력을 쌓은 후 의류기업으로 자리를 옮겨 팀장이 되었다. 그를 만나본 인상은 한마디로 '우물 안 개구리'였다. 자신의 경험을 모든 사람의 생각과 견해와 지식보다 훨씬 가치 있고 우월한 것으로 여기는 사람이었기 때문이다. 예를 들면, '난 의류업계 사람들은 믿을 수 없다'라든지 '광고일 하는 사람들은 전혀 전문가들이 아니다'라든지 하는 말은 당사자 앞에서 서슴없이 하면서 자신의 경험담을 엄청난 성공신화인 것처럼 이야기 하는 것이었다.

경험이 많은 것은 좋다. 그러나 그 경험을 과대일반화해서 새로운 지식과 정보를 차단해 버려서는 안 된다. 기획가라면 이 같은 근시안적 시각에 빠지지 않도록 늘 주의해야 하며, 늘 겸손한 눈으로 세상을 바라보아야 한다.

• 3 유형 : 이론추구형 기획가

이런 유형의 기획가들은 유연하지 못하고 틀에 박힌 기획물을 양산할 가능성이 높다. 물론, 다양한 이론과 지식을 쌓는 것은 훌륭하고 가치 있는 일이다. 하지만 한쪽으로만 치우치는 불균형은 경계해야 한다.

사원시절부터 '감각이 없다' '촌스럽다' '기획가 같지 않고 보따리장수 같다'는 식의 놀림을 받던 한 기획가는 그러한 주변의 놀림을 만회하기 위해서 어느 날부터 공부를 시작했다. 대학원을 두 군데나 나왔고, 외부 교육기관의 연수프로그램도 받았다. 그러나 결과는 어땠을까. 현재 모 그룹 계열사의 마케팅부장으로 있지만 그 부하직원이나 후배들로부터 '복사본'이라는 비아냥 섞인 별명으로 불리고 있다. 이유인즉, 자신의 생각이 없고, "야, 그건 말이지. 이러이러한 책에 나온 대로 똑같이 하면 돼"라는 식의 말로 지시만 한다는 것이다. 그래서 붙여진 별명이 책을 그대로 이야기 하는 사람이라 '복사본'이라는 것이다.

기획가에게는 이론을 추구하는 노력은 물론이거니와, 많은 분야의 다양하고 풍성한 체험과 그로 인해 형성되는 감성과 감각을 개발하려는 노력이 필요하다. 그러한 균형 잡힌 발전이 결국 훌륭한 기획가를 만들어 준다. 어쨌든 1, 2 유형의 기획가보다는 훨씬 나은 기획가이긴 하지만 실전경험과 다양한 감성 개발에서 얻을 수 있는 보다 감성적 측면의 자아개발이 필요하다.

• 4 유형 : 노련한 기획가

이들은 그야말로 다양한 경험과 풍부한 지식이, 또한 이성과 감성이 모두 조화롭게 어우러져 있어 늘 균형감 있는 모습과 객관적이고 합리적인 의견을 보여주는 기획가들이다.

필자가 가까이서 지켜본 한 노련한 기획가를 묘사해보면 이렇다.

그의 평상시 모습을 떠올려보면 그는 항상 다방면의 독서를 통해 풍부한 지식을 쌓고 있었고, 동료들과 늘 새로운 주제로 대화하는 것을 즐겼으며, 늘 신선한 이슈로 대화를 이끌어가는 스타일이었다. 누구나 그와 대화를 하면 참 아는 게 많다는 생각이 들게 된다. 좋아하는 취미도 음악, 미술 건축 등 예술분야는 물론 국내외 여행, 스포츠 등 다양했다. 일할 때는 항상 조용하게 척척 진행시켰으며, 거의 큰 소리가 난 적이 없다. 기획 결과물은 대체로 주위사람을 만족시켰으며 신뢰감은 당연한 부산물로 쌓여갔다. 별로 티를 안내도 실력자임을 알아보는지, 한번 회사를 옮기려 하면, 보통 4, 5군데에서 스카우트 제의가 들어오곤 한다.

더 길게 설명 안 해도 알 것이다. 앞의 세 가지 유형들과는 아주 다르며, 전문가다움, 신뢰감 등이 자연스레 느껴지는 기획가이다.

• 5 유형 : 통찰력을 갖춘 기획가

훌륭한 기획가를 꿈꾼다면 바로 이런 유형의 기획가가 되는 것을 목표로 해야 한다. 노련한 기획가의 단계를 오랫동안 거친 후에야 달성할 수 있는 경지라고 생각된다. 풍부한 경험과 지식에다가 미래를, 시대를 꿰뚫어 보는 날카로운 눈, 예지력을 갖춘 기획가이다. 또한 중요한 점은 그러면서도 겸손하고 어떤 순간에도 배움의 의지를 놓지 않아야 한다는 것이다.

어떤 유형의 기획가가 되고 싶은가.
5 유형의 기획가가 되고 싶지 않은 독자는 없을 것이라 생각된다.
우리 모두 될 수 있다.
물론 어려운 과정을 극복해야 하겠지만 말이다.

자료 : 하우석. 100억짜리 기획력. 2004.

참고문헌

21C 호텔관광연구회. (2009). 관광마케팅. 학문사.

고숙자. (2014). "우리나라의 건강수명 산출" 보건·복지 Issue & Focus, 제247호: 1-8.

기획거래소 플랜업. (2004). 100억을 만드는 기획서의 조건. 경향미디어.

김광기. (2008). "사회마케팅(Social Marketing)", 보건복지부·건강증진사업지원단·한림대학교 사회의학연구소. 건강증진전문인력 중앙집체교육자료집. 2008.

문옥륜. (2012). "지역보건 60년의 역사 개관", 지역보건의료발전을 위한 모임(편), 지역보건 60년 2: 지역보건 60년의 발자취 2 : 대한민국의 지역보건을 생각한다. 2012.

박정현. (2004). "상품이 아닌 문화를 팔아라" LG주간경제. LG경제연구원. 2004. 10. 27. [On-line] Available at :http://www.lgeri.com/uploadFiles/ko/pdf/man/manage803_2_20041022113209.pdf

배상수. (2013). 건강증진의 이론과 접근방법. 계축문화사.

배상수, 신동수, 이태진, 박남수, 박재현. (2011). 국민건강증진 종합계획 평가. 한림림대학교 사회의학연구소·건강증진사업지원단.

보건복지부. (2011). 제3차 국민건강증진종합계획(2011~2020).

보건복지부·한국건강증진재단. (2014). 제6기 지역보건의료계획작성지침 교육.

보건복지부·한국보건사회연구원. (2006). 새국민건강증진종합계획 수립.

손무권. (2006). 공공부문 전략적 성과관리 방법론: BSC를 중심으로. BSC를 중심으로 한 공공부문을 위한 전략적 관리 워크숍 자료집. 매일경제·MBN·매경인터넷. 2006. 1. 25.

송건용 등. (1987). 전국 보건의료망편성을 위한 조사연구보고서. 한국인구보건연구원.

이병철. (2010). 행정기획의 역사와 이론. 울산대학교 출판부: 울산.

이태복. (2002). 영원한 것은 없다. 물푸레. 서울.

임채완, 이인숙, 조영탁. (2002). 경영전략수립 A to Z. ㈜휴넷.

전상경. (1997). 정책분석의 정치경제. 박영사.

정승환, 정규언. (2006). "남양유업 천안신공장 금연캠페인 성공사례의 기업문화적 고찰", 고려대학교 산업개발연구소, 경상논집, 29(2).

최덕철. (1995). 서비스마케팅. 학문사.

하우석. (2004). 100억짜리 기획력. 새로운 제안.

Akio N 저. 나상억·김원중 옮김. (2003). 기획서 잘 쓰는 법. 21세기 북스.

Alexander ER 저. 박우서·박경원 옮김. (1995). 현대기획이론. 나남출판.

Bell D 저. 김원동, 박형신 역. (2006). 탈산업사회의 도래. 대우학술총서 584. 아카넷.
Ozbekhan H. 저, 김재관 역. (1991) 기획론. 대영문화사.

健康・體力づくり事業財團. (2000). 地域における 健康日本２１実践の手引き. [On-line] Available at http://www.kenkounippon21.gr.jp/kenkounippon21/jissen/index.html
健康日本21 企画検討会・健康日本21 計画策定検討会. (2000). 21世紀における国民健康づくり運動(健康日本 21)について 보고서. [On-line] Available at : http://www1.mhlw.go.jp/topics/kenko21_11/pdf/all.pdf
保健計劃研究會 編. (1996). 保健計劃策定マニユアル. 제2판. ライフ・サイエス・センター.
岩永俊博. (1996). 地域づくり型保健活動のすすめ. 醫學書院.

Alexander ER. (1992). Approaches to Planning: Introducing Current Planning Theories: Concepts and Issues. 2 edition, CRC Press.
Ardal S, Butler J, Edwards J, Lawrie L. (2006), The Health Planner's Toolkit: Module 1-The Planning Process. Health System Intelligence Project, Ontario Ministry of Health and Long-Term Care, Ontario. http://www.health.gov.on.ca/transformation/providers/information/resources/health_planner/module_1.pdf
Australian Institute of Health and Welfare. (2012). Risk factors contributing to chronic disease. Cat No. PHE 157. Canberra: AIHW. [On-line] Available at : http://www.aihw.gov.au/WorkArea/DownloadAsset.aspx?id=10737421546
Berry T. What is a SWOT Analysis? (n.d.), [On-line] Available at : http://articles.bplans.com/how-to-perform-swot-analysis/
Boxmeer N, Thesenvitz J. (2010). "Priority Setting - Four Methods for Getting to What's Important!", Ontario Health Promotion E-Bulletin, 2010:652. [On-line] Available at : http://www.ohpe.ca/node/11169
Bryson JM. (2011). Strategic Planning for Public and Nonprofit Organizations: A Guide to Strengthening and Sustaining Organizational Achievement. Fourth edition. Jossey-Bass.
Butterfoss F, Kegler M, Francisco C. (2008). "Mobilizing Organizations for Health Promotion: Theories of Organizational Change" in Glanz K, Rimer B, Viswanath K. (editors). Health Behavior and Health Education: Theory, Research, and Practice Hardcover. Forth edition. Jossey-Bass.
Centers for Disease Control and Prevention. (1999). Framework for program evaluation in public health. MMWR 48(No. RR-11)
Centers for Disease Control and Prevention. Office of the Director, Office of Strategy and

Innovation, & National Center for Infectious Diseases, Division of Bacterial and Mycotic Diseases. (2006). Introduction to program evaluation for public health programs: Evaluating appropriate antibiotic use programs. Atlanta, GA: Centers for Disease Control and Prevention.

Committee for the Study of the Future of Public Health, Institute of Medicine. (1988). The Future of Public Health. National Academy Press. Washington.

Dahlgren G, Whitehead M. (1991). Policies and Strategies to Promote Social Equity in Health. Stockholm, Institute of Futures Studies.

DeAngelis S. (2014). Targeted Marketing and More Granular Segmentation. [On-line] Available at : http://www.enterrasolutions.com/2014/02/targeted-marketing-granular-segmentation.html

Dejoy D, Wilson M. (1995). Critical Issues in Worksite Health Promotion. A division of Paramount Publishing. Massachusetts.

Department of Health, Hong Kong. (2009). Principles of Healthy Cities: Community Diagnosis. [On-line] Available at : http://www.chp.gov.hk/files/pdf/hcp_community_diagnosis_en.pdf

Diceman J. (2010). Dotmocracy Handbook. Ver. 2.2. http://dotmocracy.org/sites/dotmocracy.net/files/dotmocracy_handbook_2-02_lowrez.pdf

DiClemente RJ, Salazar LF, Crosby RA. (2011). Health Behavior Theory for Public Health: Principles, Foundations and Applications. Jones & Bartlett Learning.

Dignan MB, Carr CA. (1991). Program Planning for Health Education and Health Promotion. Philadelphia: Lea and Febiger.

Division of Tuberculosis Elimination, National Center for HIV, STD, and TB Prevention, Centers for Disease Control and Prevention. A Guide to Developing a TB Program Evaluation Plan. [On-line] Available at : http://www.cdc.gov/tb/programs/evaluation/Guide/PDF/Complete_guide_Developing_eval_plan.pdf

Durch J, Bailey L, Stoto M. (eds.) (1997). Improving Health in the Community: A Role for Performance Monitoring. Committee on Using Performance Monitoring to Improve Community Health, Institute of Medicine.

Eagar K, Grant P, Lin V. (2002). Health Planning: Australian Perspectives. Allen & Unwin.

Edberg M. (2007). Essentials of Health Behavior: Social and Behavioral Theory in Public Health. Jones & Bartlett Learning.

Evans RG, Barer ML, Marmor TR (eds.). (1994). Why Are Some People Healthy and Others Not? The Determinants of Health of Populations. New York, Aldine de Gruyter.

Fred F. (2001). Building Bridges through Participatory Planning. UN-HABITAT.

Freire F. (2000). Pedagogy of the Oppressed. 30th Anniversary Edition. Bloomsbury Academic.

Gilbert D, Hartman E, Mauriel J, Freeman R. (1998). A Logic for Strategy. Ballinger: Cambridge, Mass.

Glanz K, Rimer B, Viswanath K. (editors) (2008). Health Behavior and Health Education: Theory, Research, and Practice Hardcover. Forth edition. Jossey-Bass.

Goodstadt M, Hyndman B, McQueen D, Potvin L, Rootman I, Springett J. (2001). "Evaluation in health promotion: synthesis and recommendations" in Irving Rootman, Michael Goodstadt, Brian Hyndman, David V. McQueen, Louise Potvin, Jane Springett and Erio Ziglio. (eds.) Evaluation in health promotion: Principles and perspectives. WHO Regional Publications, European Series, No. 92. WHO.

Green A. (1999). An Introduction to Health Planning in Developing Countries. 2nd edition. Oxford University Press. Oxford.

Green L, Kreuter M. (2005). Health Program Planning: An Educational and Ecological Approach. Fourth edition. Boston, MA: McGraw-Hill.

Grobe SJ, Hughes LC. (1993). "The conceptual validity of a taxonomy of nursing interventions" J Adv Nurs. 18(12):1942-61.

Guy M. (2001)."Diabetes: developing a local strategy", in Pencheon D, Guest C, Melzer D, Gray M. (eds.). Oxford Handbook of Public Health Practic. Oxford University Press.

Hale C, Shrestha IB, Bhattacharya S. (1996). Community Diagnosis Manual. 1st edition. Kathmandu, Nepal: Health learning and materials centre, T.U. Institute of Medicine.

Hanlon R, Pickett G. (1989). Public Health: Administration and Practice. 9th edition. William C. Brown.

Heaney C, Israel B. (2008). "Social Networks and Social Support" in Glanz K, Rimer B, Viswanath K. (editors). Health Behavior and Health Education: Theory, Research, and Practice Hardcover. Forth edition. Jossey-Bass.

Henri F, Pudelko B. (2003). Understanding and analysing activity and learning in virtual communities. Journal of Computer Assisted Learning, 19(4): 474-487.

Hogarth J. (1975). Glossary of health care terminology. Copenhagen, World Health Organization, Regional Office for Europe. [On-line] Available at : http://whqlibdoc.who.int/publications/9290201231.pdf

Huff R. (1999). "Contemporary Definitions", in Conceptual Social Ecology, School of Social Ecology, University of California, Irvine. [On-line] Available at : http://socialecology.uci.edu/cse/cse.html#sec2

Issel M. (2013). Health Program Planning and Evaluation: A Practical, Systematic Approach for Community Health, third edition. Jones & Bartlett Learning.

Kotler P, Armstrong G. (2013). Principles of Marketing. 15th Edition. Prentice Hall.

Kotler P, Keller K. (2011). Marketing Management. 14 edition. Prentice Hall.

Kretzmann J, McKnight J. (1993). Building Communities from the Inside Out: A Path Toward Finding and Mobilizing a Community's Assets. ACTA Publications. Chicago.

Kreuter MW, Strecher VJ, Glassman B. (1999). One size does not fit all: the case for tailoring print materials. Ann Behav Med. 21(4):276-83.

Last JM. (2007). A Dictionary of Public Health. N.Y.:Oxford University Press.

Levy JM. (2012). Contemporary Urban Planning. 10 edition. Pearson.

Lindblom CE. (1959). The science of "muddling through". Public Administration Review, 19(2): 79-88.

MacQueen KM. McLellan E, Metzger DS, Kegeles S, Strauss RP, Scotti R, Blanchard L, Trotter, RT. (2001). "What is community? An evidence-based definition for participatory public health". Am J Pub Health 91(12):1929-1938.

McAlister A, Perry C, Parcel G. (2008). "How Individuals, Environments, and Health Behaviors Interact: Social Cognitive Theory"in Glanz K, Rimer B, Viswanath K. (editors). Health Behavior and Health Education: Theory, Research, and Practice Hardcover. Forth edition. Jossey-Bass.

McKenzie J, Neiger B, Thackeray R. (2013). Planning, Implementing, and Evaluating Health Promotion Programs: A Primer, 6th Edition. Benjamin Cummings.

McKenzie J, Smeltzer J. (2000). Planning, Implementing, and Evaluating Health Promotion Programs: : A Primer. Third edition. Allyn & Bacon.

McLeroy K, Bibeau D, Steckler A, Glanz K. (1988). An ecological perspective on health promotion programs. Health Educ Q. 15(4):351-77.

Melhado EM. (2006). Health planning in the United States and the decline of public-interest policymaking. Milbank Q. 84(2):359-440.

Metropolitan Toronto District Health Council. (1996). A Guide to Needs/ Impact-Based Planning, Final Report of the Needs/Impact Based Planning Committee to the Ministry of Health, Community Health Division, submitted April 1996. Metro Toronto DHC.

Mind Tools Ltd. (2010a). Grid Analysis – Making a choice where many factors must be considered. [On-line] Available at : http://www.mindtools.com/pages/article/newTED_03.htm

Mind Tools Ltd. (2010b). Paired Comparison Analysis – Working Out the Relative Importance of Different Options. [On-line] Available at : http://www.mindtools.com/pages/article/newTED_02.htm

Minzberg H, Quinn Jb. (1996). The Strategy Process: Concepts, Contexts, Cases. Prentice Hall.

Modeste N, Tamayose T. (2004) Dictionary of Public Health Promotion and Education: Terms and Concepts. Second edition. Jossey-Bass.

National Association of County and City Health Officials(NACCHO). (1994). Achieving healthier communities through MAPP(Mobilizing for Action through Planning and Partnerships). [On-line] Available at: http://www.naccho.org/topics/infrastructure/mapp/upload/MAPP_Handbook_fnl.pdf

National Association of County and City Health Officials(NACCHO). ( ) The Community Themes and Strengths Assessment At-A-Glance. [On-line] Available at: http://www.naccho.org/topics/infrastructure/mapp/upload/ctsa.pdf

National Association of County and City Health Officials(NACCHO). ( ) Local Public Health System Assessment At-A-Glance. [On-line] Available at: http://www.naccho.org/topics/infrastructure/mapp/upload/lphsa.pdf

National Public Health Partnership. (2006). The Language of Prevention. Melbourne: NPHP.

Noar SM, Benac CN, Harris MS. (2007). Does tailoring matter? Meta-analytic review of tailored print health behavior change interventions. Psychol Bull. 133(4):673-93.

North Carolina Department of Environment, Health, and Natural Resources, Division of Planning and Assessment and Division of Statistics and Information Services. (1989). Guide for a Community Diagnosis: A Report for Local Health Departments. Raleigh.

North Carolina Department of Human Resources, Division of Health Services, State Center for Health Statistics, "Guide for a Community Health Diagnosis: A Special Report for Local Health Departments," SCHS Statistical Primer, Vol. 1, No. 4. (Undated).

Nutbeam D. (1998). "Evaluating health promotion-progress, problems and solutions" Health Promotion International 13(1): 27-44.

Patton M. (1997). Utilization-Focused Evaluation; The New Century Text. Sage Publications. Califoornia.

Pencheon D, Guest C, Melzer D, Gray M. (eds.) (2001). Oxford Handbook of Public Health Practic. Oxford University Press.

Prochaska J, Redding C, Evers K. (2008). "The Transtheoretical Model and Stage of Change." in Glanz K. Rimer B. Viswanath K.(eds.). Health Behavior and Health Education(4th edition). San Francisco. Jossey-Bass.

Public Health Foundation. (2002). Healthy People 2010 Toolkit: A Field Guide to Health Planning. [On-line] Available at: http://www.phf.org/resourcestools/Documents/HP2010Toolkit2002.pdf

Public Health Functions Steering Committee, U.S. (1994). Public Health in America. Washington, DC, U.S. Public Health Services.

Public Health Nursing Section. (2001). Public Health Interventions-Applications for Public Health Nursing Practice. St. Paul: Minnesota Department of Health.

Rimer B, Glanz K. (2005). Theory at a Glance: Application to Health Promotion and Health Behavior. Second Edition. U.S. DEPARTMENT OF HEALTH AND HUMAN SERVICES National Institutes of Health. [On-line] Available at: http://www.cancer.gov/cancer-topics/cancerlibrary/theory.pdf

Rodwin V. (1984). The Health Planning Predicament: France, Quebec, England and the United States(Comparative Studies of Health Systems & Medical Care). Univ of California Pr.

Rosen G. (1993). A History of Public Health, Baltimore: Johns Hopkins University Press.

Rush B, Ogborne A. (1991). "Program logic models: expanding their role and structure for program planning and evaluation." The Canadian Journal of Program Evaluation. 6(1): 95-106.

Sheridan K. (2007) Internal Working Paper - Community Development Approaches to Health Promotion.

Spasoff, R. (1999). Epidemiologic Methods for Health Policy. Oxford university press.

Spiegel AD, Hyman HH. (1979). Basic Health Planning Methods. Aspen Publishers.

Stoto M, Cosler L. (2008) "Evaluation of Public Health Interventions", in Lloyd F. Novick; Cynthia B. Morrow; Glen P. Mays (Editor), Public Health Administration: Principles for Population-based Management, Second edition, Jones and Bartlett Publishers.

Strange JH. (1965)."Citizen Participation in Community Action and Model Cities Programs," Public Administration Review, 32(3):655.

Surles KB, Blue KP. (1992). Assessing The Public's Health: Community Diagnosis in North Carolina. A Special Report Series by The N.C. Department Of Environment, Health, and Natural Resources. State Center for Health and Environmental Statistics. Raleigh, N.C. [On-line] Available at : https://ia700407.us.archive.org/18/items/assessingpublics00surl/assessingpublics00surl.pdf

Tanner J, Raymond M. (2010). Principles of Marketing. Flat World Knowledge, Inc.

Taylor-Powell E, Jones L, Henert E. (2002). Enhancing Program Performance with Logic Models. University of Wisconsin-Extension. [On-line] Available at : http://www.uwex.edu/ces/lmcourse/

Team FME. PESTLE Analysis: Strategy Skills. [On-line] Available at : http://www.free-management-ebooks.com/dldebk-pdf/fme-pestle-analysis.pdf.

The Center for the Advancement of Community Based Public Health. (2000). An Evaluation Framework for Community Health Programs. Durham, North Carolina. [On-line] Available at : http://prevention.sph.sc.edu/Documents/CENTERED%20Eval_Framework.pdf

The Health Communication Unit(THCU) at the Centre for Health Promotion, University of Toronto. (2001a). Introduction to Health Promotion Program Planning. Version 3.0. [On-line] Available at : http://www.thcu.ca/infoandresources/publications/planning.wkbk.content.apr01.format.oct06.pdf

The Health Communication Unit(THCU) at the Centre for Health Promotion, University of Toronto. (2001b). Logic Model Workbook. Version 6.1. [On-line] Available at : http://www.thcu.ca/infoandresources/publications/logicmodel.wkbk.v6.1.full.aug27.pdf

The Secretary's Advisory Committee on National Health Promotion and Disease Prevention Objectives for 2020. (2008). Healthy People 2020. [On-line] Available at: http://www.healthypeople.gov/HP2020/advisory/PhaseI/PhaseI.pdf

Thompson A, Strickland A. (2004). Strategic Management: Concepts and Cases, 12th edition. Richard D Irwin.

Three Rivers District Health Dept. (2010). Strategic Plan: 2010-2014. [On-line] Available at : http://www.trdhd.com/docTRDHD/aboutus/StrategicPlan10512.pdf

Tuberculosis Evaluation Work Group. Division of Tuberculosis Elimination. National Center for HIV, STD, and TB Prevention. Centers for Disease Control and Prevention. Department of Health and Human Services. (2006). TB Program Evaluation Handbook: Introduction to Program Evaluation. [On-line] Available at : http://www.cdc.gov/tb/programs/evaluation/TBEvaluationHandbook_tagged.pdf

U.S. Department of Health and Human Services. Planned Approach to Community Health (PATCH): Guide for the Local Coordinator. Atlanta, GA: U.S. Department of Health and Human Services, Centers for Disease Control and Prevention, National Center for Chronic Disease Prevention and Health Promotion. [On-line] Available at : http://www.lgreen.net/patch.pdf

U.S. Department of Health and Human Services. (2000). Healthy People 2010: Understanding and Improving Health. 2nd ed. Washington, DC: U.S. Government Printing Office.

U.S. Department of Health and Human Services. (2010a). Healthy People 2020. [On-line] Available at : http://www.healthypeople.gov/2020/default.aspx

U.S. Department of Health and Human Services. (2010b). Healthy People 2020 program planning tools. [On-line] Available at : http://www.healthypeople.gov/2020/implement/HP2020_MAPIT.pdf

U.S. Department of Health and Human Services. Centers for Disease Control and Prevention. Office of the Director. Office of Strategy and Innovation. (2011). Introduction to program evaluation for public health programs: A self-study guide. Atlanta, GA: Centers for Disease Control and Prevention. [On-line] Available at : http://www.cdc.gov/eval/guide/CDCEvalManual.pdf

U.S. Preventative Services Task Force. (1996). Guide to clinical preventative services. Second edition. Baltimore: Williams & Wilkins.

Vaughan JP, Murrow RH. (eds.) (1989). Manual of Epidemiology for District Health Management. Geneva : WHO.

Vilnius D, Dandoy S. (1990). A Priority Rating System for Public Health Programs. Public Health Reports, 105(5):463-470.

W. K. Kellogg Foundation. (2001). Using logic models to bring together planning, evaluation, & action: Logic model development guide. Battle Creek, Michigan: W.K. Kellogg Foundation. [On-line] Available at : http://www.epa.gov/evaluate/pdf/eval-guides/logic-model-development-guide.pdf

Waterman RH, Peters TJ, Phillips JR. (1980). 'Structure is not Organization' Business Horizons 23(4):14-29.

Waterston A. (1965). Development Planning: Lessons of Experience. The Johns Hopkins University Press.

Weiss C. (1997). Evaluation: Methods for Studying Programs and Policies. 2nd Edition. Prentice Hall. Upper Saddle River, NJ.

Whitehead M. (1992). "The concepts and principles of equity and health" Int J Health Serv. 22(3):429-45.

Work Group for Community Health and Development at the University of Kansas. (2013). "SWOT Analysis: Strengths, Weaknesses, Opportunities, and Threats." [On-line] Available at : http://ctb.ku.edu/en/table-of-contents/assessment/assessing-community-needs-and-resources/swot-analysis/main

World Health Organization. (1948). Preamble to the Constitution of the World Health Organization as adopted by the International Health Conference, New York, 19 June - 22 July 1946 ; signed on 22 July 1946 by the representatives of 61 States (Official Records of the World Health Organization, no. 2, p. 100) and entered into force on 7 April 1948.

World Health Organization. (1978). Declaration of Alma-Ata. International Conference on Primary Health Care, Alma-Ata, USSR, 6-12 September 1978. [On-line] Available at : http://www.who.int/hpr/NPH/docs/declaration_almaata.pdf

World Health Organization. (1986). Ottawa Charter for Health Promotion : First International Conference on Health Promotion. [On-line] Available at :http://www.who.int/hpr/NPH/docs/ottawa_charter_hp.pdf

World Health Organization. (2006). Cancer control: Knowledge into action: WHO Guide for effective programmes-Planning Module, Geneva: WHO. [On-line] Available at : http://screening.iarc.fr/doc/Planning%20Module.pdf

Wurzbach M. (2002). Community Health Education and Promotion: A Guide to Program Design and Evaluation. Second Edition. Aspen Publishers.

Zeithaml V, Parasuraman A, Berry L. (1990). Delivering Quality Service; Balancing Customer Perceptions and Expectations. Free Press.

부 록

의사결정을 위한 토론 방법

1. 일반적인 토론 방법
2. 원인분석 방법
3. 우선순위 결정방법
4. 전략의 취합 방법

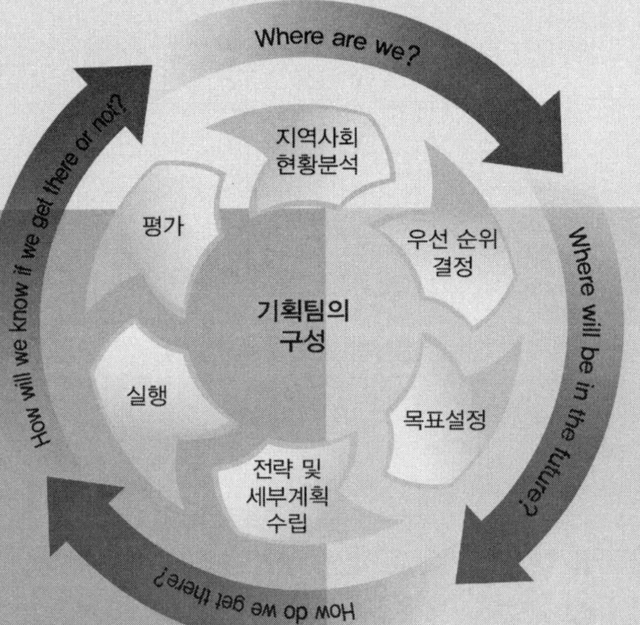

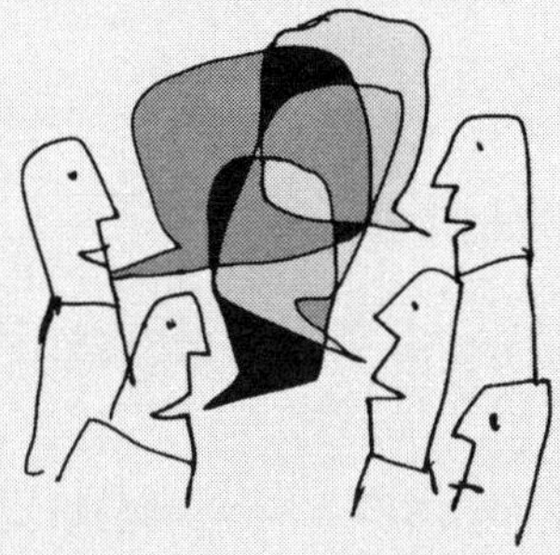

부 록

의사결정을 위한 토론 방법[1]

1. 일반적인 토론 방법

1) Brainstorming

(1) 목적

브레인스토밍의 목적은 아이디어를 이끌어 내는 데 있음

(2) 기본절차 : FT(Facilitator)가 주관

① Session 소개

- 목적 · 토론규칙 · 절차 등을 설명

② Warm-up

- 5~10분간 자유스러운 분위기 조성을 위한 대화 및 아이디어 교환

---

1) 여기에서 소개된 방법들은 주로 임채완, 이인숙, 조영탁. 경영전략수립 AtoZ. 2002에서 발췌하였음.

③ Brainstorming

- 조장이 서기를 겸하여도 무방함
- 가능한 한 많은 아이디어가 도출되도록 유도
- 제안된 아이디어의 내용이 지나치게 긴 경우에는 제안자의 확인 하에 간단하게 요약

④ 아이디어 도출 과정

- 아이디어를 분명하게 하기 위하여 다시 확인
- 주제와 도출된 아이디어를 참여자가 이해하고 있는지를 확인
- 비슷한 아이디어는 통합

⑤ 합의(consensus) 형성

- 주제 당 15~20개의 아이디어 도출 후 우선순위 결정

(3) 기본규칙 : 이 규칙들은 반드시 준수되어야 함

① 상호비방 금지

- 다른 사람의 아이디어가 자신과 다르다 하여 공격하거나 논쟁하지 않는다(갑론을박 절대금지).

② 자유로운 분위기

- 조직 내 상·하간 계층적 분위기가 해소되도록 FT/조장의 역할이 중요하다.
- 참여자는 모두 동등한 위치에서 아이디어를 발표(직급/직위에 의한 상호 계층의 벽이 없어야 하며, 이를 의식적으로 무시하고 자유스런 분위기를 조성하도록 FT의 역할이 중요함)

③ 질보다 양중심의 아이디어 도출

- 전문가적 고견뿐만 아니라 즉석에서 생각나는 대로 아이디어를 발표한다.
- 아이디어를 제시 않는 참여자가 있을 경우 조장은 그가 아이디어를 발표할 수 있도록 기회를 주거나 유도한다. 그리하여 참여자는 전 라운드에서 한 번이라도 아이디어를 제시하도록 한다.

④ 아이디어의 결합 또는 통합

- 비슷한 아이디어는 발표자의 동의를 얻어 유사의견을 통합 조정
- 아이디어에 대하여 긴 설명을 하지 않도록 하며, 간단하게 한 줄로 표현하도록 유도한다.

⑤ 아이디어 발표 독점금지

- 토론 주제에 대하여 자신이 전문가라 할지라도 한 번의 기회에 한 가지의 아이디어만 발표함
- 직급/직위가 높은 참석자들이 의견을 독점하지 않도록 FT는 주의해야 함

⑥ 도출된 아이디어의 우선순위 결정에 있어서 거수 또는 ○, ×와 같은 공개적 방법은 사용하지 않는다(우선순위 결정방법: Pay-off Matrix, Dotting).

(4) 아이디어의 발표 방법

① Free Wheeling

- 앉은 위치에서 순서에 관계없이 자유롭게 자신의 아이디어를 발표하는 방법

② Round Robin

- 원탁 형태로 돌아가면서 앉은 순서대로 아이디어를 발표하는 방법

③ Slip Method

- 처음 만나 조원 상호간 서먹서먹한 경우, 또는 주제가 민감하여 공개적으로 하면 어딘가 모르게 관련자들의 시선이 따갑게 느껴지는 경우에 많이 활용
- 쪽지나 Post it 등을 사용하여 아이디어를 무기명으로 기록하여 제출하는 방법

- Brainwriting : 개인의 아이디어를 시트(전지)나 화이트보드 등에 직접 기록하여, 의견을 제시하는 방법. Slip Method도 이에 포함될 수 있음

(5) Round

Round 1	Round 2	Round 3
문제점 도출(15~30개) 및 핵심 문제점(1~3개) 선정	핵심 문제점(1개)에 대한 근본원인 분석(15~30개) 및 핵심 근본원인(1~3개) 선정	핵심 근본원인(1~3개)에 대한 해결방안 도출

(전지)	(전지)	(전지)
제0조 주제 : 평가・보상시스템 문제점 도출 ① ② ③ ④ ⑤ • • • ⑮	제0조 주제 : 평가・보상시스템 핵심문제 : ○○○ 근본원인 분석 ① ② ③ ④ ⑤ • • • ⑮	제0조 주제 : 평가・보상시스템 핵심문제 : ○○○ 핵심 근본원인 : … 해결방안 ① ② ③ ④ ⑤ • • • ⑮

(6) 우선순위 결정방법

① Dotting

- 브레인스토밍 결과 도출된 다수의 아이디어에 대하여 우선순위를 결정함에 있어 Dot(점/●)를 사용, 투표
- 전지나 화이트보드 등에 기록한 아이디어에 번호를 붙이고, 각 아이디어에 대하여 Dot를 사용하여 투표함
- 1인당 4~5개의 Dot를 사용할 수 있으며, 하나의 아이디어에 대하여 자신의 판단에 매우 중요하다고 생각될 경우 최대 2개의 Dot를 투표할 수 있음. 모든 참여자가 직접 화이트보드나 플립차트 앞으로 나와 Dotting을 한다.
- 다트의 빈도수를 기준으로 우선순위를 결정함(최대 빈도수 아이디어가 핵심 문제점/핵심 근본원인이 됨)

- 다트의 색깔은 의미가 있는 것이 아님. 동일 색만 있을 경우 단조로워 3가지 색을 사용하는 것임
- 조원 상호간 다트를 활용 투표함에 있어서 상대방 의견을 묻거나, 동조를 유도하여서는 안 됨
- 오직 자신의 판단 하에 투표함
- Dotting방법은 가장 쉽게 활용할 수 있는 방법이며, Round 1, 2, 3에 관계없이 활용 가능함

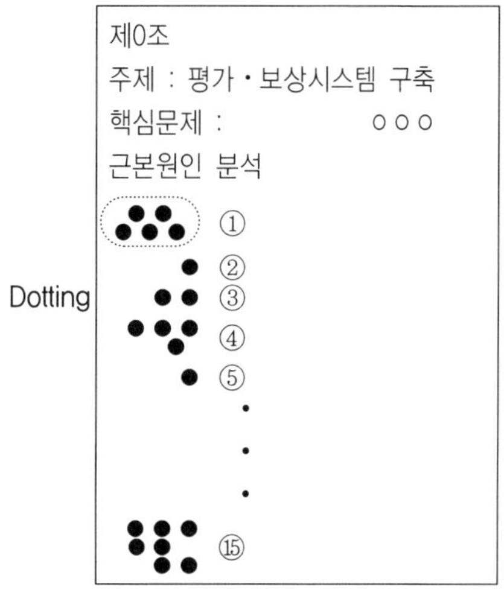

② Pay-Off Matrix

- Pay-Off Matrix는 야구경기에서 용어를 원용한 것임
- 브레인스토밍 결과 도출된 20~30여 개의 아이디어 번호를 Pay-Off Matrix상에 표시함
- 초기에는 작은 성공의 경험을 조직 구성원들이 공유함으로써 자신감을 얻도록 하기 위하여 SB에 해당하는 아이디어를, 경험이 축적됨에 따라 GS에 해당하는 아이디어를 우선 선택함
- 도출된 아이디어를 실천함에 있어서 투입되는 노력에 비하여 성과가 어느 정도인가를 기준으로 Matrix상에서의 아이디어의 위치를 결정함
- 개인별로 작성한 후 팀별 종합

Pay-Off(성과) \ Effort(노력)	Low	High
High	GS (Grand Slam) 적은 노력/큰 성과	EI (Extra Inning) 큰 노력/큰 성과
Low	SB (Stolen Base) 적은 노력/적은 성과	SO (Strike-out) 큰 노력/적은 성과

- 문제점이나 근본원인을 해결하는 데 있어서 노력대비 성과(결과)가 어떠하냐에 따라 그 위치를 결정함(조원 각자의 주관적 판단에 의함)
- 예컨대, ①의 근본원인을 해결하는데 적은 노력으로 큰 성과를 가져올 수 있다고 판단되면 GS에 해당함

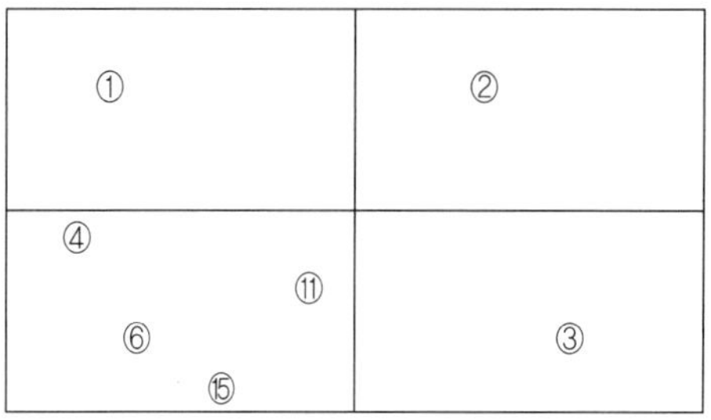

- 각 상한을 4등분으로 세분화하여 각 아이디어의 위치를 정할 수도 있음

제0조
주제 : 평가·보상시스템 구축
핵심문제 : ○○○
근본원인 분석
①
②
③
④
⑤
·
·
·
⑮

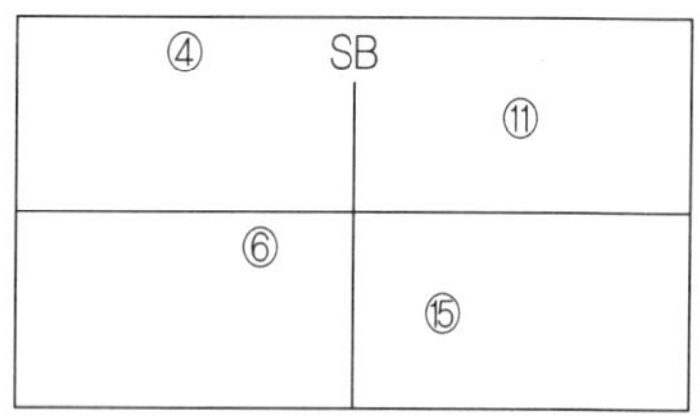

2) Focus Group Technique(초점집단기법)[2]

(1) 개념

초점집단기법은, 신중하게 선정한 소수의 사람들을 대상으로 수행하는 심층적인 질적 면접조사를 말함

(2) 방법

① 초점집단기법의 진행자

초점집단기법은 집단 역동(group dynamics) 관리에 능숙한 훈련된 "진행자(moderator)"가 수행한다. 초점집단기법의 목적에 따라 해당 분야 전문가가 진행자가 될 수 있다. 진행자의 가장 큰 역할은, 초점집단 구성원들이 활발하고 생산적으로 토의할 수 있도록 이끄는

2) Section on Survey Research Methods American Statistical Association. *What Are Focus Group?* ASA Series What Is a Survey? 1997.

것, 즉 참석자들의 토의가 초점을 잃지 않도록 유도하는 것이다. 따라서 진행자가 연구의 목적을 잘 이해하는 것이 중요하며, 초점집단기법으로 산출하는 자료의 질적 수준은 진행자가 얼마나 효과적으로 질문을 던지고 초점 있는 토의로 이끌었느냐에 달려있다. 진행자는 초점집단의 성격에 따라 적절한 접근방법을 택해야 한다. 예를 들어 혈압관리의 문제점에 관하여 초점집단기법을 적용할 때, 진행자는 환자와 의료제공자, 보건사업관계자별로 조금씩 다른 질문과 진행 방식을 취할 수 있다.

② 초점집단기법의 질문 개요

초점집단기법에서 쓰는 질문은 가능한 많은 답변을 이끌어낼 수 있도록 개방형 질문이어야 함. "예" 또는 "아니오"식의 답변이 나오기 쉬운 단답형(短答型) 질문은 피해야 함. 진행자의 의견이나 가치가 반영된 질문은 피하는 것이 중요함. 제시되는 질문은,

- 명확하게 진술되고 쉽게 이해되어야 함
- 질문의 구성이 답변에 영향을 미치지 않도록 중립적이어야 함
- 쉽고 일반적인 질문에서 어려운 질문의 순서로 제시함
- 개인적인 질문은 그렇지 않은 질문보다 나중에 던짐

진행자가 참석자들에게 먼저 질문을 던지고 참석자들이 스스로 토의하고 서로 추가 질문을 던지며 그에 대하여 상호 답변하는 식으로 진행되는 것이 이상적이다. 이렇듯 초점집단기법은 집단면접(group interview, 한번에 10명까지 면접하는 것)이나 연속면접(serial interview, 동일한 질문을 여러 사람들에게 순차적으로 던져 답변을 얻는 것)과는 구분된다.

③ 초점집단 구성과 선정

초점집단은 구성원 간에 동질성 내지 유사성이 보장되어야 한다. 비슷한 경험을 지니거나 이해관계가 같은 사람들이 모일수록 생산적으로 토의하기가 좋다. 연구나 프로젝트의 목적에 따라 다양한 시각을 파악하기 위하여 상이한 집단들을 초점집단으로 삼는 경우도 있다. 어떤 경우든 각 초점집단의 구성원들은 모집단을 대표하지 못하므로 초점집단별로 얻은 결과를 계량적으로 비교하기 어렵다. 초점집단의 크기는 6-12명 정도가 이상적이다. 사람 수가 너무 적으면 한두 사람이 논의 전체를 주도하거나 아무도 말하지 않아 논의 자체가 실패할 가능성이 있다. 사람 수가 너무 많으면 얘기가 샛길로 빠지거나 좀처럼 발언 기회를 얻지 못해 참석자들이 의욕을 잃을 수도 있다. 초점집단에 참여할 사람들은 전화로 모으는 것이 상례(常例)이다. 서로 아는 사람들이 같은 세션(session)에 참석하지 않도록,

선생과 학생, 또는 상사와 부하처럼 지휘명령 계통에 있는 사람들이 같은 세션에 참석하지 않도록 해야 한다.

④ 초점집단기법의 절차

일단 초점집단에 참여하게 된 사람들이 정해지면, 초점집단기법의 목적을 간단하게 설명하고 참여의 자발성과 비밀보장을 다시 한 번 확인한다. 초점집단기법 참여자들에게는 시간 및 교통비용으로 소정의 사례금을 지불할 수 있다. 부담 없는 토의 분위기를 만들기 위하여 사전에 긴장을 풀어주는 환담을 나누거나 간단한 간식거리를 제공하는 것도 좋다. 초점집단기법을 시작하게 되면, 먼저 진행자(moderator, 座長)는 다음과 같은 사항을 포함한 사전설명을 하게 된다.

- 초점집단기법의 목적을 설명함
- 모든 참석자들이 토의에 참여할 수 있도록 기본규칙을 정함
- 참석자들이 토의 참여가 자발적이며 비밀이 보장된다는 사실을 재확인함
- 진행자 및 보조진행자를 소개하고, 초점집단 구성원들이 초청된 이유와 과정을 설명함
- 토의 내용 기록의 목적을 설명함

대개 토의는 초점집단 구성원들의 자기소개부터 시작한다. 일단 소개가 끝나면, 진행자는 질문개요 목록을 사용하여 논제(論題)의 다양한 측면들이 다뤄지도록 토의를 이끌어나간다. 참석자들이 질문에 대답하면, 진행자는 더 많은 정보를 알려줄 것을 요청하거나 더 많은 토의를 이끌어내기 위하여 추가 질문을 던질 수 있다.

초점집단기법에 소요되는 시간은 대략 두 시간 정도로 계획하되, 실제 토의 시간은 90분 정도가 적당하다. 질문이 모두 제기되고 토의가 어느 정도 이루어졌다면 진행자는 토의 결과를 요약한 후 요약 내용에 관하여 참석자들의 의견을 묻는다. 아니면 모든 참석자들로 하여금 토의 내용을 반추하여 각자가 가장 중요하다고 생각한 사항을 제시해달라고 요청한다. 제기되었어야 하지만, 토의 과정에서 제기되지 못한 질문이 있는지를 물음으로써 마무리할 수도 있다. 토의 결과는 비디오 녹화, 오디오 녹음, 노트 필기 등으로 기록할 수 있으며, 노트 필기와 녹화 내지 녹음을 병행할 수도 있다. 다만, 노트 필기를 하는 경우에는 보조진행자가 반드시 필요하다. 진행자 한 사람에게 토의 결과 기록을 모두 맡겨서는 안 된다.

⑤ 초점집단기법의 장단점

초점집단기법은 질적 연구방법론의 하나이다. 중요한 것은 응답 종류별 빈도가 아니라 질문에 대한 토의 참석자들의 실제 답변(words)과 행태(behaviors)이다.

㉠ 장점

- 비교적 짧은 시간 동안 광범위한 정보를 얻을 수 있음
- 토의 과정에서 제기된 예상치 못한 주제에 대하여 추가적으로 토의할 수 있음
- 초점집단을 선정하기 위하여 복잡한 표집기법이 필요하지 않음

㉡ 단점

- 초점집단이 무작위 추출되거나 모집단을 대표하는 것이 아니므로 일반화가 어려움
- 자료의 질적 수준이 진행자의 능력과 동기부여에 좌우됨
- 초점집단기법의 결과를 계량화하여 통계적으로 처리하기 어려움

2. 원인분석 방법

1) 특성요인도(Fishbone Diagram, Ishikawa Diagram)

(1) 개념

어떤 일의 결과(특성)와 그것을 유발시키는 원인(요인)이 서로 어떻게 관계되고 영향을 미치고 있는 지 한눈에 알 수 있게 생선 뼈 모양으로 나타내는 기법이다. 의사결정 나무(decision tree)와 유사하다.

(2) 용어의 설명

용어	본래의 의미	구체적 설명
특성 (결과)	특유의 성질	일의 결과로 나타나는 것으로 제품의 품질, 원가, 생산량, 불량률, 안전상황 등(문제의 정도를 재는 척도) 건강문제는 실천율, 이용률 등의 건강행태, 서비스 제공량이나 생산성, 서비스의 질 등 건강결정요인 위주
요인 (원인)	주요한 원인	일의 결과에 대해 영향을 미치는 원인으로써 특성에 직접적으로 영향을 미치는 것 요인은 분석대상 사업의 특성에 따라 분류가 달라지나 주요 유형은 다음과 같음

요인 (원인)	주요한 원인	• 사람(Man), 장비(Machine), 재료(Material), 방법(Method), 자금(Money), 환경(Environment), 기술(Technology), 구조(Structure), 절차(Process), 정책/방침(Policy), 시스템, 4P(Product/Price/Place/Promotion) 등 • 건강문제는 기여요인 위주

(3) 작성방법

① 기본골격

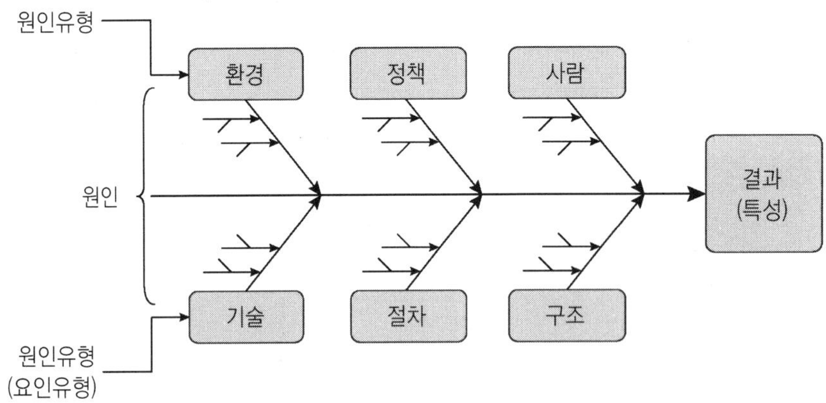

② 특성요인도 사례 1 : 목표달성을 위한 특성요인도

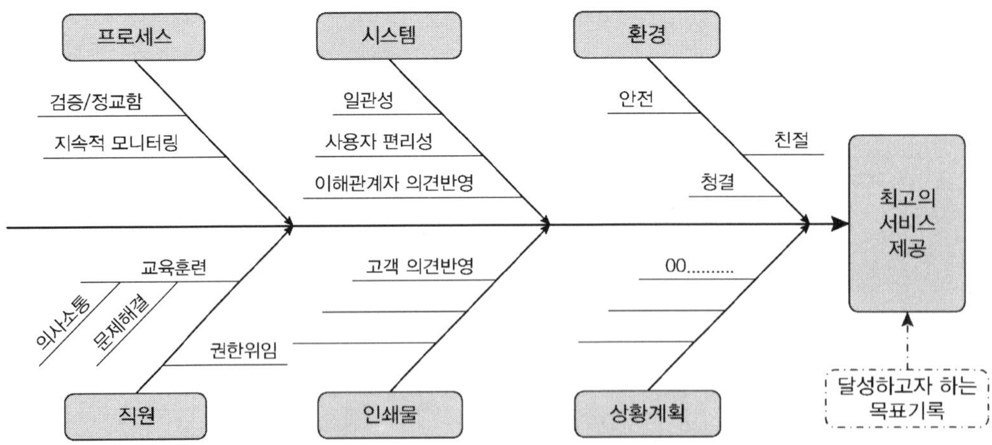

③ 특성요인도 사례 2 : 문제해결을 위한 특성요인도

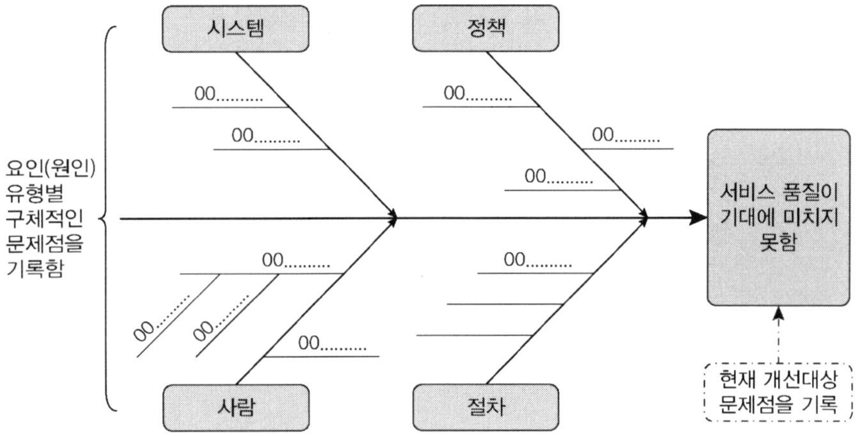

④ 특성요인도 사례 3 : 높은 홍역사망률의 원인 분석

- 주요 건강문제의 선정
- 주요 건강문제의 원인을 기술

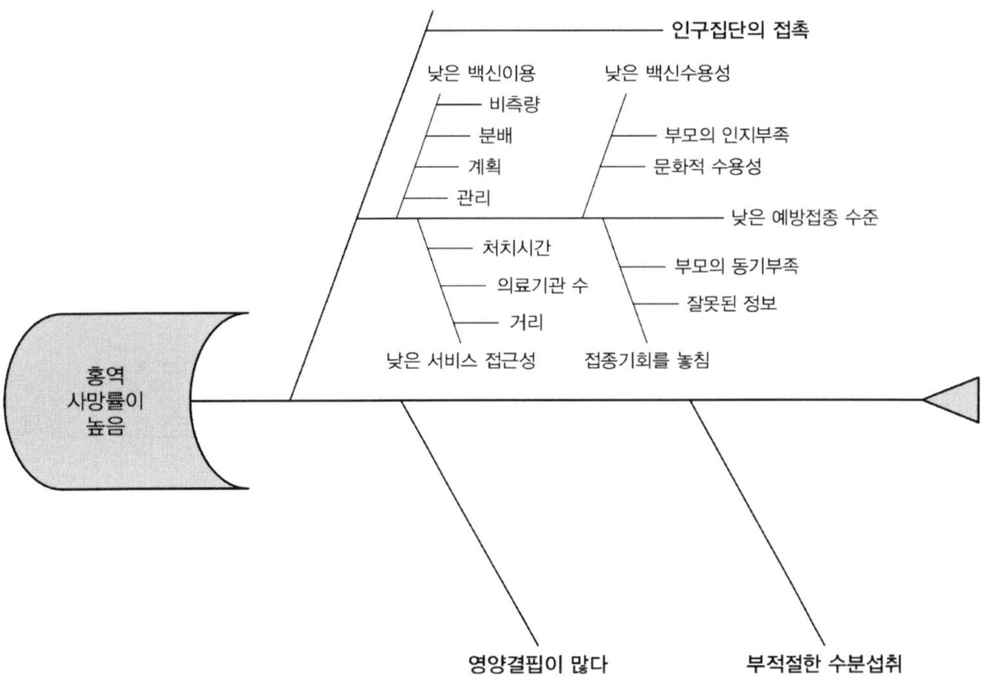

- 원인을 (핵심)성격에 따라 분류
  - 건강결정요인(위험요인): 목표설정 강의를 참조
- 인과관계도의 초안을 작성
  - 큰 가지(위험요인)에 중간 가지, 작은 가지, 가는 가지 순으로 기여요인을 추가
- 초안을 검토, 누락된 원인을 추가
- 원인(중요가지)별로 중요도 파악

2) 5 Why

(1) 개념

주어진 문제에 대해서 계속하여 이유를 물어 가장 근본이 되는 원인을 찾는 기법이다. '왜 그런 문제가 발생하였는가?' 그 원인이 나오면 또 '그 원인은 어떤 이유에서 발생하였는가?'의 계속된 질문으로 궁극적인 원인을 찾는다(문제의 원인을 끝까지 추적하면 저절로 해결안이 나온다는 발상에서 비롯됨).

(2) 방법

각 단계에서 도출된 원인 중 우선순위를 결정하여 가장 중요한 원인을 1개 선정하고 다음 단계의 Why?라는 질문을 던져 도출된 원인들 중 가장 중요한 원인을 1개 선정하고 이를 5회 반복하는 것이다.

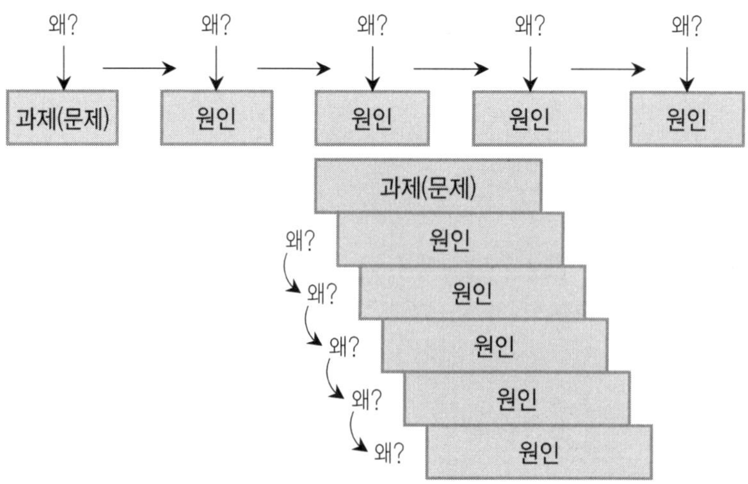

3) 역장분석(Focus Field Analysis)

(1) 개념

목표달성을 지지하는 힘과 방해하는 힘을 분석하여, 성공적인 변화가 이루어지도록 하는 분석 도구이다.

(2) 활용

① 원인을 도출할 때

② 잠재적 해결책이나 대안의 도출 시

③ 성공적 변화를 위한 방안 도출 시

(3) 방법

① 플립 차트 중앙에 현재 상태(as is)를 나타내는 선(수직선)을 내려 긋는다.

② 수직선과 평행이 되게 오른쪽에 수직선을 긋고, 우측에 바람직한 상태(to be, 목표)를 기술한다.

③ 중앙 수직선의 좌측상단에 '목표를 지지하는 힘'을, 우측상단에 '목표를 방해하는 힘'이라고 기록

④ 지지/방해하는 힘들의 상대적 강도를 화살표의 크기 또는 가중치로 나타낸다.

예 1)

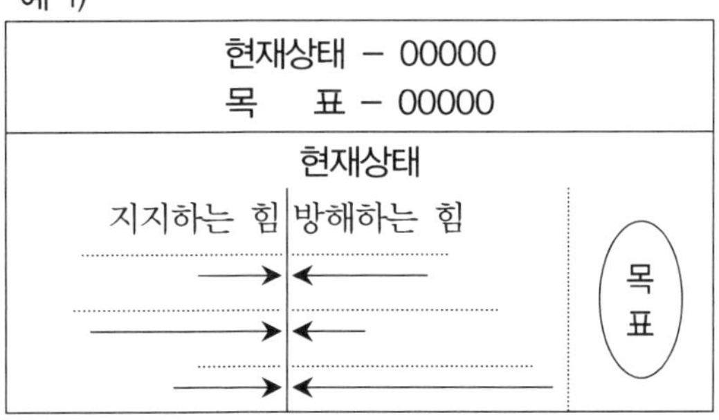

예 2)

목표 : 000000000000000000000			
지지하는 힘	가중치	방해하는 힘	가중치
1.00000	30	1.00000	10
2.00000	20	2.00000	30
3.00000	50	3.00000	20
		4.00000	40
합계	100		100

(4) 사례

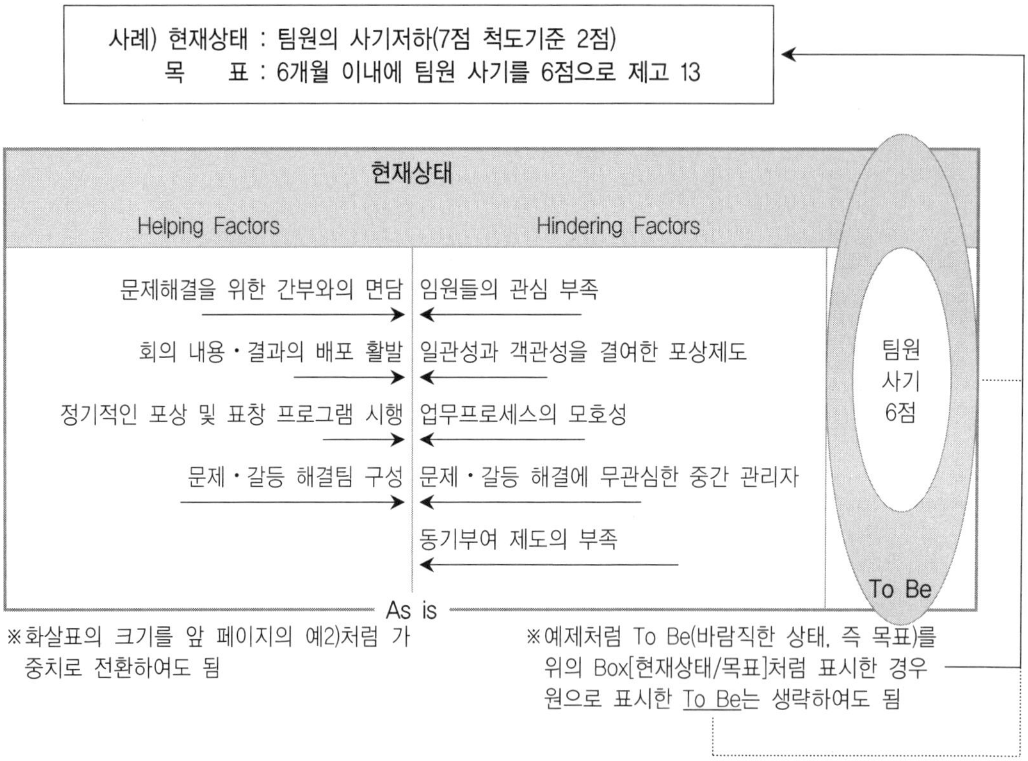

3. 우선순위 결정방법

1) 의사결정 매트릭스(Decision-Making Matrix)

(1) 개념

선택 가능한 대안 중 최적의 대안을 선정하는 방식이다. 대안의 평가요소를 기술하고 상대적 중요도에 따라 가중치를 부여하여 최종 평가한다.

최적 해결방안을 선정할 때 많이 활용하나, 도출된 여러 대안 중 우선순위의 결정에도 활용 가능하다.

(2) 방법

① 브레인스토밍을 통하여 우선순위 결정기준을 도출

② 결정기준(평가요소)은 4~5 개를 선정

③ 결정기준은 참여하는 모든 조(組)가 공동으로 사용

④ 각 결정기준에 대하여 가중치를 결정(가중치의 합은 1 또는 100%가 되게 함)

⑤ 평가는 5 등급, 또는 3 등급으로 함

⑥ 가장 높은 평점 순으로 우선순위를 결정

(3) 사례: 체계적인 가계소비를 위한 방법

평가등급 (용이성 열의 ④를 가리킴) / 평가점수 (계몽성 열의 0.2를 가리킴)

해결방안	평가요소					
	용이성	효율성	신속성	계몽성	가중치 合	순위
	30%	40%	20%	10%	100%	
가계부 작성	④ 1.2	② 0.8	③ 0.6	② 0.2	2.8	
신용카드 사용 축소						
정신력 강화훈련계획 수립						
중장기 가계경제계획 수립						
노숙자 체험						
재테크 기술 습득						

위 사례를 통해 평가점수 부여 방법을 설명하면 다음과 같다.

① 먼저 각 해결방안에 대해 가중치를 매긴다. 이때 각 방안에 부여된 가중치의 합이 100%가 되게 한다.

② 해결방안 각각에 대해 평가요소별로 5등급(5점 척도)으로 평가등급을 매긴다.

③ 각 해결방안의 최종 평점(평가점수)은 평가등급 × 가중치이다.

- 용이성 : 평가등급 ④ × 가중치 30% = 1.2

2) 포인트 스코어 시스템(Point Score System)

(1) 개념

상대적인 평가기준의 중요성에 따라 대안을 선정하는 방법이다.

(2) 방법

① 각 평가기준에 대하여 최대 평가가능 점수를 부여함

② 각 평가기준의 최대 평가가능 점수의 합은 100점이 됨

③ 각 평가기준의 최대점수의 범위 내에서 평가자가 점수를 부여함

(3) 배우자의 선택 사례

평가기준	최대점수	대안		
		사람 1	사람 2	사람 3
경제적 능력	30	15	10	5
건강	20	10	5	5
성격	50	10	30	10
합	100	25	45	20

3) 쌍 비교법(Paired Comparing)

(1) 개념

대안을 2 개씩 상호 비교하여 하나를 선택하는 것이다.

(2) 방법

① 비교 대상이 되는 2개의 대안 중 하나를 선택함

② **가장 많이 선택된 대안이 우선순위를 가지게 됨 :** 아래 그림을 보면 대안 1과 대안 2의 비교에서는 대안 1이 선택되었고, 대안 3과 대안 1의 비교에서도 대안 1이 선택되었다. 하지만 대안 1과 4의 비교에서는 대안 4가 선택되었다. 대안 2와 대안 3의 비교에서는 대안 2가, 대안 2와 대안 4의 비교에서는 대안 4가 선택되었다. 그리고 대안 3과 대안 4의 비교에서는 대안 4가 채택되었다. 이를 종합하며 대안 1은 2회, 대안 2는 1회, 대안 3은 0회, 대안 4는 3회가 선정되었음을 알 수 있다. 결과적으로 대안 4가 가장 우수한 대안이라는 결론을 내릴 수 있다.

	대안 1	대안 2	대안 3	대안 4
대안 1				
대안 2	대안 1			
대안 3	대안 1	대안 2		
대안 4	대안 4	대안 4	대안 4	대안 4

4. 전략의 취합 방법

1) Storyboarding

(1) 개념

브레인스토밍을 활용하여, 세부사항을 먼저 토의한 후 일반적인 범주로 묶어서 쉽게 볼 수 있도록 한다.

(2) 활용

건강문제를 선정하거나, 사업 전략 및 활동을 도출하기 위해 사용한다.

(3) 절차

① **준비물** : 전지, Post-it, 유성 팬

② 브레인스토밍을 통하여 주제와 관련된 특정한 아이디어를 Post-it 한 장당 하나씩 기록한 후 전지에 붙임

③ 아이디어의 도출이 완료되면, 아이디어를 다음과 같이 3개의 그룹으로 평가하여 정리

- 버릴 것 : 여기에 속한 아이디어의 Post-it은 바닥에 떨어뜨림
- 재정리할 것 : 버릴 것은 아니나 상호 유사하거나, 명확히 하여야 할 아이디어를 재정리. 재정리된 Post-it은 남기고 그 이전 것은 버림
- 남길 것 : Post-it을 그대로 전지에 남김

④ 전지에 남은 아이디어를 몇 개의 범주별로 묶음(grouping)

- 이때 '어떤 아이디어가 유사한가?', '이 아이디어가 다른 아이디어와 어떤 관계가 있

는가?' 등의 질문을 하여 grouping을 함

⑤ 별도의 Post-it에 각 범주를 대표하는 제목을 기록하여 전지에 붙임. 이때 서로 다른 색깔의 Post-it을 활용하면 구분이 용이함. 그 하단에 이미 도출되어 범주화된(grouping한) 아이디어를 붙임

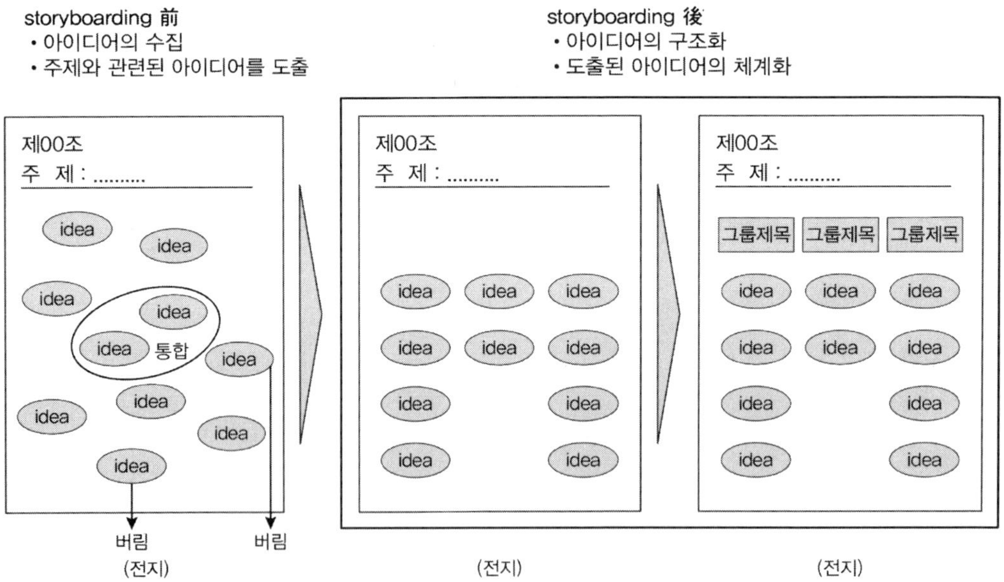

찾아보기

저자 약력

배 상 수(裵祥秀)

- 1983년 서울대 의과대학 졸업(의학사)
- 1985년 서울대 보건대학원 졸업(보건학석사)
- 1990년 서울대 대학원 보건학과 졸업(보건학박사)
- 일본 국제협력지원단(JICA) 초청으로 오카야마대학과 후생성 산하 공중위생원에서 지역보건사업과 보건사업기획 연수
- 한림대학교 의과대학 사회의학교실 주임교수 · 사회의학연구소장 · 보건대학원장 역임
- 대한예방의학회 · 한국보건행정학회 · 한국농촌의학회 · 지역보건학회 임원으로 활동 중
- 보건복지가족부, 질병관리본부, 서울특별시 · 경기도 · 강원도 등의 광역자치단체와 기초자치단체의 지역보건 및 건강증진 관련 자문교수

보건사업기획〈제3판〉 값 29,000원

2004년 5월 27일 1판1쇄 발행
2008년 8월 30일 2판1쇄 발행
2015년 2월 25일 3판1쇄 발행
2023년 1월 2일 3판7쇄 발행

저 자 : 배 상 수
발행인 : 주 영 일
발행처 : 계 축 문 화 사

서울특별시 종로구 통일로12길 16-17
우편번호 03029
TEL : 735-2257 · 738-9746
FAX : 723-9025
E-mail : gyechuk@hanmail.net
홈페이지 : http://gyechuk.co.kr
1973. 10. 31 등록번호 제300-1973-8호
ISBN 978-89-5629-366-0 93510